Bone and Soft Tissue Tumors

Treatment
Diagnostic imaging
Pathology

骨・軟部腫瘍

臨床・画像・病理

改訂
第3版

編集
小田義直 九州大学大学院医学研究院形態機能病理学分野
神島　保 北海道大学大学院保健科学研究院医用生体理工学分野
木村浩明 名古屋市立大学大学院医学研究科整形外科学

診断と治療社

改訂第3版の序文

『骨・軟部腫瘍―臨床・画像・病理』は，初版(2011年)，改訂第2版(2015年)の発刊以来，多くの読者の皆様に支持をいただき，骨・軟部腫瘍に関する診断・治療の進歩に対応するための実践的な教科書として広く活用されてきました．本書の改訂第3版をお届けするにあたり，これまで本書をご愛読いただいた皆様に深く感謝申し上げます．

改訂第2版発刊後の約10年余りの間にも，骨・軟部腫瘍の診断・治療において新たな知見が積み重ねられ，治療戦略や診断技術がさらに進化しました．2020年に改訂されたWHO分類では，腫瘍の新たなサブタイプや疾患概念が加えられ，分類体系がさらに精緻化され，さらにはCICやBCORなど診断名に腫瘍自身の遺伝子異常を冠する肉腫が登場しています．WHO分類改訂に対応して2022年には『原発性悪性骨腫瘍ガイドライン2022』が，2023年には『悪性軟部腫瘍取扱い規約　第4版』が発刊されています．ゲノム医療の実践，分子標的治療薬や免疫療法の進展により，治療の選択肢が広がり，従来の治療方針に大きな変化をもたらしました．

本書改訂第3版では，これらの新しい動向を反映し，最新のWHO分類をもとに疾患構成を再構築しました．また，最先端の治療法や分子遺伝学的病理診断などを詳細に解説し，日常診療に役立つ実践的な情報を加筆しています．編集体制は第2版から刷新され，北海道大学大学院保健科学研究院医用生体理工学分野　神島　保先生，名古屋市立大学大学院医学研究科整形外科学　木村浩明先生，そして初版から編集に携わってきた私の3名で進め，多角的かつ包括的な視点を取り入れることを心がけました．

執筆には，わが国の骨・軟部腫瘍診療において第一線でご活躍される専門家の先生方にご協力いただきました．これにより，本書は整形外科医，放射線科医，病理医が診療現場で必要とする最新の知識を網羅した一冊として完成しました．本書が，骨・軟部腫瘍の診療に携わる皆様の日々の診療にお役立ていただければ幸いです．

最後に，本書の執筆に際して日常の診療でお忙しい中ご尽力いただきました先生方に，この場をお借りして心より御礼申し上げます．また，本書を手に取ってくださった皆様が骨・軟部腫瘍診療のさらなる発展に貢献されることを祈念しております．

2025年3月
編集者を代表して
九州大学大学院医学研究院形態機能病理学分野　小田義直

初版の序文

　骨・軟部腫瘍の研究は，わが国においては約40年前に日本整形外科学会の研究会が発足し，その後，日本整形外科学会骨・軟部腫瘍学術集会となり今日に至っています．この学会は整形外科医，放射線科医，病理医が一堂に会し「Jaffe's triangle」を実践しているものであります．長年の研究，技術進歩により骨肉腫の治療成績におきまして，当時は5年生存率が10%程度であったものが，現在60%以上になってきています．手術も患肢切断から患肢温存手術の時代へ進歩しています．また骨・軟部腫瘍の知識不足による診断における見落とし，誤診，不必要な手術，不適切な手術も減少しています．しかし，医師の知識不足のため患者さんが不利益を生じる事態が今もって起こっているのも事実であり，骨・軟部腫瘍の現状を広く知っていただく必要性があります．その必要性から，1997年，21世紀を前に本書の初版ともいえる『Atlas Now 骨・関節疾患の画像診断1骨・軟部腫瘍』を刊行させていただきました．この初版は評判もよく多くの先生のお役に立つことができています．しかし医療における技術躍進はめざましいものがあります．そこで10年以上経過いたしましたので，最新の知識を取り入れた改訂版として本書を世に出すことを企画させていただきました．

　「Jaffe's triangle」は骨・軟部腫瘍を語るには切り離せないものであり，本著においては，前著の共同編集者の東京慈恵会医科大学放射線医学講座 教授 福田国彦先生と新たに九州大学大学院形態機能病理学教室 教授 小田義直先生に加わっていただき小生との3人共同で編集作業を進めました．執筆していただく先生は第一線にてご活躍で，それぞれの分野においてエキスパートの先生にお願い致しました．そしてまた編集者側の要望として治療，画像診断，病理診断全てにおいて2010年時点の最新の論文，知識を網羅して執筆をして下さるよう依頼いたしました．執筆された先生のご協力により，本書は整形外科医，放射線科医，病理医が日常診療を行うにあたって最低限度知っておかねばならない知識の習得に最適な教科書であるとともに，骨・軟部腫瘍を取り扱う専門医にも座右の書として価値のある書に出来上がりました．本書が骨・軟部腫瘍の診療に携わる先生方のお役に立つものと信じております．

　文末ながら，日々の診療でご多忙にもかかわらず本書のご執筆にご尽力いただきました諸先生方にこの紙面をお借りして心より御礼申し上げます．

2010年11月
編集者を代表して
名古屋市立大学大学院医学研究科整形外科学分野 教授　大塚隆信

編集・執筆者一覧

編　集　（50 音順）

小田義直	九州大学大学院医学研究院形態機能病理学分野
神島　保	北海道大学大学院保健科学研究院医用生体理工学分野
木村浩明	名古屋市立大学大学院医学研究科整形外科学

執　筆　（50 音順）

相羽久輝	名古屋市立大学大学院医学研究科整形外科学
青木隆敏	産業医科大学医学部放射線科学講座
綾田善行	岡山大学大学院医歯薬学総合研究科病理学（腫瘍病理）
石田　剛	国立病院機構埼玉病院病理診断科
稲岡　努	東邦大学佐倉病院放射線科
戌亥章平	東京大学大学院医学系研究科生体物理医学専攻放射線医学講座
今井礼子	量子科学技術研究開発機構 QST 病院治療診断部
岩崎　健	九州大学大学院医学研究院形態機能病理学分野
岩間祐基	兵庫県立西宮病院放射線診断科
岩村隆二	産業医科大学医学部第 1 病理学
江原　茂	岩手医科大学（名誉教授）
奥田実穂	金沢大学附属病院放射線部
小黒草太	東北大学大学院医学系研究科放射線診断学分野
小田義直	九州大学大学院医学研究院形態機能病理学分野
加藤生真	静岡県立静岡がんセンター病理診断科
加藤雅大	大阪公立大学大学院医学研究科診断病理・病理病態学
神島　保	北海道大学大学院保健科学研究院医用生体理工学分野
木村浩明	名古屋市立大学大学院医学研究科整形外科学
栗原宏明	神奈川県立がんセンター放射線診断・IVR 科
孝橋賢一	大阪公立大学大学院医学研究科診断病理・病理病態学
小嶋大地	横浜市立大学附属病院放射線診断科
小橋由紋子	日本大学医学部附属板橋病院放射線診断科
齋藤祐貴	聖マリアンナ医科大学放射線診断・IVR 学講座
鷺山幸二	九州大学大学院医学研究院臨床放射線科学分野
柴　瑛介	産業医科大学医学部第 1 病理学
杉田真太朗	札幌医科大学医学部病理診断学

杉本英治	新上三川病院放射線科
鈴木智大	岩手医科大学放射線医学講座
髙尾正一郎	徳島大学医歯薬学研究部医用画像解析学分野
武内章彦	たけうち整形外科
田宮貞史	北九州市立医療センター病理診断科
長田周治	久留米大学医学部放射線医学講座
林　克洋	金沢大学附属病院整形外科
久岡正典	産業医科大学医学部第1病理学
姫野貴司	大分大学医学部放射線医学講座
福田健志	東京慈恵会医科大学放射線医学講座
福庭栄治	えだクリニック整形外科・リハビリテーション科 PICTORU いずも画像診断室
藤本　肇	沼津市立病院放射線科
藤本良太	滋賀県立総合病院放射線診断科
松山篤二	福岡和白病院病理診断科
三宅基隆	国立がん研究センター中央病院放射線診断科
三輪真嗣	金沢大学附属病院整形外科
村上康二	順天堂大学医学部附属順天堂医院放射線科
毛利太郎	九州大学大学院医学研究院形態機能病理学分野
元井　亨	がん・感染症センター都立駒込病院病理科
山口岳彦	獨協医科大学日光医療センター病理診断科・病理部
山口雅之	国立がん研究センター東病院放射線診断科
山下享子	公益財団法人がん研究会有明病院病理部
山元英崇	岡山大学大学院医歯薬学総合研究科病理学（腫瘍病理）
吉田朗彦	国立がん研究センター中央病院病理診断科
渡辺　憲	東京慈恵会医科大学放射線医学講座

目次

改訂第3版の序文 ……………………………………………………………………………………………… iii

初版の序文 …… iv

編集・執筆者一覧 ……………………………………………………………………………………………… v

第1章 総論

1 単純X線写真の読み方 …………………………………………………… 神島　保　2

2 CTの読み方 ………………………………………………………………… 神島　保　13

3 MRIの読み方 ……………………………………………………………… 神島　保　18

4 PET検査 …………………………………………………………………… 村上康二　29

5 血管造影，超音波の読み方 …………………………………………… 奥田実穂　36

6 シンチグラフィの読み方 ……………………………………………… 渡辺　憲　41

7 画像上，腫瘍と間違いやすい正常変異 ……………………………… 福田健志　47

8 化学療法 …………………………………………………………………… 相羽久輝　56

9 放射線療法（重粒子，陽子線含む） ………………………………… 今井礼子　60

10 悪性腫瘍の治療効果の判定 …………………………………………… 奥田実穂　64

11 手術療法 …………………………………………………………………… 木村浩明　69

12 腫瘍の分類とその変遷 ………………………………………………… 小田義直　74

13 生検，免疫組織化学染色と遺伝子診断 ……………………………… 小田義直　82

第2章 骨腫瘍

1 軟骨形成性腫瘍

A　良性腫瘍

1. 骨軟骨腫

骨膜性軟骨腫 …………………………………… 山口岳彦，稲岡　努，木村浩明　90

2. 軟骨腫

a. 内軟骨腫 …………………………………… 山口岳彦，稲岡　努，木村浩明　92

b. 骨軟骨腫 …………………………………… 山口岳彦，稲岡　努，木村浩明　94

c. 軟骨芽細胞腫 ……………………………… 山口岳彦，稲岡　努，木村浩明　96

d. 軟骨粘液線維腫 …………………………… 山口岳彦，稲岡　努，木村浩明　98

e. 爪下外骨腫 ………………………………… 加藤生真，齋藤祐貴，木村浩明　100

f. 傍骨性骨軟骨異形増生（BPOP） ……… 加藤生真，姫野貴司，木村浩明　102

B　中間群（局所侵襲性）& 悪性

1. 滑膜性軟骨腫症 …………………………… 田宮貞史，小橋由紋子，武内章彦　104

2. 骨内異型軟骨腫瘍 & 骨内軟骨肉腫（Grade 1）
……………………………… 山口岳彦，山口雅之・三宅基隆，武内章彦　106

3. 骨内軟骨肉腫（Grade 2/3） ……………… 山口岳彦，山口雅之・三宅基隆，武内章彦　108

4. 淡明細胞型軟骨肉腫 …………………………… 山口岳彦，山口雅之・三宅基隆，武内章彦　110

5. 間葉性軟骨肉腫 ………………………………… 山口岳彦，山口雅之・三宅基隆，武内章彦　112

6. 脱分化型軟骨肉腫 ……………………………… 山口岳彦，山口雅之・三宅基隆，武内章彦　116

2　骨形成性腫瘍

A　良性腫瘍

類骨骨腫 …………………………………………………… 石田　剛，稲岡　努，相羽久輝　118

B　中間群（局所侵襲性）

骨芽細胞腫 ………………………………………………… 石田　剛，稲岡　努，相羽久輝　120

C　悪性腫瘍

1. 低悪性度中心型骨肉腫 ………………………………… 石田　剛，藤本良太，林　克洋　122

2. 骨肉腫（通常型骨肉腫・血管拡張型骨肉腫・小細胞型骨肉腫）
………………………………………………………… 石田　剛，青木隆敏，林　克洋　124

3. 傍骨性骨肉腫 …………………………………………… 石田　剛，青木隆敏，林　克洋　128

4. 骨膜性骨肉腫 …………………………………………… 石田　剛，藤本良太，林　克洋　130

5. 二次性骨肉腫 …………………………………………… 石田　剛，青木隆敏，林　克洋　132

6. 表在性高悪性度骨肉腫 ………………………………… 石田　剛，奥田実穂，林　克洋　136

3　線維形成性腫瘍

A　中間群（局所侵襲性）

類腱線維腫 ………………………………………………… 石田　剛，青木隆敏，相羽久輝　138

B　悪性腫瘍

線維肉腫 …………………………………………………… 石田　剛，青木隆敏，相羽久輝　140

4　脈管性腫瘍

A　良性腫瘍

血管腫 ……………………………………………… 小田義直，髙尾正一郎，木村浩明　142

B　悪性腫瘍

1. 類上皮血管内皮腫 ……………………………… 石田　剛，髙尾正一郎，木村浩明　144

2. 血管肉腫 ………………………………………… 石田　剛，髙尾正一郎，木村浩明　146

5　富破骨細胞性巨細胞腫瘍

A　良性腫瘍

1. 動脈瘤様骨嚢腫 ………………………………… 山口岳彦，福庭栄治，武内章彦　148

2. 非骨化性線維腫 / 良性線維性組織球腫 ……… 石田　剛，青木隆敏・福庭栄治，武内章彦　150

B 　中間群（局所侵襲性 / 低頻度転移性）

骨巨細胞腫 ··· 小田義直，青木隆敏，武内章彦 　154

6 脊索性腫瘍

A 　良性腫瘍

良性脊索細胞腫 ·· 山口岳彦，髙尾正一郎，相羽久輝 　158

B 　悪性腫瘍

脊索腫 ·· 山口岳彦，髙尾正一郎，相羽久輝 　160

7 その他の骨間葉系腫瘍

A 　良性腫瘍

1. 単純性骨嚢腫 ··· 田宮貞史，福庭栄治，三輪真嗣 　164

2. 線維性骨異形成 ··· 小田義直，神島　保，三輪真嗣 　166

3. 骨線維性異形成 ··· 石田　剛，福庭栄治，三輪真嗣 　170

4. 骨内脂肪腫 ··· 小田義直，髙尾正一郎，三輪真嗣 　172

B 　悪性腫瘍

1. アダマンチノーマ ·· 石田　剛，髙尾正一郎，三輪真嗣 　174

2. 未分化多形肉腫 ··· 石田　剛，青木隆敏，三輪真嗣 　176

3. 骨平滑筋肉腫 ··· 小田義直，奥田実穂，三輪真嗣 　178

8 骨造血系腫瘍（hematopoietic neoplasms of bone）

1. 骨形質細胞腫 / 骨髄腫 ······································ 田宮貞史，青木隆敏，相羽久輝 　180

2. 悪性リンパ腫 ··· 田宮貞史，青木隆敏，相羽久輝 　182

3. Langerhans 細胞組織球症 ·································· 小田義直，福庭栄治，相羽久輝 　184

9 その他

1. 骨 Paget 病 ·· 田宮貞史，福田健志，林　克洋 　186

2. 骨内ガングリオン ··· 小田義直，福庭栄治，林　克洋 　188

第 3 章　軟部腫瘍

1 脂肪性腫瘍

A 　良性腫瘍

1. 脂肪腫 ·· 久岡正典，福田健志，武内章彦 　192

2. 脂肪芽腫 ·· 毛利太郎，奥田実穂，武内章彦 　196

3. 血管脂肪腫 ·· 毛利太郎，栗原宏明・小嶋大地，武内章彦 　198

B 　中間型（局所侵襲性）& 悪性

1. 異型脂肪腫様腫瘍 / 高分化型脂肪肉腫 ······················· 久岡正典，藤本　肇，武内章彦 　200

2. 脱分化型脂肪肉腫 ·· 毛利太郎，小黒草太，武内章彦 　202

3. 粘液型脂肪肉腫 ·· 久岡正典，藤本　肇，武内章彦 　204

4. 多形型脂肪肉腫 ………………………… 岩崎　健，栗原宏明・小嶋大地，武内章彦　206

2 線維芽／筋線維芽細胞性腫瘍

A 良性腫瘍

1. 結節性筋膜炎 ………………………………………… 田宮貞史，藤本　肇，木村浩明　208
2. 骨化性筋炎・指趾線維骨化偽腫瘍 …………………… 田宮貞史，藤本　肇，木村浩明　210
3. 弾性線維腫 …………………………………………… 田宮貞史，藤本　肇，木村浩明　212
4. 腱鞘線維腫 …………………………………………… 柴　瑛介，神島　保，木村浩明　214
5. 線維形成性線維芽腫 ………………………………… 柴　瑛介，神島　保，木村浩明　216

B 中間型（局所侵襲性）

1. 手掌線維腫症と足底線維腫症 ……………………… 田宮貞史，藤本　肇，木村浩明　218
2. デスモイド型線維腫症 ……………………………… 田宮貞史，藤本　肇，木村浩明　222

C 中間性（rarely metastasizing）

1. 隆起性皮膚線維肉腫（DFSP）………………… 久岡正典，鈴木智大・江原　茂，木村浩明　226
2. 孤立性線維性腫瘍 …………………………………… 田宮貞史，杉本英治，木村浩明　228
3. 乳児線維肉腫 ………………………………………… 田宮貞史，杉本英治，木村浩明　230
4. 炎症性筋線維芽細胞性腫瘍（IMT）…………… 綾田善行・山元英崇，鷺山幸二，木村浩明　232

D 悪性腫瘍

1. 成人型線維肉腫 ……………………………………… 杉田真太朗，杉本英治，相羽久輝　234
2. 粘液線維肉腫 ………………………………………… 杉田真太朗，杉本英治，相羽久輝　236
3. 低悪性度線維粘液肉腫 ……………………………… 岩崎　健，鷺山幸二，相羽久輝　238

3 線維組織球性腫瘍

A 良性腫瘍

腱滑膜巨細胞腫 ………………………… 山下享子，鈴木智大・江原　茂，武内章彦　240

4 血管腫瘍

A 良性腫瘍

血管腫（血管奇形）…………………………………… 久岡正典，長田周治，木村浩明　244

B 悪性腫瘍

1. 血管肉腫 ……………………………………………… 久岡正典，岩間祐基，木村浩明　248
2. 類上皮血管内皮腫 …………………………………………… 杉田真太朗，木村浩明　250

5 血管周皮細胞性腫瘍

A 良性腫瘍・中間型

1. グロームス腫瘍 ……………………………………… 久岡正典，長田周治，相羽久輝　252
2. 血管平滑筋腫 ………………………… 岩村隆二・松山篤二，小黒草太，相羽久輝　254

6 平滑筋性腫瘍

　A　悪性腫瘍

　　平滑筋肉腫（炎症型平滑筋肉腫を含む）……………… 久岡正典，鈴木智大・江原　茂，三輪真嗣　256

7 横紋筋性腫瘍

　A　悪性腫瘍

　　横紋筋肉腫（胎児型横紋筋肉腫・胞巣型横紋筋肉腫・多形型横紋筋肉腫・紡錘形細胞型横紋筋肉腫）
　　………………………………………………………………… 孝橋賢一，三宅基隆，三輪真嗣　258

8 軟骨および骨形成性腫瘍

　A　悪性腫瘍

　　骨外性骨肉腫 ……………………………………………… 久岡正典，岩間祐基，林　克洋　262

9 末梢神経腫瘍

　A　良性腫瘍

　　1．神経鞘腫 …………………………………………… 小田義直，神島　保，林　克洋　264

　　2．神経線維腫 ……………………………… 綾田善行・山元英崇，三宅基隆，林　克洋　268

　　3．顆粒細胞腫 ……………………………… 綾田善行・山元英崇，三宅基隆，林　克洋　270

　B　悪性腫瘍

　　悪性末梢神経鞘腫 ………………………… 綾田善行・山元英崇，三宅基隆，林　克洋　272

10 分化不明の腫瘍

　A　良性腫瘍

　　1．筋肉内粘液腫 …………………………………… 元井　亨，長田周治，木村浩明　274

　　2．リン酸塩尿性間葉系腫瘍 ……………… 小田義直，鈴木智大・江原　茂，林　克洋　276

　　3．血管周囲類上皮細胞腫瘍（PEComa）………………………… 山下享子，林　克洋　278

　B　悪性腫瘍

　　1．滑膜肉腫 ………………………………………… 元井　亨，岩間祐基，三輪真嗣　280

　　2．類上皮肉腫 ……………………………………… 元井　亨，三宅基隆，三輪真嗣　282

　　3．胞巣状軟部肉腫 ………………………………… 元井　亨，長田周治，三輪真嗣　284

　　4．明細胞肉腫 ……………………………………… 久岡正典，岩間祐基，三輪真嗣　286

　　5．骨外性粘液型軟骨肉腫 ………………………… 久岡正典，三宅基隆，三輪真嗣　288

　　6．未分化肉腫 ………………………… 久岡正典，鈴木智大・江原　茂，三輪真嗣　290

　　7．*NTRK* 遺伝子再構成紡錘形細胞腫瘍 ………… 加藤雅大，神島　保，三輪真嗣　292

　　8．線維形成性小円形細胞腫瘍 ……………………………… 山下享子，三輪真嗣　294

11 その他

　　1．ガングリオン ………………………………… 田宮貞史，小橋由紋子，三輪真嗣　296

　　2．腫瘍状石灰症 ………………………………… 田宮貞史，小橋由紋子，三輪真嗣　298

xi

第4章　骨軟部組織発生未分化小円形細胞肉腫

1. Ewing 肉腫 ··· 小田義直，青木隆敏，相羽久輝　302
2. Ewing like sarcoma（*EWSR1*-non-ETS 融合遺伝子を有する円形細胞肉腫・*CIC* 遺伝子再構成肉腫・*BCOR* 遺伝子異常を有する肉腫） ················ 吉田朗彦，三宅基隆，相羽久輝　306

第5章　骨軟部組織発生遺伝性腫瘍症候群

1. 多発性軟骨腫症 ··· 山口岳彦，稲岡　努，相羽久輝　310
2. 多発性骨軟骨腫症 ····································· 山口岳彦，稲岡　努，相羽久輝　312
3. Li-Fraumeni 症候群 ··· 戊亥章平，相羽久輝　314
4. McCune-Albright 症候群 ······································ 戊亥章平，相羽久輝　316
5. 神経線維腫症 1 型 ··· 戊亥章平，相羽久輝　318

索　引 ··· 321

第1章

総　論

第 1 章　総　論

1

単純 X 線写真の読み方

神島　保

I　骨腫瘍

1　生物学的活動性や悪性腫瘍のリスク予測

　単純 X 線写真でみられる骨腫瘍の評価およびその後の管理は，診断の不確実性や管理推奨の一貫性の欠如によってしばしば複雑化する．適切な臨床的管理には，病歴，身体所見，検査データなどの臨床所見や場合によっては病理組織所見を含めた総合的なリスク評価が必要である．近年，米国放射線専門医会（American College of Radiology：ACR）主導の Bone Reporting and Data System（Bone-RADS）委員会が，単純 X 線写真に基づく，新しい Bone-RADS スコアリングシステムを公表した[1]．

　悪性リスクを予測する放射線学的特徴にはエビデンスに基づいたポイント値が割り当てられ（表1）[1]，その合計によってポイント総数を算出する（表2）．

a）骨破壊のパターン

　単純 X 線写真で骨腫瘍は溶骨型（骨破壊），造骨型（骨形成）および，両者の混合型に分類される．多くは溶骨型を示し，骨破壊のパターン解析は病変の活動性を判定する上で重要である．一般に活動性の低い良性病変は，正常な骨と病変部との境界が明瞭で，病巣の辺縁に硬化縁をもち，正常骨と病変部との移行帯が狭い．例えば，非骨化性線維腫や内軟骨腫のように発育が緩慢な良性骨腫瘍では，母床骨が病変を封じ込めようとする時間が十分にあり，病変との境界において反応性骨形成が行われる．一方，活動性の高い侵襲性病変では，硬化縁がなく

表2　表1からのポイント値を合計し，Bone-RADS スコアに対応するポイント総数を算出

ポイント総数	Bone-RADS スコア	説明
適用不可	0	特徴が不十分で評価不能
1〜2	1	非常に低リスク - 良性である可能性が非常に高い
3〜4	2	低リスク - おそらく良性
5〜6	3	中間リスク - 悪性の可能性がある
7以上	4	高リスク - 悪性が強く疑われる

表1　悪性腫瘍リスクを予測するために用いられる放射線学的特徴のポイント値（文献1より一部改変）

特徴	ポイント値
辺縁（Margin）	IA ＝ 1（地図状で明瞭，硬化縁を伴う病変） IB ＝ 3（地図状で明瞭，硬化縁を伴わない病変） II ＝ 5（地図状で不明瞭な境界をもつ病変） IIIA-C ＝ 7（境界が経時的に変化する病変（IIIA），非地図状で虫食状または浸透状骨破壊を伴う病変（IIIB），単純 X 線写真単純 X 線写真上では確認できないが他の画像診断法で識別されるみえない境界をもつ病変（IIIC））
骨膜反応（Periosteal Reaction）	無（None）＝ 0；非侵襲的（Nonaggressive）＝ 2；侵襲的（Aggressive）＝ 4
内骨膜侵食（Endosteal Erosion）	軽度（Mild）＝ 0；中程度（Moderate）＝ 1；深部（Deep）＝ 2
病的骨折（Pathological Fracture）	無（No）＝ 0；有（Yes）＝ 2
骨外軟部組織腫瘤 （Extra-Osseous Soft Tissue Mass）	無（No）＝ 0；有（Yes）＝ 4
原発癌の病歴 （History of Primary Cancer）	無（No）＝ 0；有（Yes）＝ 2

辺縁が不明瞭で移行帯が広い．例えば，悪性リンパ腫や急性骨髄炎では，腫瘍の発育や炎症の波及が急速で，母床骨が病変との境界で反応性骨形成を行う時間的余裕がないのである．

骨破壊は通常，地図状，虫食状，浸透状の3型に分類され，地図状骨破壊はさらに3つの亜型に細分される[2]（図1，2）．

1) Type I（地図状骨破壊）

1 cm 以上の大きさをもつ辺縁明瞭な骨破壊．病巣辺縁や骨皮質の状態により Type IA ～ Type IC に細分化される．

Type I A：地図状骨破壊で，辺縁に骨硬化（硬化縁）をもつ．骨膨隆は 1 cm 以下に留まる．活動性の低い良性骨病変でみられる．骨嚢腫，軟骨粘液線維腫，軟骨芽細胞腫，内軟骨腫，Brodie 膿瘍，線維性骨異形成などが含まれる．

Type I B：地図状骨破壊で，辺縁明瞭であるが，硬化縁が欠如（いわゆる打ち抜き像，punched out lesion）するか，1 cm 以上の骨膨隆を認める．局所侵襲性病変や低侵襲性悪性骨腫瘍でみられる．骨嚢腫，軟骨粘液線維腫，軟骨芽細胞腫，骨巨細胞腫，多発性骨髄腫，転移性骨腫瘍などが含まれる．

Type I C：地図状骨破壊で，辺縁の一部が不明瞭あるいは骨皮質破壊を伴う．侵襲性骨病変でみられ，骨巨細胞腫，骨肉腫，軟骨肉腫，線維肉腫，転移性骨腫瘍などが含まれる．

2) Type II（虫食状骨破壊）

5 mm くらいまでの不ぞろいな小骨融解巣が無数に撒布された骨破壊である．また，地図状骨破壊であっても，1 cm 以上の移行帯をもつ虫食状骨破壊を一部にもつものも Type II に分類される．高侵襲性病変でみられ，骨肉腫，軟骨肉腫，悪性リンパ腫，Ewing 肉腫などが含まれる．ただし，悪性骨腫瘍以外でも，Langerhans 細胞組織球症，急性骨髄炎，急性骨粗鬆症でも認めることがある．

3) Type III（浸透状骨破壊）

微小楕円ないし線状の骨融解が，無数に撒布された骨破壊である．骨皮質の Havers 管に沿った浸潤性病変を反映している．地図状骨破壊ないし虫食状骨破壊であっても，一部に浸透状骨破壊を伴うものは Type III に分類される．さらに，境界が経時的に変化する病変（IIIA），非地図状で虫食状または浸透状骨破壊を伴う病変（IIIB），単純 X 線写真上では確認できないが他の画像診断法で識別される，"みえない境界"をもつ病変（IIIC）に細分化される．非常に侵襲性の高い悪性腫瘍でみられ，悪性リンパ腫や Ewing 肉腫などが含まれる．また，悪性骨腫瘍以外でも，急性骨髄炎，急性骨粗鬆症，副甲状腺機能亢進症でもみられることがある．

b）骨膜反応

骨膜反応も病変の活動性を判断する上で，極めて重要である．骨膜反応には比較的活動性の低い病変でみられるものと，活動性の高い病変でみられるものがある（図3[3]，4）．

1) 比較的活動性の低い病変でみられる骨膜反応

骨皮質の肥厚（solid type periosteal reaction）は，平滑ないし波状の骨膜骨形成である．この骨膜反応は類骨骨腫や骨折の治癒過程のような良性病変でよくみられる．骨皮質の膨脹（cortical expansion）は，一定の速さで骨髄側の骨皮質吸収が行われると同時に骨膜骨形成が行われた時にみられる．したがって動脈瘤様骨嚢腫のような局所侵襲性骨病変や形質細胞腫のような活動性の低い悪性骨腫瘍でみられる．

2) 侵襲性の高い骨膜反応

多層性あるいはタマネギの皮状（onion skin）骨膜反応

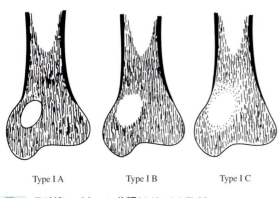
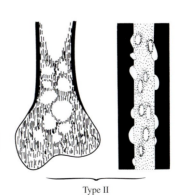
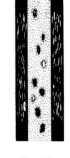

Type I A　　Type I B　　Type I C　　Type II　　Type III

図1　骨破壊のパターン分類（文献2より改変）

第 1 章　総　論

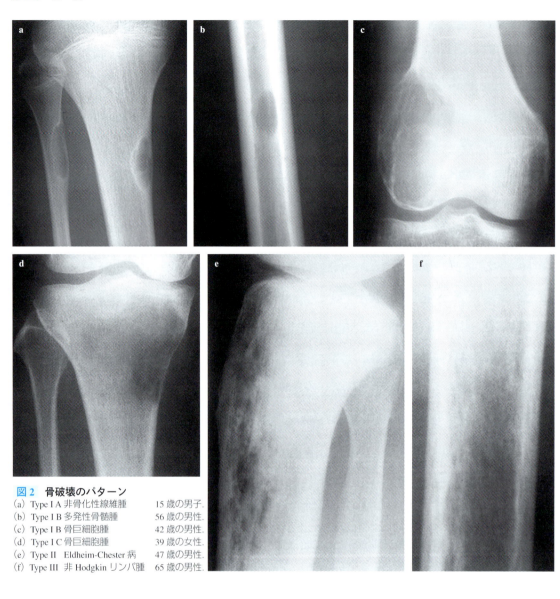

図 2　骨破壊のパターン
(a) Type I A　非骨化性線維腫　　　15 歳の男子.
(b) Type I B　多発性骨髄腫　　　　56 歳の男性.
(c) Type I B　骨巨細胞腫　　　　　42 歳の男性.
(d) Type I C　骨巨細胞腫　　　　　39 歳の女性.
(e) Type II　Eldheim-Chester 病　　47 歳の男性.
(f) Type III　非 Hodgkin リンパ腫　 65 歳の男性.

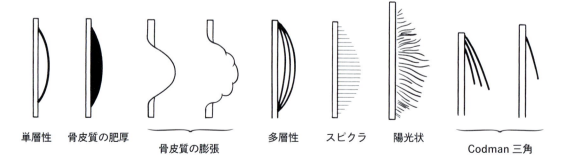

単層性　骨皮質の肥厚　骨皮質の膨張　多層性　スピクラ　陽光状　Codman 三角

図 3　骨膜反応の分類（文献 3 より改変）

は，骨髄内で反復性障害が起きたことを意味する．連続性が不規則で薄層の骨膜反応は，Ewing 肉腫や骨肉腫のような侵襲性の高い骨腫瘍でみられる．一方，規則的で厚い骨膜骨は，被虐待児症候群のような反復性骨膜刺激でみられる．

スピクラ（spiculated）や陽光状（sunburst）骨膜反応は，血管に富む悪性腫瘍でみられる．骨膜を骨皮質に接合する Sharpey 線維に沿って，骨膜骨形成が積み木のように形成されたもので，その間に豊富な血管が介在する．通常，Ewing 肉腫や骨肉腫のような富血管性悪性骨腫瘍でみられるが，頭蓋骨に発生した血管腫でもみられることがある．その場合，前者はスピクラが繊細，後者はスピクラが太い（図 4）のが特徴である．

Codman 三角は病変の辺縁部における，骨皮質と骨膜接合部の三角形をした骨膜反応で，病変が骨皮質を穿破し骨外に進展したことを示す．骨肉腫のような悪性骨腫瘍でみられるが，壊血病や被虐待児症候群の骨膜下出血でもみられることがある．

c）内骨膜侵食

髄腔内の骨病変による内骨膜への圧力は，内骨膜の侵食（scalloping）を引き起こすことがよくある．侵食の程度は，軽度，中等度，重度（grade 1, 2, 3）に分類され，骨皮質の厚さに対する相対的な割合で評価される．

Grade 1（軽度）：内骨膜侵食が骨皮質の厚さの 3 分の 1 未満とされる．

Grade 2（中等度）：内骨膜侵食が骨皮質の厚さの 3 分の 1 以上から 3 分の 2 未満とされる．

Grade 3（重度）：内骨膜侵食が骨皮質の厚さの 3 分の 2

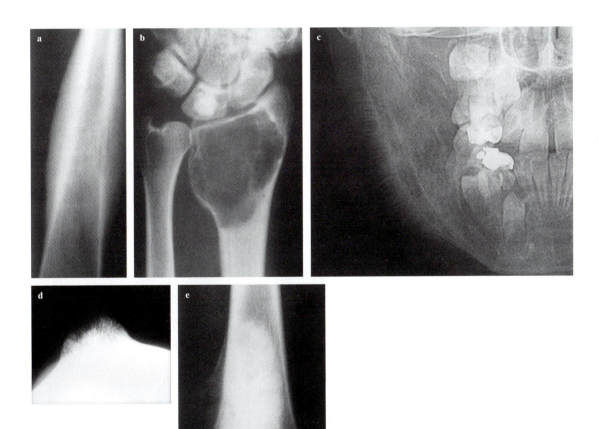

図 4　骨膜反応
(a) 骨肥厚　　　　　　　類骨骨腫　　　　18 歳の男子．
(b) 膨脹　　　　　　　　骨巨細胞腫　　　30 歳の男性．
(c) スピクラ状骨膜反応　Ewing 肉腫　　　8 歳の男児．
(d) スピクラ状骨膜反応　血管腫　　　　　46 歳の女性．
　　　　　　　　　　　（Ewing 肉腫よりもスピクラが太い）
(e) Codman 三角　　　　骨肉腫　　　　　15 歳の男子．

第1章　総　論

以上，または骨皮質が破壊されている場合を指す．

侵食の程度や深さが大きいほど，生物学的活動性が高く，悪性腫瘍のリスクが増加していることを示唆する．

d) 病的骨折(pathological fracture)

病的骨折は良性の骨腫瘍でも，原発性および転移性の悪性骨腫瘍でも発生する可能性があるが，転移性疾患の場合に骨折のリスクが最も高いとされる．病的骨折は，痛みや四肢機能の低下，そして最も重要な点として生存率の低下を含む，重大な臨床的影響をもたらす．また，周囲の軟部組織への腫瘍の浸潤がしばしば関連しており，局所再発のリスクが高まり，場合によっては切断を必要とすることもある．これらの理由から，病的骨折の存在は悪性骨疾患の高リスク要因とみなされる．

e) 骨外軟部組織腫瘤(extra-osseous soft tissue mass)

骨皮質の破壊とそれに関連する骨外軟部組織腫瘤の発見は，悪性腫瘍を強く疑わせる極めて重要な所見である．原発性および転移性の骨悪性腫瘍は，骨外軟部組織腫瘤を伴う場合がある．例えば，軟部肉腫では，骨外への疾患の進展を早期に発見することが，既存の良性軟骨性病変の悪性転化を示す最初の徴候となる場合がある．

単純X線写真では，軟部組織の膨らみ，脂肪面の歪み，非対称性，または隣接組織に比べて濃度の上昇が軟部腫瘤の存在を示唆することがある．また，微妙な骨皮質や骨膜の不連続性が，疾患の早期骨外進展を示す場合もある．ただし，軟部腫瘤の描出に関しては，特にMRIを用いた断層撮影がX線撮影よりもはるかに優れていることに注意が必要である．

f) その他の要素

1) 大きさ

「TNM悪性腫瘍分類 第8版」[4]では，8cmのカットオフポイントがT1腫瘍とT2腫瘍を区別する．

2) 形　状

病変の形も良性病変と悪性病変を鑑別する手がかりとなることがある．病変の形状が発生母地となった骨の形状と似ていれば，骨の成長過程とともに病変が共存していた可能性が高く，良性病変を示唆する．例えば，長管骨の骨幹病変が，長軸方向に細長い形状をしていれば，長期間にわたり病変が存在していたことを示唆する．一方，形状が円形や膨隆性であれば，活動性病変であることを示唆する．

2 ▶ 特異的診断の手がかり

a) 年齢，性

1) 年　齢

年齢も骨腫瘍の診断に非常に重要である．例えば，長管骨骨幹の浸透状骨破壊は，小児ではEwing肉腫の可能性が高く，成人では悪性リンパ腫が鑑別にあがる．膝周囲骨幹端の侵襲性骨破壊は，思春期であれば骨肉腫の可能性が高く，40歳以上の中高齢者では転移性骨腫瘍の可能性が高い．代表的な骨腫瘍の好発年齢を示す(表3)．

2) 性

大部分の骨腫瘍および骨腫瘍類似病変は，男性優位に発生する．特に骨肉腫，Ewing肉腫，類骨骨腫，骨芽細胞腫，脊索腫，単純性骨嚢腫，Langerhans細胞組織球症，骨Paget病は男性に好発する．

b) 病変の発生部位

1) 全身骨の中での好発部位(表4)

生下時には造血髄は全身骨に分布するが，成長とともに四肢骨は造血髄から脂肪髄に転換する．成人になると造血髄は頭蓋骨，脊椎，肋骨，胸骨からなる軸骨格(axial skeleton)に限られる．そのため，小児に好発するEwing肉腫は四肢骨と軸骨格のいずれからも発生するが，中高齢者に好発する転移性骨腫瘍や多発性骨髄腫は軸骨格に発生することが多い．

2) 骨の中での占拠部位

骨内における占拠部位も，特異的診断を推測する上で重要なヒントとなる(表5)．占拠部位は長管骨の長軸方向では骨端，骨幹端，骨幹(図5)，骨の横断方向では髄内中心性，髄内偏在性，皮質内および骨表面，脊椎では椎体と椎弓に好発部位が分類できる．

c) 多骨性と単骨性

40歳以上の中高齢者に複数骨に骨破壊をみたら，ま

表3　骨腫瘍の好発年齢

転移性神経芽細胞腫	0～5歳
Ewing肉腫	5～20歳
動脈瘤様骨嚢腫	10～20歳
骨肉腫	10～30歳
軟骨芽細胞腫	10歳～成長板閉鎖前
骨巨細胞腫	成長板閉鎖後～50歳
原発性骨悪性リンパ腫	30～60歳
軟骨肉腫	30～60歳
骨未分化高悪性度多形肉腫	40歳～
線維肉腫	30～60歳
転移性骨腫瘍	40歳～
多発性骨髄腫	40歳～

表4　全身骨の中での好発部位

骨	好発する腫瘍
軸骨格 axial skeleton（赤色髄）	転移性骨腫瘍，多発性骨髄腫，Ewing 肉腫，悪性リンパ腫
頭蓋骨，椎体	血管腫
肋骨	線維性骨異形成，軟骨腫，骨軟骨腫，軟骨肉腫
胸骨	多発性骨髄腫，軟骨肉腫，転移性骨腫瘍，悪性リンパ腫
仙骨	脊索腫，骨巨細胞腫，多発性骨髄腫，軟骨肉腫，転移性骨腫瘍
腸骨	Ewing 肉腫，軟骨肉腫
膝周囲の大腿骨と脛骨上腕骨近位部	骨肉腫，骨巨細胞腫
脛骨，腓骨	アダマンチノーマ，骨化性線維腫
手の短管骨	軟骨腫

表5　骨の中での占拠部位

管状骨の長軸方向における好発部位
- 骨　端　骨巨細胞腫，軟骨芽細胞腫，淡明細胞型軟骨肉腫，骨内ガングリオン
- 骨幹端　原発性骨腫瘍の大部分，転移性骨腫瘍
- 骨　幹　Ewing 肉腫に代表される小円形細胞腫瘍

横断方向における好発部位
- 中心性　単純性骨嚢腫，内軟骨腫，線維性骨異形成
- 偏在性　動脈瘤様骨嚢腫，骨巨細胞腫，軟骨芽細胞腫，通常型骨肉腫
- 皮質内　非骨化性線維腫，類骨骨腫，アダマンチノーマ
- 骨表面　骨軟骨腫，骨膜性軟骨腫，骨膜性軟骨肉腫，傍骨性骨肉腫，骨膜性骨肉腫

脊椎における好発部位
- 椎　体　Langerhans 細胞組織球症，骨巨細胞腫，転移性骨腫瘍，血管腫
- 椎　弓　動脈瘤様骨嚢腫，類骨骨腫，骨芽細胞腫，骨軟骨腫

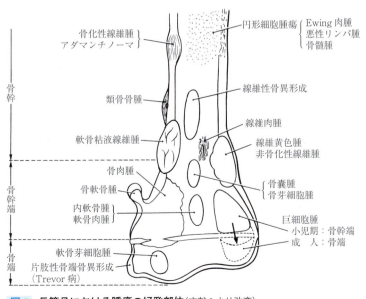

図5　長管骨における腫瘍の好発部位（文献2より改変）

第1章　総論

ず転移性骨腫瘍と多発性骨髄腫を疑う．ただし，多発性骨病変は転移性骨腫瘍と多発性骨髄腫を除けば，良性腫瘍や腫瘍類似病変であることが多い．これらに，内軟骨腫症（Ollier 病，Maffucci 症候群），多発性骨軟骨腫症，多骨性線維性骨異形成，非骨化性線維腫，血管腫症，リンパ管腫症，Langerhans 細胞組織球症，副甲状腺機能亢進症における褐色腫，血友病性偽腫瘍などがある．

また，初診時に多骨性病変として発見される原発性悪性骨腫瘍は Ewing 肉腫を除いて極めてまれである．これらのまれな多発性原発性骨腫瘍に骨肉腫，血管肉腫，骨未分化高悪性度多形肉腫，骨巨細胞腫がある．

d）先行病変，外傷
1）先行病変

放射線治療により照射野内の骨に二次性変化をきたすことがある．成長期では骨軟骨腫の発生が知られている．また既存の腫瘍性，非腫瘍性病変から続発性悪性骨腫瘍を発生することが知られている（表6）[5]．放射線治療後肉腫は，放射線治療に続発して発生する肉腫で，通常は照射後 11 年程度の期間を経て発症する．20 Gy 以上の被曝で発生のリスクを生じ，平均線量は 55 Gy である．放射線治療後肉腫には骨肉腫が最も多く，線維肉腫，骨未分化高悪性度多形肉腫，軟骨肉腫が続く．

2）外傷

指尖部の類上皮囊腫のように，外傷に続発して発症する骨腫瘍類似疾患が存在する．原発性骨腫瘍においても，外傷の既往が存在することが比較的多いが，おそらく外傷のエピソードは，腫瘍発見のきっかけにすぎないと思われる．

脆弱性骨折や疲労骨折は，しばしば悪性腫瘍に類似することがある．子宮頸癌に対する放射線治療後の患者では，放射線骨炎と閉経後骨粗鬆症とにより脆弱化した仙骨にしばしば脆弱性骨折をきたし，病的骨折と誤ることがある．また，疲労骨折では仮骨を腫瘍性骨膜反応や腫瘍基質の石灰化と誤ることがある．いずれも，治療歴，生活背景，身体所見を参考にした注意深い読影が必要である．

e）腫瘍基質の石灰化

腫瘍基質は腫瘍細胞によりつくられる細胞間物質であるが，これらの中で軟骨形成性腫瘍における軟骨基質と骨形成性腫瘍における類骨基質は特徴的な石灰化像をきたすことがあり，組織診断の推測に役立つことがある（図6[6]，7）．ただし，これらの石灰化は，腫瘍に対する母床骨の反応性骨形成，骨破壊で残存した既存骨，病的骨折部における仮骨形成，壊死組織における異栄養性石灰化（dystrophic calcification）との鑑別が困難なこともある[6]．

1）軟骨基質の石灰化

軟骨基質の石灰化は，点状，不整点状，弧状あるいは輪状を呈する．このような石灰化は軟骨腫，軟骨芽細胞腫，軟骨肉腫でみられることがある．

表6　続発性悪性骨腫瘍を発生しうる既存の骨病変
（文献 5 より）

確立された前癌状態
骨 Paget 病
放射線損傷
骨梗塞
慢性骨髄炎
特定の既存の良性腫瘍

金属製インプラント器具に関連して骨肉腫が発生した症例も報告されているが，因果関係は証明されていない．

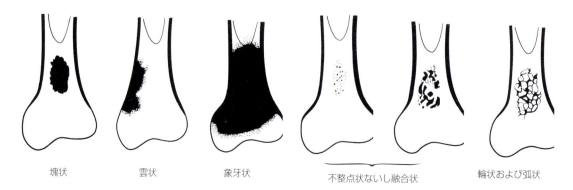

図6　腫瘍基質における石灰化（文献 6 より改変）

塊状　　雲状　　象牙状　　不整点状ないし融合状　　輪状および弧状

2）類骨基質の石灰化

類骨基質の石灰化は，塊状，雲状，あるいは象牙状を呈する．このような石灰化は骨腫，骨芽細胞腫，骨肉腫でみられることがある．また，線維性骨異形成では無構造なすりガラス状石灰化をきたす．

上記の単純X線写真と臨床的背景から非骨化性線維腫，線維性骨異形成，骨軟骨腫，内軟骨腫，骨膜性軟骨腫，単純性骨囊腫，椎体血管腫，骨Paget病の多くは診断可能であり不要な生検は避けるべきである．

II 軟部腫瘍

軟部腫瘍において単純X線写真から得られる情報は，骨腫瘍に比べてはるかに限られている．しかし，単純X線写真は簡便に行える，腫瘍内の石灰化や脂肪成分が捉えられる，軟部腫瘍に付随した骨病変を評価できるといった利点があるため，軟部腫瘍の画像検査も単純X線写真から開始されることが多い[7]．

1 良悪性の鑑別

a）病変の占拠部位

皮下組織内の浅在性腫瘍は良性であることが多く，筋膜よりも深部に存在する深在性腫瘍は悪性腫瘍であることが多い．しかし，隆起性皮膚線維肉腫や類上皮肉腫のような浅在性の悪性腫瘍や，筋肉内血管腫や脂肪腫のような深在性の良性腫瘍もあり，例外は多い．

b）病変の数（孤立性あるいは多発性）

多発性腫瘍には，悪性腫瘍よりも良性疾患が多く，多発性脂肪腫，多発性粘液腫，多発性グロームス腫瘍，黄色腫症，神経線維腫症，多発性神経鞘腫などがある．多

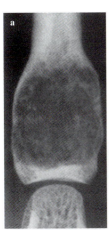
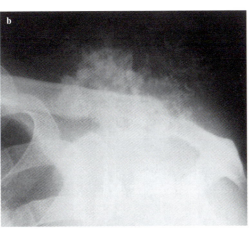
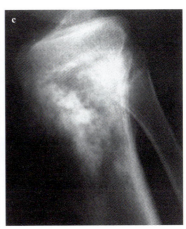
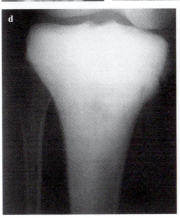
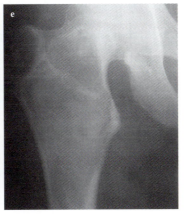

図7 腫瘍基質における石灰化
(a) 軟骨性石灰化　内軟骨腫　30歳の女性．
(b) 軟骨性石灰化　軟骨肉腫　44歳の男性．
(c) 骨性石灰化　　骨肉腫　13歳の女子．
(d) 骨性石灰化　　骨肉腫　15歳の男子．
(e) すりガラス状石灰化 線維性骨異形成
　　54歳の女性．

発性腫瘍で悪性のものにはKaposi肉腫，血管肉腫，転移性軟部腫瘍がある．

一般に肉腫は血行性転移が多く，リンパ節転移は少ない．ただし，類上皮肉腫，横紋筋肉腫，滑膜肉腫，明細胞肉腫では，リンパ節転移を認めることがある．一方，多発性リンパ節腫大では常に感染症とともに，癌，悪性リンパ腫，悪性黒色腫を考慮すべきである．

c）病変の大きさ，発育速度

5 cmを超える軟部腫瘍は悪性腫瘍が多く，良性腫瘍で5 cmを超える頻度は5%にすぎないといわれる．大きな深在性良性腫瘍の大部分は脂肪腫と血管腫である．

一定速度で発育を続ける病変は，悪性腫瘍の可能性が高いが，突発的な増大は腫瘍内出血や感染の合併の可能性が高く，必ずしも悪性腫瘍を示唆するものではない．また，結節性筋膜炎など炎症性腫瘤も活動期に急速な増大を示す．一方，年余にわたり全く増大傾向のない腫瘤は基本的に良性病変と判断できる．

d）病変の辺縁

辺縁が不整で周囲の脂肪層を消失する腫瘍には悪性腫瘍ないし炎症性病変の可能性があり，辺縁が平滑で脂肪層を圧排する腫瘍には良性腫瘍と悪性腫瘍が混在していることが多い．したがって，腫瘍の辺縁の性状から良悪性の鑑別を行うことは不可能である．

e）隣接する骨の侵食像

骨表面に接する腫瘍は圧迫性に骨侵食をきたすことがある（図8）．この時，反応性骨硬化を随伴していれば，侵襲性の低い病変，骨硬化のない骨破壊があれば悪性腫瘍，不整な骨侵食があれば悪性腫瘍ないし感染症である可能性が高い．

2 軟部腫瘍の特異的診断の手がかり

a）年齢，性，好発部位

骨腫瘍と同様に軟部腫瘍にも好発年齢や好発部位がある．また，軟部腫瘍の多くは性差がないかあるいは男性に多い．詳細は「総論　MRIの読み方」を参照のこと．

b）脂肪組織による透亮像

脂肪組織は水よりもX線透過性がよい．したがって，脂肪腫は，辺縁明瞭でしばしば分葉状をしたX線透過性の高い軟部腫瘍として描出される（図9）．脂肪肉腫では腫瘍内の一部に脂肪組織の透亮像を認めることがあるが，単純X線写真では全く認めないこともある．

c）石灰化

1）静脈石

静脈石は，中央に透亮をもつ層状の小円形石灰化である．腫脹した軟部組織の中に複数の静脈石を認めれば血管腫に特異的である（図10）．

2）腫瘍基質の石灰化

軟部に発生する軟骨あるいは骨形成性腫瘍でみられ，軟骨性腫瘍では不整点状ないし弧状の石灰化，骨形成性腫瘍では成熟した骨梁を認めることがある．軟部発生の軟骨腫，軟骨肉腫，骨腫，骨肉腫でみられるが，他の石灰化軟部腫瘍も含め鑑別は必ずしも容易ではない．

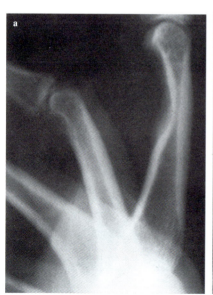 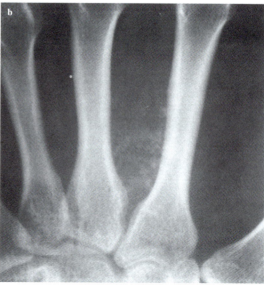

図8　軟部腫瘍による骨侵食　(a) 腱鞘巨細胞腫．35歳の男性．(b) 滑膜肉腫．21歳の女性．

1 単純X線写真の読み方

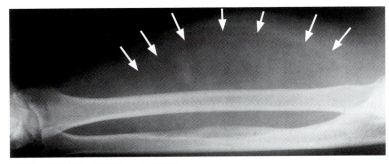

図9 **脂肪濃度** 脂肪腫．50歳の男性．

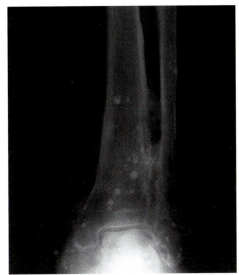

図10 **静脈石** Maffucci 症候群（内軟骨腫症と血管腫の静脈石）．34歳の男性．

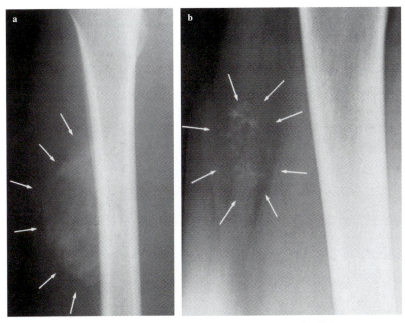

図11 **石灰化** （a）辺縁性石灰化 (zoning)．骨化性筋炎　12歳の男子．
（b）中心性石灰化 (reversed zoning)．滑膜肉腫　46歳の男性．

11

第1章　総　論

3）化生性骨形成（metaplastic bone）と異栄養性石灰化（dystrophic calcification）

脂肪腫，脂肪肉腫，滑膜肉腫，上皮様肉腫，炎症性筋線維芽細胞腫などでは腫瘍内で化生による骨形成を認めることがあり，滑膜肉腫，未分化多形肉腫，横紋筋肉腫，陳旧性神経鞘腫などでは，出血巣や壊死組織内に栄養障害による石灰化を認めることがある．他に石灰化腱膜線維腫，石灰化上皮腫，石灰化線維性腫瘍などでも石灰化を認める．

4）zoning phenomenon と reversed zoning（図 11）

腫瘍辺縁の成熟した殻状の骨形成（zoning phenomenon）は，骨化性筋炎で特徴的に認められる．また，数週間単位で石灰化が進行することも特徴的である．これに対して，腫瘍中心部での石灰沈着は reversed zoning とも呼ばれ，腫瘍性病変である可能性があり，他の画像所見などとも合わせて慎重な診断を要する．

▶ **文　献**

1）Caracciolo JT, et al.: Bone tumor risk stratification and management system: A consensus guideline from the ACR Bone Reporting and Data System Committee. J Am Coll Radiol 20: 1044-1058, 2023
2）Madewell JE, et al.: Radiologic and pathologic analysis of solitary bone lesions. Part I: Internal margins. Radiol Clin North Am 19: 715-748, 1981
3）Ragsdale BD, et al.: Radiologic and pathologic analysis of solitary bone lesions. Part II: Periosteal reactions. Radiol Clin North Am 19: 749-783, 1981
4）Brierley JD, 他（編著），UICC 日本委員会 TNM 委員会（訳）：TNM 悪性腫瘍の分類 第 8 版 日本語版．金原出版，2017
5）WHO Classification of Tumours Editorial Board（ed）: WHO Classification of Tumours, Soft Tissue and Bone Tumours. 5th ed., World Health Organization, 2020
6）Sweet DE, et al.: Radiologic and pathologic analysis of solitary bone lesions. Part III: Matrix patterns. Radiol Clin North Am 19: 785-814, 1981
7）Kransdorf MJ, et al.: Imaging of Soft Tissue Tumors. 3rd ed., Lippincott Williams & Wilkins, 2013

第1章 総論

2 CTの読み方

神島　保

I CTの特徴

CTはX線を利用した画像であるため，基本的に組織コントラストは単純X線写真と同じである．しかし，断層画像で他臓器と重なりがない，単純写真よりも濃度分解能が高い，容積画像データから任意断面や三次元表示が日常診療でルーチンに行えるなどの利点をもつ．MRIと超音波装置の進歩により，骨腫瘍では単純X線写真の次にMRI，軟部腫瘍では超音波検査ないしMRIが施行されることが多いが，CTにはこれらの検査にない特性があるため，症例を選んでCTが行われることもある．

1 CTの利点

a）単純X線写真よりも優れる濃度分解能

単純X線写真は空気，脂肪，水，石灰化の4段階の濃度分解能をもつが，CTはコンピュータ演算にてX線吸収係数の差をデジタル表示するため，単純X線写真よりも高い濃度分解能をもつ（図1）．単純X線写真で捉えにくい軽微な石灰化や脂肪成分を描出できることが骨軟部領域におけるCTの利点である．特に石灰化は通常使用されるMRIで無信号となるため，その存在を認識することが難しい．また，緻密な膠原線維，血管腔のflow-void，ガス像との鑑別も困難である．一方，脂肪成分はCTで感度よく描出が可能であるが，微量の脂肪を検出する能力はMRIが勝る．

b）高い時間分解能と多彩な画像表示法

マルチスライスCTにより高い時間分解能で高速撮像が可能である．広い範囲の高精細画像データが得られることで様々な画像再構成が臨床的に利用されている．

多断面再構成（multiplanar reconstruction：MPR）は，任意方向の断層面で画像を再構築する方法である．通常は冠状断像や矢状断像が作製され，解剖学的に複雑な頭頸部，脊椎，肩甲部，骨盤，足関節（図2）などにおける病変の存在診断，進展範囲，性状評価に役に立つ（図3）．肩関節では関節面に直交する斜冠状断像や斜矢状断像，仙骨では頭尾方向を傾斜させた斜冠状断像を作製することがある．また，側弯患者の矢状断像では，側弯カーブに沿った断層画像（curved MPR）を作製することで，椎体と脊髄の位置関係を全走行にわたり評価できる．MPRでは画像のCT値はそのまま保持される．

最大値投影法（maximum intensity projection：MIP）は，関心領域の容積データの中で最大のCT値を二次元画像に投影させる方法である．CT血管撮影（CT angiography：CTA）でよく用いられる（図4）．

三次元表示法には，SSD法（shaded surface display）とVR法（volume rendering）がある．三次元画像が質的診断に貢献することは少ないが，術前に治療計画などにおいて立体的な把握が可能となるために有用性が高い．

CT撮影技術のいくつかの追加進展により，骨・軟部腫瘍への応用が広がっている．デュアルエネルギーCT（dual-energy CT：DECT）撮影により，材料特異的およびスペクトル解析が可能になった．また，最近開発されたフォトンカウンティングCT（photon-counting detector CT：PCD-CT）は，従来のマルチスライスCTのエネルギー統合検出器に関連する電気ノイズを最小限に抑えることで，さらに高い空間分解能を実現するとともに，スペクトル分解能の能力も向上させている．

高空間分解能CTは，既存のマルチスライスCT技術

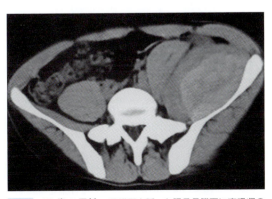

図1　19歳の男性　骨膜下血腫．左腸骨骨膜下に高吸収の腫瘤を認める．

第1章 総論

にハードウェアの改良を加えた新しい撮影技術である．X線検出器のピクセルサイズが約250 μmと圧縮されたことで，従来のマルチスライスCTが提供する平面内解像度の2倍で，海綿骨微細構造をより鮮明に可視化することが可能である．しかし，この技術の欠点として，放射線量が約25％増加することがあげられる[1]．

同様に，高解像度末梢骨用定量的CT（high resolution peripheral quantitative CT：HR-pQCT）は，等方性ボクセルサイズをもつため，皮質骨および海綿骨構造の高解像度画像を提供する．この新しい撮影技術は，骨の体積的な骨密度測定，3Dボリューム生成，表面再構築を可能にしながら，比較的低い放射線量を維持する．HR-pQCTの軟部組織評価における現時点での役割は主に研究環境に限定されており，これらのスキャナー設計が末梢骨のみを対象とするため，日常的な臨床実践での適用は限られている．

2 CTの欠点

a）放射線被曝

骨・軟部腫瘍には乳幼児期〜思春期に発見されるものが少なくない．成長過程にあり細胞分裂が活発な小児では，成人よりもX線感受性が高く，また，余命が長いため放射線被曝の影響を受けやすい．したがって，特に小児においては，単純X線写真よりも被曝線量の多いCTの使用にあたっては，検査適応を慎重に検討すべきである．

b）ヨード造影剤の危険性

腫瘍の性状評価や悪性腫瘍の治療効果判定でヨード造

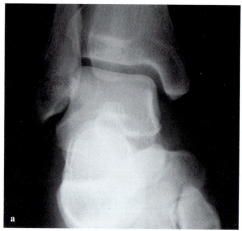
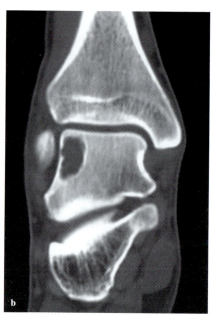

図2 26歳の男性 軟骨芽細胞腫．（a）足関節単純X線写真．距骨外側に辺縁明瞭な骨融解性病変が疑われるが，所見は不明瞭である．（b）CT冠状断像．距骨体部外側に辺縁明瞭で皮質骨を骨髄側から分葉様状に侵食する骨融解性病変を認める．

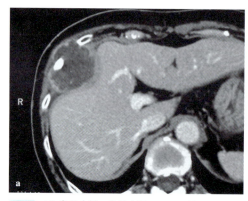
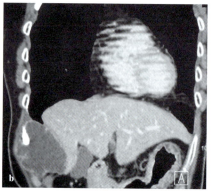

図3 64歳の女性 軟骨肉腫 grade 2．（a）造影CT．第9肋骨を囲む胸壁腫瘤で，同肋骨には硬化性変化がみられる．造影剤により増強された被膜により分葉状辺縁が明らかである．（b）造影CT MPR冠状断像．横断像とは異なる断面で，胸壁腫瘤と第9肋骨および肝臓との位置関係が理解しやすい．

影剤が用いられる．しかし，ヨード造影剤にはまれながら重篤な合併症が報告されている[2]．ヨード造影剤の禁忌としては，造影剤に対する過敏症の既往がある患者と気管支喘息の既往のある患者がある．造影剤による副作用既往のある患者では副作用の発現率は約5倍高く，気管支喘息患者では約10倍高いとされている．また，その他の禁忌として，重篤な甲状腺疾患患者がある．ヨード過剰摂取に対して自己調節ができず，甲状腺機能を悪化させる危険があるためである．さらに原則禁忌として，一般状態が極度に悪い患者，アレルギー疾患のある患者，重篤な心障害・重篤な肝障害・重篤な腎障害のある患者が含まれる．ヨード造影剤は腎尿細管に負荷をかけるため，腎障害患者の腎機能を悪化させる可能性が高い．また，腎機能低下時にビグアナイド系の経口血糖降下薬が蓄積すると乳酸アシドーシスのリスクが増加する．腎機能評価にあたっては，日本腎臓学会の推算GFR値を利用することが望ましい．さらに，急性膵炎，マクログロブリン血症，多発性骨髄腫，テタニー，褐色腫あるいはその疑い患者も原則禁忌とされている．

c) MRIよりも劣る濃度分解能と組織特異性

CTの組織コントラストは単純X線写真と同様にX線透過性によってのみ決定される．単純X線写真よりも濃度分解能に優れるものの，組織コントラストに多因子が関与するMRIには及ばない．また，MRIは関与する因子の中から特定因子を強調した画像(T1強調像，T2強調像，水強調像，拡散強調像など)や抑制した画像(脂肪抑制画像，水抑制画像など)を得ることが可能で，これらの組み合わせなどから組織特異性に迫れることがある．

II 骨腫瘍

単純X線写真に続いて行われる検査はMRIであることが多い．しかし，検査へのアクセスのよさ，骨や石灰化の描出能の高さから，単純X線写真で判断に迷う骨破壊や石灰化を正確に評価する目的でCTが行われることも多い．

1 存在診断と局在診断

CTは，重なりのない断層画像であることから，解剖学的に複雑な部位の評価に適している．これらの部位では必要に応じて，評価に適した断層面のMPRが作製される．類骨骨腫のnidusは単純写真で同定しにくいことがしばしばある．薄層CTはその検出に有用である(図5)．

2 侵襲性の評価：骨破壊，骨膜反応，骨外腫瘤

骨腫瘍の侵襲性を評価する指標は単純X線写真に準じる．骨破壊は地図状，虫食状，浸透状に分類され，地図状骨破壊はさらに辺縁の性状からType I A，Type I B，Type I Cの3亜型に分類される．

石灰化成分の描出に優れるため，軽微な骨膜反応の検出や骨膜反応の性状評価が可能である．MPRにより任意方向の骨膜反応の広がりと性状を知ることができる．また，骨皮質破壊と骨外進展した軟部腫瘤の描出に優れる．骨組織と軟部組織の評価には，それぞれに適した画像再構成アルゴリズムを使用した画像データ作製が必要である．フィルム環境下ではさらに適正な骨条件と軟部条件での画像表示が必要であったが，モニター診断では

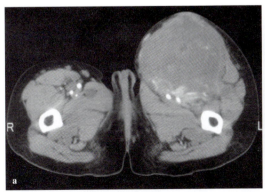
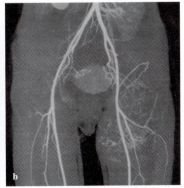

図4　22歳の女性　悪性末梢神経鞘腫瘍(MPNST)，NF1の患者．CT血管撮影(CTA)．(a) 造影CT早期相．左鼠径部の浅大腿動脈と深大腿動脈の前方に大きな軟部腫瘤を認める．早期相において大腿動脈側の軟部腫瘤内に増強効果がみられる．(b) CTA．造影CT早期相像から骨を消去した上で作製されたMIP像．浅腸骨回旋動脈，大腿回旋動脈，深大腿動脈，浅大腿動脈から栄養血管が増生している．

第1章　総論

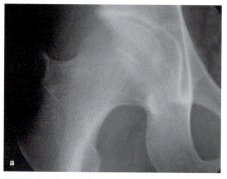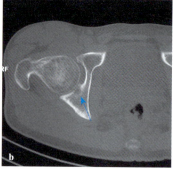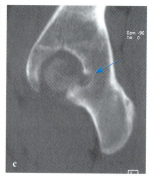

図5　22歳の男性　類骨骨腫．(a) 右股関節単純X線写真．明らかな異常を指摘できない．(b) CT．寛骨臼蓋に硬化縁をもつ小さなnidusを認める．(c) CT矢状断像．nidus内に小さな石灰化を認める．

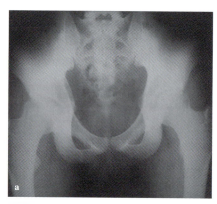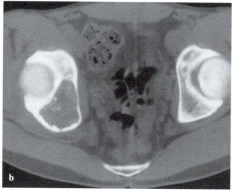

図6　軟骨肉腫　(a) 単純X線写真．右寛骨臼蓋に地図状骨破壊を認める．(b) 股関節CT．右臼蓋に辺縁明瞭な膨脹性骨融解性病変を認める．内部に点状の石灰化があり，軟骨形成性腫瘍を示唆する．

読影者が適正条件にして読影を行う．骨外腫瘍の血管神経束との関係の評価では，基本的に造影剤投与が必要である．

3　腫瘍の内部性状

骨腫瘍の石灰化パターンの解析は単純X線写真のような重なり像がないため容易で，骨形成性腫瘍と軟骨性腫瘍の鑑別診断に役立つことがある（図6）．単純性骨嚢腫に病的骨折を合併した症例では液面形成や荷重部へ沈降した骨片を認めることがあり，動脈瘤様骨嚢腫や動脈瘤様骨嚢腫変化の合併症例では多数の液面形成を認めることがある[3]．骨腫瘍の充実成分と嚢胞成分の識別には基本的に造影検査が必要である．

4　転移性肺腫瘍の検索

肺は原発性悪性骨腫瘍の転移が最も多い臓器である．CTは単純X線写真では捉えられない早期の転移性肺結節を確実に捉えることができる[4]．

III　軟部腫瘍

軟部腫瘍の画像診断も単純X線写真から始まることが多い．続いて行われる検査はMRIないし超音波検査である．軟部腫瘍の診断においてCTが積極的に用いられることは少ない．

例外的にCTは石灰化を伴う軟部腫瘍や関節内外の腫瘍の診断に有用である（図7）ことから，単純X線写真で疑われた淡い石灰化の存在，局在，性状評価を目的としてCTが行われることがある（表）[5]．脂肪成分検出も感度よく行えるが，筋肉内脂肪腫における筋線維と充実成分との鑑別や，分化型脂肪肉腫の脱分化症例における脱分化成分の検出が困難なこともある．脂肪性腫瘍の第一選択はMRIである．

MRIや超音波検査が施行できない状況下では，造影CTにより腫瘍局在と広がり，神経血管束との位置関係，嚢胞と充実成分などの内部構築を明らかにすることが可能である．しかし，被曝と造影剤のリスクを伴うことを忘れてはならない．

軟部腫瘍診断時の遠隔転移検索につき，「軟部腫瘍診

2 CT の読み方

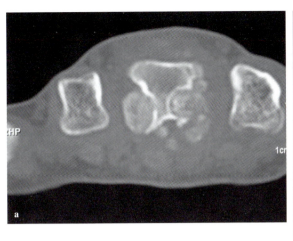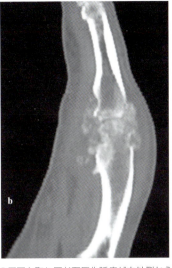

図7 55歳の男性 滑膜性軟骨腫症．(a) 左手CT．第3MP関節の周囲を取り囲む石灰化腫瘤が内外側から骨を侵食している．(b) 左手CT．矢状断像．矢状断像で石灰化腫瘤による関節周囲の骨侵食は掌背側にもみられる．

表 軟部組織の石灰化と骨化(文献5より改変)

分　類	疾　患	画像所見
異栄養性石灰化	静脈石(血管腫)，シート状石灰化(自己免疫疾患：多発性筋炎，皮膚筋炎)	点状，シート状
転移性石灰沈着	関節周囲(腎性骨異栄養症)，慢性痛風性結節，腫瘤状石灰化症，HA結晶沈着，軟骨石灰化症	微小斑点状，粗大で無構造
異所性骨化	外傷，脳卒中	骨梁構造
腫瘍性石灰化と骨化	類骨基質形成性腫瘍，軟骨基質形成性腫瘍	雲状・すりガラス状，円弧状・点状

療ガイドライン2020(改訂第3版)」[6]では，診断時の遠隔転移検索としてのCTの推奨(CQ3)において，診断率と生命予後改善効果を鑑み，悪性軟部腫瘍の診断時には，局所病変だけでなく，遠隔転移の有無を評価することが重要で，遠隔転移の有無は治療方針の決定に直結し，特に転移性病変が確認された場合は，手術や化学療法，放射線療法の適応や組み合わせが変わる可能性があるとしている．

肺転移の評価では，軟部腫瘍では肺が主要な転移部位であるため，胸部CTが診断において必須の検査とされ，胸部X線撮影では検出できない小さな転移病変(数mm単位)をCTが描出可能である．骨転移の評価として，特に骨への転移が疑われる場合，CTは骨破壊や骨硬化性変化の詳細な評価に有用である．軟部組織の評価はMRIより劣る場合もあるが，CTは軟部組織の石灰化や腫瘍周囲の骨構造との関係を評価する際に役立つ．

文　献

1) Oostveen LJ, et al.: Physical evaluation of an ultra-high-resolution CT scanner. Eur Radiol 30: 2552-2560, 2020
2) 粟井和夫(編)：エビデンスに基づくCT用造影剤の投与と安全対策．メジカルビュー，2024
3) Keenan S, et al.: Musculoskeletal lesions with fluid-fluid level: a pictorial essay. J Comput Assist Tomogr 30: 517-524, 2006
4) Davis SD: CT evaluation for pulmonary metastases in patients with extrathoracic malignancy. Radiology 180: 1-12, 1991
5) Subhawong TK, et al.: Soft-tissue masses and masslike conditions: what does CT add to diagnosis and management? AJR Am J Roentgenol 194: 1559-1967, 2010
6) 日本整形外科学会：軟部腫瘍診療ガイドライン2020．改訂第3版，南江堂，2020

第 1 章　総　論

3　MRI の読み方

神島　保

I　MRI の特徴

1　MRI の利点と欠点

a）利　点

1）放射線被曝がない

　MRI は静磁場，ラジオ波，傾斜磁場によって誘導される MR 信号で画像が作製される．したがって電離放射線の被曝がない．そのため，小児や妊娠可能年齢の女性にも検査が可能である．

2）高い濃度分解能と信号強度の組織特性

　X 線写真や CT が X 線透過性のみでそのコントラストが決まるのと異なり，MRI のコントラストは生体のプロトン（水素原子）がもつ多くの因子に影響を受ける．これらには，プロトン密度，T1 緩和，T2 緩和，プロトンの流れ，拡散運動，磁化率効果などがある．これらの因子を強調することで，T1 を強調した T1 強調像，T2 を強調した T2 強調像，流れを画像化した MR 血管撮影（MRA），拡散運動を強調した拡散強調像（DWI），磁化率を強調した磁化率強調像（SWI），水信号を強調した水強調像，脂肪信号を抑制した脂肪抑制像などが得られる．

　検査目的に応じた組み合わせで撮像を行い，それらの画像の組み合わせから組織に特徴的な信号パターンを読み取り，診断に役立てることが可能である．

b）欠点とリスク

1）撮像時間が長く，しばしばアクセスが悪い

　個々の画像の撮像時間は開発当初と比べてはるかに高速化された．しかし，必要な撮像シーケンスの組み合わせで 3 断面の撮像を行うと最低 20 分は必要で，数秒で検査が終了するマルチスライス CT と比べるとはるかに検査時間が長い．マルチスライス CT 導入時のような極端な患者スループット改善が図れないため，依然として MRI へのアクセスは良好とはいえない．

2）検査にあたり必要な安全性のチェック

　MRI 装置が人体に及ぼしうる影響には，静磁場による力学作用，傾斜磁場による神経刺激作用，およびラジオ波による発熱作用がある．この中で，安全管理上最も問題となるのは静磁場による力学作用である．しかし，安全に MRI 検査を行うにはいずれの作用に対しても注意深い配慮が必要である（表 1）．したがって，検査依頼時に各施設で用意したチェックリストを利用して患者への説明と同意を行い，十分な安全性への配慮が必要である．

　ペースメーカ装着者と磁化特性が不明な頭蓋内金属を有する患者は禁忌である．近年，MRI 検査対応型ペースメーカや人工内耳が開発されたが，常に重大事故につながる可能性があるので，安全性を十分に確認しながら慎重に MRI 検査を行う必要がある．体内に金属異物を留置してからおよそ 3 か月を経過していれば，その金属は磁力によって移動することは少ないとされており，禁忌とはならない．ラジオ波により金属異物周囲に熱発生が生じた場合は，ただちに検査を中止する必要がある．

表 1　MRI 検査にあたりチェックすべき項目

1）MRI が禁忌となるもの
①体内埋め込み電子機器：ペースメーカ*，人工内耳*，深部脳刺激装置，除細動器，薬剤注入用ポンプ ②強磁性のインプラント・デバイス：強磁性体でできた古い動脈瘤クリップ（材質不明の場合も含む） ③体内異物：遺残一時ペーシング・除細動用リード線，眼窩内の強磁性体異物
2）厳重な注意を必要とするもの
①ステントなどの体内埋め込み金属 ②磁石脱着式の義眼や義歯 ③補聴器，義足などの補助具 ④ニコチンやニトログリセリンの経皮吸収製剤（含有アルミニウムの誘導電流による熱傷）
3）検査室に持ち込めないか持ち込むべきでないもの
①ベッド，ストレッチャー，車椅子，点滴台，J バックなど金属部品のあるものなど ②ヘアピン，金属製ボタン，ピアス，磁気カード，時計など

* MRI 検査対応型ペースメーカや人工内耳装着患者では，十分な安全性の確認を行った上で検査を行う．

高磁場環境で撮像するため，生命維持装置やモニターの装着が必要な重傷者は基本的に検査の対象とならない．また，検査の関心領域に金属固定具や人工関節が置かれている場合には，金属アーチファクトにより検査の目的を達することはできないため，検査の対象外となる．

3）撮像範囲の制限

画像の空間分解能と撮像領域の大きさは逆相関の関係にあるため，大きな撮像領域を選択すると，詳細な診断は困難となる．高精細画像を得るためには，できるだけ撮像領域を限定することが必要である．コイルシステムの発展に加え，最近は AI 再構成が使用されるようになり広範囲に高分解能の撮像が可能となってきた（図1）．

最近の装置はガントリ径が大きくなり，オフセンターとなる肩や手など四肢の画像は改善しているが，できる限り関心領域が磁場の中心にくるような撮影時の工夫が必要である．

2 撮像法と画像の特徴

T2*強調像（T2 強調像に類似した画像で薄層撮影が可能）を多用する関節内障と異なり，骨軟部腫瘍では組織の T1，T2 を正確に評価する目的で，スピンエコー法の T1 強調像と T2 強調像が基本的に使われる．症例に応じて，脂肪抑制像，T2*強調像，造影 MRI などが追加撮像される．

a）基本的な MR 画像

1）T1 強調像

MR 画像のコントラストを決定する多くの因子の中で T1（縦緩和時間）を強調した画像．T1 が短いほど高信号になり，これらには，脂肪，粘調な液体，水分子と混ざり合うメトヘモグロビン，メラニン，ガドリニウム造影剤などの常磁性体がある．一方，T1 が長いほど低信号になり，これらには，自由水（脳脊髄液や尿のようなさらさらの水）や自由水の豊富な病変（浮腫，炎症）がある．

2）T2 強調像

T2（横緩和時間）を強調した画像．T2 が長いほど高信号になり，これらには，自由水（脳脊髄液のようなさらさらの水）や自由水の豊富な病変（浮腫，炎症）がある．一方，T2 が短いほど低信号になり，これらには，粘調な液体，蛋白質（線維化，腱，筋など），水分子と混ざりにくいデオキシヘモグロビン，ヘモジデリン，フェリチンなどの常磁性体がある．

3）T2*強調像

信号強度の態度は基本的に T2 強調像と同じであるが，磁化率効果が画像に強く反映されて無信号域が拡大する（blooming アーチファクト）．陳旧性出血や反復性出血によるヘモジデリン沈着を感度よく検出できる．

b）特殊な MR 画像

1）脂肪抑制像

MR 信号は水と脂肪のプロトンから得られるが，このうち，脂肪成分からの MR 信号を抑制し，水成分からの MR 信号を強調する撮像法である．脂肪抑制法は，①浮腫や炎症など T2 延長病変の描出能を高める，②脂肪組織の検出を行う，③ガドリニウム造影剤の造影効果を強調する，④拡散強調像における背景信号を抑制する目的で利用される．

脂肪抑制法には水と脂肪の共鳴周波数が 3.5 ppm 異なることを利用した化学シフト選択法（chemical shift-selective 法〈CHESS 法〉），脂肪の縦緩和時間が短いことを利

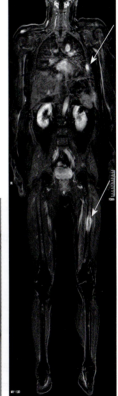

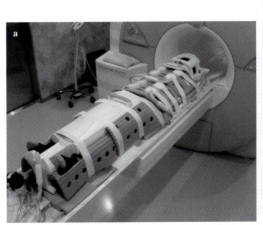

図1　全身 MRI　（a）全身を覆うマルチチャネルアレイコイル．（b）造影後脂肪抑制 T1 強調冠状断像．左肋骨と左大腿骨に転移性骨腫瘍を認める（矢印）．

第1章　総論

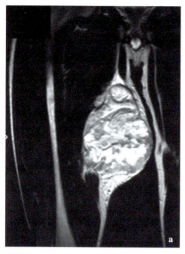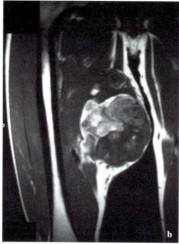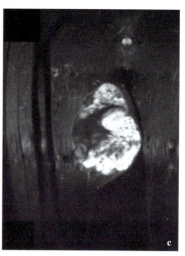

図2　53歳の男性　脂肪肉腫（混合型）．(a) T2強調冠状断像．右大腿内側の皮下組織内に高信号と中等度信号の混在する大きな腫瘤を認める．(b) T1強調冠状断像　T2強調像で高信号，T1強調像で低信号を示す領域は粘液成分を示唆する．大腿骨側には不整な高信号域を認める．(c) 造影後脂肪抑制T1強調冠状断像．T1強調像での高信号域は信号が抑制されており脂肪成分の存在を反映する．残りの領域に不整な増強効果を認める．本症例は分化型脂肪肉腫，粘液/円形細胞型脂肪肉腫の要素が混在していた．

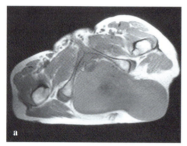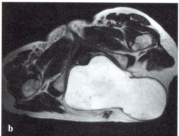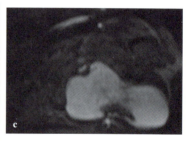

図3　58歳の女性　皮様嚢腫．乳児期から存在し，次第に増大する会陰部腫瘤　(a) T1強調横断像　表皮下から連続する筋とほぼ等信号の編明瞭な軟部腫瘤である．(b) T2強調冠状断像．低信号の被膜をもつ．内部に高信号の中に淡い網状の低信号がみられる．(c) 拡散強調横断像（b値1000）．拡散能が低下し強い高信号を示す．

用したSTIR法（short tau inversion recovery法），水と脂肪プロトンの共鳴周波数が異なることに起因する周期的な位相のずれを利用した位相差法，選択的に水を励起する水励起法（water excitation法）がある．造影検査ではCHESS法が使われる（図2）．

2）水強調像（MR hydrography）

非常に強くT2を強調することより静止した水成分を高信号として描出した画像．MR脊髄撮影（MR myelography）は，脳脊髄液（水成分）を内在性のコントラスト源として脊椎を画像化したものである．

3）拡散強調像（diffusion-weighted image：DWI）

水分子は粘稠度，温度，細胞内外の水分量・線維の走行・細胞密度などの組織構築に影響を受けながらミクロレベルのランダムな拡散運動をしている．拡散強調像はこの拡散運動を強調した画像である．通常のMRI検査では，純粋な拡散運動を抽出するのが難しく微小灌流などの影響を受けるため，組織の拡散能を表す数値は，見かけの拡散係数（apparent diffusion coefficient：ADC）が使われる．拡散強調像は水分子の拡散能が低下する超急性期脳梗塞，膿瘍，皮様嚢腫（図3），悪性腫瘍の診断などで利用される．

4）磁化率強調像（susceptibility-weighted imaging：SWI）

鉄や血液産物などの磁性成分による位相差を用いて，組織の磁化率の違いを強調した画像である．頭部においては，静脈内BOLD効果（blood oxygenation level dependent effect）を反映した静脈強調像，微小出血の検出，髄質静脈奇形の診断などに用いられるが，四肢領域では通常のgradient echo（GRE）法によるT2*強調像で目的は達せられる．

5）MR血管撮影（MR angiography：MRA）

血管腔と直交する断面に短い間隔でラジオ波を照射す

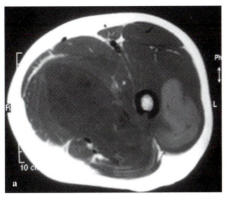
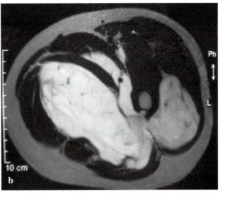

図4　47歳の男性　骨外性粘液型軟骨肉腫．(a) T1強調横断像．左臀部〜大腿近位部の筋肉内および筋間を占拠する筋よりもやや低信号の大きな軟部腫瘤である．(b) T2強調横断像．腫瘤は著しい高信号を示す．

ると，背景の組織からはMR信号が失われ，血管腔に流入する新しいプロトンからMR信号が得られる（time of flight効果〈TOF効果〉）．このTOF効果を利用したMRAは，静磁場方向に血流が流れる頭部や頸部で利用されている．

骨軟部領域ではガドリニウム造影剤を静注し，血管内に造影剤が存在する間に高速撮像を行う造影MRAを行うことが多い．造影MRAでは撮像方向を任意に設定できるため広範囲の撮像ができる利点がある．

非造影MRAとしてfresh blood imaging（FBI）法が開発され臨床利用されている．この方法では，心電図同期を併用し，流速の速い収縮期動脈の低信号と流速の遅い拡張期動脈と静脈の高信号を差分し，流速の異なる動脈と静脈を分離して描出する．腹部臓器の動脈や四肢の動静脈の描出に優れる．造影検査が禁忌である造影剤アレルギー患者や喘息患者にもMRAが行え，また透析患者や腎不全患者におけるガドリニウム造影剤のまれな合併症である腎性全身性線維症（nephrogenic systemic fibrosis：NSF）のリスク回避にもなる．

6) 造影MRI

造影検査は囊胞性腫瘤（囊胞成分）と充実性腫瘤（充実成分）の鑑別や腫瘍周囲の浮腫と腫瘍との区別に有用である．しかし，多くの充実成分は時間の経過とともに増強されるため，性状評価にはあまり役立たないことが多い．したがって，骨・軟部腫瘍においては，ルーチンに造影MRI検査を行う必要性は低いと思われる．生検にあたり，囊胞成分や壊死成分を避け生検に適切な部位の特定には有用性がある．

ダイナミックMRIは急速に造影剤を注入し，続いて高速撮像を行うことで，骨・軟部腫瘍の経時的増強効果を観察することができる．急速に増強される富血管成分と緩慢に増強される線維性成分との鑑別や，術前化学療法の治療効果判定にある程度有用である．

7) 超短エコー時間MRI（UTE MRI）とゼロエコー時間MRI（ZTE MRI）

短いT2*をもつ組織や物質を画像化するための特殊なMRI技術である．UTEはエコー時間（TE）が1ミリ秒以下で，骨皮質，軟骨，腱，肺などの画像化に適し，ZTEはTEをほぼゼロに近づけ，骨や石灰化の描出や金属アーチファクトの抑制に優れる．CT類似の画像（CT-like imaging）をMRIで作成可能であり，従来のMRIでは困難だった構造の評価を可能にし，診断精度の向上に寄与する技術である．

3　特徴的な所見と信号強度

骨，石灰化は，コンベンショナルな撮像法では無信号で，造影剤を注入しても増強効果は得られない．UTE MRIとZTE MRIでは皮質骨や石灰化を高信号に描出できる．

類骨は石灰沈着の程度や血管増生の程度によりT1強調像で低信号〜中等度信号，T2強調像で中等度信号〜高信号を示す．

軟骨基質はII型コラーゲンとプロテオグリカンからなり水分を含むため，T2強調像で高信号を示す．また，被膜と隔壁構造をもち分葉状発育をする．粘液腫状基質も豊富な水分を含むためT2強調像で強い高信号を示す（図4）．

線維性組織やコラーゲン線維は低信号を示すが，線維性腫瘍では細胞成分とコラーゲン線維の多寡により信号が決まる．細胞成分の豊富な領域はT2強調像で淡い信号を示し，細胞成分に乏しくコラーゲンの豊富な領域は腱・靱帯と同様にT2強調像で低信号を呈する．同じ低

第1章　総　論

信号であっても，ヘモジデリン沈着の場合には磁化率効果のため，GRE 法による T2* 強調像で撮像すると低信号域が増強される．

脂肪組織は T1 強調像と T2 強調像でともに高信号を呈する．脂肪を確認するには T1 強調像と脂肪抑制像の組み合わせが有用である．微量の脂肪の検出には位相差法を用いる．

撮像法にもよるが，血管腔は血流の速さにより信号が異なる．動脈のような速い流れでは通常 flow void により無信号域となり，血流の緩慢な血管腫では血管腔が T2 強調像で高信号に描出される．また，海綿状血管腫や嚢胞内出血では，沈殿効果により液面を形成する．

嚢胞成分は T1，T2 の著明な延長を反映して，T1 強調像で低信号，T2 強調像で強い高信号を呈し，造影検査で造影欠損となる．ただし，骨嚢腫は通常は単純 X 線写真で診断可能であり，基本的に造影 MRI が施行されることはない．壊死成分は多彩な信号を示し，造影検査にて不均一な造影欠損として描出される．膿瘍や皮様嚢腫のように嚢胞の内容物が拡散運動に乏しい場合には拡散強調像で高信号を示す．

II　骨腫瘍

1　存在診断

骨は皮質と骨髄から構成され，MRI で皮質は無信号に描出され，骨髄は脂肪髄と造血髄の割合により異なる信号を呈する．原発性悪性骨腫瘍の好発する膝関節周囲や近位上腕骨では，小児期から造血髄が脂肪髄に変換する．脂肪髄は T1 強調像で高信号を示し，脂肪抑制像で信号が抑制されるため，骨腫瘍が存在すると，T1 強調像では脂肪髄の高信号を背景に限局性の低信号域として描出され，脂肪抑制像では無信号を背景に限局性の高信号を示す．したがって，いずれの撮像法でも健常組織と腫瘍性病変との境界は極めて明瞭に描出される．

脊椎のような軸骨格(axial skeleton)では，生涯にわたり造血髄が存在し，しばしば造血髄と脂肪髄がまだら状に分布することがある．その場合，造血系疾患も含め腫瘍性病変であるか正常骨髄であるか判断に迷うこともある．同様のことは，四肢骨近位部でも起こりうる．対側との比較や骨皮質の軽微な侵食像を参考にする必要がある．

2　進展範囲と遠隔転移の診断

腫瘍の肉眼所見において，腫瘍周囲には変色した反応層が存在し，外側に浮腫層を伴うのが一般的である．反応層は腫瘍浸潤の危険性が高い領域である．病巣の進展範囲は，骨内と骨外に分けて評価する．

長軸方向への進展評価には，冠状断や矢状断が有用である．T1 強調像で脂肪髄の中に低信号の腫瘍が描出されるため，辺縁を評価しやすい．ただし，腫瘍のみならず，反応層と浮腫層も腫瘍と同様の低信号に明確に鑑別するのが困難である．実臨床においては，微小腫瘍浸潤を否定することは不可能であり，この領域も病巣とみなして切除縁を設定せざるを得ない場合が多い[1]．

骨端への進展に関し，成長軟骨板が存在する年少者においては，骨端浸潤の評価が重要となる．近年，骨端を温存する縮小手術が試みられているが，画像上，成長軟骨板の破壊像や骨端の腫瘍が検出できなくとも，組織学的には腫瘍浸潤が認められる場合があり，その評価には慎重であるべきである[1]．

スキップ転移は罹患肢の骨髄内に飛び石状に生じる病変である．骨組織では骨髄内静脈の腫瘍塞栓と考えられている．小病変の検出には罹患骨全体の冠状断や矢状断を薄いスライスで撮像する必要がある．スキップ転移の検出には，MRI の感度が最も高いが，浮腫，骨髄梗塞，骨髄過形成，G-CSF の使用に起因する再赤色髄化などとの鑑別は困難なこともあり，造影 MRI，骨シンチグラフィ，PET/CT などの所見や生検により診断する[1]．

周囲組織の進展は，MRI で筋肉，血管神経束，その他の組織への進展を評価する．T2 強調像で腫瘍周囲の軟部組織との信号強度の相違を明確に描出できる．脂肪抑制併用の T2 強調像や造影 MRI により，腫瘍と非腫瘍組織とのコントラストが明瞭化する場合がある．関節面に及ぶ病的骨折が存在する場合には，関節内の腫瘍汚染を疑う．関節液を認めても，関節内浸潤が常に存在するとは限らないが，関節近傍の組織に腫瘍浸潤がある場合は関節内浸潤を考える．

3　侵襲性の評価

単純 X 線写真における腫瘍辺縁の性状評価と骨膜反応に準じるが，MRI では軟部組織への進展の有無を直接描出できる点が優れる．しかし，良性病変の中には骨髄浮腫，関節液貯留，骨表面軟部組織の浮腫状変化を伴う疾患があり悪性腫瘍に誤られることがあるので注意を要する．これらに，軟骨芽細胞腫，類骨骨腫，Langerhans 細胞組織球症，ストレス骨折が含まれる[2]．

4　年齢，性，病変の発生部位

「総論 1　単純 X 線写真の読み方」の項を参照．

22

5 特徴的な信号強度と所見

a) 骨・類骨

骨は無信号であるが，類骨は T1 強調像で低信号～中等度信号，T2 強調像で中等度信号～高信号を示す．血管増生が豊富であれば造影剤の注入により急速な強い増強効果がみられる．腫瘍内骨化を生じる代表的な疾患に，骨腫，類骨骨腫(図5)，骨芽細胞腫，通常型骨肉腫，傍骨性骨肉腫がある．単純 X 線写真における骨腫瘍辺縁の硬化縁はその程度により線状ないし帯状の無信号領域として描出される．

b) 軟骨基質

軟骨腫瘍の発育様式は分葉状を呈するのが特徴で，被膜や隔壁の線維・血管成分が低信号を示す．内軟骨腫，骨膜性軟骨腫，骨軟骨腫(図6)，分化型軟骨肉腫は軟骨基質の特徴があり，鑑別診断に役立つ．また，骨軟骨腫では，軟骨帽(cartilage cap)が高信号強度を呈し，その厚さの計測が容易となる．一般に成長板軟骨板閉鎖後に軟骨帽の厚さが 3 cm 以上であれば，悪性転化が疑われる．軟骨性骨腫瘍のうち，硝子軟骨基質が乏しい軟骨芽細胞腫，未分化型軟骨肉腫，脱分化型軟骨肉腫の脱分化成分，淡明細胞型軟骨肉腫は，軟骨基質，細胞成分，壊死の割合により T2 強調像で多彩な信号を呈しうる．造影 T1 強調像では，被膜や隔壁様構造が増強され，基質の低信号とのコントラストが強調されて分葉構造が際立つため，迷う症例では造影検査が有効なことがある．

c) 線維性組織，コラーゲン線維

緻密な線維性組織やコラーゲン線維は低信号を呈す

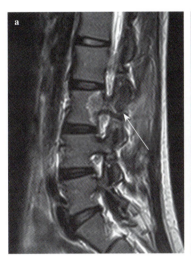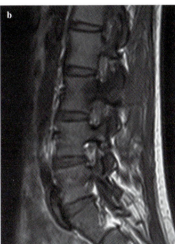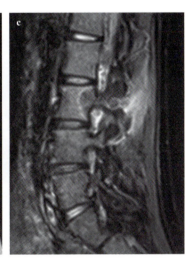

図5 16歳の女子 類骨骨腫．(a) T2 強調横断像．左関節突起間部に nidus を認め(矢印)，骨髄浮腫が椎体に及ぶ．(b) T1 強調冠状断像．nidus および骨髄浮腫が全体に低信号を示す．(c) 造影後脂肪抑制 T1 強調像．nidus に増強効果があり，その中心部には増強効果がみられない．石灰沈着に一致する．脊椎起立筋にも増強効果を認める．

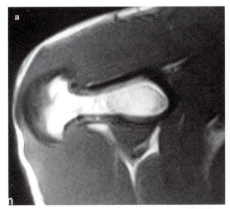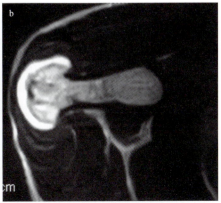

図6 19歳の男性 骨軟骨腫．(a) T1 強調横断像．右大腿骨の大転子から突出する骨軟骨腫．軟骨帽は低信号を示す．(b) T2 強調横断像．T2 強調像では見事に軟骨帽が高信号に描出されている．軟骨帽の厚さの評価が容易である．

第1章 総論

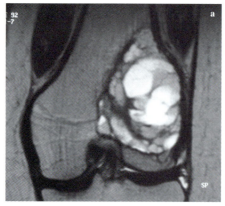
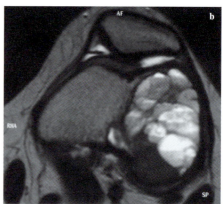

図7 **22歳の女性** 骨巨細胞腫．(a) T2強調冠状断像．大腿骨遠位外側の骨幹端～骨端を偏在性に侵す膨脹性病変を認める．パッチワーク状の多彩な信号強度を示す．(b) T2強調横断像．多数の液面形成があり，多房性の囊胞性病変である．骨巨細胞腫の動脈瘤様骨囊腫変化の合併である．

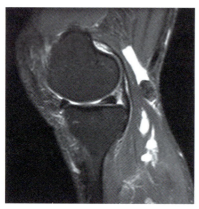

図8 **63歳の男性** 限局性腱滑膜巨細胞腫．T2*強調矢状断像．Baker囊胞内に低信号の結節を認める．

る．代表的疾患として類腱線維腫がある．また非骨化性線維腫も比較的低信号を呈するが，これらは単純X線写真のみで診断が可能でMRIが行われる機会は少ない．一方，線維肉腫や粘液線維肉腫などの悪性骨腫瘍は所見が多彩で特徴的なMRI所見をもたない．

d) 脂肪組織

骨脂肪腫は骨髄に脂肪組織が豊富であるにもかかわらず頻度の低い骨腫瘍である．脂肪成分を含有する膨脹性髄内病変である．骨梁が希薄で脂肪髄で置換されやすい上腕骨大結節や踵骨三角部にしばしば偽腫瘍形成がみられる．血管腫では血管構造の間に脂肪組織が介在する．また，骨梗塞，慢性骨髄炎など非腫瘍性病変で病変内に脂肪成分が残存することがあり，鑑別に役立つことがある．

e) 血液成分

血管腫は剖検症例において椎体の10%に発見される頻度の高い病変である．MRIでは緩慢な流れの血管腔とその間に介在する脂肪組織とを反映して，典型的には

T1強調像とT2強調像のいずれでも高信号を示す病変として偶発的に高頻度に発見される．横断像では高信号を背景に粗い骨梁が無信号の水玉模様に描出されるのが特徴である．

著明に拡張した血管腔をもつ動脈瘤様骨囊腫や血管拡張型骨肉腫，および部分的に動脈瘤様骨囊腫様変化をきたした骨巨細胞腫(図7)，軟骨芽細胞腫，転移性骨腫瘍などの骨腫瘍では血液成分の沈殿効果により多数の液面を形成することがある．さらに，病的骨折を伴う単純性骨囊腫では囊胞内で出血成分が沈殿して単一の液面を形成する．

骨巨細胞腫や腱滑膜巨細胞腫のような富血管性骨腫瘍では反復性腫瘍内出血によりヘモジデリンが沈着し，T2強調像で低信号を示す(図8)．ヘモジデリンは磁化率効果をもつためGRE法のT2*強調像により低信号域が増強される．

III 軟部腫瘍

1 存在診断

基本的に筋，皮下組織，および隣接する神経線維束と良好なコントラストで描出可能である．多くの腫瘍はT1強調像で低信号を示すため，T1強調像のみでは筋組織とのコントラストが得られないことが多いが，T2強調像や脂肪抑制像の併用で周囲組織とのコントラストは十分に得られる．

ただし，皮下組織内脂肪腫は皮下組織も脂肪腫も全ての撮像法で同じ信号強度を示すため，指摘困難なことがある．また，筋膜欠損は筋収縮時に皮下腫瘤として触知されるが，MRIでは異常を捉えられないことが多い．

3 MRI の読み方

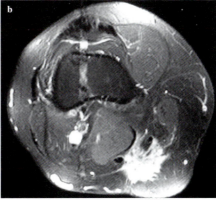

図9 **54歳の女性** 顆粒細胞腫．(a) T2強調横断像．筋と同等の低信号を示す腫瘤を認める．(b) 造影後脂肪抑制横断像．腫瘍の辺縁は不整で皮下脂肪に向かってスピクラ状を示す．

2 進展範囲と遠隔転移の診断

MRIは組織分解能に優れており，軟部腫瘍の進展範囲の評価に適している．ただし，悪性腫瘍の周囲にみられる浮腫様信号異常（反応層）には，反応性浮腫や炎症とともに悪性腫瘍細胞浸潤が67％の症例において認められる[3]．したがって，切除による根治性を高めるには反応層外の健常組織を被包した一塊切除（広範囲切除術）が必要である[4]．その際，腫瘍を包む健常組織の厚さとバリアー組織の存在が根治性に影響を与える．

巣状軟部肉腫では，脳転移を生じやすく脳MRIが推奨される[4]．粘液型脂肪肉腫では，脊椎への転移が多く，全脊椎MRIが推奨される[4]．

3 良悪性の鑑別

腫瘍の大きさ，病変の深さ，発生部位，腫瘍辺縁の性状，腫瘍内部の性状は鑑別の上で参考になるが，いずれも確定的ではない．

大きさが5cmを超える腫瘍は良性腫瘍の5％に過ぎないが，悪性腫瘍の50％以上は大きさが5cmを超える[5]．大きな腫瘤を形成する良性腫瘍には血管腫，リンパ管腫，脂肪腫，びまん型神経線維腫がある．

皮膚，皮下組織，浅層筋膜のような表層に発生する浅在性腫瘍には良性腫瘍が多く，筋層内，筋間など深部に発生する深在性腫瘍には悪性腫瘍が多い．

手・足に発生する軟部腫瘍には良性腫瘍が多く悪性腫瘍は15％である．一方，後腹膜に発生する腫瘍の70％が悪性腫瘍である[6]．

腫瘍辺縁は悪性腫瘍でも辺縁明瞭なことが多く，良悪性の鑑別にはあまり役立たない．一方，良性腫瘍でもデスモイド型線維腫症や顆粒細胞腫は辺縁が不整を示すこ

表2 軟部腫瘍の好発年齢

横紋筋肉腫	0～15歳
滑膜肉腫	15～40歳
結節性筋膜炎	20～40歳
デスモイド型線維腫症	20～40歳
神経鞘腫	20～40歳
線維肉腫	30～55歳
脂肪腫	40～60歳
脂肪肉腫	40～60歳
未分化多形肉腫／悪性線維性組織球腫	45歳～

とがある（図9）．悪性腫瘍では，腫瘍辺縁や偽被膜周囲に浮腫様信号異常（反応層）を伴うことが多い．

腫瘍内部は腫瘍の増大とともに出血や壊死を伴うことが多くなり，内部構築が不均一になる．したがって，悪性腫瘍ではT2強調像で不均一な内部信号を呈することが多い．良悪性鑑別における多変量解析の結果では，悪性腫瘍と診断する上で，最も感度の高い組み合わせは，T2強調像で高信号，大きさが3.3cm以上，T1強調像で不均一な信号である．一方，最も特異度の高い組み合わせは，腫瘍壊死，骨ないし神経血管束浸潤，平均径6.6cm以上と報告されている[6]．

4 特異的診断の手がかり

a) 年齢，性

代表的軟部腫瘍の好発年齢を示す（表2）．多くの軟部腫瘍は性差がないかあるいは男性に多いが，胞巣状軟部肉腫，血管腫，血管周皮腫，血管内皮腫，平滑筋腫，平滑筋肉腫，顆粒細胞腫，筋肉内粘液腫，中皮腫，デスモイド型線維腫症は男性よりも女性に多い．

b) 病変の発生部位

軟部腫瘍には良悪性にかかわらず好発部位が存在する

表3 軟部腫瘍の全身の中での好発部位（文献3より）

部位	
頭頸部	隆起性皮膚線維肉腫（DFSP），結節性筋膜炎
上肢	類上皮肉腫，結節性筋膜炎
手	腱滑膜巨細胞腫，腱鞘線維腫，類上皮肉腫
体幹	隆起性皮膚線維肉腫（DFSP），悪性末梢神経鞘腫瘍，結節性筋膜炎，弾性線維腫
後腹膜	高分化型脂肪肉腫，平滑筋肉腫
下肢	高分化型脂肪肉腫，粘液/円形細胞型脂肪肉腫，平滑筋肉腫，悪性末梢神経鞘腫瘍，滑膜肉腫，骨外性粘液型軟骨肉腫，骨外性骨肉腫
足	明細胞肉腫，滑膜肉腫，浅在性線維腫症

表4 軟部腫瘍の好発部位

部位	疾患名
皮膚・皮下組織	血管性病変，良性線維組織球腫，隆起性皮膚線維肉腫（DFSP），環状肉芽腫（granuloma annulare），平滑筋肉腫，脂肪腫，悪性リンパ腫，未分化多形肉腫，転移性腫瘍（特に悪性黒色腫），粘液腫，結節性筋膜炎，皮膚付属器腫瘍，粉瘤（アテローム）
腱・腱膜	明細胞肉腫，腱滑膜巨細胞腫，腱鞘線維腫，線維腫症
筋肉内	血管性腫瘍，脂肪腫，未分化多形肉腫，粘液腫，各種の肉腫
筋間	骨外粘液型軟骨肉腫，線維腫症，ガングリオン，平滑筋肉腫，結節性筋膜炎，神経性腫瘍，滑膜肉腫
関節周囲	ガングリオン，腱滑膜巨細胞腫，粘液腫，滑膜嚢腫，滑膜血管腫，滑膜肉腫，腫瘍状石灰症（tumoral calcinosis）
関節内	樹枝状脂肪腫，線維腫症，ガングリオン，平滑筋肉腫，結節性筋膜炎，神経性腫瘍，滑膜嚢腫

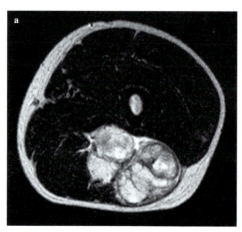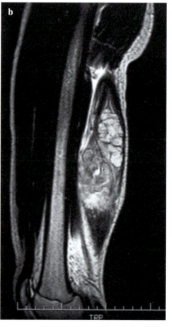

図10 **15歳の男子** 横紋筋肉腫．(a) T2強調横断像．高信号の腫瘤で低信号の隔壁構造をもつ．多結節状ないし分葉状を示す．若年者の深在性腫瘍である．(b) T2強調矢状断像．腫瘤は大腿二頭筋内を占拠する．

(表3[3], 4)(図10). 滑膜肉腫は膝関節周囲，類上皮肉腫は手，腱鞘線維腫と腱滑膜巨細胞腫も手，グロームス腫瘍(図11)と皮様嚢腫は爪下部，血管肉腫は頭皮，隆起性皮膚線維肉腫は体幹に好発する．

c) 特徴的な信号強度と所見

MRIは濃度分解能に優れ高い検出能をもつが，多くの腫瘍は信号強度パターンが非特異的でT1強調像で低信号，T2強調像で高信号を示す．特徴的な信号強度と所見から得られる特異的診断はほぼ1/3程度とされている(図12, 13). 軟部腫瘍においてみられる特徴的信号強度と所見を示す[7](表5). 腱滑膜巨細胞腫の診断におけるbloomingアーチファクトの有用性は限定的であ

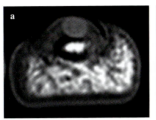
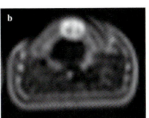

図11 **32歳の女性** グロームス腫瘍．(a) T1強調横断像．環指爪下部に淡い高信号を呈する結節があり，末節骨に限局性骨侵食を認める．(b) ダイナミック造影MRIで腫瘍に早期から強い増強効果を認める．

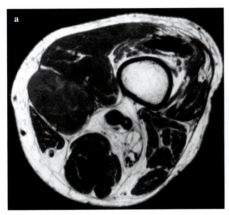
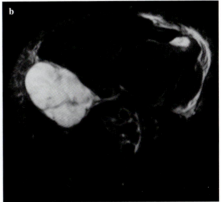

図12 **55歳の男性** 脂肪肉腫(粘液型). (a) T1強調冠状断像．腫瘤は全体に低信号を示すが，一部に淡い高信号を認める．(b) 造影後脂肪抑制強調像．淡い高信号域の信号が抑制され，一部に脂肪成分をもつことが示唆される．

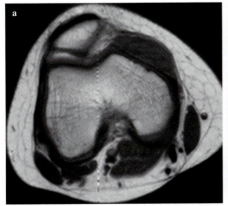
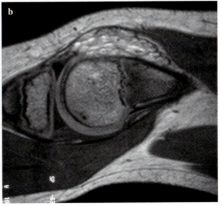

図13 **11歳の男子** 滑膜血管腫．(a) T1強調横断像．右膝関節内側に低信号の軟部腫瘤を認める．(b) プロトン密度強調矢状断像．腫瘤内に無数の液面があり，海綿状血管腫に一致する．

第1章 総　論

表5　軟部腫瘍の特徴的信号

信号強度と所見	疾患名
T1 強調像で高信号ないし相対的に高信号	脂肪腫，高分化型脂肪肉腫，明細胞肉腫，悪性黒色腫，胞巣状軟部肉腫，血管腫，亜急性期血腫
T1 強調像で低信号内に高信号	血管腫，粘液型脂肪肉腫，浸潤型筋肉内脂肪腫，線維脂肪性過誤腫(fibrolipomatous hamartoma)，弾性線維腫
T2 強調像で低信号	線維腫症，腱滑膜巨細胞腫，明細胞肉腫，悪性黒色腫，環状肉芽腫(granuloma annulare)，慢性結節性痛風，結節性偽痛風，腫瘍状石灰症，陳旧性血腫
T2 強調像で強い高信号	浮腫，嚢胞，粘液腫，粘液型脂肪肉腫，血管腫，嚢胞成分/壊死成分
液面形成	滑膜肉腫，血管腫，リンパ管腫，骨化性筋炎，血腫

表6　粘液腫状器質をもつ軟部腫瘍の分類(文献4を踏まえ，文献9より改変)

	良性(Benign)	悪性(Malignant)
脂肪性腫瘍(Adipocytic tumours)	軟部粘液脂肪腫(Myxolipoma of soft tissue)	
線維芽細胞・筋細胞性線維芽腫瘍(Fibroblastic and myofibroblastic tumours)	肢端線維粘液腫(Acral fibromyxoma)	粘液型脂肪肉腫(Myxoid liposarcoma)
		粘液線維肉腫(Myxofibrosarcoma)
		低悪性度線維粘液性肉腫(Low-grade fibromyxoid sarcoma)
		粘液炎症性線維芽細胞肉腫(Myxoinflammatory fibroblastic sarcoma)
分化方向の不明な腫瘍(Tumours of uncertain differentiation)	筋内粘液腫(Intramuscular myxoma)	骨化性線維粘液性腫瘍(Ossifying fibromyxoid tumor)
	深在性(侵襲性)血管粘液腫(Deep (aggressive) angiomyxoma)	骨外性粘液型軟骨肉腫(Extraskeletal myxoid chondrosarcoma)

る[8]．また，粘液腫状基質は T2 強調像で強い高信号を示すが，粘液腫状基質をもつ軟部腫瘍は比較的多い．粘液腫状基質をもつ軟部腫瘍を示す(表6)[9]．

▶ 文　献

1) 日本整形外科学会，他(編)：整形外科・病理　悪性骨腫瘍取扱い規約．第4版，金原出版，2015
2) Hayes CW, et al.: Misleading aggressive MR imaging appearance of some benign musculoskeletal lesions. Radiographics 12: 1119-1134, 1992
3) White LM, et al.: Histologic assessment of peritumoral edema in soft tissue sarcoma. Int J Radiat Oncol Biol Phys 61: 1439-1445, 2005
4) 日本整形外科学会，他(編)：悪性軟部腫瘍取扱い規約．第4版，金原出版，2023
5) Myhre-Jensen O: A consecutive 7-year series of 1331 benign soft tissue tumours. Clinicopathologic data. Comparison with Sarcomas. Acta Orthop Scand 52: 287-293, 1981
6) Kransdorf MJ, et al.: Imaging of Soft Tissue Tumors. 3rd ed., Lippincott Williams & Wilkins, 2013
7) Sundaram M: MR imaging of soft tissue tumors: an overview. Semin Musculoskelet Radiol 3: 15-20, 1999
8) Crim J, et al.: Limited usefulness of classic MR findings in the diagnosis of tenosynovial giant cell tumor. Skeletal Radiol 50: 1585-1591, 2021
9) Baheti AD, et al.: Myxoid soft-tissue neoplasms: comprehensive update of the taxonomy and MRI features. AJR Am J Roentgenol 204: 374-385, 2015

第1章　総　論

4　PET 検査

村上康二

はじめに

ブドウ糖の類似物質である ^{18}F-FDG(^{18}F-fluoro-deoxy-glucose)を用いた PET 検査(以下 FDG-PET)は 2002 年に保険償還されてからすでに 20 年以上が経過し，現在では悪性腫瘍の診断には不可欠の検査となっている．また保険適用の範囲も「早期胃癌を除く全ての悪性腫瘍」であるため，全ての骨軟部悪性腫瘍において保険診療上は使用可能である．

一方，PET 診断装置は高額であるため中小規模の病院では導入が困難であり，実施可能な施設は大学病院や地方の基幹病院，あるいは画像診断センターに限られる．したがって日常診療で骨軟部腫瘍を診療する機会の少ない整形外科医にとって PET は馴染みの薄い検査法と思われる．しかしながら腫瘍性病変に限ると，頻度が高い転移性骨腫瘍をはじめ，まれな原発性骨軟部腫瘍などの診断においても FDG-PET は他の画像診断法にない特色をもっており，有用な場合がある．本稿では多くの整形外科医にとって馴染みの薄いであろう PET 検査について，まず原理を簡単に紹介し，転移性骨腫瘍，原発性骨軟部腫瘍における PET 診断の現状を概略する．

1　PET 検査とは

PET は放射性同位元素を体内に投与して分布を画像化する核医学検査の一種である．しかし骨シンチグラフィ(以下骨シンチ)をはじめとした通常の核医学検査で使われるアイソトープがガンマ線を出すのに対して，PET は陽電子，すなわちプラスの電荷をもった電子を放出するアイソトープを使用する．陽電子は数ミリ離れた電子に衝突すると消滅し，この際に 180 度の反対方向に同じエネルギー(511 KeV)をもったガンマ線(消滅光子)を放出する．このガンマ線を全周性に取り巻いた検出器で撮影することにより，従来の核医学検査よりも空間分解能や定量性に優れた画像を得ることができる．PET だけでは空間分解能が低いため，現在では CT と一体になった PET/CT が一般的である．

2　PET 検査の放射性薬剤と注意事項

現在腫瘍診断に使用されている薬剤は ^{18}F-FDG と呼ばれるグルコースの類似体であり，FDG-PET は糖代謝を可視化する画像診断といえる．糖代謝の亢進は癌に特異的というわけではなく，急性期の炎症細胞でも亢進する．したがって FDG は癌だけではなく炎症にも集積する．また糖代謝と増殖能は相関することが多いため，FDG の集積度は悪性度を表す場合が多い．薬剤の半減期は 110 分と短いために患者自身の被曝は少なく，PET 検査 1 回あたりの被曝線量はおよそ 3～7 mSv である．これは代表的な核医学検査である骨シンチや全身の CT 検査と比べてほぼ同程度である．

FDG の集積は糖代謝を可視化するため血糖値に影響を受ける．食事制限が重要であり，一般的には 6 時間以上の絶食が必要である(飲水は可)．耐糖能異常がある場合には腫瘍コントラストが低下し診断能が下がるが，空腹時高血糖が検査の制限要因にはならない．また検査前の運動負荷は筋肉への集積を増やすことになり避けるほうがよい．

3　転移性骨腫瘍における FDG-PET

骨軟部腫瘍において最も高頻度なのは転移である．骨転移における代表的な核医学検査は骨シンチであり，全身の広い範囲をコントラストよく描出できるメリットがある．しかし悪性腫瘍は骨転移と同時にリンパ節転移や多臓器転移を伴う場合があるため，病期診断の場合には骨転移だけでなく様々な臓器のスクリーニングが可能な PET の有用性が高い．また骨シンチはカルシウム代謝を，FDG-PET はグルコース代謝を画像化するので両者は評価対象が異なり，骨シンチは骨皮質や骨梁の破壊が起きないと集積しないが，PET は腫瘍細胞が存在すれば検出できる．したがって骨シンチと FDG-PET の集積は必ずしも一致せず，骨破壊が起きる前の骨髄に限局した早期の骨転移や溶骨型・骨梁型転移の検出には PET の有用性が高く，カルシウム代謝が盛んな骨硬化性転移では骨シンチの有用性が高い．多くの悪性腫瘍は混合型転

第1章 総　論

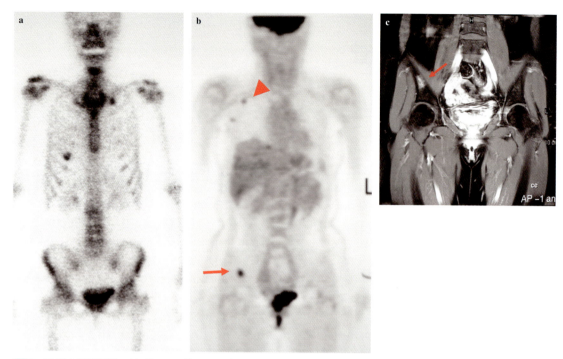

図1　乳癌の腸骨転移　(a) 骨シンチグラフィ．右腸骨の転移巣は指摘が困難である．なお，右肋骨の点状集積は非特異的．(b) FDG-PET．右腸骨に点状集積を認め，骨転移が疑われる(矢印)．右腋窩の集積は腋窩リンパ節転移である(矢頭)．(c) 骨盤のMRI造影後脂肪抑制T1強調冠状断像．PETで指摘された部位に濃染像が認められ，骨転移が確認された．一般的に骨転移の診断には骨硬化性転移を除きFDG-PETのほうが骨シンチグラフィよりも優れている．

移をきたすので，FDG-PETのほうが骨シンチより有用であり(図1)，例えば原発性肺癌や乳癌における骨転移の評価には骨シンチよりもFDG-PETを優先することが診療ガイドラインにおいて推奨されている[1,2]．

現在FDG-PETの普及により骨シンチの検査数は減少しており，その目的はFDG集積の低い骨硬化性転移や，標的病変を骨転移に限った治療効果判定，そして自施設でPET検査ができない場合などに限られている．

一般的に悪性腫瘍は糖代謝が亢進しているが，その程度には差がある．つまり増殖能に応じて糖代謝の程度が様々であるため，低悪性度で糖代謝の亢進が低い場合にはPETで偽陰性になる．また出血や壊死，粘液腫様変性などの修飾が加わり，腫瘍細胞の密度が低下した場合も画像的にはFDGの集積が低くみえてしまう．さらに原発巣が肝細胞癌や腎細胞癌など，特殊な理由(脱リン酸化酵素活性をもつ)により集積が低い場合は骨転移の集積も低くなる．つまり全ての骨転移がPETにおいて高集積を示すわけではない．また急性期の炎症細胞でも糖代謝が活性化するため，骨折の直後や急性期の骨髄炎，椎間板炎などは高集積を呈し，PETだけでは腫瘍との鑑別ができない(図2)．必ずCTやMRI，あるいは臨床検査データなどを参照しながら診断をする必要がある．

4　原発性骨軟部腫瘍におけるFDG-PET

悪性腫瘍における画像診断の役割は存在診断，質的診断(良悪性)，病期診断，再発診断，治療効果判定，予後予測である．

骨腫瘍の存在診断であればまず単純X線写真を行い，次にCTやMRIを施行することになる．軟部腫瘍であれば手軽な超音波検査やコントラストに優れるMRIが第一選択である．病変の進展範囲には骨・軟部のどちらでもMRIが適しており，この目的におけるPETの意義は少ない．質的診断においては，悪性骨腫瘍はほとんどの例においてFDGの強い集積が報告されており，集積により良悪性の鑑別がある程度可能である[3]．しかしながら骨巨細胞腫や線維性骨異型性，軟骨芽細胞腫などの良性病変にもFDGは強い集積を呈する場合があり，多発性骨髄腫など悪性でもFDGの集積が低い場合がある．

悪性軟部腫瘍はまれな疾患であるため，従来はFDG-PETが有用であるとのエビデンスが乏しかった．しかし最近ではエビデンスが次第に蓄積され，2020年に公表された「軟部腫瘍診療ガイドライン2020」[4]では治療前診断(転移診断，悪性度診断)，そして治療後診断(再発・

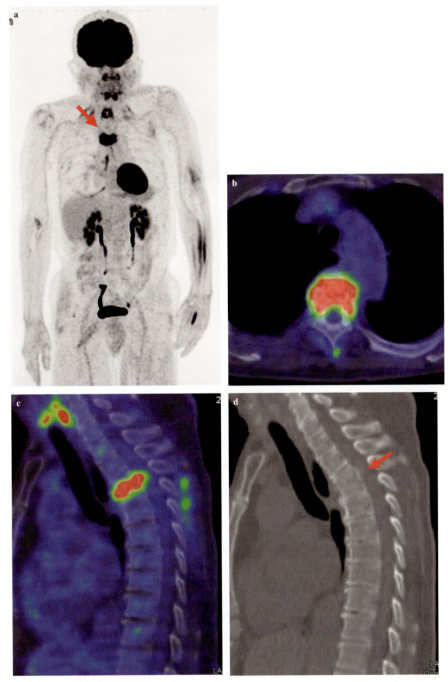

図2 脊椎椎間板炎 (a) FDG-PET の maximum intensity projection (MIP) 像. 骨転移が疑われ施行された PET では胸椎に強い集積が認められる（矢印）. (b) PET/CT 横断像. 椎体には粗造な変化と FDG の強い集積がある. この所見だけでは骨転移として矛盾しない. (c, d) PET/CT と CT の矢状断像. FDG の集積は椎間板が中心であり, CT でも骨破壊は終板が主座である. 本所見から骨転移ではなく脊椎椎間板炎の診断となった. 活動性の炎症にも FDG が強く集まる点に注意を要する.

転移診断, 治療効果・予後予測) における FDG-PET 検査がどちらも推奨レベル 2（条件付きで実施を推奨する）, エビデンスレベル C で提案されている（図3）. これは 2012 年のガイドラインにおける推奨グレード C（実施を考慮してもよい）から 1 段階上昇したものと考えられる. 一方, 軟部腫瘍でも例外があり, 脂肪肉腫は悪性

第 1 章　総　論

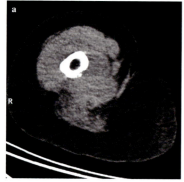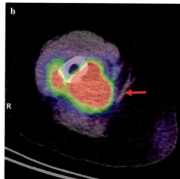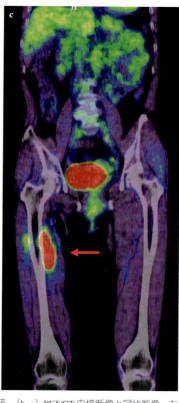

図 3　左大腿部未分化多形肉腫局所再発　（a）単純 CT では病変の指摘は困難である．（b, c）PET/CT の横断像と冠状断像．左大腿骨周囲には強い FDG の集積が認められ（矢印），局所再発を示唆する所見である．広範囲をスクリーニングできる点も PET の長所である．

であるが集積が低く，神経鞘腫は良性であるが中等度の集積を呈する場合がある．つまり PET で必ずしも軟部腫瘍の良悪性が鑑別可能なわけではない．

　ところで骨軟部腫瘍は均一な腫瘍細胞で構成されているのではなく，様々な悪性度の細胞が混在し，しかも出血や壊死により修飾されている場合がある．したがって生検を施行する場合には腫瘍のどの部分の viability が最も高く，生検部位に適しているかを知る必要があるが，その際に FDG の集積が有力な情報を提供する[5]．

　病期診断において PET の果たす役割は遠隔転移の診断である．広い範囲が撮影でき，しかも臓器特異性のない FDG-PET は遠隔転移の検出に適した診断法といえ，骨，肝臓，肺など主な標的臓器を 1 回の検査でカバーできる．しかし空間分解能の限界から小さな病巣は検出できないなど，限界もある．現在の PET の空間分解能では，集積が強ければ 3〜4 mm 程度の腫瘤も検出可能であるが，バックグラウンドの集積に大きく依存する．最近では半導体 PET カメラも普及しており，以前よりさらに高感度・高分解能となっているが，依然として CT や MRI などの解剖学的画像と詳細に比較した読影が重要

であることに変わりはない．

　骨軟部腫瘍の診断において特に PET の有用性が高いのが予期しない部位への遠隔転移の発見や再発診断である．従来の画像診断では手術や放射線治療の後に生じる線維性変化と再発巣の鑑別が困難な場合がある．しかし PET は再発巣に強く集積するため治療後変化と鑑別することができる．さらに全身をスクリーニングできるため，予期しない部位に存在する遠隔転移・再発巣の診断に適している[6]．局所の診断であれば MRI が第一選択であるが，広範囲であれば PET に分があり，PET と MRI は相補的な役割といえる．

　最近注目されているのが PET による早期の治療効果判定と予後予測である．FDG の集積をバイオマーカーとして治療前後で比較し，術前化学療法の早期効果判定やその後の治療方針の決定，予後予測に役立てようというものである（図 4, 5）．癌腫により有用性は異なるが，悪性リンパ腫や横紋筋肉腫については病期診断とともに治療効果判定に有効なことが示されている[7]．

4 PET 検査

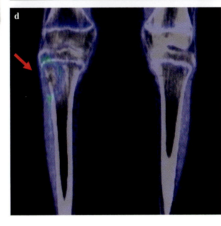

図4 骨肉腫 (Osteoblastic OS) の治療効果判定（奏効例） (a) FDG-PET の MIP 像. 右脛骨近位骨幹端の原発巣に一致して強い FDG の集積を認める（矢印）. なお, 右前腕の集積はライン内に残存した放射性薬剤であり（矢頭）, 遠隔転移の所見はない. (b) 術前化学療法施行後の FDG-PET の MIP 像. FDG の集積が著明に減少している（矢印）. (c) PET/CT 冠状断像. 腫瘍の周囲に強い FDG 集積を認める（矢印）. なお, 腫瘍中心部の骨皮質欠損部は生検後の変化である. (d) 術前化学療法施行後の FDG-PET/CT 冠状断像. FDG の集積が著明に減少している（矢印）. CT による治療効果判定は困難. 本例の組織学的治療効果判定は grade 3 (＜10%) であり, 実際には viable cell は 1% 以下となる著効例であった.

5 新しい PET 製剤

FDG-PET は耐糖能異常があると感度が低下する, また生理的集積が多いなどの短所があるが, それらの短所を補う新しい薬剤が開発されており, その一部を紹介する.

a) PSMA

前立腺特異的膜抗原 (prostate specific membrane antigen：PSMA) は前立腺癌細胞の表面に存在している蛋白質であり, これに ^{18}F や ^{68}Ga 等の RI で標識した薬剤がまもなく臨床応用される. PSMA-PET は原発巣のみならずリンパ節転移や骨転移にも強く集積し, 特異度の高いことが知られている. さらに RI を治療用の ^{177}Lu に置き換えた薬剤も近い将来臨床応用される見込みであり, 骨転移を含めた前立腺癌の治療法が変わる可能性がある[8].

b) FAPI

fibroblast-activation-protein inhibitors (FAPI) を ^{68}Ga で標識した ^{68}Ga-FAPI は 2019 年に初めて臨床例が報告された. 癌に関連する線維芽細胞 (fibroblast) は正常の線維芽細胞と異なり線維芽細胞活性化蛋白 (fibroblast activation protein：FAP) が過剰発現しているため, FAP は腫瘍の分子標的である. FAPI は FAP に特異的な阻害薬として開発され, ^{68}Ga-FAPI は FDG と同じように, 広い範囲の悪性腫瘍に集積する[9]. FDG に比較して脳や消化管の生理的集積が低いため全身あらゆる部位の腫瘍コントラスト比が高い明瞭な画像が得られる. 骨転移だけでなく悪性骨軟部腫瘍の病期診断にも応用が期待されている.

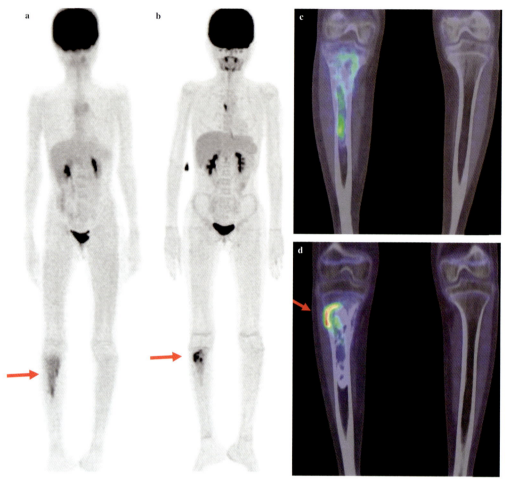

図5 骨肉腫(Chondroblastic OS)の治療効果判定(効果不良例) (a) FDG-PET の MIP 像. 右脛骨近位骨幹端の原発巣に一致して FDG の集積を認める(矢印). (b) 術前化学療法施行後の FDG-PET の MIP 像. 骨髄病変の FDG 集積はやや減少しているが, 近位に強い集積が出現しており(矢印), この部の増悪が示唆される. (c) PET/CT 冠状断像. 腫瘍全体に不均一な FDG 集積を認める. (d) 術前化学療法施行後の FDG-PET/CT 冠状断像. 骨髄病変の FDG 集積は減少しているが, 骨幹端の一部に強い集積が出現している(矢印).
　本例の組織学的治療効果判定は Grade 1(>70%)であり, viable cell は 70% 以上の術前化学療法の効果不良例であった.

おわりに

　かつての PET は一部の病院でしか実施できない特殊な検査法であったが, いまや悪性腫瘍の診断には不可欠なモダリティである. 整形外科領域では, 特に転移性骨腫瘍の診断においては従来の骨シンチに置き換わる検査法として有用性が高い. 一部の骨軟部腫瘍では特徴的な分布や集積度・形状などから鑑別診断が可能な場合もある. また PET は全身の評価が可能なので遠隔転移や再発診断で役に立ち, 確定診断に必要な生検部位の決定にも有用性がある. 今後期待されているのは FDG-PET による骨軟部悪性腫瘍における早期の治療効果判定, そして新しい PET 薬剤の登場である. 今後 MRI,CT とともに PET/CT 検査も悪性骨軟部腫瘍においては不可欠な画像診断法として普及するものと思われる.

文献

1) 日本乳癌学会(編):乳癌診療ガイドライン 2 疫学・診断編 2022 年版. 金原出版, 2022
2) 日本肺癌学会(編):肺癌診療ガイドライン 2023 年版. 2023 [https://www.haigan.gr.jp/publication/guideline/examination/]

3) Bastiaannet E, et al.: The value of FDG-PET in the detection, grading and response to therapy of soft tissue and bone sarcomas; a systematic review and meta-analysis. Cancer Treatment Rev 30: 83-101, 2004
4) 日本整形外科学会(監), 日本整形外科学会診療ガイドライン委員会・軟部腫瘍診療ガイドライン策定委員会(編):軟部腫瘍診療ガイドライン 2020 改訂第 3 版. 南江堂, 2020
5) Eary JR, et al.: Quantitative [F-18] Fluorodeoxyglucose positron emission tomography in pretreatment and grading of sarcoma. Clin Cancer Res 4: 1215-1220, 1998
6) Feldman F, et al.: 18FDG PET scanning of benign and malignant musculoskeletal lesions. Skeletal Radiol 32: 201-208, 2003
7) Eary JF, et al.: Sarcoma mid-therapy [F-18] fluorodeoxyglucose positron emission tomography (FDG PET) and patient outcome. J Bone Joint Surg Am 15 96: 152-158, 2014
8) Rahbar K, et al.: German multicenter study investigating 177Lu-PSMA-617 radioligand therapy in advanced prostate cancer patients. J Nucl Med 58: 85-90, 2017
9) Loktev A, et al.: A tumor-imaging method targeting cancer associated fibroblasts. J Nucl Med 59: 1423-1429, 2018

第1章 総論

5 血管造影，超音波の読み方

奥田実穂

1 血管造影

血管造影検査は，腫瘍と主な血管との関係の把握や，腫瘍の vascularity の評価に優れている[1]．現在では診断にはあまり用いられていないが，動注化学療法や出血量軽減を目的とした術前塞栓術，緩和を含めた腫瘍制御目的の動脈塞栓術などの治療に用いられている．

a) 血管造影所見

1) 動脈相

血管走行異常として，弧状圧排（curvilinear displacement），進展（stretching），血管の急激な方向変更（angulation），血管の急な狭小化や途絶（rapid tapering or abrupt termination），血管侵食像（encasement）が認められる（図1）．

2) 動脈相〜毛細管相

腫瘍を栄養する新生血管や一部で血管拡張（図2），動静脈短絡がみられる．多血性腫瘍の場合は，早期静脈還流所見として認められる（図3）．

3) 毛細管相〜静脈相

腫瘍濃染や vascular lake, pooling といわれる造影剤貯留を認める（図3）．多血性腫瘍ではない場合や，内部壊死を有する場合は相対的に陰影欠損として認められる（図4）．

b) 主な腫瘍の vascularity

多くの腫瘍は軽度の腫瘍濃染を呈するが，特に多血性として知られているものに，胞巣状軟部肉腫や平滑筋肉腫，孤立性線維性腫瘍，血管平滑筋腫，グロームス腫瘍がある．腎癌や甲状腺癌，肝癌の転移も多血性を呈する．

2 超音波

超音波は簡便に行える非侵襲的検査で，軟部腫瘍での存在診断，局在，腫瘤の内部性状および辺縁性状の分析に有用である．特に浅い部位の腫瘍描出に優れ，ほかのモダリティでは描出が困難である小病変に対しても描出が可能である．また，カラードプラ・パワードプラ法を用いることで，腫瘍内部や周囲の血流情報を知ることができる．American College of Radiology Appropriateness Criteria では，表在に位置する軟部腫瘤に対して超音波検査は行うべき検査とされており，術前や術中の評価，腫瘍穿刺や手術を行う際のガイド，また簡便な経過観察

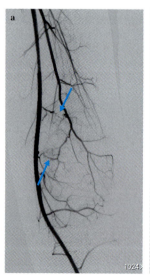
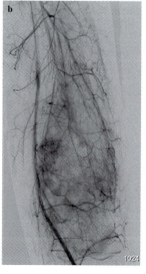

図1　8歳の女児　右大腿動脈造影正面像．右大腿骨肉腫．（a）右浅大腿動脈から分岐する複数の枝に血管の狭小化や途絶，口径不整が認められる．（b）腫瘍部に一致して不均一な腫瘍濃染を認める．

ツールとしても頻用されている．また，近年超音波装置の画像技術が進歩しており，低流速血流を検出可能な種々の血流イメージングや，組織の弾性を評価できるエラストグラフィなど，今後骨軟部領域においても新たな精査ツールとして期待されている．

a) 超音波所見
1) 質的診断
腫瘤の形状は整（regular），不整（irregular），辺縁は平滑（smooth），粗雑（rough），内部エコー輝度として無エコー，低エコー，等エコー，高エコーで判断する．無エコーで後方エコー増強を認めた場合は囊胞性といえる．プローブ圧迫により形態変化や血流変化がみられることがあり，診断に有用である．腫瘤の辺縁が不明瞭で形態不整，内部エコーは不均一，腫瘤径が 5 cm を超えるものは悪性を強く疑うというのが一般的であるが，例外が多く確実な判定ではない．脂肪肉腫の粘液型や胞巣状軟部肉腫，滑膜肉腫などは辺縁が比較的明瞭なことが多く，デスモイド型線維腫症や結節性筋膜炎は局所浸潤性の形

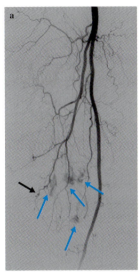
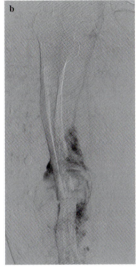

図2 70歳代の女性 右大腿動脈造影正面像．血管腫．（a）動脈の血管拡張（黒矢印）および造影剤貯留所見を認める（青矢印）．（b）造影剤貯留が拡大している．血管腫内の拡大した腔への広がりを考える．

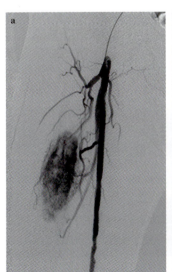
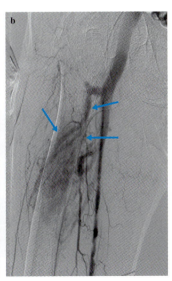

図3 80歳代の男性 右大腿動脈造影正面像．腎癌の大腿骨転移．（a）腫瘍部へ向かう多くの拡張した動脈を認める．早期から強い腫瘍濃染を認める．（b）毛細管相の早期から静脈の描出が認められる．早期静脈還流の所見である．

37

第1章　総　論

態を呈し，悪性腫瘍との鑑別が難しいことがある．

血流評価には Giovagnorio 分類が一般的に用いられる．Type I ないし II を示したものは良性腫瘍に多く，Type III か IV であれば悪性の可能性が有意に高いとされる．発達した栄養血管は多血性腫瘍や炎症性腫瘤でもみられる(図5)[2]．

2) 腫瘤の超音波所見
①母指 CM 関節ガングリオン(図6)

80 歳男性．境界明瞭な複数の腔が認められる．ドプラで内部に血流信号は確認できない．

②脂肪腫(図7)

75 歳女性．脂肪組織内に境界明瞭な紡錘形腫瘤を認める．内部エコーは周囲脂肪と同様である．皮下に存在した場合，境界や存在自体がわかりにくいことがある．

③粉瘤(図8)

8 歳男児．皮膚に食い込むあるいは索状の低エコーで連続する低エコー腫瘤．内部やや不均一．側方陰影あり，深部エコーは減弱している．

④神経線維腫(図9)

27 歳女性．境界明瞭なダルマ状，やや低エコーを呈する腫瘤を認める．皮下脂肪織に浮腫を伴っている．

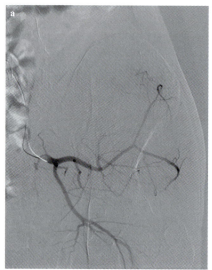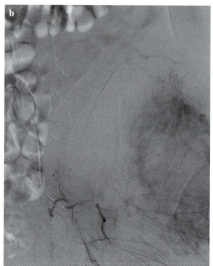

図4　**40 歳代の男性**　左上殿動脈造影正面像．骨肉腫．(a)動脈の異常や早期濃染は認められない．(b)毛細管相で辺縁優位の造影効果を認める．腫瘍内部は壊死を反映し相対的に陰影欠損となっている．

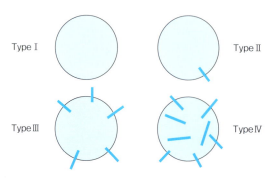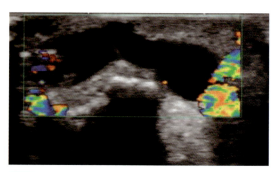

図5　軟部腫瘍における血流パターン　(文献2より)　　　図6　母指 CM 関節ガングリオン

⑤血管腫（器質化）（図10）
　57歳男性．母趾皮下に境界明瞭，内部不均一エコーを呈する結節を認める．内部に血流は確認できない．
⑥血管奇形（図11）
　3歳女児．臀部皮下に囊胞性構造の集簇を認める．ド プラにて内部の血流が確認できる．
⑦デスモイド型線維腫症（図12）
　64歳女性．不整形，辺縁粗雑な低エコー腫瘤．辺縁部に筋膜に連続するような突出が認められる．時期により血流が豊富なこともある．

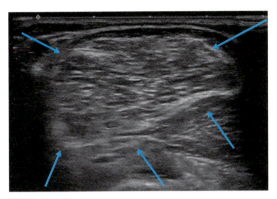

図7　脂肪腫

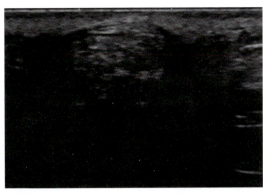

図8　粉瘤

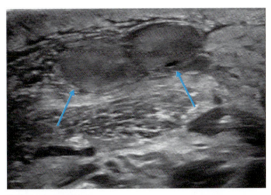

図9　神経線維腫

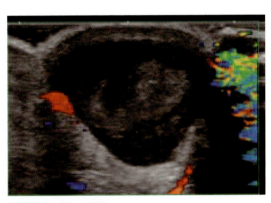

図10　器質化血管腫

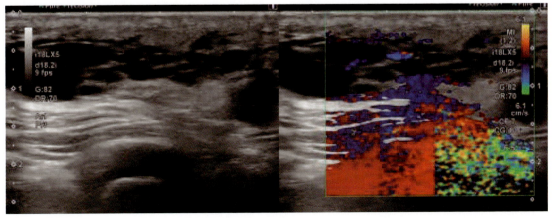

図11　血管奇形

⑧結節性筋膜炎(図13)

不整形,境界明瞭であるが,辺縁不整で,筋膜に連続する突出像が認められる.時期により内部エコーは異なる.

⑨悪性リンパ腫(図14)

65歳女性.境界明瞭,不整分葉状,内部は強い低エコーを呈する.

⑩未分化肉腫(図15)

50歳女性.境界不明瞭,不整分葉状で不均一な低エコーを呈する.

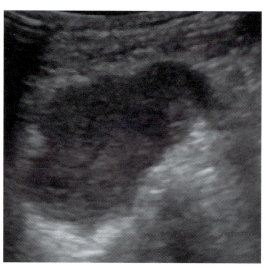

図12 デスモイド型線維腫症

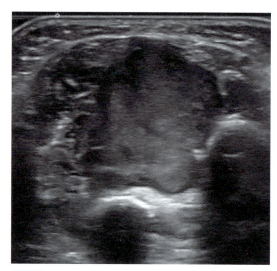

図13 結節性筋膜炎

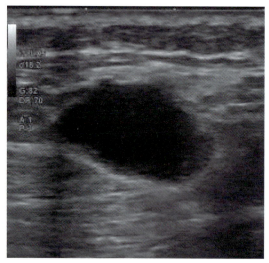

図14 悪性リンパ腫

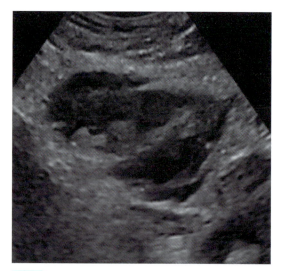

図15 未分化肉腫

▶ 文 献

1) Lois JF, et al.: Angiography in soft tissue sarcomas. Cardiovasc Intervent Radiol 7: 309-316, 1984
2) Giovagnorio F, et al.: Color Doppler sonography of focal lesions of the skin and subcutaneous tissue. J Ultrasound Med 18: 89-93, 1999

第1章 総論

6 シンチグラフィの読み方

渡辺 憲

核医学検査(シンチグラフィ)とは，ガンマ線を放出する放射性医薬品を体内に投与し，ガンマ線を計測，画像化することにより，薬の位置を体外より非侵襲的，経時的に特定し，定量する検査法である．よって特定の挙動をする薬の動きや集積をみることで，臓器の機能や代謝，腫瘍の存在を診断しうる．シンチグラフィには骨シンチグラフィ，骨髄シンチグラフィ，腫瘍シンチグラフィがある．

1 骨シンチグラフィ

a) 原理と放射性医薬品

全身の骨が検索できる特徴をもつ．現在用いられる製剤は，technetium-99m-methylenediphosphonate(^{99m}Tc-MDP)または technetium-99m-hydroxymethylenediphosphonate(^{99m}Tc-HMDP)である．基本骨格に P-C-P をもつ diphosphonates で，骨無機質の基本構成ハイドロキシアパタイトに化学的吸着する．骨代謝の亢進，骨吸収や骨破壊に伴う骨新生，生理的・非生理的石灰化などが起こっている部位で集積がみられるため，骨腫瘍や炎症を検索するのに用いる．骨へのミネラル沈着が起こると陽性像として描出され，溶骨性変化や血流の途絶で陰性となる．

b) 検査法

^{99m}Tc-MDP もしくは ^{99m}Tc-HMDP を 555 ～ 740 MBq（15 ～ 20 mCi）静注後 2 ～ 3 時間以降に撮像する．排泄経路が尿路であり，膀胱に排泄された薬剤の除去目的で撮像直前排尿を行う．撮像は，全身前後像を基本とし，必要に応じ，スポット撮影や断層像である single photon emission computed tomography(SPECT) を 行 う．SPECT は頭蓋骨，脊椎，骨盤骨などで異常集積の部位を特定するのに役立つ．

骨髄炎の診断などには，撮像下に急速静注を行うダイナミック撮像を行い，骨相に加え，動脈相，血液プール相の評価を加える 3 相撮像が有用である．骨髄炎では，動脈相で血液還流量が増加し，血液プール相で血液量が増加し，骨相で異常高集積を示す．

読影上の留意点には，年齢による変化があり，小児の成長線の見え方が年齢相応かを観察する必要がある．

c) 臨床的意義

①悪性腫瘍の骨転移検索(図1)
②原発性骨腫瘍の評価(図2)
③疲労骨折や脆弱性骨折(図3)，骨挫傷，偽関節の評価
④代謝性骨疾患の骨代謝の把握
⑤系統的骨疾患の広がり診断(図4)
⑥骨髄炎の診断
⑦関節炎，関節症の評価
⑧無腐性骨壊死の早期診断，経過観察
⑨人工関節置換術後の感染やゆるみの評価
⑩骨移植後の血流，成否判定
⑪反射性交感神経性異栄養症の診断
⑫異所性石灰化，横紋筋融解症，骨化性筋炎，アミロイドーシスなど軟部組織の評価

d) 読影上の注意

・造骨を陽性描画しているため，腫瘍性疾患が欠損像として認められることがある(図5a)．
・骨梁間型転移および腫瘍浸潤では骨皮質代謝に異常をきたさず，異常集積が認められない場合がある．
・全身骨にびまん性腫瘍浸潤がある場合は，骨全体が濃く描出され(super bone scan)，腎が淡く描出される(absent kidney sign)(図6)．
・化学療法など治療後に骨新生が起こり，むしろ高集積となる(flare phenomenon: 図5b)．
・特に骨肉腫で血流増加のため，病巣周囲および患肢全体の集積亢進が起こる(extended pattern)．

2 骨髄シンチグラフィ

a) 原理と放射性医薬品

全身の機能骨髄の分布を 1 画像として捉えることができる．主に indium-111 chloride(^{111}InCl$_3$)を用いる．鉄と類似の動態がみられ，トランスフェリンと結合し，赤芽球に移行し，造血骨髄に摂取される．

b) 検査法

^{111}InCl$_3$ を 111 MBq 静注後，48 時間後に全身像を撮像する．

成人の正常像を図7に示す．頭蓋骨，胸骨，肋骨，椎

第1章 総 論

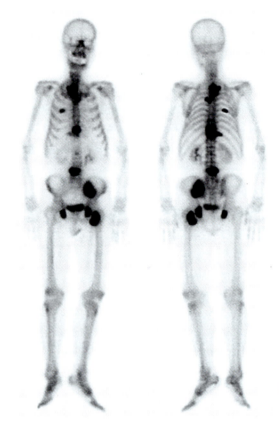

図1 前立腺癌多発骨転移　骨シンチグラフィにて多発する異常集積を認め，多発骨転移を示す．

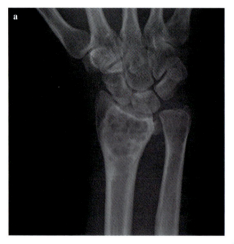
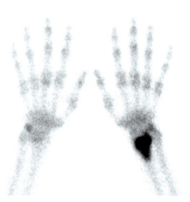

図2 右橈骨遠位端の骨巨細胞腫　(a) 単純X線写真で右橈骨遠位端に辺縁明瞭な骨吸収像を認める．(b) 巨細胞腫は悪性ではないことが多いが骨シンチグラフィで高集積を示すことが多い．

6 シンチグラフィの読み方

第1章 総論

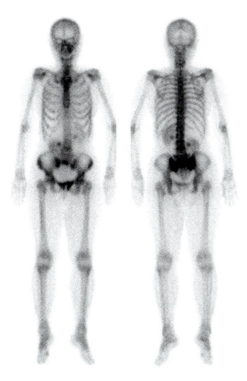

図3 脆弱性骨折　仙骨にH型の高集積を認める。Honda signと呼ばれ診断に有用な所見である。

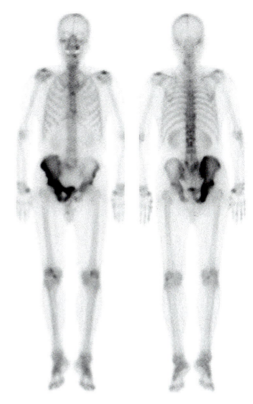

図4 骨Paget病　右骨盤骨に膨隆があり，境界明瞭な高集積を認める。骨Paget病は骨の局所的な肥厚と変形を特徴とする原因不明の骨疾患である。

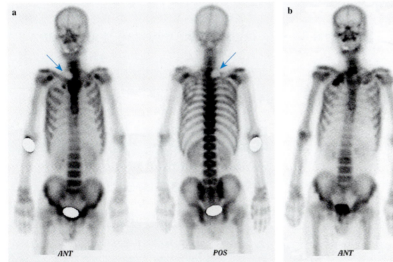

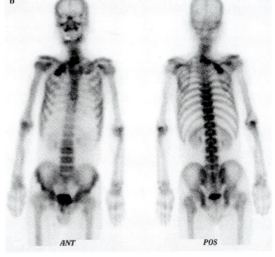

図5 肺癌骨転移　(a)治療前．第1，第2胸椎右側から肋骨にかけて欠損となっている(矢印)．転移による溶骨性変化のためである．(b)外照射後．転移巣周囲を中心に高集積になっている．加療により骨新生が起こり集積が亢進し，flare phenomenonを呈する．

43

第1章 総 論

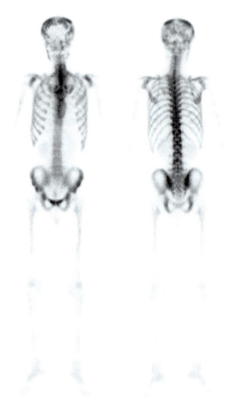

図6 胃癌骨転移による super bone scan　躯幹骨を中心に骨集積がびまん性に増加している．腎の描出がほとんど認められない．

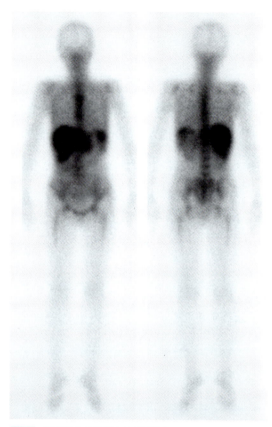

図7　正常成人の骨髄シンチグラフィ

体，仙骨，骨盤，上腕骨および大腿骨の近位部など造血能を有する赤色骨髄に集積する．小児では末梢骨髄への集積がある．

c）臨床的意義
白血病と類縁疾患における正常造血骨髄の障害範囲と髄外造血巣の把握に用いる（図8）．
① 再生不良性貧血
② 骨髄異形成症候群
③ 骨髄増殖症候群

上記の診断が中心であるが，急性白血病，悪性リンパ腫，多発性骨髄腫，貧血，骨・骨髄転移と上記の疾患との鑑別，病態把握に用いることもある．

d）読影上の注意
・慢性骨髄増殖症候群では，進行すると躯幹部骨髄集積が消失し（central marrow failure），造血骨髄の末梢脂肪髄への拡大（末梢進展．peripheral marrow expansion）を認める．
・末梢進展と肝脾腫の進行度はほぼ相関する．
・治療により，末梢進展は退縮する．
・造血骨髄全体の集積低下には，慢性骨髄増殖症候群，再生不良性貧血，急性白血病，多発性骨髄腫がある．
・再生不良性貧血では，びまん性骨髄集積低下/欠損となる．造血巣が島状に残存することがある．末梢進展は示さない．
・骨髄異形成症候群は無効造血のため，正常集積が多い．

3　腫瘍シンチグラフィ

a）^{67}Ga シンチグラフィ

1）原理と放射性医薬品
Gallium-67（^{67}Ga）はトランスフェリンと結合し，腫瘍細胞のトランスフェリン受容体に取り込まれるとされるが，その他の経路も報告され意見の一致をみていない．悪性リンパ腫の病期診断，治療効果判定が最もよい適応であるが，その他の悪性腫瘍も同様の目的で使用する．増殖の早い癌によく集積するが，遅い腫瘍には集積が少ない．よって未分化癌にはよく集積するが，分化度の高い癌には集積が少ない．炎症に集積するため，関節リウマチや骨髄炎などの炎症シンチグラフィとしても用いる．

6 シンチグラフィの読み方

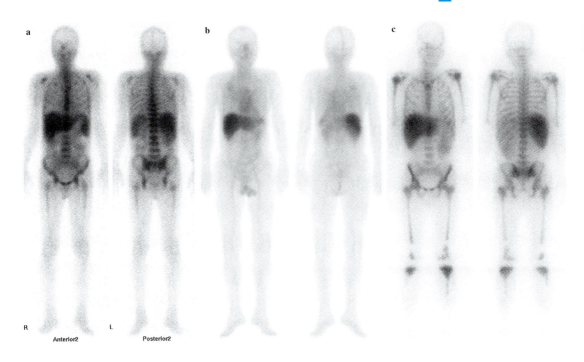

図8 汎血球減少にて施行された3症例 (a) 造血巣分布は正常で，骨髄異形成症候群である．(b) 造血巣はびまん性に集積低下し，髄外造血所見を認めない．再生不良性貧血である．(c) 著しい末梢進展所見を呈する．慢性骨髄増殖症候群であり，本症例は慢性骨髄性白血病であった．

2) 検査法

クエン酸ガリウム(^{67}Ga)を74〜111 MBq静注後，48〜72時間後に全身撮像を行う．必要に応じてSPECTを併用する．肝から消化管へ排泄されるので，腸管は生理的集積がみられる．よって腹部，骨盤部の集積が診断の妨げとなる場合は，時間をおいて追跡撮像したり，下剤の服用をお願いする．

3) 臨床的意義

① 悪性リンパ腫の病期診断，治療効果判定，治療後再発判定
② 悪性腫瘍の中で集積率の高い腫瘍は甲状腺未分化癌，悪性黒色腫，肺癌，肝細胞癌，頭頸部の扁平上皮癌，精巣腫瘍などである．未分化癌の陽性率が高い
③ 悪性腫瘍の転移検索や転移にて発見された腫瘍の原発巣検索，治療効果判定
④ 骨髄炎など炎症の活動度，広がり判定

b) ^{201}Tl シンチグラフィ

Thallium(Tl)はKと同様の生物学的挙動を示し，Na$^+$-K$^+$ ATPaseによる能動輸送でK$^+$の代わりに腫瘍細胞に取り込まれる．甲状腺癌(特に乳頭癌，濾胞癌の分化癌)，副甲状腺腫瘍，脳腫瘍，肺癌，胸腺腫，乳癌，骨・軟部腫瘍，頭頸部癌などの活動性診断，広がり診断に用いる．

Tl集積の因子は，血流と腫瘍細胞密度に依存する(図9)．

1) 検査法

^{201}Tl塩化タリウムを74〜111 MBq静注後，10分後に撮像，2〜3時間後後期像を撮像することもある．必要に応じSPECT撮像する．

2) 臨床的意義

① 悪性度が高く，血流が豊富な腫瘍によく集積する．骨・軟部腫瘍では骨肉腫への集積が高度である
② 化学療法，放射線療法の治療効果判定に優れる
③ 集積低下の程度より，治療中での最終効果予測に優れる

c) ^{99m}Tc-MIBI シンチグラフィ

1) 原理と放射性医薬品

^{99m}Tc-hexakis-2-methoxyisobutylisonitrile(MIBI)は脂溶性の1価の陽イオンであり，細胞膜を容易に通過し，ミトコンドリアの膜電位に依存して細胞内へ集積する．初回循環で50〜60％が細胞内に集積するため，その集積は血流に左右される．主に心筋血流製剤として用いられるが腫瘍にも集積する．しかし，腫瘍細胞表面のP糖蛋白が発現している腫瘍では集積が低下するといわれている．P糖蛋白は抗腫瘍薬の薬剤耐性に関与する蛋白で，これが発現していると細胞外に抗腫瘍薬がくみ出され

45

第1章　総　論

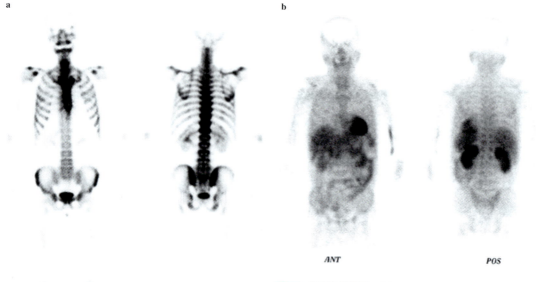

図9　多発性骨髄腫　(a) 骨シンチグラフィでは中枢骨のびまん性集積亢進が明らかである．(b) ^{201}Tl シンチグラフィでは広範な骨の異常集積を認め，腫瘍浸潤範囲を示す．

る．MIBI は P 糖蛋白の基質の 1 つであり，P 糖蛋白によって抗腫瘍薬同様に細胞外にくみ出される．したがって，後期像を追加撮影することで抗腫瘍薬の耐性の有無を予測することができる．

2）検査法

^{99m}Tc-MIBI を 555 〜 740MBq 静注後，10 〜 15 分後に全身を撮像する．P 糖蛋白の発現の評価には静注 2 〜 3 時間後に後期像を撮影する．必要に応じ SPECT 撮像する．

3）臨床的意義

①腫瘍には，良悪性の鑑別，予後予測，抗腫瘍薬耐性の予測，治療効果判定に用いる

②腫瘍の集積がないか弱い場合は良性または低悪性度の病変を，高集積の場合は高悪性度の病変を疑う

③後期像で腫瘍からの ^{99m}Tc-MIBI の洗い出しをみることにより，P 糖蛋白の発現を推測することができる

④治療後の病巣残存，再発診断

第1章 総論

7 画像上，腫瘍と間違いやすい正常変異

福田健志

はじめに

骨腫瘍の診断には単純X線写真が現在でも重要な役割を果たしている．単純X線写真だけでかなりの確率で骨腫瘍の診断が可能であったり，絞り込みができる．一方で，単純X線写真の読影にあたっては，腫瘍と間違いやすい正常変異があるので，これらについて知っておく必要がある．

また，近年CTやMRIの普及に伴い単純X線写真では捉えられなかった髄内病変が描出されたり，単純X線写真と比較しないと活動性病変と誤られる症例に遭遇する機会が増えている．これらについても本稿で取り上げる．

1 頭蓋骨

hyperostosis frontalis interna は閉経後の女性に好発する前頭骨内板の肥厚で，腫瘍性病変や Paget 病などが鑑別となる．内板側の骨肥厚が対称性で正中部が保たれているのが特徴である．時として脳実質を圧排することがあるが通常は無症状である（図1）．

2 鎖骨，肋骨

頸肋による第1肋骨との骨結合（図2）は頸部の硬い腫瘤として気づく．単純X線写真では骨軟骨腫様にみえることがある．

鎖骨でしばしばみられる正常変異は，肋鎖靱帯付着部の不整像である（図3）．両側性と片側性とがある．靱帯付着部の骨皮質不整が強く，片側性であれば骨腫瘍による骨破壊のようにみえることがある．

3 上肢

上腕骨大結節の pseudocyst（図4）．上腕骨大結節は骨梁が粗で脂肪髄に富む透亮像のようにみえる．変化は，両側対称性である．MRIでは周囲の正常骨髄と等信号を示す（図4c）．

上腕骨の三角筋粗面は三角筋の線維性付着部で筋の牽引により粗造な肥厚を示す（図5）．

上腕骨顆上突起（humerus supracondylar process）（図6）は上腕骨遠位端から掌側で尺側寄りに飛び出した骨の突起で，健常人の1〜3%にみられる．同部からはStruthers' ligament と呼ばれる靱帯が上腕骨内側上顆へ向かって存在することがあり，正中神経を圧迫する場合がある．

前腕では橈骨粗面の発育は個人差があり著明であれば骨軟骨腫様にみえる（図7）．また，若年者の橈骨粗面を正面像で捉えると，透亮像（図8）としてみえるので骨嚢腫と誤ってはならない（pseudocyst）．橈骨の骨間縁は間膜の牽引により肥厚してみえることがある（図9）．

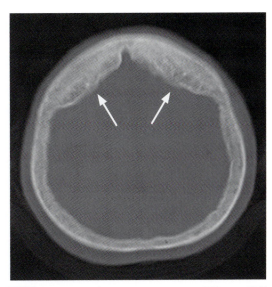

図1 hyperostosis frontalis interna 頭部のCT横断像．両側対称性に前頭骨内板の肥厚を認める（矢印）．

第 1 章 総 論

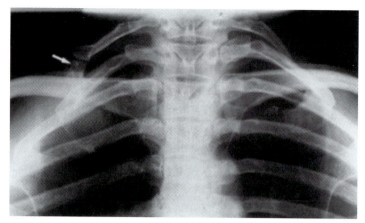

図2 頚肋による第1肋骨との骨結合
単純 X 線写真．左右に頚肋を認める．右側では第1肋骨の異常な結合を作り，骨軟骨腫様にみえる（矢印）．

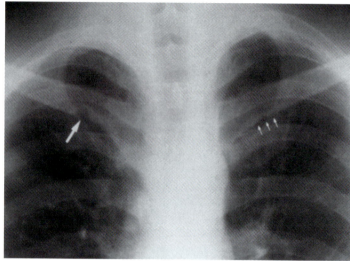

図3 肋鎖靱帯付着部の骨欠損 単純 X 線写真．両側鎖骨内側下縁は肋鎖靱帯付着部である．この部位は骨化に個人差があり，右鎖骨では透亮像（矢印）としてみえる．左鎖骨は不整像（小矢印）としてみえる．

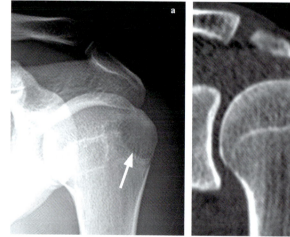 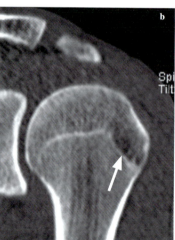 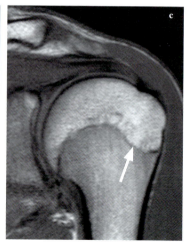

図4 上腕骨大結節の pseudocyst (a) 単純 X 線写真．(b) CT 矢状断像．上腕骨大結節には骨透亮像が認められる（矢印）．(c) MRI T1 強調矢状断像．大結節部には正常の骨髄信号が認められ異常信号域は認められない（矢印）．

7 画像上，腫瘍と間違いやすい正常変異

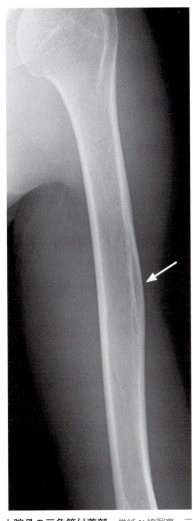

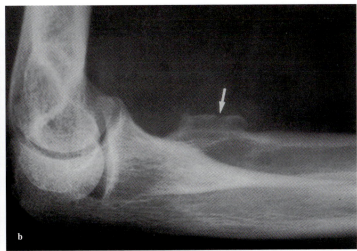

図6 **上腕骨顆上突起** 単純 X 線写真．上腕骨遠位骨幹部の尺側に突出する骨隆起を認める．

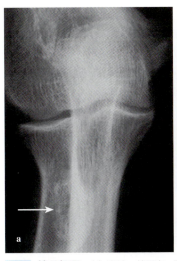

図5 **上腕骨の三角筋付着部** 単純 X 線写真．三角筋付着部に限局性の皮質骨肥厚を認める（矢印）．

図7 **橈骨粗面** （a）単純 X 線写真．正面像では橈骨粗面は楕円形にみえる（矢印）．（b）単純 X 線写真．側面像では隆起が著しく骨軟骨腫様にみえる（矢印）．

第1章 総論

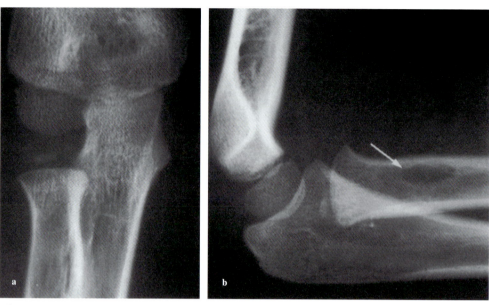

図8 橈骨粗面 (a) 単純X線写真. 若年者の橈骨粗面は軽い隆起像としてみえる. (b) 単純X線写真. 少し角度の違う側面像では囊胞様（pseudocys：矢印）にみえる.

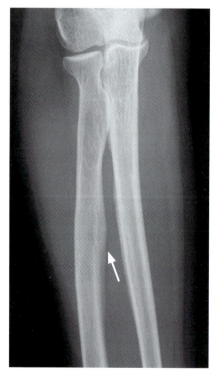

図9 橈骨の骨間縁 単純X線写真. 橈骨の骨間縁に皮質骨肥厚を認める（矢印）.

4 脊椎

軸椎には複数の骨化中心が存在し, 歯突起尖端の二次骨化中心が癒合せず残存した小骨は, os terminale と呼ばれる（図10）. 通常は12歳頃に癒合するが, 溶骨性変化ではないので注意が必要である.

椎体辺縁骨端部に椎間板髄核が脱出するなどして輪状骨端が解離したものが椎体隅角解離（図11）である. 一見骨破壊様にみえるが, 透亮像は椎間板から斜めに走行するのが特徴である. 中位腰椎に好発する.

脊椎には加齢に伴い退行性変化がみられるが, 髄核をはじめとする椎間板の変性は隣接終板に不整な骨びらんや骨硬化性変化を引き起こす（図12）. 随伴する退行性変化と合わせて評価することで腫瘍性病変とは区別可能である.

先天性椎弓根欠損（図13）は, 椎弓根への骨転移による骨破壊と間違うことがある. 健側の椎弓根が代償性に大きく濃度も他の椎弓根より上昇している点が鑑別のポイントである.

7 画像上，腫瘍と間違いやすい正常変異

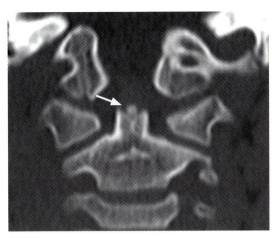

図10 os terminale　CT冠状断像．6歳の女児．歯突起先端に正常な二次骨化中心が小球状の骨化として描出されている（矢印）．

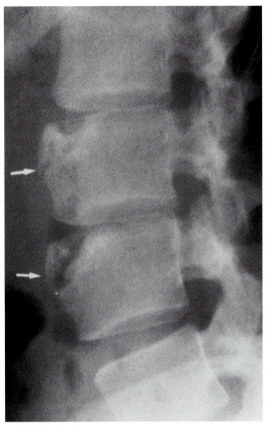

図11 椎体隅角解離　単純X線写真．椎体骨端部は分離し骨腫瘍のようにみえる（矢印）．

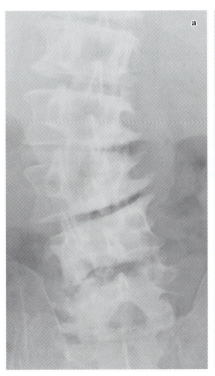
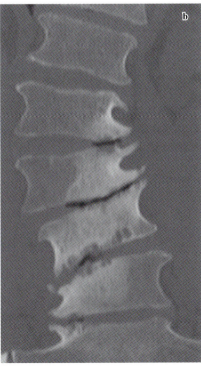

図12 変形性脊椎症に伴う骨硬化　（a）単純X線写真正面像．（b）CT冠状断像．腰椎には側弯があり強い骨硬化性変化が存在する．骨棘形成や椎間板のvacuum phenomenonといった退行性変化の強い領域に一致しており，造骨性腫瘍ではない．

第1章　総　論

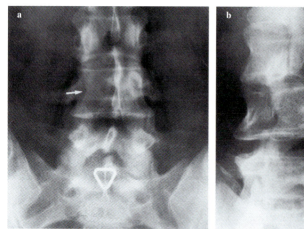
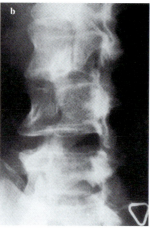
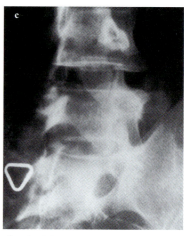

図13　**先天性椎弓根欠損**　（a）単純X線写真正面像．L4の右椎弓根は欠損している（矢印）．（b）単純X線写真右斜位像．右椎弓根は認めない．（c）単純X線写真左斜位像．明らかな骨破壊はない．

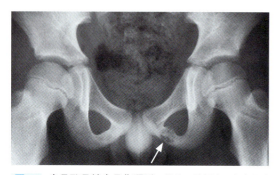

図14　**坐骨恥骨結合骨化遅延**　単純X線写真．左坐骨恥骨結合部は軟骨結合のため，骨化遅延部は腫瘍様にみえる．

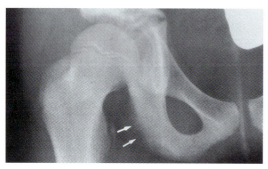

図15　**坐骨結節の治癒した剥離変化**　単純X線写真．右坐骨結節に裂離外傷後の変化を認める．一見悪性腫瘍のようにみえる（矢印）．右小転子のapophysisは正常．

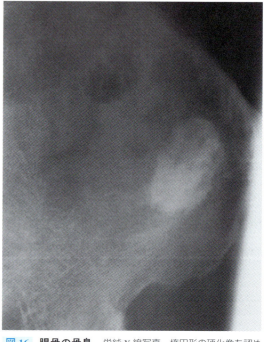

図16　**腸骨の骨島**　単純X線写真．楕円形の硬化像を認める．その周囲には既存骨梁への移行を認める．

5　骨盤骨

腫瘤状の坐骨恥骨結合（ischio-pubic synchondrosis）（図14）．骨発育期には坐骨恥骨軟骨結合部は透亮像としてみえる．これは膨隆しており，両側性ならば問題はないが，癒合が遅れ片側性の場合には腫瘍と見間違うことがある．

坐骨結節の治癒した裂離変化（図15）．若年者では裂離外傷後治癒しても坐骨結節は不整像となる．骨破壊と間違わないよう注意が必要である．

骨島（図16）は長管骨，脊椎の骨梁にみられる島状の異所性緻密骨である．辺縁が既存骨梁に移行するのが特徴で，その他の硬化性病変との鑑別点となる．

7 画像上，腫瘍と間違いやすい正常変異

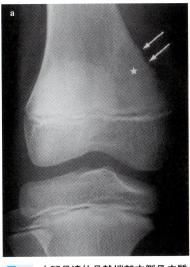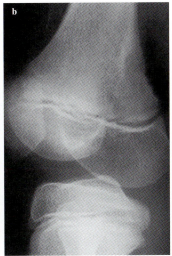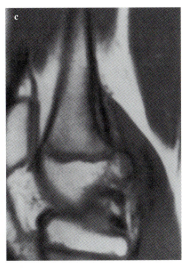

図17　大腿骨遠位骨幹端部内側骨皮質の不整像および良性皮質欠損　(a) 単純X線写真正面像．大腿骨遠位骨幹端部内側骨皮質皮質の不整像を認める(矢印)．大腿骨遠位骨幹端部内側後面(矢印，星印)は不整な骨梁となっている．骨悪性腫瘍としばしば誤診される．(b) 単純X線写真斜位像．皮質部の不整像はより顕著となる．(c) MRI．大腿骨遠位骨幹端部内側後面には腓腹筋内側頭が付着し，この部が不整像を示したことがよくわかる．

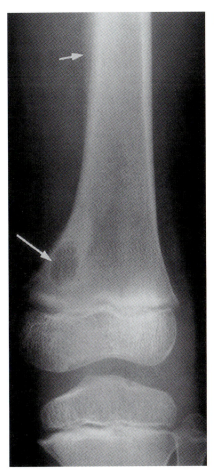

図18　大腿骨遠位骨幹端部内側後面の良性皮質欠損　単純X線写真．症例は7歳の男児．左大腿部の疼痛で来院した．骨膜反応を伴った疲労骨折(小さな矢印)に偶発した大腿骨遠位骨幹端部内側後面の良性皮質欠損(大きな矢印)で，病変部はここではない．

6 下　肢

骨発育期には大腿骨遠位骨幹端の内側骨皮質に不整像がみられる．ここは大内転筋付着部である．大腿骨遠位骨幹端の内側後面の骨皮質不整は腓腹筋内側頭付着部である．いずれも筋付着部における破骨細胞と骨芽細胞の作用のアンバランスで生じる骨皮質不整である(図17，18)．腫瘍による骨破壊と間違えられやすい．

非骨化性線維腫(図19)は骨幹端の骨皮質と連続する病変である．放置すればよい疾患であるが，大きくなると病的骨折をきたす．病変が小さければ良性骨皮質欠損と呼ばれる．治癒した非骨化性線維腫は硬化像となる(図20)．

膝蓋骨には様々な正常変異が起きる．骨折と間違う二分膝蓋骨や限局性骨融解に類似する膝蓋骨背側部欠損 (dorsal defect of the patella)(図21)がある．後者は発生部位に特徴があり，膝蓋骨上極の外側にみられる．

いろいろな関節部に通常ではみられない小骨(副骨)がみられる．外脛骨(副舟状骨)は舟状骨内側に存在しうる副骨で，しばしば後脛骨筋腱が付着する(図22)．

第 1 章 総　論

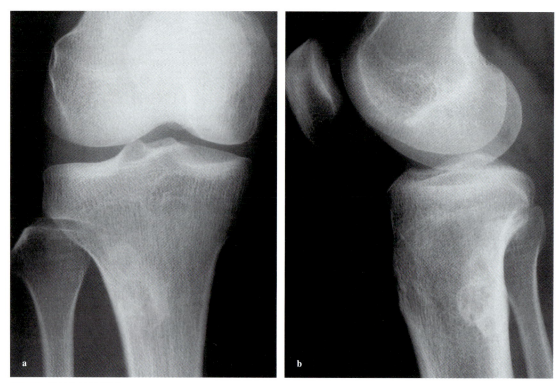

図 19　**非骨化性線維腫**　（a）単純 X 線写真正面像．脛骨近位骨幹端の偏心性病変で硬化縁透亮像．（b）単純 X 線写真側面像．皮質とのつながりがよくわかる．

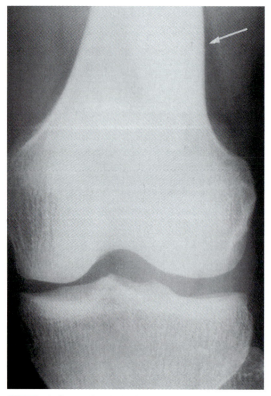

図 20　**治癒した非骨化性線維腫**　単純 X 線写真．大腿骨遠位骨幹端内側に偏心性の硬化性病変を認める（矢印）．

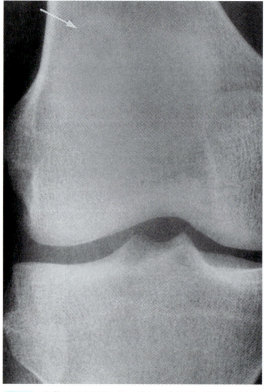

図 21　**膝蓋骨背側部欠損**　単純 X 線写真．膝蓋骨外側上四分円に硬化縁を伴った円形の透亮像を認める（矢印）．

7 画像上，腫瘍と間違いやすい正常変異

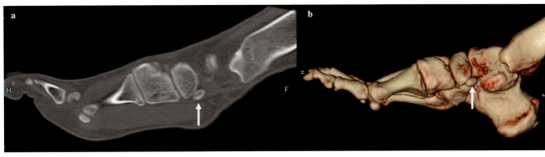

図 22 外脛骨 （a）CT 矢状断像．（b）volume rendering 画像．舟状骨内側に小骨を認める（矢印）．

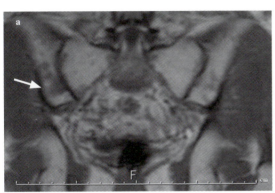 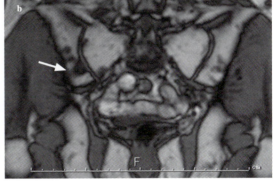

図 23 正常造血髄 （a）T1 強調冠状断像 in phase．前立腺癌の骨転移検索目的で施行された．骨盤骨には転移性骨腫瘍も鑑別となる不整な低信号域が複数存在する（矢印）．（b）T1 強調冠状断像 opposed phase．in phase で指摘された病変は opposed phase で信号低下をしており，微量の脂肪含有を反映しており，転移性腫瘍は否定され，造血髄であることが判明した（矢印）．

7 正常造血髄

MRI での骨腫瘍検出には T1 強調像が有用である．それは背景の骨髄脂肪が高信号となるのに対し，多くの骨髄病変が低信号を示すためである．ただし，脂肪髄に転換した骨髄では正常の造血髄が T1 強調像で低信号に描出されるため注意が必要である．出生児にはほぼ全身の骨髄が造血髄であり，末梢骨から対称性に中枢側へと脂肪髄化が生じる．最終形態となる 20 代後半までは，造血髄と脂肪髄が様々な程度で混在する．それ以降でも貧血や重喫煙により造血髄への再置換が起こることが知られており，脂肪髄と造血髄の非対称性分布や脂肪髄を背景とした限局性造血髄では腫瘍性病変の否定に迫られる．そのような症例では位相差を用いた opposed phase imaging は，微量な脂肪の検出ができるため腫瘍性病変の否定に有用である（図 23）．

▶ 参考文献
- 作山攝子，他（編）：診誤りやすい正・異常の境界画像〈3〉骨・関節．メジカルビュー社，1995
- Keats TE: Atlas of Normal Roentgen Variants That May Simulate Disease. Mosby Year Book, 1992
- Schmidt H, et al.: Koehler/Zimmer's Borderlands of Normal and Early Pathological Findings in Skeletal Radiography. 4th ed. Thieme, 1993

第1章 総論

8 化学療法

相羽久輝

1 化学療法の目的と有効性

骨・軟部肉腫に対する化学療法はこの30～40年の間に発展し，治療に大きな変化をもたらした．化学療法の意義は，①根治を目的とした局所療法に対する補助，②進行期の生命予後の改善および症状緩和を目的とした全身療法に分けられる．

根治を目的とした化学療法は，骨肉腫・Ewing肉腫・横紋筋肉腫では手術療法・放射線療法と組み合わせた集学的治療が行われる．これらの肉腫では，限局例でも微小転移が生じている可能性があり，手術のみでは根治が難しく，化学療法は必須である．化学療法として，多剤併用レジメンが用いられるが，効果を最大限に発揮するためには，予定されたインターバルで投与することが重要である．このため，十分な副作用マネージメントを行うことが重要であり，腫瘍内科・小児科等のチームと連携を図る必要がある．また，初診時転移例でも化学療法の効果があれば，転移巣の局所療法も組み合わせた根治治療が望める場合もある．

軟部肉腫に関しては，組織型により化学療法の効果に違いはあるが，一般的に化学療法の効果は低い傾向である．一方で，術前化学療法により腫瘍を縮小させることで，切除範囲を狭め，機能温存を目的とした補助療法として行われることもある．また，遠隔転移や再発症例で，症状緩和・進行抑制を目的とした化学療法を行う場合，患者の日常生活動作(ADL)や年齢などを考慮し，薬剤や用量を選択する必要がある．高齢者は副作用の発生頻度も高いため，慎重に適応を検討する必要があるが，一定のコンセンサスはない．

2 悪性骨腫瘍に対する化学療法

a）骨肉腫

骨肉腫に対する化学療法は1970年代から導入が始まり，その結果として5年生存率が10%程度から60～70%に向上した．1980年代には化学療法の有効性を確認するためにMulti-Institutional Osteosarcoma Study(MIOS)試験が行われ，手術と化学療法を組み合わせる

ことで手術単独に比べて予後が改善することが示された[1]．

骨肉腫に効果のある薬剤として，メトトレキサート(MTX)・ドキソルビシン(アドリアマイシン．ADR)・シスプラチン(CDDP)・イホスファミド(IFO)・エトポシド(VP-16)が使用されることが多い．わが国では，日本臨床主要研究グループ(Japan Clinical Oncology Group：JCOG)のJCOG0905試験として，MTX＋ADR＋CDDP(MAP療法)による術前化学療法が行われた．この試験では，手術検体をもとに病理学的効果判定を行い，壊死率90%以下の患者に対して，術後化学療法としてMAP療法群とMAP＋IFO療法群に無作為に比較する検討が行われたが，IFOを追加することに意義はないとされた[2]．同様に，国際共同試験であるEURAMOS-1試験では，病理学的効果判定が壊死率90%以下の症例に対してIFO＋VP16(IE療法)を追加することの有用性が検証されたが，両群で無イベント生存率に有意差を認めなかった．このため，周術期化学療法はMAP療法が標準的なレジメンである[3]（図1，表1）[2]．

b）Ewing肉腫

Ewing肉腫の治療には化学療法が重要な役割を担っている．Ewing肉腫に対する化学療法は1970年代に導入され，それまでの5年生存率5%程度から60%程度に改善したと報告されている．現在は，周術期化学療法としてビンクリスチン(VCR)，ADR，アクチノマイシンD(ACT-D)，シクロホスファミド(CPA)，IFO，VP-16などを併用した多剤併用療法が用いられている．

3 悪性軟部腫瘍に対する化学療法

a）横紋筋肉腫

横紋筋肉腫は6歳以下の小児発生が全体の2/3以上を占め，骨・軟部領域以外からの発生も多く，整形外科以外で化学療法が行われることも多い．しかし，成人発生や四肢発生の場合も存在するため，整形外科医も治療方針・化学療法のレジメンに関する知識をもつ必要がある．横紋筋肉腫も手術・放射線・化学療法による集学的治療が必要であり，リスク分類や発生部位ごとに細かい治療

8 化学療法

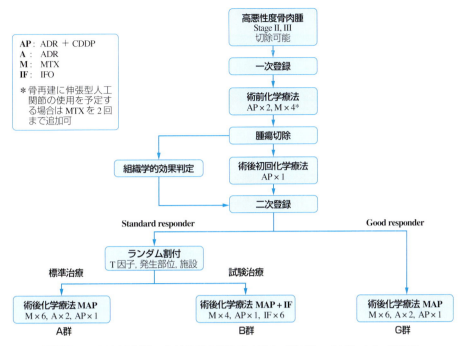

図1 JCOG0905試験における骨肉腫治療のアルゴリズム　(文献2より一部改変)

表1 JCOG0905試験における骨肉腫の化学療法プロトコル　(文献2より一部改変)

略称	薬剤	用量 mg/m²/day	投与法/投与時間	投与日程
AP	ADR	30	静注/24時間	Day 1, 2
	CDDP	120(29歳以下) 100(30歳以上)	静注/24時間	Day 1
A	ADR	30	静注/24時間	Day 1, 2, 3
M	MTX	12,000(19歳以下) 10,000(20歳以上)	静注/4〜6時間	Day 1
IF	IFO	3,000	静注/6時間	Day 1, 2, 3, 4, 5

術前化学療法, 手術療法(腫瘍切除術と再建術), 術後初回化学療法, 術後化学療法の順に行う.
術前化学療法

週	1	2	3	4	5	6	7	8	9	10	11	(12)	(13)
コース	1		2	3		4			5		6	(7)	8)
治療	AP		M	M	AP				M		M	(M)	(M)

手術療法
術後初回化学療法

週	1	2	3	4
コース		1		
治療	AP			

A群とG群：術後化学療法 MAP

週	1	2	3	4	5	6	7	8	9	10	11	12	13	14	15	16
コース	1	2	3			4	5		6			7	8		9	
治療	M	M	A			M	M	AP				M	M	A		

B群：術後化学療法 MAP+IF

週	1	2	3	4	5	6	7	8	9	10	11	12	13	14	15
コース		1			2		3	4		5				6	
治療	IF			IF			M	M	AP			IF			

週	16	17	18	19	20	21	22	23	24	25	26
コース		7		8	9		10			11	
治療	IF			M	M	IF			IF		

第1章　総　論

表2　臨床試験で用いられた軟部肉腫に対する化学療法のプロトコル　（文献4, 5をもとに作成）

ドキソルビシン：60 mg/m²/2 日間 イホスファミド：10 g/m²/5 日間	術前3サイクル・術後2サイクル
ゲムシタビン：900 mg/m² ドセタキセル：70 mg/m²	術前3サイクル・術後2サイクル

方針が決められている.

　横紋筋肉腫の標準的化学療法は VCR，ACT-D，CPA を組み合わせた VAC 療法であるが，組織型（胎児型・胞巣型），FOXO-1転座の有無，術前ステージ分類，術後グループ分類に従いリスク分類が決定され，化学療法が選択される．低リスク群では VA/VAC を基本として CPA の総投与量を適正化する試みがなされている．中間リスク群は，予後不良部位に発生し，初回手術で肉眼的残存のある胎児型横紋筋肉腫もしくは，遠隔転移のない胞巣型の横紋筋肉腫であるが，2.2 g/m² の CPA を用いた VAC 療法が推奨される．高リスク群の治療方針は，標準療法は定まっておらず，大量化学療法の有効性も定かではない．日本横紋筋肉腫研究グループは，臨床試験により多剤併用療法の検証を行っている.

b）高悪性度非円形細胞肉腫

1）手術適応のある場合の治療

　平滑筋肉腫・未分化多形肉腫・滑膜肉腫などを代表とする高悪性度非円形細胞肉腫に対しては，これまでに様々な多剤併用化学療法が臨床試験において比較されているが，ADR 単剤を超える治療法は示されていない．わが国では ADR＋IFO（AI 療法）による周術期化学療法が JCOG0304 試験[4]として施行され，腫瘍径5 cm 以上で，深部発生に対して化学療法が行われることが多い．さらに JCOG1306 試験では，ゲムシタビン・ドセタキセル（GD 療法）が AI 療法と比較されたが，優位性は示されなかった（**表2**）[4, 5]．そのほか，多剤併用療法としてメスナ＋ADR＋IFO＋ダカルバジン（MAID 療法）や，IFO＋カルボプラチン＋VP-16（ICE 療法）などの化学療法が使用されることが多い.

2）切除不能および転移・再発に対する治療

　EORTC62012 試験では，切除不能および転移・再発性の高悪性度非円形細胞肉腫に対する初回治療として，AI 療法の奏効割合が ADR 単剤に比べて上回ったが，生存期間では ADR 単剤に対して優位性がみられなかった．このため，ADR 単剤が第一選択とされる．一方で，腫瘍縮小により QOL 改善が望まれる場合は，AI 療法が選択されることもある．また血管肉腫に関しては，軟部肉腫に対して同様の治療に加えて，パクリタキセルの有効性が示唆されている.

　二次治療以降は，これまで GD 療法・ダカルバジン・IFO 単剤などが使用されてきたが，現在，パゾパニブ・トラベクテジン・エリブリンも適応となっている．パゾパニブは血管内皮増殖因子受容体（VEGFR）-1,2,3，血小板由来増殖因子（PDGFR）-α, β および c-Kit に対する阻害作用を有するマルチチャネル阻害薬である．脂肪肉腫以外の進行性軟部肉腫に対して海外第III試験にてプラセボ比較試験が行われ，有意な無増悪生存期間（PFS）の延長が認められた．副作用として，高血圧，気胸，食欲不振，下痢などに注意して投与する必要がある.

　トラベクテジンは，進行性軟部肉腫患者を対象とした DNA 結合型の抗腫瘍薬である．第III相試験データでは，ダカルバジンと比較し2.7か月の PFS 延長効果が明らかとなった．転座関連肉腫や，平滑筋肉腫・脂肪肉腫（L サルコーマ）において特に有効性が高いと報告されている．副作用として，好中球減少・血小板減少・悪心・嘔吐などの症状に加えて，横紋筋融解症による腎不全が報告されている．このため，使用中は CK やクレアチニンなどの値に注意することが必要である.

　エリブリンは，海洋生物クロイソカイメンから抽出されたハリコンドリン B の全合成類縁化合物であり，チューブリン重合を阻害することにより細胞分裂を停止させることによりアポトーシスを誘導する．ダカルバジンと比較して全生存期間の延長が示され，わが国で採用となった．特に L サルコーマで有効性が高いと報告されている．エリブリンは，有害事象として好中球減少や貧血，末梢神経障害などが報告されている.

　二次治療の選択肢として，JCOG1802 試験において，16歳以上，Eastern Cooperative Oncology Group（ECOG）の Performance Status 0 ～ 2，転移巣を有する，もしくは原発巣または局所再発巣が切除不能の軟部肉腫で，ADR ベースの化学療法後に増悪した患者が対象としたトラベクテジン，エリブリン，パゾパニブの比較試験が行われた（**表3**）[6]．主要評価項目である PFS の中央値はトラベクテジン群で2.9か月，エリブリン群は2.2か月，パゾパニブ群は3.7か月であった．この結果を受けて今後，GD 療法とパゾパニブを比較する試験が計画されて

8 化学療法

表3 **JCOG1802 試験で用いられた二次治療以降の化学療法のプロトコル** （文献6より）

トラベクテジン	1回 1.2 mg/m²（体表面積）を day 1 に，24 時間かけて点滴静注を行う．21 日（3 週）を 1 コースとする
エリブリン	1日1回 1.4 mg/m²（体表面積）を day 1 と day 8 に，2〜5 分間かけて，点滴静注を行う．21 日（3 週）を 1 コースとする
パゾパニブ	1日1回 800 mg を食事の 1 時間以上前または食後 2 時間以降に，連日内服とする

いる．

3）新規治療

　骨・軟部肉腫においても，がん遺伝子パネル検査に基づき患者ごとに治療の選択を行うことが可能となった．代表的なものとして，*NTRK* 融合遺伝子を対象とした ROS1/NTRK 阻害薬である，エヌトレクチニブや TRK 阻害薬であるラロトレクチニブが承認されている．また動脈内膜肉腫（intimal sarcoma）に対して，MDM2 阻害薬は，milademetan がわが国において医師主導治療で有用性が確認され，現在，進行性脱分化型脂肪肉腫に対する brigimadlin の有用性が検証されている．

　一方で免疫チェックポイント阻害薬として，抗 PD-1 抗体であるペムブロリズマブは，骨・軟部肉腫において使用可能であるが，高頻度マイクロサテライト不安定性を有する固形癌として，高い腫瘍遺伝子変異量（TMB-High）を有する症例に限られる．しかしながら，軟部肉腫では TMB-High を有する症例は少ないため，使用例は限られている．

　2025 年 2 月より切除不能な胞巣状軟部肉腫に対して免疫チェックポイント阻害薬であるアテゾリズマブが採用になった．アテゾリズマブは，PD-L1 に対する IgG1 サブクラスのヒト化モノクローナル抗体である．国内第 Ⅱ 相臨床試験（ALBERT 試験）では，16 歳以上の切除不能な胞巣状軟部肉腫患者を対象に，本薬剤の有効性および安全性が検討された．その結果，解析対象者 20 人のうち，完全奏効が 2 人，安定が 14 人であった．一方で，本薬剤との因果関係が否定できない有害事象は 16/20 例（80.0%）に認められ，間質性肺疾患 1 例（5.0%），肝機能障害・肝炎・硬化性胆管炎 6 例（30.0%），甲状腺機能障害 3 例（15.0%），副腎機能障害 1 例（5.0%）であった．

▶ 文　献

1）Link MP, et al.: Adjuvant chemotherapy of high-grade osteosarcoma of the extremity. Updated results of the Multi-Institutional Osteosarcoma Study. Clin Orthop Relat Res 270: 8-14, 1991

2）Japan Clinical Oncology Group（日本臨床腫瘍研究グループ）骨軟部腫瘍グループ：JCOG 0905 骨肉腫術後補助化学療法における Ifosfamide 併用の効果に関するランダム化比較試験実施計画書 ver. 1.14.0 〔https://jcog.jp/document/0905.pdf〕

3）Marina NM, et al.: Comparison of MAPIE versus MAP in patients with a poor response to preoperative chemotherapy for newly diagnosed high-grade osteosarcoma（EURAMOS-1）: an open-label, international, randomised controlled trial. Lancet Oncol 17: 1396-1408, 2016

4）Tanaka K, et al.: Preoperative and postoperative chemotherapy with ifosfamide and adriamycin for adult high-grade soft-tissue sarcomas in the extremities: Japan Clinical Oncology Group Study JCOG0304. Jpn Clin Oncol 39: 271-273, 2009

5）Tanaka K, et al.: Perioperative Adriamycin plus ifosfamide vs. gemcitabine plus docetaxel for high-risk soft tissue sarcomas: randomised, phase II/III study JCOG1306. Br J Cancer 127: 1487-1496, 2022

6）Endo M, et al.: Protocol for the 2ND-STEP study, Japan Clinical Oncology Group study JCOG1802: a randomized phase II trial of second-line treatment for advanced soft tissue sarcoma comparing trabectedin, eribulin and pazopanib. BMC Cancer 23: 219, 2023

第1章 総論

9 放射線療法(重粒子，陽子線含む)

今井礼子

はじめに

悪性骨・軟部腫瘍(以下肉腫と記す)の治療法は切除が第一選択であるが，腫瘍の局在によっては術後の機能損失や手術自体の侵襲が大きくなるため切除困難と判断されることがある．切除に代わる局所療法として放射線治療があるが，肉腫は一般に放射線抵抗性であるため従来のX線外部照射による放射線治療では根治的治療として効果は不十分であった．新しい放射線治療として粒子線治療が普及し，2024年時点で，13陽子線治療施設，7重粒子線治療施設が稼働している．日本は他国に比し粒子線治療装置が多く，特に重粒子線治療装置は1国では世界最多数を有する．粒子線治療の臨床研究が進み，肉腫に対する有効性と安全性が認められ2016年4月に重粒子線治療(炭素イオン線治療)が，2018年4月に陽子線治療が切除非適応肉腫に対して保険収載された．粒子線治療はX線放射線治療に比べ線量集中性が高いため高線量を腫瘍に照射できる．特に重粒子線は陽子線やX線と異なる線質をもち高LET(linear energy transfer，線エネルギー付与)放射線といわれ放射線抵抗性腫瘍に対する有用性が期待されている．

1 各種放射線の特徴

現在，わが国で肉腫治療に使用されている主な放射線としては，①光子線(X線)，②陽子線(水素イオン線)，③重粒子線(炭素イオン線)がある．それぞれ物理学的あるいは生物学的な特徴が異なり目的によって使い分けられている．表に各種放射線の特徴とその概要を示す．X線は波であるので線量集中性に劣るが，近年の高精度放射線治療装置の開発と普及により20年前と比べれば目覚ましく改善している．強度変調放射線治療(intensity modulated radiation therapy：IMRT)や定位放射線治療(stereotactic radio therapy：SRT)，トモセラピー(tomotherapy)といわれる放射線治療はX線による高精度放射線治療である．粒子線治療でも，従来は腫瘍に対して箱状に照射するパッシブ照射法だけであったが，塗るように照射するアクティブ照射法(スキャニング照射法)，IMRTの粒子線治療版のようなIMPT(intensity modulated particle therapy)と高精度化開発が進んでいる．

表 放射線の種類

比較項目	光子線(X線)	陽子線(水素イオン線)	重粒子線(炭素イオン線)
性状	波	荷電粒子	荷電粒子
線量集中制	体深部で減衰する 線量集中性に劣るが照射法を工夫することで集中性を向上できる	ブラッグピークがあり集中性が高い	ブラッグピークがあり集中性が高い 側方散乱が少ないため集中性が高い
線質	低LET	低LET	高LET
照射方法	IMRT, SRT, トモセラピーなど	パッシブ照射法，スキャニング照射法，IMPT	パッシブ照射法，スキャニング照射法，IMPT
治療期間	目的に応じ様々	6～7週間	3～4週間
治療費	公的保険	公的保険	公的保険
国内施設数	多数	13	7

LET：linear energy transfer, IMRT：intensity modulated radiation therapy, SRT：stereotactic radiotherapy.

2 治療適応

骨・軟部腫瘍に対する放射線治療の適応は大きく3つに分けられる．すなわち根治を目的とするもの(根治照射)，切除の補助療法として行うもの(周術期照射，術前術後照射)，症状の緩和を目的とする対症療法(緩和照射)である．2024年時点で，切除非適応肉腫の根治照射には粒子線が主に使われている．粒子線治療の保険適用は「限局した切除非適応骨軟部腫瘍」である．切除非適応とは，腫瘍の局在により切除不能，切除により重篤な機能障害が生じるため切除非適応，既往症や全身状態の悪化のため切除不能，切除拒否，があげられる．全身多発病変による切除非適応例には粒子線治療も適応はない．

若年者，特に小児患者における放射線治療の適応については，成長障害，二次がんについて十分な説明が必要である．低線量域での発がんリスクについては in silico データでは陽子線のほうが低く見積もられているが[1]，実際の臨床データは，二次がんの追跡という研究の難しさからか確固たるエビデンスを得るまでには至っていない．しかしながらX線に比べ粒子線のほうが照射されない領域が広くなることは間違いない．陽子線治療は線量集中性に優れX線とほぼ同様の生物効果を示すため，X線治療の既存の臨床データの転用ができるため，X線治療に置き換えて使いやすい．小児腫瘍では照射と化学療法を同時併用することが多いが，毒性はX線の場合と同等かそれ以下なので，X線治療の1回線量や総線量をそのまま陽子線に置き換えての治療が可能である．小児がん診療ガイドライン2016年版[2]にX線治療が標準治療として組み込まれている小児がんの照射線量は50 Gy以下と総じて低いため陽子線治療でも扱いやすい．一方，重粒子線治療は既存のX線治療との単純な線量換算が難しいため，化学療法同時併用の場合は，臨床試験またはそれに準じた体制が必要である．また重粒子線治療はX線治療では困難な高線量照射が目的であるため，50 Gy程度の線量でコントロールできるような腫瘍に対しての適応は乏しい．

a) 根治照射
1) 軟部原発肉腫

軟部肉腫は一般に放射線抵抗性であるが，切除ができない症例は根治的照射が行われる．Ewing肉腫や横紋筋肉腫のような放射線感受性が高い肉腫を除き，X線照射の場合，70 Gy以上の線量が必要である．脊髄や腸管などのリスク臓器の耐用線量はそれより低いため腫瘍周囲のリスク臓器の有無により照射線量は制約される．例えば脊髄近接腫瘍では脊髄線量を耐用線量(X線1回2 Gyで40〜50 Gy)以下に制約する必要があるが，40〜50 Gyでは腫瘍制御は難しい．粒子線治療は線量集中性に優れ，正常組織の照射線量を制約内に収めながら腫瘍に高線量を照射できるため根治的治療として使われる．X線治療ではIMRTやSRTが使われる．線量分布では粒子線，特に重粒子線治療が最も優れている．

図1には重粒子線治療が行われた骨盤部の巨大な未分化多形肉腫(undifferentiated pleomorphic sarcoma)の線量分布と治療前後のMR画像を示した．

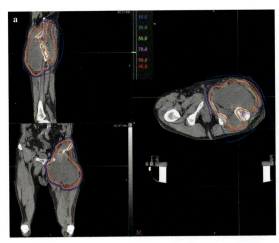
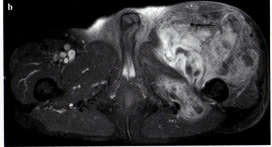
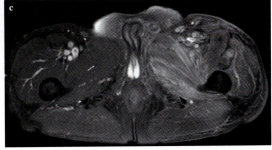

図1 骨盤部未分化多形肉腫(長径27 cm)の重粒子線線量分布(前後方向と左からの3方向照射)と治療前後のMR画像
(a)重粒子線線量分布図．(b)治療前(造影T1強調横断像)．(c)治療後(造影T1強調横断像)．

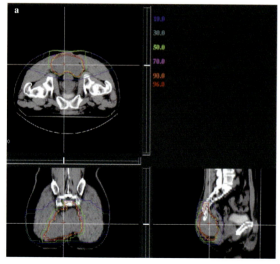
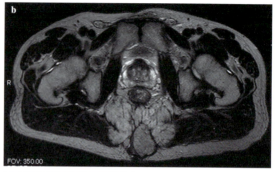
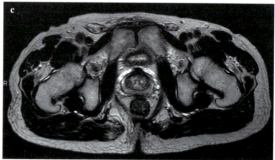

図2 直腸に近接する仙骨脊索腫の重粒子線線量分布（腹臥位で左右と後方からの3方向照射）と治療前後のMR画像
(a)重粒子線線量分布図．(b)治療前(造影 T2 強調横断像)．(c)治療後(造影 T2 強調横断像)．

2) 骨原発肉腫

悪性骨腫瘍の中では放射線感受性が高い Ewing 肉腫以外は放射線抵抗性であるため，粒子線治療が行われることが多い．根治的線量として 70 Gy 以上の照射が必要である．

図2には重粒子線治療が行われた直腸に近接する仙骨脊索腫の線量分布と治療前後の画像を示した．

b) 周術期照射
1) 軟部原発肉腫

四肢の高悪性度肉腫では X 線による術前あるいは術後照射(周術期照射)が局所制御や生存率の改善に有用であるという報告がある[3]．術前照射と術後照射はそれぞれ一長一短であり，どちらがよいか決着はついていない．術前照射では，腫瘍縮小による切除範囲の縮小や，機能温存と切除縁の確保の両立が期待できることや，術後照射に比べ照射範囲を縮小できることが利点であるが，一方で病巣の浸潤範囲と切除縁の正確な組織学的な評価が照射により困難となる可能性があることや，術後の創部感染や創傷治癒遷延の頻度が術後照射に比べ多いことはデメリットである．術前照射の場合は通常 40〜50 Gy を 4〜5 週間程度で照射することが多い．術後照射の線量は 60〜70 Gy である．デメリットは照射範囲が広くなることや線量が高いことと関連し患肢浮腫や皮下硬結，骨折などの晩期障害の頻度が上昇することである．メリッ

トは，術前照射に比べ歴史が長いため有効性についての論文が多数あること，切除縁評価後で照射の有無を決められること，ということである．わが国では高悪性度であっても十分な切除縁が確保されていれば術後照射は行わない方針の施設も少なくない．

後腹膜肉腫に対してプライマリーエンドポイントを腹腔内無再発生存とした術前照射 50 Gy ＋切除群と切除単独群の第Ⅲ相比較試験(STRASS 試験)が行われた[4]．結果は両者に有意差はなく術前照射の有用性は否定された．サブ解析では脂肪肉腫に関しては術前照射の有用性の可能性が示唆されている．

2) 骨原発肉腫

骨原発肉腫に対する周術期照射は Ewing 肉腫を除き一般的に行われていない．

c) 緩和照射

再発転移病巣による疼痛や出血などの症状緩和を目的とする．X 線治療で1回線量を上げ短期間(1回，2 週間程度)に照射終了することが多い．粒子線治療では緩和照射は保険適用外である．

3 有害事象

a) 急性期有害反応

照射開始後3か月以内に生じる有害反応を急性期反応としている．正常組織反応は照射線量に依存するが急性

期反応は保存的治療により回復する．粒子線治療の場合，急性期反応は線量集中性がよいため，体幹部の照射ではほとんど問題にならない．X線と異なる点は皮膚がリスク臓器であることであるため，治療中から終了後も皮膚ケアが必要になることがある．一般に化学療法の併用により急性期有害事象は増強される．

b) 晩期有害反応

通常，照射後3か月以降に生じる有害反応を示す．急性期反応と異なり不可逆性の強い障害となることが多い．例えば，消化管潰瘍，皮膚潰瘍，関節拘縮，病的骨折，放射線脊髄炎等がある．晩期有害反応は生じないように十分留意して治療計画を行うが，腫瘍とリスク臓器が近い場合，リスク臓器の線量を下げると腫瘍に対する線量が不十分になり，晩期有害反応と再発の間でジレンマに陥る．晩期有害反応が生じるリスクが上がるような線量を照射せざるを得ない場合は十分な説明と同意が不可欠である．各臓器の線量制約については放射線治療関係の専門書を参照してほしい．消化管近接肉腫に対しては吸収性スペーサー留置が有用である．照射後の様々な化学療法の実施により皮膚消化管等の臓器において照射部に強い有害反応が出現するリコール現象(radiation recall phenomena)が知られており注意が必要である．繰り返しになるが，長期生存が期待される小児では二次がんや成長発達障害等を念頭において治療を行うことが重要である．肉腫が治癒しても二次がんリスクは続くことを十分説明し，健康管理やがん検診受診など啓発を行うことは非常に重要である．

▶ **文　献**

1) Athar BS, et al.: Comparison of second cancer risk due to out-of-field doses from 6-MV IMRT and proton therapy based on 6 pediatric patient treatment plans. Radiother Oncol 98: 87-92, 2011
2) 日本小児血液・がん学会：小児がん診療ガイドライン 2016 年版．金原出版，2016
3) Yang X, et al.: Oncologic outcomes of pre-versus post-operative radiation in Resectable soft tissue sarcoma: a systematic review and meta-analysis. Radiat Oncol 15: 158, 2020
4) Bonvalot S, et al.: Preoperative radiotherapy plus surgery versus surgery alone for patients with primary retroperitoneal sarcoma (EORTC-62092: STRASS): a multicentre, open-label, randomised, phase 3 trial. Lancet Oncol 21: 1366-1377, 2020

第1章　総論

10 悪性腫瘍の治療効果の判定

奥田実穂

1 原発性悪性骨腫瘍の画像効果判定[1]

骨原発悪性腫瘍の原発巣に対する化学療法や放射線療法の効果判定において，いまだ国際的に標準的な基準は確立されていない．骨腫瘍の画像所見は腫瘍および腫瘍による骨破壊，周囲の骨形成，反応性変化の混在を反映している．一般的に癌腫の治療効果判定基準は主に腫瘍量の変化をもとに作成されているが，治療に伴う画像変化は腫瘍壊死と周囲骨組織の反応性変化の混在したものであり，骨腫瘍においては腫瘍細胞が減少・消失したとしても容易には縮小しないと思われる腫瘍性骨組織や周囲の反応性骨形成も加わるため，形態的な評価のみでは判定に限界がある．

2000年に発表された「固形がんの治療効果判定のための新ガイドライン（RECIST ガイドライン）」では骨病変は「非標的病変」の1つとされていたが，「RECIST ガイドライン改訂版 version1.1 日本語訳 JCOG 版 ver1.0」[2]では，同定可能な軟部組織成分を含み，CT や MRI などの横断画像により評価できる溶骨性骨病変や溶骨性造骨性骨病変は，その軟部組織成分が少なくとも一方向で正確な測定が可能であり，かつ 10 mm 以上の場合に限り測定可能病変であると定義された．ただし，骨腫瘍の軟部組織成分は骨外と骨内にまたがる場合と骨内にとどまる場合があり，骨外成分は腫瘍壊死の結果，短期間で縮小する可能性があるが，骨内成分においては周囲の骨組織が正常化する必要があるため縮小の確認には時間を要し，あるいは治療に伴う反応性骨形成による修飾により測定困難となることも予想される．このように腫瘍量の評価のみで治療効果を判定する方法に限界があり，現時点では，RECIST ガイドラインに準じ，進行（progressive disease：PD）と非進行（non-PD）の判断基準を定義している．

a）測定可能病変の定義

10 mm 以下のスライス厚の MRI にて最大径 20 mm 以上（ただし，5 mm 以下のスライス厚の MRI の場合は最大径 10 mm 以上）であり，少なくとも一方向で再現性をもって正確に測定できる病変を測定可能病変とする．溶骨性病変か造骨性病変かは問わない．軟部組織成分のみではなく，腫瘍全体を対象とする．

b）標的病変とベースライン記録

原発巣が測定可能病変であった場合は，原発巣を標的病変とし，測定断面における最大径（以下，長径）をベースライン径和として記録する．スキップ転移が測定可能であった場合はその長径と原発巣の長径の和をベースライン径和として記録する．

c）非標的病変とベースライン記録

標的病変として選択されなかった原発巣および原発巣以外の病変は全て非標的病変とする．

d）効果の判定

標的病変の長径和，非標的病変の増悪の有無を記録する．

e）標的病変の効果判定基準

1) **PD（progressive disease）**
   進行．標的病変の長径和が 20% 以上大きくなった場合．

2) **Non-PD**
   進行ではない．PD に該当する腫瘍増大を認めない場合．

3) **NE（not evaluable）**
   評価不能．検査が行えなかった場合，または PD，non-PD いずれも判定できない場合．

f）非標的病変の効果判定基準

1) **PD（progressive disease）**
   進行．非標的病変の明らかな増大．

2) **Non-PD**
   進行ではない．非標的病変の明らかな増大がない．

3) **NE（not evaluable）**
   評価不能．

g）新病変

他部位の新しい腫瘍性病変の出現や，スキップ転移の新たな出現．

h）総合効果

標的病変の評価，非標的病変の効果，新病変の有無の組み合わせから表に従って判定する．

10 悪性腫瘍の治療効果の判定

表　治療効果の総合判定

標的病変の効果	非標的病変の効果	新病変	総合評価
Non-PD	Non-PD	なし	Non-PD
PD	問わない	あり or なし	PD
問わない	PD	あり or なし	PD
問わない	問わない	あり	PD

PD：progressive disease.

i）機能画像評価

　機能画像評価として，血管造影，造影MRI，骨シンチグラフィ，タリウムシンチグラフィ，FDG-PETなどのモダリティがすでに日常診療に活用されている．「RECISTガイドライン改訂版version1.1日本語訳JCOG版ver1.0」[2)]では，これらの方法の標準化やエビデンスが十分でないと結論し，固形癌の治療効果判定に使用することは見送った．「原発性悪性骨腫瘍診療ガイドライン2022」[3)]では，核医学画像による原発性悪性骨腫瘍術前化学療法効果判定は組織学的効果判定を予想する上で有用であるが明確な推奨はできないとした上で，四肢の病変でサイズが大きい場合は^{201}Tlを，体幹部の病変ではPETを第一選択として使用するのが現時点で妥当であるかもしれないと記載している．一方，消化管間質腫瘍を対象とし，腫瘍量変化にCTにおける造影効果の減少を加味した「Choi Criteria」，転移性骨腫瘍を対象とし腫瘍量変化と画像の質的変化および骨シンチグラフィを組み合わせた「MAD Criteria」，軟部肉腫を対象とし腫瘍量変化にMRIにおける造影効果の減少を加味した「modified Choi Criteria」などが提唱されており，特に「Choi Criteria」は汎用されつつある．

2 ▶ 悪性骨腫瘍の組織学的効果判定基準[1)]

　組織学的効果判定は，治療後に切除または切断された材料の最大割面で判定する．効果判定は対象の標本について「生きている腫瘍細胞」（viable tumor cell）の残存割合で判定する．核に核濃縮，核崩壊，核融解のうちいずれかの所見を認める場合，non-viable cellと判定する．細胞質が好酸性，空胞変性，核の膨化を認める場合はviable tumor cellとする．

① Grade 1：viable tumor cellが50%を超えるもの
② Grade 2：viable tumor cellが10%を超え，50%以下
③ Grade 3：viable tumor cellが10%以下
④ Grade 4：viable tumor cellを全く認めない

3 ▶ 転移巣

　骨転移も含め，転移巣の画像効果判定には「RECISTガイドライン改訂版version1.1日本語訳JCOG版ver1.0」[2)]を用いる．

4 ▶ 悪性軟部腫瘍の画像効果判定[4)]

　軟部腫瘍の治療効果判定における画像評価は「RECISTガイドライン改訂版version1.1日本語訳JCOG版ver1.0」[2)]に準じて行われる．しかし，軟部腫瘍においては腫瘍のサイズに変化なく内部に壊死をきたす場合があり，MRIで造影効果が著しく減少しており組織学的に変性壊死を意味する領域を壊死部と評価している[5)]．この場合も有意の所見として扱うこととすると「悪性軟部腫瘍取扱い規約第3版」[5)]には記載があるものの，第4版[4)]ではこの記載がなくなっている．

　RECISTでは治療開始前のベースライン評価として病変を測定可能病変と測定不能病変に分類する．CT（スライス厚5mm以下）での評価の場合，最大径10mm以上のリンパ節以外の病変を測定可能病変とし，それ以外の病変を測定不能病変とする．さらに測定可能病変から標的病変を，上限5個（1臓器2個まで）をあらかじめ決める．リンパ節以外の病変では長径，リンパ節では短径を用いる．

　標的病変の効果は以下のように判定される．

①完全奏効（complete response：CR）：全ての標的病変の消失
②部分奏効（partial response：PR）：ベースライン径和に比し標的病変の径が30%以上減少
③安定（stable disease：SD）：PRに相当する縮小やPDに相当する増大がない
④進行（progressive disease：PD）：ベースライン径和に比し標的病変の径和が20%以上増大

5 ▶ 画像評価

　画像での評価判定には，単純X線写真，MRI（図1，2），

第 1 章　総　論

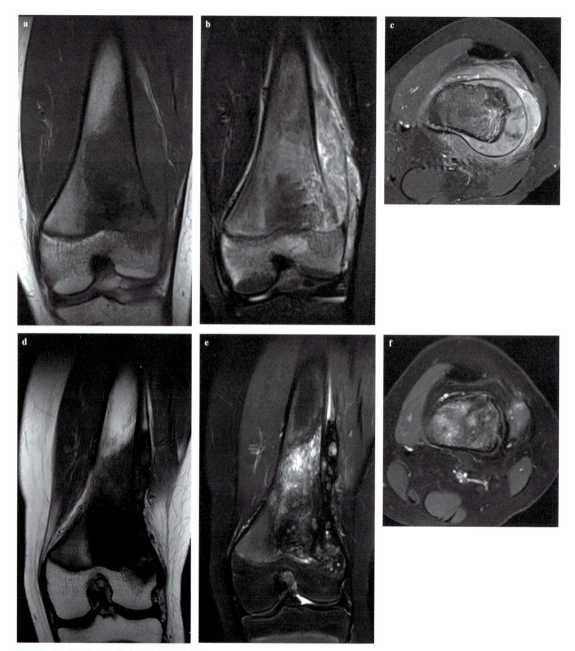

図1　15 歳の女子，骨肉腫化学療法症例
初診時：(a) 膝 MRI T1 強調冠状断像，(b) 膝 MRI 脂肪抑制 T2 強調冠状断像，(c) 膝 MRI 造影後脂肪抑制 T1 強調横断像．大腿骨遠位骨幹端から一部骨端に及ぶ T1 強調像低信号腫瘤を認め，皮質破壊，骨外腫瘤形成を伴う．周囲軟部組織に二次性変化を疑う脂肪抑制 T2 協調画像高信号を伴う．腫瘍は比較的均一に強く増強されている．
化学療法 7 コース後：(d) 膝 MRI T1 強調冠状断像．(e) 膝 MRI 脂肪抑制 T2 強調冠状断像．(f) 造影後脂肪抑制 T1 強調横断像．骨内腫瘍部は T1 強調像，T2 強調像ともに低信号を呈する領域が拡大しており，硬化性変化を反映している．骨外腫瘤は著明に縮小し，T1 強調像，T2 強調像ともに低信号化，造影効果もかなり減弱している．骨外腫瘤の縮小と比し，骨内成分の縮小は目立たない．

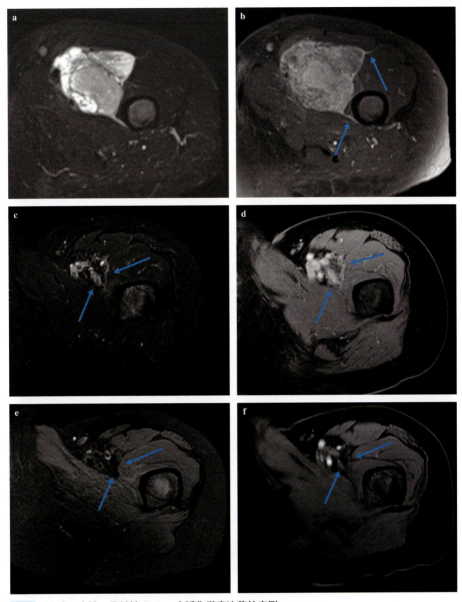

図2 52歳の女性，骨外性 Ewing 肉腫化学療法著効症例
初診時：(a)大腿 MRI 脂肪抑制 T2 強調横断像，(b)造影後脂肪抑制 T1 強調横断像．
大腿動脈静脈の外側に軟部腫瘤を認める．境界は明瞭，やや不整分葉状で不均一な脂肪抑制 T2 強調像高信号を呈し，やや不均一ながら強い造影効果を呈する．筋膜に沿って伸びる造影効果(tail sign)を認める(b の青矢印)．
化学療法 3 コース後：(c)大腿 MRI 脂肪抑制 T2 強調横断像，(d)造影後脂肪抑制 T1 強調横断像．腫瘍は著明に縮小しており，T2 強調像低信号を呈する領域が出現している．同部は造影効果ははっきりせず，ヘモジデリン沈着が疑われる．一部に造影効果域の残存が認められた．
化学療法 4 コース後：(e)大腿 MRI 脂肪抑制 T2 強調横断像，(f)造影後脂肪抑制 T1 強調横断像．
腫瘍はさらに縮小し，造影効果もほとんど消失している．手術材料では，腫瘍には線維化，硝子化，ヘモジデリン沈着が認められ，残存腫瘍細胞は 0% で，組織学的効果判定基準 Grade 4 と診断された．

第1章　総　論

CT，PET などが有用である．単純 X 線写真は安価で汎用性が高く，硬化の性状や範囲が容易に捉えられる．CT は重なりあった病変や解剖学的に複雑な部位でも明瞭に骨変化を観察できる．

MRI では腫瘍壊死および活動性のある腫瘍成分の体積評価が可能であり，効果判定に大きな役割を果たす．腫瘍サイズ，造影効果の評価が基本となり，T1 強調像あるいは T2 強調像にてサイズや形態変化，造影後 T1 強調像にて活動性のある腫瘍成分の評価を行う．拡散強調像や造影 MRI が有用との報告は多く，骨腫瘍においては，化学療法が奏効した場合 apparent diffusion coefficients（ADC）値の上昇がみられ壊死の程度と相関[6]，RECIST1.1 では過小評価され拡散強調像が化学療法の予後予測に有用[7]，化学療法 1 コース前後の ADC 値は奏効例と非奏効例で有意に異なる[8]などの報告がある．また，造影 MRI は壊死の予測に有用であり[9]，造影剤を急速注入するダイナミック MRI の様々なパラメータ解析が効果判定予測に有用[10]との報告がある．軟部腫瘍においても同様に，拡散強調像や造影 MRI を用いて壊死の判定のみならず，化学療法効果の早期予測が可能という報告が多い[11]．やはり化学療法の効果判定には腫瘍サイズのみでは不十分で，CT 濃度や MRI における造影効果を加味し Choi Criteria が病理的な反応予測を反映している[12]と報告されている．最近では定量的な MRI パラメータ[13]や，機械学習を用いた radiomics 解析モデルなど[14,15]を用いて治療効果判定を予測する試みもみられており，今後の発展が期待される．

PET も同様に有用である．治療効果は standardized uptake value（SUV）値の低下で判定できることは知られているが，化学療法 1 コース後に治療効果判定が可能であること[16]，化学療法のモニタリングや予後予測，再発の判定に有用[17]であり，さらには将来の疾患再発リスクとの関連[18]が示されており，治療後の経過観察においても重要な役割を担うことが期待されている．

文　献

1) 日本整形外科学会，他（編）：整形外科・病理　悪性骨腫瘍取扱い規約．第 4 版，金原出版，2015

2) 厚生労働省がん研究助成金（国立がん研究センターがん研究開発費）計画研究 20-15「画像によるがんの診断，治療法選択，治療効果判定に関する研究」班：RECIST ガイドライン改訂版 version1.1 日本語訳 JCOG 版 ver1.0．Japan Clinical Oncology Group（日本臨床腫瘍研究グループ），2010

3) 日本整形外科学会（監），日本整形外科学会診療ガイドライン委員会，他（編）：原発性悪性骨腫瘍診療ガイドライン 2022．南江堂，2022

4) 日本整形外科学会，他（編）：悪性軟部腫瘍取扱い規約．第 4 版，金原出版，2023

5) 日本整形外科学会，他（編）：悪性軟部腫瘍取扱い規約．第 3 版，金原出版，2002

6) Wang CS, et al.: Noninvasive assessment of response to neoadjuvant chemotherapy in osteosarcoma of long bones with diffusion-weighted imaging: an initial in vivo study. PloS One 26: e72679, 2013

7) Saleh MM, et al.: Multiparametric MRI with diffusion-weighted imaging in predicting response to chemotherapy in cases of osteosarcoma and Ewing's sarcoma. Br J Radiol 93: 20200257, 2022

8) Kayal EB, et al.: Chemotherapy response evaluation using diffusion weighted MRI in Ewing Sarcoma: A single center experience. Acta Radiol 64: 1508-1517, 2023

9) Yildirim O, et al.: MRI for evaluation of preoperative chemotherapy in osteosarcoma. Radiography 28: 593-604, 2022

10) Zeng YN, et al.: The clinical value of dynamic contrast-enhanced magnetic resonance imaging（DCE-MRI）semi-quantitative parameters in monitoring neoadjuvant chemotherapy response of osteosarcoma. Acta Radiol 63: 1077-1085, 2022

11) Dudeck O, et al.: Diffusion-weighted magnetic resonance imaging allows monitoring of anticancer treatment effects in patients with soft-tissue sarcomas. J Magn Reson Imaging 27: 1109-1113, 2008

12) Stacchiotti S, et al.: High-grade soft-tissue sarcomas: tumor response assessment—pilot study to assess the correlation between radiologic and pathologic response by using RECIST and Choi criteria. Radiology 251: 447-456, 2009

13) Fields BKK, et al.: Quantitative magnetic resonance imaging（q-MRI）for the assessment of soft-tissue sarcoma treatment response: a narrative case review of technique development. Clin Imaging 63: 83-93, 2020

14) Crombe A, et al.: T2-based MRI Delta-radiomics improve response prediction in soft-tissue sarcomas treated by neoadjuvant chemotherapy. J Magn Reson Imaging 50: 497-510, 2019

15) Fields BKK, et al.: Predicting soft tissue sarcoma response to neoadjuvant chemotherapy using an MRI-based delta-radiomics approach. Mol Imaging Biol 25: 776-787, 2023

16) Byun BH, et al.: Early response monitoring to neoadjuvant chemotherapy in osteosarcoma using sequential ^{18}F-FDG PET/CT and MRI. Eur J Nucl Med Mol Imaging. 41: 1553-1562, 2014

17) Oh C, et al.: ^{18}F-FDG PET/CT in the management of osteosarcoma. J Nucl Med 64: 842-851, 2023

18) Annovazzi A, et al.: [18]FDG PET/CT quantitative parameters for the prediction of histological response to induction chemotherapy and clinical outcome in patients with localized bone and soft-tissue Ewing sarcoma. Eur Radiol 31: 7012-7021, 2021

第1章 総論

11 手術療法

木村浩明

1 良性骨腫瘍

a）骨腫瘍掻爬術
適応：骨囊腫，動脈瘤様骨囊腫，内軟骨腫，骨巨細胞腫など骨内に発生した良性骨腫瘍

腫瘍の存在するところをイメージなどであらかじめ確認してから腫瘍が存在する領域の骨に達す．図1に示すようにボーンソー，ノミなどで骨を切り開窓する（切除辺縁は丸い方が骨折を起こしにくい）．内部を確認し鋭匙，ハイスピードバーなどで掻爬する．その後洗浄し自家骨移植，人工骨移植あるいは骨セメントを充填する．

一部の良性骨腫瘍では関節鏡を用いた鏡視下掻爬術も行われている．この場合は掻爬術のみで何も充填しない（図2）．

b）骨腫瘍切除術
適応：骨軟骨腫など骨外に発生した良性骨腫瘍

軟骨帽や隆起性部分の骨膜を取り残さないように腫瘍の基部をよく展開し切除する（図3）．

2 悪性骨腫瘍

a）患肢温存手術
一般的には罹患部位から3 cm離して罹患骨を切離するが，最近では化学療法を術前に行い効果が得られた場合には切除縁の縮小が計られている（図4）．罹患骨を切除した骨欠損部には腫瘍型人工関節，血管柄付き骨移植，同種骨移植，自家腫瘍処理骨（液体窒素処理骨，Pasteur処理骨，放射線照射骨など）移植，創外固定を用いた仮骨延長術などにより骨性再建をして支持性を保たせる（図5）．

b）切断術
腫瘍が神経血管束に浸潤している場合などで患肢温存手術が困難な場合には，切断術が選択される．義足の発達に伴って，切断術後の患肢機能は向上しつつある．特殊な切断手術法として回転形成術がある．

3 良性軟部腫瘍

a）腫瘍辺縁切除術
適応：ガングリオン，脂肪腫，腱鞘巨細胞腫などの良性軟部腫瘍一般

腫瘍の被膜上で剝離し摘出する（図6）．

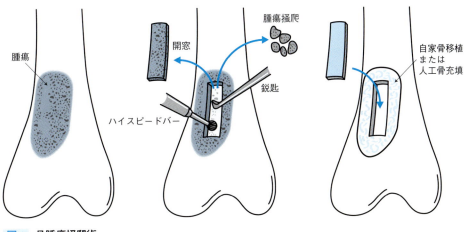

図1 骨腫瘍掻爬術

第1章 総 論

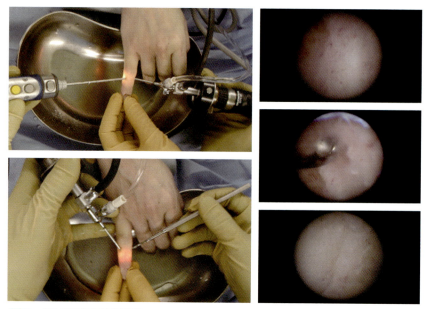

図2 内軟骨腫鏡視下掻爬術
非常に小さい皮切，骨孔作成で腫瘍の掻爬が可能である．術後の痛みも少ない．

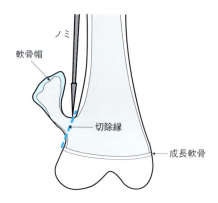

図3 骨軟骨腫切除術

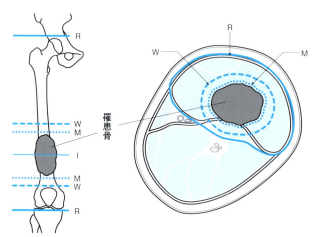

図4 骨腫瘍の surgical margins（切除縁）
I（intralesional 腫瘍内切除縁）：
　　　　被膜を切り腫瘍内に少しでも切り込ん
　　　　で腫瘍を切除する方法．
M（marginal 腫瘍辺縁部切除縁）：
　　　　被膜（偽膜）に覆われた腫瘍部のみ一塊
　　　　として切除する方法．
W（wide 広範切除縁）：
　　　　腫瘍部分から離れて正常組織を含めて
　　　　切除する方法．
R（radical 治癒的切除縁）：
　　　　腫瘍が存在する解剖学的上端，下端を
　　　　一塊として全て切除する方法．

11 手術療法

第1章 総論

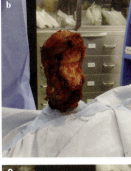
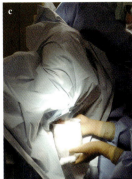
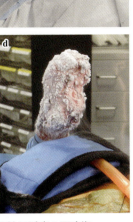
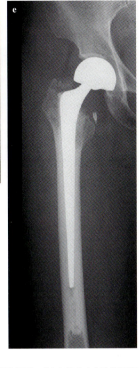

図5 液体窒素処理骨による悪性骨腫瘍の再建術
(a)大腿骨近位部の悪性骨腫瘍．骨硬化性病変である．(b)腫瘍を有茎のまま剝離挙上し，大腿骨頸部を切除．(c)有茎のまま液体窒素で腫瘍部を凍結．(d)凍結後の腫瘍部．(e)人工骨頭を挿入して再建した．

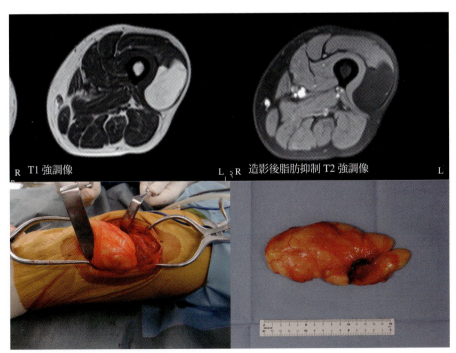

図6 筋肉内脂肪腫の腫瘍辺縁切除

71

第1章　総論

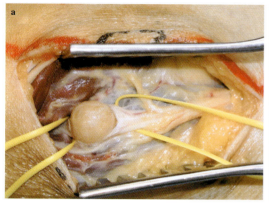
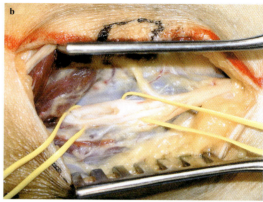
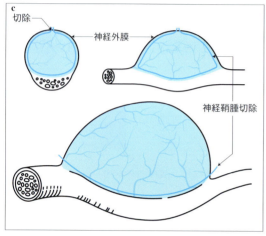

図7　核出術
(a)近位と遠位の神経幹を確認，被膜を剥離し腫瘍を露呈した状態．(b)腫瘍を核出した状態．(c)神経鞘腫シェーマ．

b）核出術

適応：神経鞘腫

　腫瘍の近位と遠位の神経幹を確認し，神経外膜を縦に切開後腫瘍周囲の被膜を剥離する．この剥離は比較的容易に可能であるので残存神経線維に侵襲を加えないように腫瘍を摘出するいわゆる核出術を行う．しかし腫瘍の中に取り込まれている神経線維（通常1本）は切除されねばならない場合が多い（図7）．

4　悪性軟部腫瘍

a）患肢温存手術

　顕微鏡的断端陰性（R0切除）を目指して，腫瘍を健常組織で被包して切除する広範切除術を行う（図8）．どの程度正常組織で被包するかについては，腫瘍の組織型などで変化する．切除後に生じた皮膚欠損・軟部組織欠損に対しては，一期的閉創ができない場合は種々の皮弁術や皮膚移植が行われる．抗腫瘍薬＋放射線療法，温熱療法などを術前施行して切除縁の縮小が計られている（図9）．初回の切除縁が不適切な場合に追加して広範切除し直す手術を追加広範切除術という．

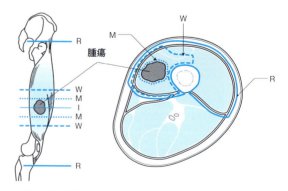

図8　軟部腫瘍の surgical margins（切除縁）
I（intralesional）：被膜を切り腫瘍内に少しでも切り込んで腫瘍を切除する方法．
M（marginal）：被膜（偽膜）に覆われた腫瘍部のみ一塊として切除する方法（多くの良性腫瘍はこのような切除をする）．
W（wide）：腫瘍部分から離れて正常組織を含めて切除する方法．
R（radical）：腫瘍が存在する解剖学的上端，下端を一塊として全て切除する方法．

11 手術療法

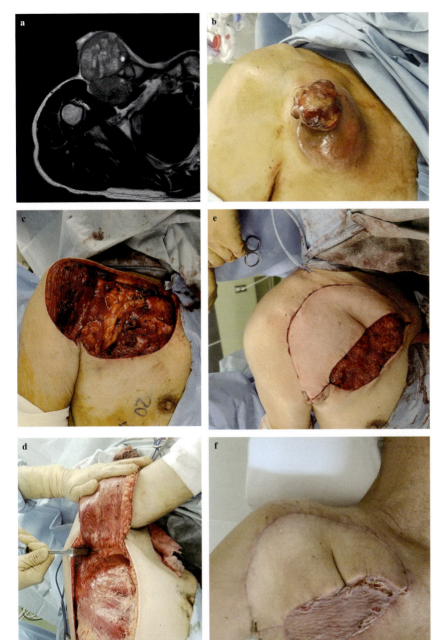

図9 悪性軟部腫瘍に対する広範切除・皮弁による再建
(a)前胸部に発生した悪性軟部腫瘍．皮膚から筋肉にまで浸潤している．(b)皮膚表面に隆起し自壊している．(c)皮膚や筋肉をつけて広範切除した後の欠損．(d)有茎広背筋皮弁を挙上．(e)皮弁で欠損部を被覆．(f)皮弁生着後．

b）切離断術

大血管・神経骨への浸潤があり，広範囲切除手術では対応できないか，または役に立つ四肢が残せない時に適応となる．

第1章　総　論

12　腫瘍の分類とその変遷

小田義直

1　骨腫瘍の分類

現在，骨腫瘍の分類には国際的には 2020 年の「WHO 分類」[1]，国内では日本整形外科学会監修の WHO 分類に準じた「原発性悪性骨腫瘍診療ガイドライン 2022」[2] がある．これらの分類では細かい点を除いては，基本的には腫瘍細胞の形態的な特徴と腫瘍が産生する基質を元に組織型が分類されている．骨腫瘍の分類は，時代とともに変遷を遂げている軟部腫瘍の分類とは異なり，1950 年代の「Lichtenstein の分類」[3] から劇的な変化はあまりなかった．しかしながら，2013 年の WHO 分類からは軟部腫瘍の分類にならって良性と悪性の中間群腫瘍の概念が導入された．さらに中間群腫瘍は局所破壊性に再発を繰り返す locally aggressive と，ごくまれに遠隔転移をきたす rarely metastasizing に分けられる．この中間群腫瘍という概念の導入によって従来の悪性腫瘍であった Grade 1 の軟骨肉腫は四肢発生例では中間群腫瘍となり，異型軟骨腫瘍と称されるようになった．

従来，腫瘍類似病変とされてきた単純性骨嚢腫，線維性骨異形成や動脈瘤様骨嚢腫などは，特異的な遺伝子異常を有することから腫瘍として取り扱われるようになってきている．さらに長らく骨悪性線維性組織球腫と呼ばれていた悪性腫瘍も軟部腫瘍の分類にならって，2013 年分類より骨未分化多形肉腫と呼ばれるようになった．

表1 に 2020 年の WHO 分類[1] に基づいた分類をあげる．

2　軟部腫瘍の分類

軟部腫瘍の分類は代表的なものとして国際的には 2020 年の WHO 分類[1] および「Enzinger and Weiss の分類」[4] が，国内では悪性軟部腫瘍の分類として「悪性軟部腫瘍取扱い規約第 4 版」[5] があるが，2020 年の WHO 分類が世界的に標準化された分類として最も広く用いられている．現在の軟部腫瘍の分類は，他の腫瘍の分類とは異なり，組織起源に基づくのではなく，細胞の分化に基づいてなされている．悪性腫瘍では腫瘍組織の中で最も分化した成分に相当する正常組織成分によって分類されている．横紋筋肉腫は最も分化した細胞が横紋筋に相当する細胞(横紋筋芽細胞)であるがゆえに横紋筋肉腫と呼ばれ，横紋筋由来の悪性腫瘍ということではない．相対する正常組織に相当するものが存在しないものは分化不明腫瘍に分類されており，滑膜肉腫などがその例であり，軟部腫瘍にはこのカテゴリーに属するものが多い．

悪性度に関しては，2002 年の WHO 分類では従来の中間群腫瘍に局所破壊性の腫瘍(locally aggressive)と，まれに転移する腫瘍(rarely metastasizing)という 2 つのカテゴリーがつくられ，2020 年の WHO 分類もこれを踏襲している．この新しい分類では NTRK 遺伝子再構成紡錘形細胞腫瘍や表在性 CD34 陽性線維芽細胞腫瘍など特定の遺伝子異常や分子発現によって特徴づけられる腫瘍が登場してきている．従来悪性軟部腫瘍の中で最も頻度が高いとされてきた悪性線維性組織球腫(malignant fibrous histiocytoma：MFH)の概念が完全に消失し，未分化肉腫(undifferentiated sarcoma)の中の腫瘍細胞の多型性が顕著な腫瘍の一群のみが従来の MFH に相当するものと考えられる．

表2 に 2020 年の WHO 分類[1] に基づいた分類をあげる．

3　骨軟部発生未分化小円形細胞肉腫 （新規分類）

Ewing 肉腫に代表される円形細胞肉腫は骨および軟部組織にも発生するので，2020 年の WHO 分類では骨腫瘍および軟部腫瘍と同格の分類として取り上げられるようになった[1]．この中では従来非定型 Ewing 肉腫と呼ばれ CIC や BCOR 遺伝子異常を有することが明らかになった腫瘍が含まれる．

表3 に 2020 年の WHO 分類[1] に基づいた分類をあげる．

4　骨軟部組織発生遺伝性腫瘍症候群

遺伝性に良性の内軟骨腫，骨軟骨腫，線維性骨異形成，良悪性の神経原性腫瘍などが全身に多発するものや，癌腫や肉腫が多発する症候群が存在し，これらについては第 5 章で解説する．

12 腫瘍の分類とその変遷

表1　**骨腫瘍の分類**　（文献1より一部改変）

＊　本書で取り扱われている腫瘍
本書では表の分類以外に骨 Paget 病および骨内ガングリオンをその他として取り上げている．

1．軟骨形成性腫瘍：Chondrogenic tumors

良性：Benign
爪下外骨腫：Subungual exostosis ＊
傍骨性骨軟骨異形増生：Bizarre parosteal osteochondromatous proliferation ＊
骨膜性軟骨腫：Periosteal Chondroma ＊
内軟骨腫：Enchondroma ＊
骨軟骨腫：Osteochondroma ＊
軟骨芽細胞腫：Chondroblastoma ＊
軟骨粘液線維腫：Chondromyxoid fibroma ＊
骨軟骨粘液腫：Osteochondromyxoma

良悪性中間群（局所侵襲性）Intermediate（locally aggressive）
軟骨腫症：Chondromatosis ＊
異型軟骨腫瘍：Atypical cartilaginous tumor

悪性：Malignant
軟骨肉腫グレード1：Chondrosarcoma grade 1 ＊
軟骨肉腫グレード2：Chondrosarcoma, grade 2 ＊
軟骨肉腫グレード3：Chondrosarcoma, grade 3 ＊
骨膜性軟骨肉腫：Periosteal chondrosarcoma
淡明細胞型軟骨肉腫：Clear cell chondrosarcoma ＊
間葉性軟骨肉腫：Mesenchymal chondrosarcoma ＊
脱分化型軟骨肉腫：Dedifferentiated chondrosarcoma ＊

2．骨形成性腫瘍：Osteogenic tumors

良性：Benign
骨腫：Osteoma, NOS
類骨骨腫：Osteoid osteoma, NOS ＊

良悪性中間群（局所侵襲性）：Intermediated（locally aggressive）
骨芽細胞腫：Osteoblastoma ＊

悪性：Malignant
低悪性度中心型骨肉腫：Low-grade central osteosarcoma ＊
骨肉腫：Osteosarcoma, NOS ＊
　　　　通常型骨肉腫：Conventional osteosarcoma ＊
　　　　血管拡張型骨肉腫：Telangiectatic osteosarcoma ＊
　　　　小細胞骨肉腫：Small cell osteosarcoma ＊
傍骨性骨肉腫：Parosteal osteosarcoma ＊
骨膜性骨肉腫：Periosteal osteosarcoma ＊
表在性高悪性度骨肉腫：High-grade surface osteosarcoma ＊
二次性骨肉腫：Secondary osteosarcoma ＊

3．線維性腫瘍：Fibrogenic tumors

良悪性中間群（局所侵襲性）：Intermediate（locally aggressive）
類腱線維腫：Desmoplastic fibroma ＊

悪性：Malignant
線維肉腫：Fibrosarcoma ＊

（次ページにつづく）

第1章　総論

第1章　総　論

4. 脈管性腫瘍：Vascular tumors of bone

良性：Benign
血管腫：Hemangioma ∗

良悪性中間群（局所侵襲性）：Intermediate（locally aggressive）
骨類上皮骨血管腫：Epithelioid hemangioma

悪性：Malignant
類上皮血管内皮腫：Epithelioid hemangioendothelioma ∗
血管肉腫：Angiosarcoma ∗

5. 富破骨型巨細胞性腫瘍：Osteoclastic giant cell-rich tumors

良性：Benign
動脈瘤様骨嚢胞：Aneurysmal bone cyst ∗
非骨化性線維腫：Non-ossifying fibroma ∗

良悪性中間群（局所侵襲性，低頻度転移性）：Intermediate（locally aggressive, rarely metastasizing）
骨巨細胞腫：Giant cell tumor of bone ∗

悪性：Malignant
悪性骨巨細胞腫：Giant cell tumor of bone, malignant

6. 脊索性腫瘍：Notochordal tumors

良性：Benign
良性脊索細胞腫：Benign notochordal cell tumor ∗

悪性：Malignant
脊索腫：Chordoma ∗
　　　　軟骨様脊索腫：Chondroid chordoma
低分化脊索腫：Poorly Differentiated Chordoma ∗
脱分化型脊索腫：Dedifferentiated chordoma ∗

7. その他の骨間葉系腫瘍：Other mesenchymal tumors of bone

良性：Benign
胸壁軟骨間葉性過誤腫：Chondromesenchymal hamartoma of chest wall
単純性骨嚢腫：Simple bone cyst ∗
線維性骨異形成：Fibrous dysplasia ∗
骨線維性異形成：Osteofibrous dysplasia ∗
脂肪腫：Lipoma ∗
褐色脂肪腫：Hibernoma

良悪性中間群（局所侵襲性）：Intermediate（locally aggressive）
線維性骨異形成様アダマンチノーマ：Osteofibrous dysplasia-like adamantinoma
間葉腫：Mesenchymoma

悪性：Malignant
アダマンチノーマ：Adamantinoma of long bones ∗
　　脱分化型アダマンチノーマ：Dedifferentiated adamantinoma
平滑筋肉腫：Leiomyosarcoma ∗
未分化多形肉腫：Pleomorphic sarcoma, undifferentiated ∗
骨転移：Bone metastases

（次ページにつづく）

12 腫瘍の分類とその変遷

第1章 総論

8. 造血系腫瘍：Hematopoietic neoplasms of bone

骨形質細胞腫：Plasmacytoma of bone ＊
非 Hodgkin 悪性リンパ腫：Malignant lymphoma, non-Hodgkin ＊
びまん性大細胞 B 細胞リンパ腫：Diffuse large B-cell lymphoma ＊
Langerhans 細胞組織球症：Langerhans cell histiocytosis ＊
播種性 Langerhans 細胞組織球腫：Langerhans cell histiocytosis, disseminated
Erdheim-Chester 病：Erdheim-Chester disease
Rosai-Dorfman 病：Rosai-Dorfman disease

NOS：not otherwise specified.

表2 **軟部腫瘍** （文献 1 より一部改変，極めてまれな腫瘍は割愛）

＊ 本書で取り扱われている腫瘍
本書では表の分類以外にガングリオンおよび腫瘍状石灰症をその他として取り上げている.

1. 脂肪性腫瘍：Adipocytic tumors

良性：Benign
脂肪腫：Lipoma ＊
脂肪腫症：Lipomatosis
神経脂肪腫症：Lipomatosis of nerve
脂肪芽腫 / 脂肪芽腫症：Lipoblastoma / Lipoblastomatosis ＊
血管脂肪腫：Angiolipoma ＊
紡錘形細胞脂肪腫 / 多形性脂肪腫：Spindle cell/Pleomorphic lipoma
異型紡錘形細胞 / 多形脂肪腫様腫瘍：Atypical spindle cell/ pleomorphic lipomatous tumor
褐色脂肪腫：Hibernoma

良悪性中間（局所破壊性増殖）：Intermediate（locally aggressive）
異型脂肪腫様腫瘍：Atypical lipomatous tumor ＊

悪性：Malignant
高分化型脂肪肉腫：Well differentiated liposarcoma ＊
脱分化型脂肪肉腫：Dedifferentiated liposarcoma ＊
粘液型脂肪肉腫：Myxoid liposarcoma ＊
多形型脂肪肉腫：Pleomorphic liposarcoma ＊

2. 線維性 / 筋線維芽細胞性腫瘍：Fibroblastic/ myofibroblastic tumors

良性：Benign
結節性筋膜炎：Nodular fasciitis ＊
増殖性筋膜炎：Proliferative fasciitis
増殖性筋炎：Proliferative myositis
骨化性筋炎：Myositis ossificans ＊
虚血性筋膜炎：Ischemic fasciitis
弾性線維腫：Elastofibroma ＊
乳幼児線維性過誤腫：Fibrous hamartoma of infancy
頸部線維腫症：Fibromatosis colli
若年性硝子化線維腫症：Juvenile hyaline fibromatosis
封入体線維腫症：Inclusion body fibromatosis
腱鞘線維腫：Fibroma of tendon sheath ＊
線維形成性線維芽腫：Desmoplastic fibroblastoma ＊
筋線維芽腫：Myofibroblastoma
石灰化腱膜線維腫：Calcifying aponeurotic fibroma
血管筋線維芽腫：Angiomyofibroblastoma

（次ページにつづく）

第 1 章　総　論

富細胞性血管線維腫：Cellular angiofibroma
血管線維腫：Angiofibroma
項部線維腫：Nuchal fibroma
肢端線維粘液腫：Acral fibromyxoma
Gardner 線維腫：Gardner fibroma

良悪性中間（局所破壊性増殖）：Intermediate（locally aggressive）
手掌 / 足底線維腫症：Palmar/Plantar-type fibromatosis ＊
デスモイド型線維腫症：Desmoid-type fibromatosis ＊
脂肪線維腫症：Lipofibromatosis
巨細胞性線維芽腫：Giant cell fibroblastoma

良悪性中間（低頻度転移性）：Intermediate（rarely metastasizing）
隆起性皮膚線維肉腫：Dermatofibrosarcoma protuberans ＊
　線維肉腫様隆起性皮膚線維肉腫：Fibrosarcomatous dermatofibrosarcoma protuberans
　色素性隆起性皮膚線維肉腫：Pigmented dermatofibrosarcoma protuberans（Bednar 腫瘍：Bednar tumor）
孤立性線維性腫瘍：Solitary fibrous tumor ＊
炎症性筋線維芽細胞性腫瘍：Inflammatory myofibroblastic tumor ＊
筋線維芽細胞性肉腫：Myofibroblastic sarcoma
表在性 CD34 陽性線維芽細胞腫瘍：Superficial CD34-positive fibroblastic tumour
粘液炎症性線維芽細胞肉腫：Myxoinflammatory fibroblastic sarcoma
乳児型線維肉腫：Infantile fibrosarcoma ＊

悪性：Malignant
悪性孤立性線維性腫：Malignant solitary fibrous tumor
線維肉腫：Fibrosarcoma ＊
粘液線維肉腫：Myxofibrosarcoma ＊
低悪性線維粘液性肉腫：Low-grade fibromyxoid sarcoma ＊
硬化性類上皮線維肉腫：Sclerosing epithelioid fibrosarcoma

3．いわゆる線維組織球性腫瘍：So-called fibrohistiocytic tumors

良性：Benign
腱鞘滑膜巨細胞腫：Tenosynovial giant cell tumor ＊
　　　　　　びまん型腱鞘滑膜巨細胞腫：Tenosynovial giant cell tumor, diffuse type
深在性良性線維性組織球腫：Deep benign fibrous histiocytoma

良悪性中間（低頻度転移性）：Intermediate（rarely metastasizing）
蔓状線維性組織球腫：Plexiform fibrohistiocytic tumor
軟部巨細胞腫：Giant cell tumor of soft tissues

4．脈管性腫瘍：Vascular tumors

良性：Benign
血管腫：Hemangioma ＊
筋肉内血管腫：Intramuscular hemangioma
動静脈血管腫：Arteriovenous hemangioma ＊
静脈血管腫：Venoushemangioma
類上皮血管腫：Epithelioid hemangioma
リンパ管腫：Lymphangioma
囊腫状リンパ管腫：Cystic lymphangioma
後天性房状血管腫：Acquired tufted hemangioma

良悪性中間（局所破壊性増殖）：Intermediate（locally aggressive）
Kaposi 肉腫様血管内皮腫：Kaposiform hemangioendothelioma

（次ページにつづく）

良悪性中間(低頻度転移性)：Intermediate (rarely metastasizing)
網様血管内皮腫：Retiform hemangioendothelioma
乳頭状リンパ管内皮腫：Papillary intralymphatic angioendothelioma
混合型血管内皮腫：Composite hemangioendothelioma
Kaposi 肉腫：Kaposi sarcoma
偽性筋原性(類上皮肉腫様)血管内皮腫：Pseudomyogenic(epithelioid sarcoma-like)haemangioendothelioma

悪性：Malignant
類上皮血管内皮腫：Epithelioid hemangioendothelioma ＊
血管肉腫：Angiosarcoma ＊

5. 血管周皮細胞性腫瘍：Pericytic (perivascular) tumors

良性および良悪性中間：Benign and Intermediate
グロームス腫瘍：Glomus tumor ＊
筋周皮腫：Myopericytoma
　筋線維腫：Myofibroma
　筋線維腫症：Myofibromatosis(中間)
血管平滑筋腫：Angioleiomyoma ＊

6. 平滑筋性腫瘍：Smooth muscle tumors

良性：Benign
平滑筋腫：Leiomyoma

良悪性中間：Intermediate
EBV 関連平滑筋腫瘍：EBV-associated smooth muscle tumor

悪性：Malignant
平滑筋肉腫：Leiomyosarcoma ＊
炎症性平滑筋肉腫：Inflammatory leiomyosarcoma ＊

7. 骨格筋性腫瘍：Skeletal muscle tumors

良性：Benign
横紋筋腫：Rhabdomyoma

悪性：Malignant
胎児型横紋筋肉腫：Embryonal rhabdomyosarcoma ＊
胞巣型横紋筋肉腫：Alveolar rhabdomyosarcoma ＊
多形型横紋筋肉腫：Pleomorphic rhabdomyosarcoma ＊
紡錘形細胞型横紋筋肉腫 / 硬化性横紋筋肉腫：Spindle cell/Sclerosing rhabdomyosarcoma ＊

8. 軟骨および骨形成性腫瘍：Chondro-osseous tumors

良性：Benign
軟骨腫：Chondroma

悪性：Malignant
骨外性間葉性軟骨肉腫：Extraskeletal mesenchymal chondrosarcoma
骨外性骨肉腫：Extraskeletal osteosarcoma ＊

(次ページにつづく)

第 1 章　総　論

9. 末梢神経鞘腫瘍：Peripheral nerve sheath tumors

良性：Benign
神経鞘腫：Schwannoma ＊
神経線維腫：Neurofibroma ＊
神経周膜腫：Perineurioma
顆粒細胞腫：Granular cell tumor ＊
混成性神経鞘腫瘍：Hybrid nerve sheath tumors

悪性：Malignant
悪性末梢神経鞘腫瘍：Malignant peripheral nerve sheath tumor ＊
類上皮型悪性末梢神経鞘腫瘍：Epithelioid malignant peripheral nerve sheath tumor

10. 分化不明の腫瘍：Tumors of uncertain differentiation

良性：Benign
粘液腫（富細胞型を含む）：Intramuscular myxoma ＊
侵襲性血管粘液腫：Aggressive angiomyxoma
多形性硝子化血管拡張性腫瘍：Pleomorphic hyalinizing angiectatic tumor
高リン尿性間葉系腫瘍：Phosphaturic mesenchymal tumor ＊
良性血管周囲類上皮細胞腫瘍：Perivascular epithelioid tumor, benign ＊
血管筋脂肪腫：Angiomyolipoma

良悪性中間（局所侵襲性）：Intermediate（locally aggressive）
ヘモジデリン沈着性線維脂肪腫様腫瘍：Hemosiderotic fibrolipomatous tumor
類上皮血管筋脂肪腫：Epithelioid angiomyolipoma

良悪性中間（低頻度転移性）：Intermediate（rarely metastasizing）
異型線維黄色腫：Atypical fibroxanthoma
類血管腫線維組織球腫：Angiomatoid fibrous histiocytoma
骨化性線維粘液性腫瘍：Ossifying fibromyxoid tumor
混合腫瘍：Mixed tumor
悪性混合腫瘍：Malignant mixed tumor,
筋上皮腫：Myoepithelioma

悪性：Malignant
NTRK 遺伝子再構成紡錘形細胞腫瘍：*NTRK* rearranged spindle cell neoplasm ＊
滑膜肉腫：Synovial sarcoma ＊
類上皮肉腫：Epithelioid sarcoma ＊
胞巣状軟部肉腫：Alveolar soft-part sarcoma ＊
明細胞肉腫：Clear cell sarcoma ＊
骨外性粘液型軟骨肉腫：Extraskeletal myxoid chondrosarcoma ＊
線維形成性小円形細胞腫瘍：Desmoplastic small round cell tumor ＊
腎外性ラブドイド腫瘍：Extrarenal rhabdoid tumor
悪性血管周囲類上皮細胞腫瘍：Malignant perivascular epithelioid cell differentiation
動脈内膜肉腫：Intimal sarcoma
筋上皮癌：Myoepithelial carcinoma
未分化肉腫：Undifferentiated sarcoma ＊
未分化紡錘形細胞肉腫：Spindle cell sarcoma, undifferentiated
未分化多形肉腫：Pleomorphic sarcoma, undifferentiated
未分化円形細胞肉腫：Round cell sarcoma, undifferentiated

12 腫瘍の分類とその変遷

表3 骨軟部発生未分化小円形細胞肉腫（Undifferentiated small round cell sarcomas of bone and soft Tissue）
（文献1より）

＊　本書で取り扱われている腫瘍

悪性：Malignant
Ewing 肉腫：Ewing sarcoma ＊
EWSR1-nonETS 融合遺伝子陽性肉腫：Round cell sarcoma with *EWSR1-non ETS* fusions
CIC 遺伝子再構成肉腫：*CIC*-rearranged sarcoma ＊
BCOR 遺伝子異常肉腫：Sarcomas with *BCOR* genetic alterations ＊

▶ **文　献**

1）WHO Classification of Tumours Editorial Board（ed）：World Health Organization Classification of Tumours, Soft tissue and bone tumours. 5th ed, International Agency for Research on Cancer Publications, 2020
2）日本整形外科学会（監），日本整形外科学会診療ガイドライン委員会，他（編）：原発性悪性骨腫瘍診療ガイドライン 2022. 南江堂，2022
3）Lichtenstein L: Classification of primary tumors of bone. Cancer 4: 335-341, 1951
4）Goldblum JR, Folpe AL, Weiss SW（eds）. Enzinger & Weiss's Soft Tissue Tumors. 7th ed, Elsevier, 2020
5）日本整形外科学会，他（編）：悪性軟部腫瘍取扱い規約．第4版，金原出版，2023

第1章　総論

13　生検，免疫組織化学染色と遺伝子診断

小田義直

1　生　検

生検は悪性腫瘍が疑われる場合に行われ，針生検，切開生検および特殊な場合に行われる摘出生検[1]がある．いずれも悪性腫瘍であった場合を想定し，広範切除に際して支障とならないような侵入路を考慮して行う必要がある．

a）針生検

通常の針生検は骨腫瘍では腫瘍が髄内に限局する場合は行われず，皮質を破壊し髄外軟部腫瘤を形成した場合に行われる．軟部腫瘍では積極的に針生検が行われるが，浅在性の腫瘍の場合，深く針を刺入しすぎると腫瘍を穿通し深部軟部組織に腫瘍細胞を播種してしまう．針生検は切開生検に比較して侵襲は少ないものの得られる情報に限りがあり，特に多彩な組織像を呈する軟部肉腫では確定診断に至らないこともあり，良悪性の鑑別すら困難なこともある．

b）切開生検

切開生検は腫瘍組織を直視下にブロック状に採取するので得られる情報が多い．この時に可能であれば後述するキメラ遺伝子の解析も考慮に入れて，凍結標本も採取しておく．軟部肉腫では中心部が壊死に陥っていることが多いので変性壊死の少ない腫瘍辺縁部から標本を採取するようにする．石灰化を伴う場合，石灰化の多い部位での採取も避けるべきである．

MRIなどの画像診断で，壊死以外の明らかに異なる2つの成分が存在する場合，可能であれば両者の成分を採取するようにする．脱分化型脂肪肉腫のような高悪性度成分と低悪性度成分が同時に存在するような軟部肉腫では，未分化高悪性度成分のみが採取されればよいが，低悪性度分化型脂肪肉腫成分のみが採取された場合は，低悪性度の腫瘍として治療されてしまう可能性があるからである．

大長管骨の軟骨形成性腫瘍では良性の内軟骨腫と異型軟骨腫瘍もしくはgrade 1の軟骨肉腫との組織学的鑑別は軟骨細胞の異型の程度の評価では不可能であり，既存の骨梁を軟骨組織が取り囲むpermeating patternを見出すことによって軟骨肉腫診断が可能となる．したがって軟骨肉腫が疑われる場合はこのpermeating patternが検出されやすい病変部と健常部の境界で標本を採取することが望ましい．

c）摘出生検

皮下の2 cm以下の小さな軟部腫瘍で臨床上や画像診断上，良悪性の鑑別が困難な場合は，小切開を加えた後に腫瘍全体を摘出し病理組織検査に提出することがあり，摘出生検と呼ばれる．病理組織検査により中間群あるいは悪性軟部腫瘍と判明した場合は追加広範切除を行う．

2　免疫組織化学染色

骨・軟部腫瘍はその種類が極めて多くその確定診断に難渋することがまれではない．一般的に骨腫瘍の病理診断には臨床事項や画像診断の情報が不可欠であり，合わせてヘマトキシリン・エオジン（HE）染色による形態観察がかなりの重みをもち，免疫組織化学染色は補助的に使われる．これに対して軟部腫瘍では免疫組織化学染色によって腫瘍細胞の分化を明らかにすることにより確定診断に到達できるものがある．また，細胞分化を推定するのみならず，ある特定の抗原の検出を根拠とした疾患単位が特に軟部腫瘍の分野において登場してきている．vimentinは癌腫と肉腫との鑑別に有用なこともあるが，低分化の癌腫では陽性となることもあり注意を要する．表1[2]に骨・軟部腫瘍の病理診断に汎用される抗体とそれに対応する腫瘍をまとめた．骨・軟部腫瘍の免疫組織化学染色ではマーカーと組織型に一対一の対応はなく，組織形態を把握した上で理にかなったマーカーを選択して染色結果を評価することが肝要である．

a）骨腫瘍の免疫組織化学染色

Runx 2発現が骨形成性のマーカーとして，Sox8およびSox9が軟骨細胞分化のマーカーとして，SATB2の核内発現が骨肉腫のマーカーとして注目されている．しかしながら，これらのマーカーは他の病変でも陽性となりうることと，染色条件が難しく，確定診断に用いられることは少ない．類骨骨腫および骨芽細胞腫では*FOS*お

82

13 生検，免疫組織化学染色と遺伝子診断

表1 骨軟部腫瘍の診断に有用な免疫組織化学染色の抗体と対応する正常組織および腫瘍 （文献2より一部改変）

Vimentin	間葉系組織全般，リンパ腫，肉腫全般，黒色腫，癌腫の一部（肉腫様癌）
Cytokeratin	上皮性組織，癌腫，滑膜肉腫，類上皮肉腫，中皮腫，類上皮血管肉腫，ラブドイド腫瘍，軟部混合腫瘍，脊索腫，アダマンチノーマ
Epithelial Membrane antigen (EMA)	上皮性組織，癌腫，滑膜肉腫，類上皮肉腫，未分化大細胞型リンパ腫，脊索腫，アダマンチノーマ
S-100 protein	神経組織，軟骨組織，脂肪組織，Langerhans細胞，良悪性末梢神経腫瘍，良悪性軟骨性腫瘍，良悪性脂肪性腫瘍，顆粒細胞腫，黒色腫，明細胞肉腫，脊索腫，Langerhans細胞組織球症
HMB45, Melan A	黒色腫，明細胞肉腫，PEComa
Desmin	平滑筋，骨格筋，平滑筋腫，平滑筋肉腫，横紋筋腫，横紋筋肉腫，線維形成性小円形細胞腫瘍
Muscle specific actin	平滑筋，骨格筋，平滑筋腫，平滑筋肉腫，横紋筋腫，横紋筋肉腫
Smooth muscle actin	平滑筋，筋線維芽細胞，平滑筋腫，グロームス腫瘍，平滑筋肉腫，筋線維芽細胞性腫瘍
Myogenin	横紋筋肉腫
CD31	血管内皮，血管腫，血管内皮腫，血管肉腫
CD34	血管内皮，血管腫，血管内皮腫，血管肉腫，孤在性線維性腫瘍，隆起性皮膚線維肉腫，類上皮肉腫
Factor VIII-related antigen	血管内皮，血管腫，血管内皮腫，血管肉腫
ERG	血管内皮，血管腫，血管内皮腫，血管肉腫，類上皮肉腫
D2-40	リンパ管内皮，リンパ管腫，中皮腫
CD99	Ewing肉腫（骨，骨外性），低分化滑膜肉腫，横紋筋肉腫の一部，小細胞型骨肉腫，間葉性軟骨肉腫，線維形成性小円形細胞腫瘍，リンパ芽球性リンパ腫
CD45	非Hodgkinリンパ腫全般
κ-chain, λ-chain	骨髄腫
CD138	骨髄腫
CD30	未分化大細胞型リンパ腫
MDM2, CDK4	分化型脂肪肉腫 / 異型脂肪腫様腫瘍，脱分化型脂肪肉腫，骨内高分化骨肉腫，傍骨性骨肉腫
SMARCB1（INI1）	腎外性ラブドイド腫瘍および類上皮肉腫で発現消失
β-catenin	デスモイド腫瘍で核に発現

および *FOSB* 遺伝子再構成により FOS，FOSB が高率に陽性となる．低悪性度の骨肉腫である低悪性度中心型骨肉腫および傍骨性骨肉腫は MDM2 および CDK4 が陽性となる．

　S-100 蛋白は軟骨細胞に陽性であり，全ての軟骨形成性腫瘍に陽性となる．通常の軟骨腫や軟骨肉腫の診断は HE 染色のみで問題ないが，間葉性軟骨肉腫で軟骨成分が不明瞭な場合 S-100 蛋白の免疫組織化学染色が有用である．

　骨巨細胞腫と軟骨芽細胞腫はヒストン 3.3（*H3.3*）遺伝子の変異を有することが明らかになっており，それぞれ H3.3 G34W 変異蛋白，H3.3 K36M 変異蛋白に対する免疫組織化学染色が有用である．

　CD 99 は当初は Ewing 肉腫に極めて特異性が高いマーカーと報告されたが，その後リンパ芽球性リンパ腫，横紋筋肉腫，小細胞型骨肉腫および間葉性軟骨肉腫の未分化円形細胞成分でも陽性像を示すことがあり，必ずしも診断の根拠とはならない．むしろ後述する *EWSR 1-FLI-1* 等の Ewing 肉腫に特異的なキメラ遺伝子の検出がより有用である．さらに近年では NKX 2.2 が Ewing 肉腫に特異性の高い抗体として注目されている．間葉性軟骨肉腫では小円形腫瘍細胞は NKX3.1 に陽性となる．

　多発性骨髄腫は成人の原発性骨腫瘍の中で頻度が高く，免疫組織化学染色により κ 鎖，λ 鎖等の腫瘍細胞の

第1章　総　論

産生する免疫グロブリンのモノクローナリティを証明することが診断の根拠となる．悪性リンパ腫は特殊なものを除けば LCA（leukocyte common antigen / CD 45）が陽性であり，T 細胞性と B 細胞性の鑑別も免疫組織化学染色で可能である．未分化大細胞型リンパ腫は節外性に骨に発生することがあり，LCA は陰性であることが多く，CD 30 が陽性となる．

　血管内皮のマーカーとしては factor VIII-related antigen，CD 31，CD 34，ERG，FLI 1 があり，これらのうち ERG および FLI 1 は特異性が高い．CD 34 は後述するように種々の軟部腫瘍でも腫瘍細胞に陽性像を示す．血管内皮性腫瘍では臨床的にも多発することのある類上皮血管内皮腫や血管肉腫と転移性癌との病理組織学的鑑別が問題となることがある．類上皮血管内皮腫や血管肉腫は血管内皮マーカーとともに癌腫のマーカーである cytokeratin も陽性となるものがある．転移性癌では cytokeratin が陽性になるものの，血管内皮マーカーは陰性である．

　仙骨部に生じた脊索腫は臨床病理学的に軟骨肉腫との鑑別が問題になることがある．軟骨肉腫は S-100 蛋白のみが陽性であるが，脊索腫では S-100 蛋白の他に，cytokeratin や epithelial membrane antigen（EMA）といった上皮性マーカーが陽性となる．brachyury は脊索腫に特異性が高い．アダマンチノーマにおいても上皮性マーカーが陽性となる．

　腎癌，肺癌等の骨転移では組織学的に肉腫様変化をきたすことが多く，骨未分化多形肉腫に類似した像を呈する．骨未分化多形肉腫に特異的なマーカーはなく，転移性癌であれば cytokeratin や EMA などの上皮性マーカーが陽性となり，鑑別に有用である．

　その他，S-100 蛋白と CD 1a，langerin は Langerhans 細胞に発現を認めるため，これらのマーカーは Langerhans 細胞組織球症の確定診断に極めて有用性が高い．

b）軟部腫瘍の免疫組織化学染色

　軟部腫瘍はその腫瘍細胞の形状と基質の性状により，紡錘形細胞腫瘍，小円形細胞腫瘍，多形性腫瘍，粘液状腫瘍，類上皮腫瘍に大きく分けられる．軟部腫瘍の診断にあたっては腫瘍細胞の形状，特徴的な組織像および免疫組織化学染色による腫瘍細胞の分化を総合的に判断することによって確定診断に至ることができる（表 2）[2]．

1）紡錘形細胞腫瘍

　紡錘形細胞からなる腫瘍としては，線維性腫瘍，平滑筋系腫瘍，末梢神経系腫瘍などが代表的なものである．線維組織球性腫瘍，横紋筋肉腫，滑膜肉腫などでもその構成成分として，または組織亜型によって紡錘形細胞が

みられる（表 2）[2]．

　神経系への分化傾向の検出には S-100 蛋白が頻用される．神経線維腫や神経鞘腫などの良性末梢神経鞘腫瘍では S-100 蛋白が必ず陽性となるが，悪性末梢神経鞘腫瘍では陽性率は低く，陽性の場合も一部の細胞のみに陽性となることが多い．多くの悪性末梢神経鞘腫瘍では H3K27me3 の発現欠失を認め診断に有用である．

　筋組織への分化のマーカーとしては，desmin, muscle specific actin（MSA）がある．さらに筋原性の中でも平滑筋への分化には，α-smooth muscle actin（SMA），calponin，h-caldesmon などが，特異性が高い．

　線維性腫瘍内に存在する筋線維芽細胞がアクチンに陽性となり，平滑筋への分化と鑑別が難しいことがあるが，α-SMA は，平滑筋細胞では比較的豊富な細胞質全体にわたって強く陽性を示すのに対して，筋線維芽細胞では，比較的弱い陽性像（特に細胞膜付近のみ陽性など）がみられる．また，筋線維芽細胞は，desmin が通常陰性である．反応性に腫瘍組織に混在する非腫瘍性の筋線維芽細胞も α-SMA 陽性となるので，その分布パターンを注意深く観察し，筋線維芽細胞が腫瘍性か非腫瘍性か総合的に判断する必要がある．炎症性筋線維芽細胞性腫瘍は，腫瘍細胞は筋線維芽細胞の特徴を示すとともに，約半数の症例が anaplastic lymphoma kinase（ALK）が陽性となる．

　隆起性皮膚線維肉腫および孤立性線維性腫瘍では，特徴的な組織像に加え，多くの症例で CD 34 が陽性となる．単相型線維性滑膜肉腫の細胞は上皮様の分化がみられるのが特徴で，具体的には cytokeratin，EMA 等が部分的に陽性となることがある．近年，滑膜肉腫に特異的な SS18-SSX キメラ蛋白に対する特異抗体が開発され，有用性が高い．

2）小円形細胞腫瘍

　横紋筋肉腫，Ewing 肉腫が代表例である（表 2）[2]．横紋筋肉腫では，胞巣状構造や好酸性の豊富な細胞質などの特徴的な像がみられた場合は組織像のみで診断が可能である．免疫組織化学染色では先にあげた筋原性マーカー（特に desmin, MSA）が有用である．横紋筋への分化には MyoD 1，myogenin などが用いられ，myogenin がより特異性が高い．

　Ewing 肉腫は，古典的な Ewing 肉腫からロゼット形成がみられるような例までが含まれるが，CD99 が細胞膜にびまん性に陽性になるとともに，NKX2.2 も陽性となる．CIC 遺伝子再構成肉腫では WT1，ETV4 が，BCOR 遺伝子異常肉腫では BCOR，CCNB3 の陽性率が高く，診断の補助となる．

13 生検，免疫組織化学染色と遺伝子診断

表2 **軟部腫瘍における特徴的な組織像と免疫組織化学染色マーカー** （文献2より一部改変）

組織型	特徴的な組織像	マーカー
1. 紡錘形細胞腫瘍 (spindle cell tumor)		
結節性筋膜炎	組織培養状形態，粘液状基質，出血	SMA
良性線維性組織球腫	花むしろ状配列，皮下	factor XIIIa
デスモイド腫瘍	周囲に浸潤，境界不明瞭，豊富な膠原線維	β-catenin 核内発現
孤在性線維性腫瘍	血管周皮腫様パターン，膠原線維	CD34, STAT6(核)
炎症性筋線維芽細胞性腫瘍	慢性炎症細胞浸潤	SMA, ALK
隆起性皮膚線維肉腫	花むしろ状配列，真皮・皮下，脂肪織に浸潤	CD34
乳児型線維肉腫	血管周皮腫様パターン，炎症細胞浸潤	特異的マーカーなし
成人型線維肉腫	束状配列，杉綾模様(herringbone pattern)	特異的マーカーなし
平滑筋肉腫	束状配列，両切りタバコ状核，好酸性細胞質	desmin, MSA, SMA, h-caldesmon
紡錘形細胞横紋筋肉腫	束状配列，好酸性細胞質	desmin, MSA, MyoD1, myogenin
単相性線維型滑膜肉腫	束状配列，血管周皮腫様パターン	EMA, cytokeratin, Bcl-2, SS18-SSX
悪性末梢神経鞘腫瘍	束状配列，NF1，神経との連続，粗密配列	S-100 蛋白，H3K27me3 発現欠失
2. 小円形細胞腫瘍 (small round cell tumor)		
Ewing 肉腫	充実性，シート状増殖，ロゼット＋	CD99, NKX2.2
線維形成性小円形細胞腫瘍	厚い線維性隔壁，胞巣状構造	cytokeratin, desmin, CD99, WT1
胞巣状横紋筋肉腫	胞巣状配列，横紋筋芽細胞	desmin, MSA, MyoD1, myogenin
胎児型横紋筋肉腫	粘液状基質，横紋筋芽細胞	desmin, MSA, MyoD1, myogenin
低分化型滑膜肉腫	血管周皮腫様パターン，卵円形細胞	cytokeratin, EMA, Bcl-2, CD99, SS18-SSX
骨外性間葉性軟骨肉腫	軟骨分化巣	S-100 蛋白(軟骨分化巣), NKX3.1(小円形細胞),
ラブドイド腫瘍	充実性・シート状増殖，ラブドイド細胞	vimentin, cytokeratin, EMA, SMARCB1 陰性
CIC 遺伝子再構成腫瘍	線維性隔壁を伴った胞巣状増殖	WT1, ETV4
BCOR 遺伝子異常腫瘍	小円形から短紡錘形腫瘍細胞増殖	BCOR, CCNB3
3. 多形性腫瘍 (pleomorphic tumor)		
未分化多形肉腫	高度多形性，異型巨細胞，花むしろ状配列	特異的マーカーなし
多形型平滑筋肉腫	好酸性細胞質，一部に通常の平滑筋肉腫の像	desmin, MSA, SMA, h-caldesmon
多形性横紋筋肉腫	好酸性細胞質，横紋筋芽細胞	desmin, MSA, MyoD1, myogenin
多形型脂肪肉腫	大型脂肪芽細胞	S-100 蛋白
肉腫様癌	上皮性分化	cytokeratin, EMA
4. 粘液状腫瘍 (myxoid tumor)		
骨化性線維粘液性腫瘍	辺縁部骨化，索状配列	S-100 蛋白, NSE, SMARCB1 の部分欠失
粘液型隆起性皮膚線維肉腫	花むしろ状配列，真皮・皮下，脂肪織に浸潤	CD34
低悪性度線維粘液肉腫	線維性・粘液性基質の混在，彎曲小血管	MUC4
粘液線維肉腫	多形性腫瘍細胞，毛細血管網，偽脂肪芽細胞	特異的マーカーなし
粘液型脂肪肉腫	脂肪芽細胞，繊細な毛細血管網	S-100 蛋白，DDIT3
粘液型平滑筋肉腫	好酸性細胞質，両切りタバコ状核	desmin, MSA, SMA, h-caldesmon
骨外性粘液型軟骨肉腫	索状・レース状配列，卵円形・紡錘形細胞	synaptophysin, chromogranin A, NSE, S-100 蛋白
5. 類上皮腫瘍 (epithelioid tumor)		
類上皮血管内皮腫	血管様空腔，細胞質空胞，粘液硝子様間質	CD31, CD34, cytokeratin, ERG, FLI1, CAMTA1
類上皮血管肉腫	血管様空腔，乳頭状増殖，高度細胞異型	CD31, CD34, cytokeratin, ERG, FLI1
硬化性類上皮線維肉腫	硝子化間質，索状配列，一部に通常の線維肉腫成分	EMA(部分的), MUC4
類上皮悪性末梢神経鞘腫瘍	NF1，神経との連続，胞巣状増殖	S-100 蛋白
二相型滑膜肉腫	腺管構造	cytokeratin, EMA, SS18-SSX
類上皮肉腫	真皮・皮下，多結節性，中心部壊死・肉芽腫様	cytokeratin, EMA, CD34, SMARCB1 欠失, ERG
軟部混合腫瘍	胞巣・腺腔形成，硝子化・軟骨粘液状基質	cytokeratin, EMA, S-100 蛋白, SMA
明細胞肉腫	胞巣状配列，淡明細胞質，メラニン顆粒	S-100 蛋白, HMB45, melan-A
胞巣状軟部肉腫	胞巣状配列，細胞質内 PAS 染色陽性針状結晶	desmin, MyoD1, TFE3
PEComa	淡明細胞質，血管周囲配列	HMB45, melan-A, SMA

第1章　総　論

3）多形性腫瘍

　未分化多形肉腫，多形型平滑筋肉腫などが代表的なものである（表2）[2]．未分化多形肉腫と多形型平滑筋肉腫，多形型横紋筋肉腫，多形型脂肪肉腫などの多形性を有する他の肉腫との鑑別には，腫瘍の一部に特定の成分に分化した腫瘍成分を見出し，免疫組織化学染色で分化を確認するのが必要となる．形態学的に分化した部分がみられない場合は，事実上，肉腫のみでなく様々な悪性腫瘍の低分化のものが鑑別の対象となる．分化傾向を検出する目的の広範囲のマーカーを用いた染色と分化傾向の確認のための染色とが必要となってくる．その際には軟部腫瘍のみならず，リンパ腫，黒色腫，癌腫などの鑑別も必要である．線維組織球系腫瘍の腱鞘巨細胞腫では腫瘍細胞が clusterin-α に陽性となる．

4）粘液状腫瘍

　粘液線維肉腫，粘液型脂肪肉腫，骨外性粘液型軟骨肉腫などがあげられる（表2）[2]．粘液型脂肪肉腫と粘液型軟骨肉腫は特に細胞成分の少ない場合に鑑別が困難なことがある．骨外性粘液型軟骨肉腫は軟骨肉腫という名称がついているが約20%の症例でしか S-100 蛋白に陽性像を示さない一方で，neuron-specific enorase（NSE），synaptophysin などの神経内分泌マーカーが高率に陽性になる．低悪性度の粘液線維肉腫との鑑別が問題となることのある低悪性度線維粘液肉腫もこの範疇に含まれるが，粘液線維肉腫に特異的なマーカーはないものの，低悪性線維粘液肉腫は MUC 4 に陽性となる．粘液型脂肪肉腫では特異的なキメラ蛋白の構成蛋白である DDIT3 抗体が診断に有用である．

5）類上皮腫瘍

　上皮様形態をとる軟部腫瘍としては，類上皮血管内皮腫，類上皮血管肉腫，硬化性類上皮線維肉腫，二相型滑膜肉腫，類上皮肉腫，類上皮悪性末梢神経鞘腫瘍，胞巣状軟部肉腫などがあげられる（表2）[2]．様々な肉腫の"類上皮型"は，通常型の肉腫と異なる組織像を呈することがあり，まずそういう variant が存在することを知っておくことも大切である．これらの腫瘍は特に癌腫との鑑別が必要になる．上皮様成分以外に，軟部腫瘍と認識できる部分がみつかれば問題ないが，そうでない場合は鑑別が困難なことがある．上皮様形態をとる滑膜肉腫の腺腔成分，類上皮肉腫，さらに他の軟部腫瘍でも HE 染色上で上皮様にみえる部分（このような部分が広くみられるものが"類上皮型"として分類されている）は，かなりの頻度で上皮のマーカーである cytokeratin や EMA が陽性となる．明細胞肉腫は軟部組織発生の黒色腫に相当するものと考えられており，免疫組織化学的にも皮膚発生の黒色腫に類似の染色結果を呈し，S-100 蛋白が陽性で，プレメラノソームに対する抗体（HMB 45 など）にも陽性像が得られることがある．

　軟部混合腫瘍では上皮のマーカーとともに筋上皮のマーカーである S-100 蛋白と SMA が陽性となる．血管周囲類上皮細胞腫瘍（perivascular epithelioid cell tumor：PEComa）はまれな軟部腫瘍であるが，HMB 45 や melan-A などの黒色腫のマーカーと平滑筋マーカーである SMA が陽性となる．

6）癌関連遺伝子産物および他のマーカー（表2）[2]

　細胞周期関連蛋白である MDM 2 および CDK 4 は分化型脂肪肉腫および脱分化型脂肪肉腫で陽性となる．脱分化型脂肪肉腫においてはこれらのマーカーは未分化高悪性度成分においても陽性となり，多形性を有する多形型脂肪肉腫との鑑別に有用である．デスモイド腫瘍では β-catenin の核内発現が特徴的であり，他の良悪性紡錘形細胞腫瘍との鑑別に役立つ．SMARCB1 は通常では核に陽性像を認めるが，腎外性ラブドイド腫瘍および類上皮肉腫では上皮性マーカーである cytokeratin および EMA が陽性となり SMARCB1 は腫瘍細胞の核に陰性となる．孤立性線維性腫瘍は CD 34 および融合遺伝子形成の結果，STAT6 も核に陽性となる．リン酸尿性間葉系腫瘍（phosphaturic mesenchymal tumor）は CD56, ERG, FGFR1, SATB2 などが陽性となる．

3　骨・軟部腫瘍の遺伝子診断

　一部の骨・軟部腫瘍では特有の染色体転座と，それに対応するキメラ遺伝子の発現が認められることが明らかとなっており，表3[2]に腫瘍のタイプとそのキメラ遺伝子を示す．これらの特有の染色体転座ならびにキメラ遺伝子の検出は FISH（fluorescence in situ hybridization）法あるいは RT-PCR（reverse transcription polymerase chain reaction）法にて検出可能で，骨・軟部腫瘍の病理診断，特に通常とは異なる臨床事項ならびに形態を示す症例についての鑑別に有用である．滑膜肉腫における SS18::SSX，Ewing 肉腫における EWSR1::FLI1 / EWSR1::ERG，胞巣型横紋筋肉腫における PAX3 あるいは PAX7::FOXO 1，粘液型脂肪肉腫における TLS/FUS::DDIT3 などは，実際にその検出が病理診断の補助に応用されている．小円形細胞肉腫でお互いに組織形態が似ており，免疫組織化学染色の有効なマーカーのない骨外性 Ewing 肉腫と低分化型滑膜肉腫との鑑別などに威力を発揮する．しかしながら高悪性度の明細胞肉腫と中間悪性の類血管腫線維性組織球腫などのように同一のキメラ遺伝子を有するものもあり，詳細な病理組織学的

13 生検，免疫組織化学染色と遺伝子診断

表3　骨軟部腫瘍における代表的なキメラ遺伝子　（文献2より一部改変）

組織型	キメラ遺伝子
滑膜肉腫	SS18::SSX1, SSX2
Ewing 肉腫	EWSR1::FLI1, EWSR1::ERG
胞巣型横紋筋肉腫	PAX3/7::FOXO1
粘液型脂肪肉腫	TLS/FUS::DDIT3, EWSR1::DDIT3
明細胞肉腫	EWSR1::ATF1, EWSR1/CREB1
骨外性粘液型軟骨肉腫	EWSR1::NR4A3, TAF15::NR4A3
desmoplastic small round cell tumor	EWSR1::WT1
隆起性皮膚線維肉腫	COL1A1::PFGFB
乳幼児型線維肉腫	ETV6::NTRK3
胞巣状軟部肉腫	ASPSCR1::TFE3
炎症性筋線維芽細胞性腫瘍	TPM3::ALK, EML4::ALK, CLTC::ALK
低悪性度線維粘液腫 /	FUS::CREB3L2
硬化性類上皮線維腫	FUS::CREB3L1/2
ヘモジデリン線維脂肪性腫瘍 / 粘液炎症性線維芽細胞性肉腫	MGEA5::TGFBR3
類血管線維性組織球腫	EWSR1::CREB1, EWSR1::ATF
孤立性線維性腫瘍	NAB2::STAT6
軟部筋上皮腫	EWSR1::PBX1
phosphaturic mesenchymal tumor	FN1::FGFR1
腱鞘巨細胞腫	COL6A3::CSF1
結節性筋膜炎	MYH9::USP6
血管線維腫	AHRR::NCOA2
間葉性軟骨肉腫	HEY1::NCOA2
類上皮血管内皮腫	WWTR1::CAMTA1
動脈瘤様骨嚢腫	CDH11::USP6
CIC 遺伝子再構成肉腫	CIC::DUX4
BCOR 遺伝異常肉腫	BCOR::CCNB3

評価が重要であることはいうまでもない．既知のキメラ遺伝子が検出されなくても，未知のキメラ遺伝子や未知の variant の存在の可能性もある．したがって組織像が典型例であっても既知のキメラ遺伝子が検出されない場合は病理組織像による診断を優先させるべきである．一方で小円形細胞腫瘍の中には CIC::DUX 4 や BCOR::CCNB 3 などの特異的なキメラ遺伝子を有し，Ewing 肉腫とは異なる腫瘍として確立されたものもある．キメラ遺伝子以外に特異的な遺伝子の増幅や変異を有するものも次々と同定されており，表4[3]に代表的なものを示す．高分化 / 脱分化脂肪肉腫や低悪性度骨肉腫における MDM2 / CKD4 遺伝子増幅，線維性骨異形成における GNAS 遺伝子変異，骨巨細胞腫および軟骨芽細胞腫における H3.3 遺伝子変異の検出などは診断的価値が高い．

第1章　総　論

表4　骨軟部腫瘍における特異性の高い遺伝子異常　（文献3より）

腫瘍の種類	遺伝子異常
高分化脂肪肉腫 / 異型脂肪腫様腫瘍，脱分化型脂肪肉腫，骨内高分化骨肉腫，傍骨性骨肉腫	*MDM2/CDK4* 遺伝子増幅
類骨骨腫，骨芽細胞腫	*FOS* 遺伝子再構成
線維性骨異形成	*GNAS* 遺伝子変異
骨巨細胞腫	*H3.3. G34W* 遺伝子変異
軟骨芽細胞腫	*H3.3 K36M* 遺伝子変異
Langerhans 組織球症	*BRAF* 遺伝子変異
紡錘形細胞 / 硬化型横紋筋肉腫	*MyoD1* 遺伝子変異

▶ **文　献**

1）岩本幸英：軟部腫瘍の生検の要点と盲点．岩本幸英（編）：骨・軟部腫瘍外科の要点と盲点．文光堂，50-52, 2005
2）Goldblum JR, et al.（Eds.）: Enzinger & Weiss's Soft Tissue Tumors. 7th ed. Elsevier, 84-201, 2020
3）WHO Classification of Tumours Editorial Board（ed）: World Health Organization Classification of Tumours, Soft tissue and bone tumours. 5th ed, International Agency for Research on Cancer Publications, 2020

第2章

骨腫瘍

第2章 骨腫瘍 **1** 軟骨形成性腫瘍

A 良性腫瘍 I. 骨軟骨腫

骨膜性軟骨腫 Periosteal chondroma

山口岳彦 / 稲岡　努 / 木村浩明

1 概　念

　骨表面に発生する良性軟骨性腫瘍で,骨膜下に生じる.内軟骨腫と同様に *IDH* 遺伝子変異を有する.傍骨性軟骨腫(juxtacortical chondroma)と呼ばれていた.

2 疫　学

　軟骨腫の 1% 未満のまれな病変で,小児や若年成人に好発する.男性にやや多い.手足の小管骨や四肢長管骨の骨幹端部に発生し,特に上腕骨近位に好発する.

3 画像診断

a) 単純 X 線写真,CT:骨膜下に発生する限局性の軟骨性病変で,サイズは通常 1〜3 cm 程度である.骨皮質は皿状侵食(saucerization)を示し,軽度の硬化縁がみられる.辺縁にはバットレス(buttress)状の骨膜反応を認めることがあり,また腫瘤表面の骨膜下に薄層の石灰化を認めることがある(図1).軟骨基質の石灰化を伴うこともある[1, 2].サイズが大きく,不整な石灰化を伴う場合では,軟骨肉腫などの悪性病変と鑑別を要する.長管骨では骨幹端部,手足の骨によくみられる[1].

b) MRI:T2強調像では高信号,T1強調像で中等度信号を示し,造影後では辺縁にのみ増強効果を示す.境界は明瞭で,辺縁には薄い低信号帯が認められる(図2).石灰化を伴う場合には低信号域が認められる[2].

c) 画像上の鑑別診断:骨内ガングリオン,内軟骨腫,骨外性軟骨腫,骨軟骨腫,軟骨肉腫,骨芽細胞腫,傍骨性骨肉腫,骨髄炎・骨膿瘍,血腫,転移性骨腫瘍.

4 病理診断

a) 肉眼像:分葉状を呈する軟骨性腫瘤が骨膜下にみられ,底部は罹患骨の皮質骨に接している.腫瘍直下の皮質骨面はびらん状で陥凹し,骨は肥厚している.

b) 組織像:表面は骨膜に相当する薄い線維性皮膜に覆われ(図3),底部の皮質骨は圧迫され硬化像を示すことが多い.腫瘍基質は硝子軟骨からなり,軟骨腫と同様の所見を示すが,細胞密度がより高く,2核細胞が目立つ傾向がある(図4).罹患骨骨髄に浸潤することはない.まれに,罹患骨の同部位の骨内に軟骨腫が合併し,あたかも軟骨肉腫のようにみえることがあるため注意を要する[3].*IDH* 遺伝子にしばしばヘテロ接合体を認める[4].*IDH* 遺伝子変異は異型軟骨腫瘍や軟骨肉腫にもみられることから,*IDH* 遺伝子変異の有無は良悪性の鑑別には寄与しない.

5 治療・予後 [5〜7]

　ほとんどが無痛性でゆっくり成長するので,手術の適応にはならない場合が多いが,関節近傍に発生した場合は可動域制限の原因となることもあり,このような場合には切除を行う.周囲組織を損なうことなく辺縁で一塊として en block 切除すれば再発はほとんどなく(3.6%)治癒が可能である.腫瘍内切除となっても完全に除去すれば問題はない.

▶ 文　献

1) Kenan S, et al.: Lesions of juxtacortical origin(surface lesions of bone). Skeletal Radiol 22: 337-357, 1993
2) Woertler K, et al.: Periosteal chondroma: MR characteristics. J Comput Assist Tomogr 25: 425-430, 2001
3) Ishida T, et al.: Concurrent enchondroma and periosteal chondroma of the humerus mimicking chondrosarcoma. Skeletal Radiol 27: 337-340, 1998
4) WHO Classification of Tumours Editorial Board (ed): WHO Classification of Tumours, Soft Tissue and Bone Tumours. 5th ed., World Health Organization, 252-254, 2020
5) Lewis MM, et al.: Periosteal chondroma. A report of ten cases and review of the literature. Clin Orthop Relat Res 256: 185-192, 1990
6) Unni KK, et al.: AFIP ATLAS OF TUMOR PATHOLOGY Series4 Tumors of the Bones and Joints. Silver Spring, 56-59, 2005
7) Campanacci M: Bone and Soft Tissue Tumors. 2nd ed. Springer, 227-233, 1999

骨膜性軟骨腫

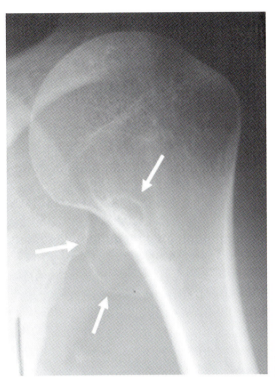

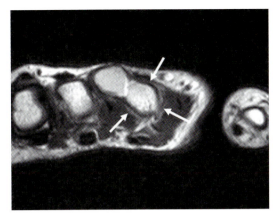

図2 13歳の男子 右手のMRI T2強調横断像.右手第2指中手骨より尺側方向に突出する結節性病変を認める.境界は明瞭で,表面には薄い低信号帯を認める(矢印).内部は高信号を示している.

図1 20歳代の女性 左肩の単純X線写真正面像.左上腕骨近位骨幹端部の骨表面に外方に突出する骨透亮像を認める.辺縁には,薄い殻状の硬化性変化を認める(矢印).

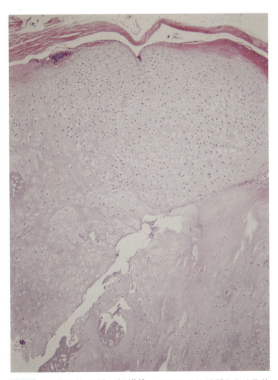

図3 骨膜性軟骨腫の組織像 硝子軟骨性基質を有する軟骨性腫瘤が,骨膜に相当する薄い線維性被膜に覆われている.

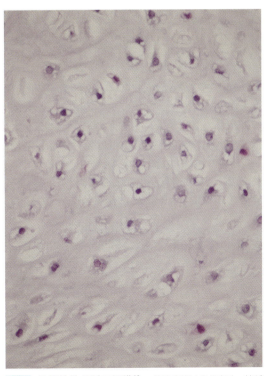

図4 骨膜性軟骨腫の組織像 細胞密度はやや高く,核が腫大し2核細胞が散見されるが,クロマチンの増加など有意な核異型はみられない.

第2章　骨腫瘍　■ 軟骨形成性腫瘍

A 良性腫瘍　2. 軟骨腫

a. 内軟骨腫 Enchondroma

山口岳彦 / 稲岡　努 / 木村浩明

1　概　念

骨内に発生する硝子軟骨性の良性病変．腫瘍径は通常2 cm 未満で，無症状のことが多い．

2　疫　学

良性骨腫瘍の 10〜25% を占め，骨腫瘍としては比較的頻度が高い．多くは無症状のため偶発的に見つかることが多く，実際の発生頻度はより高いと考えられる．どの年代でもみつかるが，20〜30 歳代に多い．男女差はない．好発部位は手足の小管骨で，次いで上腕骨近位，大腿骨近位および遠位に多い．長管骨では骨幹端部で中心性に発生する．扁平骨発生はまれである．

3　画像診断

a) 単純 X 線写真，CT：限局性の溶骨性病変で，内部に点状やリング状，弓状の軟骨性石灰化を伴う．石灰化の程度は様々だが，病変全体に分布する．膨隆性発育を示すことがあり，骨皮質の菲薄化がみられる（図 1）．さらに外方に突出することもある．病的骨折を伴うことがある．

b) MRI：豊富な軟骨成分を反映して T 2 強調像で著明な高信号を呈することが多い．境界は明瞭である．内部の石灰化は低信号域として描出される[1,2]（図 2）．また，内部の T 2 信号の低下や周囲に反応性の浮腫性変化をみた場合には，病的骨折を疑う必要がある．

c) 画像上の鑑別診断：骨梗塞，骨膜軟骨腫，線維性骨異形成，褐色腫（brown tumor），単純性骨嚢腫，軟骨肉腫，骨肉腫，転移性骨腫瘍．

4　病理診断

a) 肉眼像：搔爬により治療されることが多いため，透明感のある灰白色組織片としてみられ，しばしば石灰化・骨化を伴っている．切除標本では，骨内に限局する境界明瞭な癒合性多結節性軟骨性腫瘤としてみられる．

b) 組織像：比較的細胞密度の乏しい硝子軟骨性腫瘍で，小型分葉状を呈する（図 3）．病変は既存骨梁に取り囲まれ，encasement pattern と呼ばれる．骨梁間や Havers 管への浸潤像をみることはない．軟骨細胞は軟骨小窩（lacuna）内にみられ，核は小型で濃縮していることが多い（図 4）．2 核細胞は少なく，核異型や核分裂像をみることはない．30 歳以降の症例では，凝固壊死や石灰化・骨化が目立つようになる．手足の小管骨発生例では，細胞密度が高く，核は腫大し，2 核細胞が目立ち，軽度の異型を示す傾向がある．少なくとも半数を超える症例に，後天的な IDH1 あるいは IDH2 遺伝子変異によるヘテロ接合型体細胞変異を認める[3]．

5　治療・予後[4〜7]

長管骨の内軟骨腫の多くは偶然発見され，画像所見が典型的で痛みや皮質の菲薄化などがない場合は生検や治療の必要性はなく，経過観察がよい．しかし画像所見から内軟骨腫が強く疑われても，疼痛を誘発している場合や急速に増大している場合は，軟骨肉腫の可能性を考慮し生検術を行う．軟骨性腫瘍の生検は，針生検などの少量の検体では正確な診断が難しいため，可能な限り切開生検を行うことが望ましい．

手指や足趾では，疼痛や病的骨折が多くみられ，搔爬術の適応になる場合が多い．長管骨の場合，骨皮質が菲薄化し病的骨折を起こしそうな場合や疼痛の原因となる場合は手術の適応となる．また，生検の検体だけでは内軟骨腫と異型軟骨性腫瘍 / 軟骨肉腫 grade1 を鑑別するのが困難な場合があり，この場合も診断と治療を兼ねて搔爬術が行われる．小侵襲手術として関節鏡視下での搔爬術も報告されている．病的骨折を起こしている時は，骨折が治癒してから搔爬術を行う．再発は数 % とまれであり，再発した時には軟骨肉腫の可能性を考え，病理診断を再度検討する必要がある．

a. 内軟骨腫

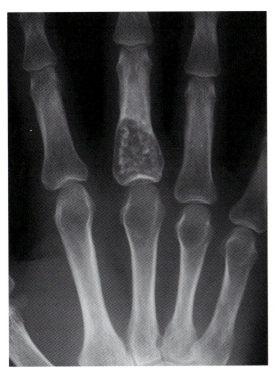

図1 **50歳の男性** 右手の単純X線写真正面像．右第3指基節骨近位部に境界明瞭な溶骨性病変を認める．膨隆性に発育し，骨皮質は菲薄化している．内部に輪状および弓状の石灰化がみられる．

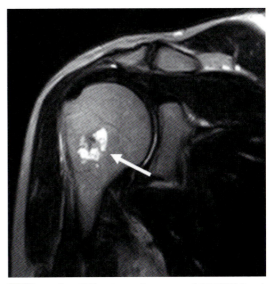

図2 **30歳の男性** 右肩関節のMRI T2強調冠状断像．上腕骨近位骨幹端部中心性に分葉状で境界明瞭な結節性病変を認める（矢印）．著明な高信号を呈しているが，中心部では石灰化を反映して低信号を示している．

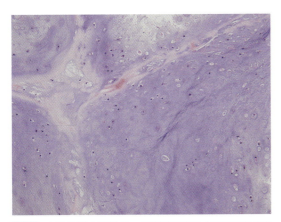

図3 **内軟骨腫の組織像** 細胞密度の乏しい硝子軟骨性腫瘍が，偽分葉状に増生している．

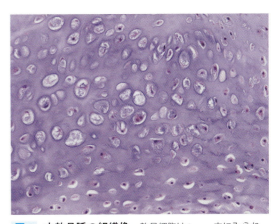

図4 **内軟骨腫の組織像** 軟骨細胞はlacuna内にみられ，核は小型で濃縮し，細胞質は好酸性を示している．少数の2核細胞を認める．

文　献

1) Murphey MD, et al.: Enchondroma versus chondrosarcoma in the appendicular skeleton: differentiating features. Radiographics 18: 1213-1237, 1998
2) Cohen EK, et al.: Hyaline cartilage-origin bone and soft-tissue neoplasms: MR appearance and histologic correlation. Radiology 167: 477-481, 1988
3) WHO Classification of Tumours Editorial Board (ed): WHO Classification of Tumours, Soft Tissue and Bone Tumours. 5th ed., World Health Organization, 353-355, 2020
4) Unni KK, et al.: Tumors of the Bones and Joints (AFIP Atlas of Tumor Pathology Series 4). American Registry of Pathology Press, 46-52, 2005
5) 吉川秀樹（専門編集），越智隆弘（総編集）：20 骨・軟部腫瘍および関連疾患（最新整形外科学大系），中山書店，184-187, 2006
6) Campanacci M: Bone and Soft Tissue Tumors. 2nd ed. Springer, 213-227, 1999
7) Sekiya I, et al.: The treatment of enchondromas in the hand by endoscopic curettage without bone grafting. J Hand Surg Br 22: 230-234, 1997

第2章　骨腫瘍　**1** 軟骨形成性腫瘍

A 良性腫瘍　2. 軟骨腫

b. 骨軟骨腫 Osteochondroma

山口岳彦 / 稲岡　努 / 木村浩明

1 概　念

軟骨帽(cartilage cap)を有する外向性隆起性骨病変. 異所性骨端軟骨板により生じる良性骨病変と理解でき, 骨の成長に合わせて大きくなり, 骨の成長が止まるとともに病変の大きさは一定となる. 腫瘍の骨髄は罹患骨の骨髄と連続している. 骨端線閉鎖後も病変が大きくなるような時には, 悪性化を考慮する.

2 疫　学

最も高頻度にみられる骨腫瘍病変で, 良性骨腫瘍の約35％を占める. 多くは無症状のため, 実際の発症頻度はより高いと考えられる. 10歳代でみつかることが多く, 男性にやや多い. 骨幹端部に好発し, 大腿骨遠位・上腕骨近位・脛骨近位に多い. 扁平骨では腸骨・肩甲骨に比較的多い. 下顎骨を除く頭蓋・顔面骨に発生することはない. 罹患患者の約15％は多発性とされる(多発性骨軟骨腫症の項を参照).

3 画像診断

a) 単純X線写真, CT：骨皮質より外方に突出する隆起性骨病変で, 有茎性(pedunculated type)(図1)と広基性(sessile type)に大別される. ともに母床骨と隆起部の骨皮質, 骨髄腔が連続する. 先端部には数mm～1cm厚の軟骨帽が存在し, しばしば石灰化を伴う.

b) MRI：骨髄腔の連続性が確認できる. 病変先端部の軟骨帽(cartilage cap)がT2強調像で著明な高信号域として描出される. その周囲に滑液包が形成されることもあり, 軟骨帽との区別に注意を要する(図2). また, MRIでは病的骨折や周囲の筋肉や血管・神経の圧迫, 悪性化の有無についても評価する[1,2].

c) 画像上の鑑別診断：傍骨性骨肉腫, 骨膜軟骨腫, bizarre parosteal osteochondromatous proliferation(BPOP：Nora's lesion), 骨化性筋炎, 異所性骨化, 爪下外骨腫, 石灰沈着性腱炎, 上腕骨顆上突起.

4 病理診断

a) 肉眼像：有茎性あるいは広基性のポリープ状病変で, 先端部に透明感のある青白色の軟骨帽を有する. 軟骨帽は薄く, 厚みが2cmを超える時には異型軟骨腫瘍あるいは軟骨肉腫への転化を疑う. 軟骨帽下骨内には通常黄色の脂肪髄がみられ, 必ず罹患骨の骨髄と連続している.

b) 組織像：軟骨帽は骨端軟骨板様の硝子軟骨からなり, 骨膜から連続する線維性皮膜であるperichondriumに覆われている(図3). 軟骨帽は若年例では瑞々しいが, 思春期以降ではしばしば変性し, 高齢者では消失してしまうこともある. 軟骨細胞はclusterを形成し, 核は腫大するも異型に乏しい. 骨との境界部では内軟骨骨化をみる(図4). 病変は罹患骨と連続し, 骨髄を共有している. 軟骨帽に接して滑液嚢胞形成をみることがある[3]. 対立遺伝子双方の*EXT1*あるいは*EXT2*遺伝子の不活化により発生すると考えられ, *EXT1*遺伝子のホモ接合体欠失を約80％の単発性骨軟骨腫に認める[4].

5 治療・予後 [5~7]

一般的に骨成長とともに増大し, 骨端線が閉鎖するころには病巣の増大も止まる. その後は自然消退・縮小していく可能性もあるため, 無症候性の腫瘍に対しては原則的に切除する必要はない. 痛み, 筋肉や腱とのインピンジメント, 関節変形, 神経・血管の圧迫などの併発がある場合は軟骨帽を含めた切除術が行われる. 約2％に再発が認められ, 幼弱であるほど再発率が高い. 再発の多くは軟骨帽の不完全な切除, あるいはおそらく腫瘍表面の骨膜様組織の不完全な切除に起因するものである. よって軟骨帽を完全に切除することと基部を残さないように切除することが重要である. まれではあるが悪性化することがあり, そのほとんどは成長期以降に軟骨肉腫へ悪性化すると報告されているため, 成人になり, 腫瘍の増大をきたした時は悪性化を疑う.

b. 骨軟骨腫

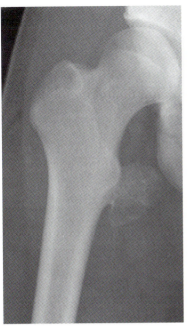

図1 10歳代の男性　右大腿骨の単純X線写真正面像．右大腿骨小転子より突出する有茎性骨軟骨腫で，母床骨と隆起部分骨皮質，骨髄腔が連続している．

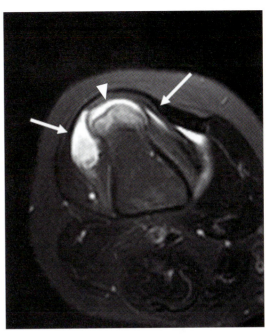

図2 10歳代の男性　大腿部のMRI T2強調横断像．大腿骨前面より外方に突出する隆起性病変で，骨髄腔が連続している．表面には著明な高信号を呈する軟骨帽（矢頭）がみられ，その周囲には二次性に形成された滑液包（矢印）を認める．

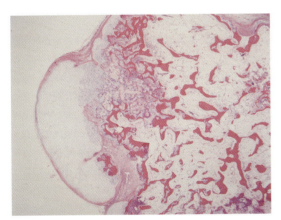

図3 骨軟骨腫の組織像　軟骨帽はperichondriumに覆われ，軟骨は内軟骨骨化層を経て脂肪髄を有する海綿骨に移行する．

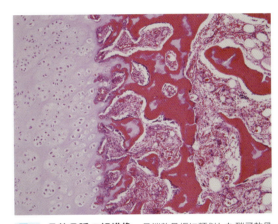

図4 骨軟骨腫の組織像　骨端軟骨板に類似した硝子軟骨が内軟骨骨化を経て海綿骨に移行している．軟骨細胞はclusterを形成し，核は腫大しているが異型に乏しい．

▶ 文　献

1) Cohen EK, et al.: Hyaline cartilage-origin bone and soft-tissue neoplasms: MR appearance and histologic correlation. Radiology 167: 477-481, 1988
2) Mehta M, et al.: MR imaging of symptomatic osteochondromas with pathological correlation. Skeletal Radiol 27: 427-433, 1998
3) Czerniak B: Dorfman and Czerniak's Bone Tumors. 2nd ed., Elsevier, 356-473, 2016
4) WHO Classification of Tumours Editorial Board (ed): WHO Classification of Tumours, Soft Tissue and Bone Tumours. 5th ed., World Health Organization, 356-358, 2020
5) 吉川秀樹（専門編集），越智隆弘（総編集）：20，骨・軟部腫瘍および関連疾患（最新整形外科学大系），中山書店，180-183, 2006
6) Campanacci M: Bone and Soft Tissue Tumors. 2nd ed. Springer, 213-227, 1999
7) Aiba H, et al.: Spontaneous shrinkage of solitary osteochondromas. Skeletal Radiol 47: 61-68, 2018

第2章　骨腫瘍　**1** 軟骨形成性腫瘍

A 良性腫瘍　2. 軟骨腫

c. 軟骨芽細胞腫 Chondroblastoma

山口岳彦 / 稲岡　努 / 木村浩明

1 概　念

長管骨骨端部(epiphysis, apophysis)に好発する軟骨分化を示す良性骨腫瘍. 多数の破骨細胞様多核巨細胞が出現することから, 巨細胞腫と間違えられることも多い. 2013年版WHO分類ではintermediate(rarely metastasizing)に分類されていたが, 2020年版では良性に再分類された[1].

2 疫　学

全骨腫瘍の1～2%を占める. どの年齢層でもみられるが, 10歳代に多い. 長管骨の骨端部に好発し, 膝関節周囲が最も多い. 次いで上腕骨近位・大腿骨近位に多く, 側頭骨・膝蓋骨・踵骨にも発生する. 症状の多くは比較的弱い疼痛で, 関節炎症状や関節水腫を伴うことがある.

3 画像診断

a) 単純X線写真, CT：円形あるいは楕円形の溶骨性病変で, 病変の大部分が骨端部に存在する. 辺縁に薄い硬化縁が認められる. 内部には, しばしば隔壁様構造や石灰化を伴う(図1). また, 骨膜反応もみられる. 特に大腿骨では大転子部, 上腕骨では大結節部に発生する[1].

b) MRI：T2強調像では低信号から高信号と様々な信号強度を示し, T1強調像では低信号から中等度信号を示す. 辺縁には硬化縁を反映して低信号帯がみられる. また, 周囲には広範な浮腫性変化を伴うことが多く, 時として関節液貯留もみられる[2,3](図2). 嚢胞変性に出血を伴うことがあり, 液面形成を呈することもある(動脈瘤様骨嚢腫変化).

c) 画像上の鑑別診断：淡明細胞型軟骨肉腫, 動脈瘤様骨嚢腫, 骨巨細胞腫, Langerhans細胞組織球症, 骨内ガングリオン, 転移性骨腫瘍, 上腕骨大結節部の偽性嚢胞, 無腐性骨壊死.

4 病理診断

a) 肉眼像：掻爬により採取されることから, 赤褐色調の組織片としてみられることが多い. 石灰化の程度により黄白色調の領域が混じる. 明らかな軟骨片が混じることは少なく, 動脈瘤様骨嚢腫変化を伴うことが多い.

b) 組織像：軟骨芽細胞に類似した腫瘍細胞がシート状に増生する. 中心性あるいは辺縁性にみられる類円形核は, しばしば核溝を有している. 細胞質は豊富で淡好酸性を示し(図3), 細胞境界は明瞭. 多核巨細胞が混在し, 時に目立つため骨巨細胞腫と鑑別を要する. 成熟した硝子軟骨島をみることはまれで, 類骨に類似した淡好酸性から好塩基性に染色される無構造な軟骨様基質を認める(図4). 腫瘍細胞周囲の石灰化 "chicken wire calcification" をしばしば認める. 動脈瘤様骨嚢腫変化を伴うことも多い[4]. ヒストンの*H3F3B* K36M点突然変異を有し, 免疫組織化学染色にてH3F3B K36M蛋白に対し核が陽性を示す. S-100蛋白やSOX9も陽性を示し, cytokeratinやp63にも陽性を示すことがある. 内軟骨腫などでみられる*IDH1*, *IDH2*遺伝子変異はみられない.

5 治療・予後 [5～7]

治療は掻爬と骨欠損の大きさに応じた骨移植が行われる. 再発は9～18%と報告されており, そのほとんどは3年以内に認められる. 手術時にはハイスピードバーを用いて掻爬するが, 軟骨芽細胞腫は骨端部に発生することが多く, 関節面の損傷や関節内への腫瘍細胞の播種を起こさないようにすること, また骨端線の損傷に注意する. 長期の経過観察で10%前後に関節症性変化や骨端線損傷による脚長差が出現したとの報告もされている. また良性にもかかわらずまれに肺に移行(転移)すること(2%以下)が知られているが, 致死的になることはまずなく切除術で治癒可能である. 悪性化の報告は非常にまれであり, そのほとんどは放射線治療数年後に線維肉腫や骨肉腫になったものである.

c. 軟骨芽細胞腫

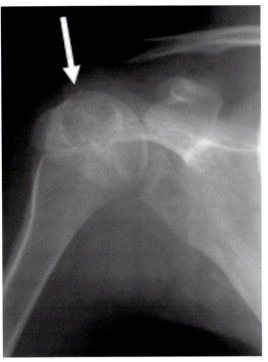

図1　7歳の男子　右肩関節の単純X線写真正面像．右上腕骨近位骨端内に楕円形の溶骨性病変を認める（矢印）．境界は明瞭で，軽度の硬化縁を認める．内部には淡い石灰化を認める．軟骨芽細胞腫の所見と考える．

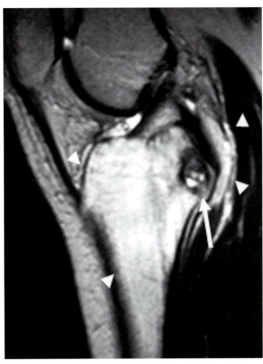

図2　10歳代の男性　下腿のMRI T2強調矢状断像．右脛骨近位骨端部に円形の溶骨性病変を認める（矢印）．内部は高信号，低信号が混在し，辺縁には低信号帯がみられる．また，周囲には著明な骨髄浮腫を伴い，一部軟部組織にも広がっている（矢頭）．関節液貯留もみられる．

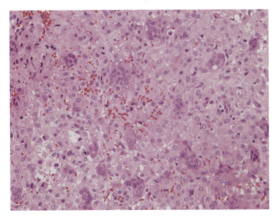

図3　軟骨芽細胞腫の組織像　境界明瞭な腫瘍細胞がシート状に増殖している．核は類円形で，細胞質は豊富で淡好酸性を示す．破骨細胞様多核巨細胞が散在している．

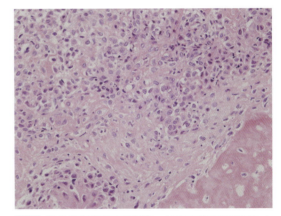

図4　軟骨芽細胞腫の組織像　右下の好酸性基質形成とともに，類円形腫瘍細胞間に一見類骨を思わせる淡好酸性基質形成を認める．

▶ 文　献

1) WHO Classification of Tumours Editorial Board (ed): WHO Classification of Tumours, Soft Tissue and Bone Tumours. 5th ed., World Health Organization, 359-361, 2020
2) Hayes CW, et al.: Misleading aggressive MR imaging appearance of some benign musculoskeletal lesions. Radiographics 12: 1119-1134, 1992
3) Cohen EK, et al.: Hyaline cartilage-origin bone and soft-tissue neoplasms: MR appearance and histologic correlation. Radiology 167: 477-481, 1988
4) Dorfman HD, et al.: Bone Tumors. Mosby, 253-352, 1998
5) WHO Classification of Tumours Editorial Board (ed): WHO Classification of Tumours, Soft Tissue and Bone Tumours. 5th ed., World Health Organization, 2020
6) Brunet L, et al.: Chondroblastomas in children and young adults: Revision of 55 cases. J Pediatr Orthop 44: 184-191, 2024
7) Muratori F, et al.: Long term outcome of surgical treatment of chondroblastoma: analysis of local control and growth plate/articular cartilage related complications. BMC Musculoskelet Disord 24: 139, 2023

第2章　骨腫瘍　**1** 軟骨形成性腫瘍

A 良性腫瘍　2. 軟骨腫

d. 軟骨粘液線維腫 Chondromyxoid fibroma

山口岳彦 / 稲岡　努 / 木村浩明

1 概　念

　豊富な軟骨様粘液基質を背景に，紡錘形あるいは星芒状の腫瘍細胞が分葉状増生を示すまれな良性骨腫瘍である．名称は線維性腫瘍を想起させるが，軟骨分化を有する軟骨性腫瘍であり，軟骨芽細胞腫との形態的な類似性も指摘されている．2013年版WHO分類ではintermediate（locally aggressive）に分類されていたが，2020年版では良性に再分類された[1]．

2 疫　学

　最もまれな骨腫瘍の1つであり，全骨腫瘍の約1%程度である．10～20歳代に好発し，性差はないか男性にやや多い．長管骨の骨幹端部に好発し，脛骨近位が最も多く，次いで手足の骨にみられる．扁平骨では，腸骨に好発する．皮質骨内や骨表面に発生することがある[2]．

3 画像診断

a）単純X線写真，CT：偏在性に存在する境界明瞭な溶骨性病変で，薄い硬化縁がみられる．内部には隔壁様構造を伴うことが多い．しばしば膨隆性発育を示し，骨皮質の菲薄化がみられる（図1）．時には骨皮質を越えて軟部組織へと浸潤することがある（図2）．石灰化を伴うことは比較的まれである[3,4]．

b）MRI：T2強調像では多彩な病理組織像を反映して不均一な信号強度を呈する．T1強調像では低信号から中等度信号を示す．辺縁には硬化縁による低信号帯がみられる．造影後では，不均一な増強効果を示す．軟部組織へ浸潤する場合には，周囲臓器との関係について評価が必要である．

c）画像上の鑑別診断：線維黄色腫，線維性骨異形成，単純性骨嚢腫，動脈瘤様骨嚢腫，アダマンチノーマ，内軟骨腫，軟骨芽細胞腫，軟骨肉腫，骨巨細胞腫，転移性骨腫瘍．

4 病理診断

a）肉眼像：境界明瞭で分葉状を呈し，半透明状で青みがかった灰白色調の硝子軟骨類似の病変としてみられる．

b）組織像：豊富な粘液基質を背景に，紡錘形あるいは星芒状細胞が分葉状増生を示す．細胞密度は，各分葉の中心部で低く辺縁部では高い（図3）．腫瘍細胞は細長く，しばしば双極性を示す（図4）．腫瘍細胞は類円形から紡錘形を呈し，細胞質は淡好酸性から好酸性を示す．核分裂像はまれであり，異型分裂像はみられない．一般的に核異型に乏しいが，核の大小不同が目立ち悪性腫瘍，特に軟骨肉腫と鑑別を要することもある．各分葉間には血管が目立ち，その周囲には破骨細胞様多核巨細胞が出現する．軽度の炎症細胞浸潤やヘモジデリン沈着をみる．明瞭な硝子軟骨を形成することはまれで，石灰化は目立たないことが多い[4]．免疫組織化学染色にて，軟骨領域の腫瘍細胞はS-100蛋白に陽性を示し，分葉辺縁部の紡錘形腫瘍細胞はSMAやSOX9に陽性を示す．基質はcollagen IIに陽性を示す．

5 治療・予後 [5~7]

　腫瘍内掻爬＋骨移植では再発率が高く（20%），en blockでの切除術が勧められる．再発する時期は2年以内が多いが，時に10年以上かかって再発することもあるので長期間の経過観察が必要である．再発しても予後は良好である．悪性転化例の報告がある．

▶ 文　献

1) WHO Classification of Tumours Editorial Board（ed）: WHO Classification of Tumours, Soft Tissue and Bone Tumours. 5th ed., World Health Organization, 362-364, 2020
2) Baker AC, et al.: Juxtacortical chondromyxoid fibroma of bone: a unique variant: a case study of 20 patients. Am J Surg Pathol 31: 1662-1668, 2007
3) Wilson AJ, et al.: Chondromyxoid fibroma: radiographic appearance in 38 cases and in a review of the literature. Radiology 179: 513-518, 1991
4) Yamaguchi T, et al.: Radiographic and histologic patterns of calcification in chondromyxoid fibroma. Skeletal Radiol 27: 559-564, 1998
5) Unni KK, et al.: AFIP ATLAS OF TUMOR PATHOLOGY Series4 Tumors of the Bones and Joints. Silver Spring, 67-73, 2005
6) 吉川秀樹（専門編集），越智隆弘（総編集）：20 骨・軟部腫瘍および関連疾患（最新整形外科学大系）．中山書店，191-193, 2006
7) Campanacci M: Bone and Soft Tissue Tumors. 2nd ed. Springer, 265-277, 1999

d. 軟骨粘液線維腫

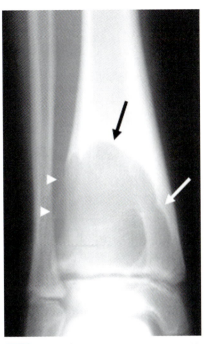

図1 9歳の女子　右脛骨遠位部の単純X線写真正面像．右脛骨遠位骨幹端で偏在性に骨透亮像を認める．軽度の硬化縁を伴う（矢印）．膨隆性に発育し，骨皮質は著明に菲薄化している（矢頭）．

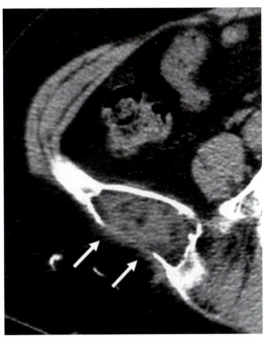

図2 60歳の女性　骨盤骨の単純CT．右腸骨に境界明瞭な溶骨性病変を認め，膨張性の発育を示している．背側部の骨皮質は著明に菲薄化し，わずかに周囲への浸潤がみられる（矢印）．

第2章　骨腫瘍

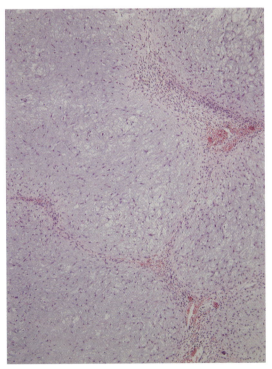

図3 軟骨粘液線維腫の組織像　豊富な粘液基質を有する紡錘形腫瘍細胞が分葉状に増生している．分葉間には血管がみられ，分葉辺縁部では細胞密度が中心部より高い．

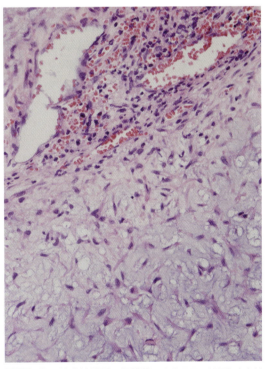

図4 軟骨粘液線維腫の組織像　血管周囲では細胞密度がやや高い．腫瘍細胞は双極性あるいは星芒状で，核は異型に乏しく，細胞質は淡好酸性を示す．

第2章　骨腫瘍　**1** 軟骨形成性腫瘍

A 良性腫瘍　2. 軟骨腫

e. 爪下外骨腫 Subungual exostosis

加藤生真 / 齋藤祐貴 / 木村浩明

1 概　念

　爪床部直下の指趾末節骨表面に発生する良性の骨軟骨形成性腫瘍である. かつては傍骨性骨軟骨異形増生(bizarre parosteal osteochondromatous proliferation：BPOP)などとともに反応性腫瘍様病変として一括りに捉えられていたが, 現在は BPOP とは異なる臨床病理学的特徴と遺伝子異常(*COL12A1* や *COL4A5* を含む融合遺伝子)を有する別個の腫瘍性疾患として認知されている[1].

2 疫　学

　18 歳未満の若年者に好発する. やや女性に多い. 好発部位は第 1 趾の爪下部(末節骨背側あるいは内側)で, 緩徐に増大する有痛性の隆起性病変として認識される. 表面が潰瘍化したり感染を伴うこともある.

3 画像診断

a) **単純 X 線写真, CT**：爪下外骨腫は末節骨の背側ないし背内側面から突出する孤立性の骨性隆起であり, 母床骨とは皮質や骨髄腔の連続性を欠く[2,3] (図 1). 初期の病変は単純 X 線写真で軟部組織内の不明瞭な陰影として描出されるが, 徐々に石灰化・骨化が進み明瞭になる[3].

b) **MRI**：爪下外骨腫の線維性軟骨はいずれのシーケンスでも低信号を呈する[2,3] (図 2).

c) **画像上の鑑別診断**：手指の骨化性病変として骨軟骨腫, BPOP が爪下外骨腫に類似する. 骨軟骨腫は骨皮質や骨髄腔が母床から病変に連続し, ヒアリン軟骨が T2 強調像で高信号を示す[2,3]. BPOP では爪下外骨腫と同様に母床骨との骨髄腔の連続性はみられないが, 遠位指節骨・趾節骨には生じない傾向がある[4].

4 病理診断

　爪下部の線維性結合組織から不明瞭に移行するようにして, 表面を線維軟骨が覆う結節性病変として認められる(図 3). 軟骨成分においては, 核腫大や核密度の増加が認められる. 線維軟骨は深部で内軟骨骨化を経て骨へと移行し, 骨梁間には線維成分の増生が認められる(図 4). 深部では既存の骨表面に付着することが多い. 既存骨髄との連続性は認めない.

5 治療・予後

　良性病変であり, 爪の変形や痛みの原因になっている場合などは切除を行う. 手術の際には病巣の大きさや突出している方向などを考慮して, fish-mouth incision もしくは爪甲剥離を併用した背側アプローチを使い分けて腫瘍に到達する. 正常な海綿骨まで掻爬することにより病変を完全に切除することが望ましい. 局所再発することがしばしばあるため, 切除後も注意が必要である.

e. 爪下外骨腫

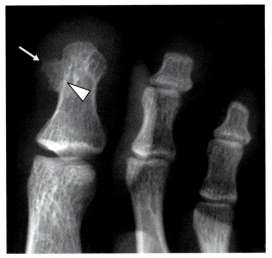

図1 14歳の女子　左足趾単純X線写真斜位像.
左第1趾末節骨背側に骨性隆起を認める（矢印）．骨性隆起と母床との間に骨皮質がみられ（矢頭），骨髄腔の連続性はないようにみえる．

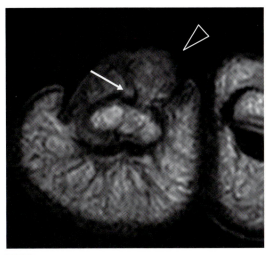

図2 13歳の女子　左第1趾MRI T2強調横断像
第1趾末節骨背側に隆起性病変を認める．第1趾末節骨と病変部の骨髄腔の連続性はみられない（矢印）．軟骨帽の信号は不明瞭である（矢頭）．

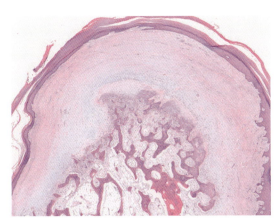

図3 爪下外骨腫　爪床部の線維組織と境界不明瞭な状態で線維軟骨組織が帽状に認められ，骨へと移行している．

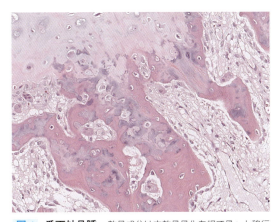

図4 爪下外骨腫　軟骨成分は内軟骨骨化を経て骨へと移行している．骨梁間には疎な線維増生を認める．

▶ 文　献

1) Memon RA, et al.: Some reactive lesions of bone are probably neoplasms. Arch Pathol Lab Med 146: 60-69, 2022
2) Baek HJ, et al.: Subungual tumors: clinicopathologic correlation with US and MR imaging findings. Radiographics 30: 1621-1636, 2010
3) Dorfman HD, et al.: Dorfman and Czerniak's Bone Tumors, 2nd ed. 1384-1393, Elsevier, 2016
4) Torreggiani WC, et al.: MR imaging features of bizarre parosteal osteochondromatous proliferation of bone (Nora's lesion). Eur J Radiol 40: 224-231, 2001
5) WHO Classification of Tumours Editorial Board (ed): WHO Classification of Tumours, Soft Tissue and Bone Tumours. 5th ed., World Health Organization, 2020
6) Damron TA: Subungual exostosis of the toes: a systematic review. Clin Orthop Relat Res 472: 1260-1261, 2014

第2章　骨腫瘍　**1** 軟骨形成性腫瘍

A 良性腫瘍　2. 軟骨腫

f. 傍骨性骨軟骨異形増生(BPOP)

Bizzare parosteal osteochondromatous proliferation　　　　加藤生真 / 姫野貴司 / 木村浩明

1 概　念

　骨表面に発生する良性の骨軟骨形成性病変である．爪下外骨腫などと合わせて反応性腫瘤様病変として一括りにされていた時代もあるが，臨床的に再発を繰り返す経過・特異的遺伝子異常(COL1A1/COL1A2 再構成あるいは COL1A1 変異)が検出される点から，現在は概念の確立された1つの腫瘍性病変として認知されている[1]．

2 疫　学

　若年成人の手指や足趾の骨表面に好発し，緩徐に増大する無痛性の腫瘤として認識される．性差はない．

3 画像診断

a) 単純 X 線写真，CT：骨皮質と連続する境界明瞭な石灰化，骨化を伴う茸状の隆起性病変を認める(図1)．髄腔との連続性は認めない．

b) MRI：T1 強調像で低信号を呈する．T2 強調像や脂肪抑制 T2 強調像で様々な程度の高信号を呈し，病変内の軟骨成分の割合によって内部の信号変化が生じる(図2)．また，軟骨帽様の T2 強調像高信号域を伴うこともある．造影効果は内部の性状によって様々で，炎症細胞浸潤により髄腔内にまで増強効果を示した報告もある．

c) 画像上の鑑別診断：四肢末梢に好発する石灰化を伴う腫瘤性病変が鑑別としてあがり，骨軟骨腫，爪下外骨腫，骨髄炎などがある．特に好発部位・頻度から骨軟骨腫との鑑別が重要だが，軟部腫瘤と髄腔との連続性がない場合は BPOP と判断できる[2]．ただし，連続性がある場合は骨軟骨腫または炎症を伴う BPOP の可能性がある[3]．

4 病理診断

　軟骨・骨・線維成分の不規則かつ不均一な混在からなる結節性病変である．腫瘤表面は線維成分が覆い，辺縁部では硝子軟骨が主体となる(図3)．軟骨では不規則な石灰化を伴って骨へと移行する像が多くの症例で認められる．軟骨細胞には核腫大や二核化がみられ，核の異型性や多形性を認めることもある．骨は骨折仮骨に類似した細かな石灰沈着を伴い，blue bone と呼ばれる(図4)．

骨梁間には線維増生が認められる．病変基部は既存骨の表面と連続しているが，既存骨髄との連続性は認めない．

5 治療・予後

　良性病変であるが，単純切除を行った場合，約半数に再発が認められるという報告もある．再発率は病巣の成熟度と関連しており，しばらく経過観察した後に切除すると再発率が低くなるともいわれている．また，病変被膜や母床骨の骨膜切除，decortication を行うことで再発率が低下するという報告もある[4~6]．

f. 傍骨性骨軟骨異形増生（BPOP）

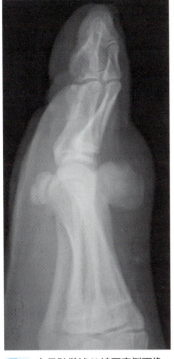

図1 右足趾単純X線写真側面像

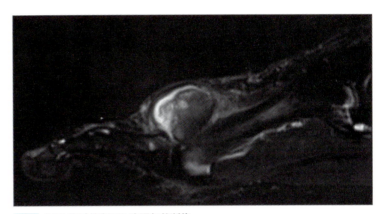

図2 MRI 脂肪抑制T2強調矢状断像

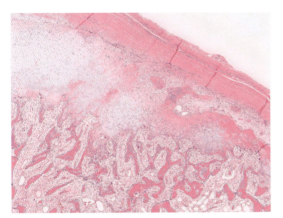

図3 BPOP 無秩序な骨軟骨形成からなる腫瘤.

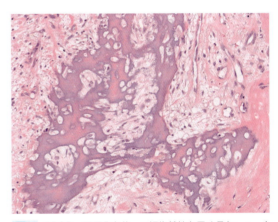

図4 BPOP 石灰化を伴って好塩基性を示す骨（blue bone）を認める.

第2章 骨腫瘍

▶ 文 献

1) Kao YC, et al.: Identification of COL1A1/2 mutations and fusions with noncoding RNA genes in bizarre parosteal osteochondromatous proliferation (Nora lesion). Mod Pathol 36: 100011, 2023
2) Torreggiani WC, et al.: MR imaging features of bizarre parosteal osteochondromatous proliferation of bone (Nora's lesion). Eur J Radiol 40: 224-231, 2001
3) Orui H, et al.: Magnetic resonance imaging characteristics of bizarre parosteal osteochondromatous proliferation of the hand: a case report. J Hand Surg Am 27: 1104-1108, 2002
4) WHO Classification of Tumours Editorial Board (ed): WHO Classification of Tumours, Soft Tissue and Bone Tumours. 5th ed., World Health Organization, 2020
5) Michelsen H, et al.: Bizarre parosteal osteochondromatous proliferation (Nora's lesion) in the hand. J Hand Surg Am 29: 520-525, 2004
6) Bajwa SN, et al.: Bizarre parosteal osteochondromatous proliferation- A case series of typical and atypical presentations. J Orthop Case Rep 10: 45-50, 2019

第2章　骨腫瘍　**1** 軟骨形成性腫瘍

B 中間群（局所侵襲性）＆悪性

I. 滑膜性軟骨腫症 Synovial chondromatosis

田宮貞史 / 小橋由紋子 / 武内章彦

1 ▶ 概　念

　関節や腱鞘などの滑膜に多数の結節状軟骨増殖がみられる良性疾患である．関節内に増生した組織による遊離体を生じることがある．増生する軟骨は化生によるものとされてきたが，クローナルな増殖を示唆する報告を元に局所破壊性腫瘍に分類されている．骨形成を混じたものは滑膜骨軟骨腫症と呼ばれる[1,2]．

2 ▶ 疫　学

　成人男性に多くみられる，比較的まれな疾患である．通常，1つの比較的大きな関節が侵される．膝関節に最も多く，そのほか股関節，肘関節，手関節，足関節，肩関節，側頭下顎関節等にみられる．

3 ▶ 画像診断 [3,4]

a) **単純 X 線写真**：関節周囲の軟部腫脹を認める．軟骨腫の石灰化 / 骨化は円形やリング状を呈するが，同定できるのは約 3 割のみ．

b) **MRI**：関節内，滑液包，腱鞘内に粒状に出現する．軟骨成分を反映して活動期では T2 強調像で高信号，T1 強調像で低信号を呈する．このため関節水腫と同等の信号であり見落とす場合も少なくない．非活動性の時には石灰沈着していることが多く，全てのシーケンスで信号が低下する（図 1，2）．

c) **画像上の鑑別診断**：変形性関節症に伴う剥離した軟骨組織や滑膜などの関節遊離体や自己免疫疾患に伴う米粒体があげられる．後者は病理学的な成分は同一であるが，疾患概念は別である．

4 ▶ 病理診断

a) **肉眼像**：肉眼的に滑膜組織中に多数の数 mm から数 cm の結節を認める．1 つの病変を形成する結節は大小様々である．結節の割面は白色調，軟骨様であるが，石灰化の有無などによって修飾される．遊離体も同様の所見をとる．

b) **組織診断**：それぞれの結節は硝子軟骨からなり，線維性結合組織と滑膜組織に覆われている（図 3）．完成された軟骨組織の結節と，比較的新しい軟骨化生性変化様の結節が混在する（図 4）．軟骨細胞は多少の核の多形性を認める場合があり，骨や骨髄組織の形成を伴うこともある．このことから組織像のみでは他の疾患との鑑別が困難な場合があり，臨床像との対比が必要である．*FN1* 遺伝子の再構成によるキメラ遺伝子が高頻度に認められる．

5 ▶ 治療・予後

　緩徐に進行し数年後に腫瘍の活動性の低下が起こる self-limited な疾患であり，鎮痛薬や活動制限などの保存的治療が一般的であるが，関節の腫脹，疼痛，可動域制限などによる日常生活に支障をきたす場合には手術加療も候補となる．術式は，Milgram 分類による病期によって遊離体摘出および滑膜切除に分かれる[5]．I 期（滑膜内のみに軟骨体の形成を認める活動期）は滑膜切除のみ，II 期（滑膜内での軟骨体の形成と関節腔内に遊離した軟骨体が混在する移行期）は滑膜切除と遊離体摘出，III 期（関節腔内に多数の遊離軟骨体のみを認め非活動期）は遊離体摘出のみを行うとされる．関節切開による侵襲が危惧される股関節や足関節などでは関節鏡手術の良好な成績も報告されている[6]．術後の再発率は 15〜20% ほど

▶ **文　献**

1) Allred CD, et al.: Ultrastructure of synovial chondromatosis. Arch Pathol Lab Med 106: 688-690, 1982

2) Apte SS, et al.: An immunohistological study of cartilage and synovium in primary synovial chondromatosis. J Pathol 166: 277-281, 1992

3) Rasheed S, et al.: Clinics in diagnostic imaging（122）. Singapore Med J 49: 430-434, 2008

4) Murphey MD, et al.: From the Archives of the AFIP. Imaging of synovial chondromatosis with radiologic-pathologic correlation. Radiographics 27: 1465-1488, 2007

5) Milgram JW: Synovial osteochondromatosis: a histopathological study of thirty cases. J Bone Joint Surg Am 59: 792-801, 1977

6) Lee YK, et al.: Remaining loose bodies after arthroscopic surgery including extensive capsulectomy for synovial chondromatosis of the hip. Clin Orthop Surg 10: 393-397, 2018

7) Flanagan AM, et al.: Synovial chondromatosis. WHO Classification of Tumours Editorial Board（ed）: WHO Classification of Tumours, Soft Tissue and Bone Tumours. 5th ed., World Health Organization, 368-369, 2020

1. 滑膜性軟骨腫症

とされ，長期的なフォローアップが必要である[7]．二次性に関節症性変化をきたした場合には人工関節置換術が必要となる．また，まれに悪性転化をきたすことがあり，急速な病変の増大などの際は慎重な対応が必要である．

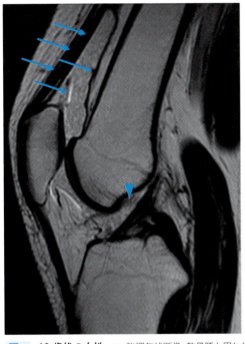

図1　40歳代の女性　T2強調矢状断像．軟骨腫と思われる，粒状の高信号からやや低信号を示す構造物が膝蓋上嚢に認められ，滑膜軟骨腫症と診断できる（矢印）．よくみると前十字靱帯の周囲にも同様の構造物が存在している（矢頭）．

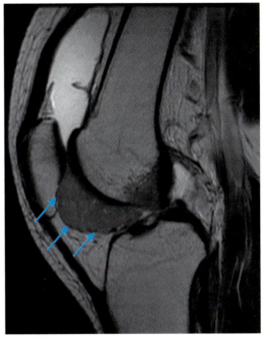

図2　40歳代の女性（図1と同一症例）　1年後．T2強調矢状断像．膝蓋上嚢に存在していた軟骨腫はさらに増加し関節内に塊状に存在している（矢印）．信号は低下しており，図1に比べて石灰沈着が進行していると思われる．

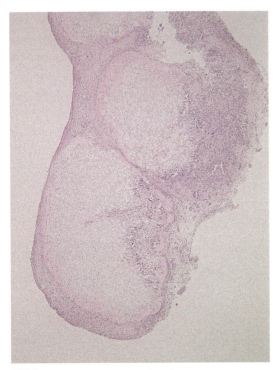

図3　滑膜組織内の複数の結節形成

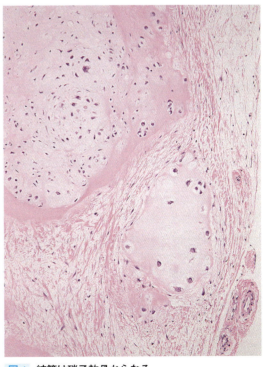

図4　結節は硝子軟骨からなる

第2章　骨腫瘍　**1** 軟骨形成性腫瘍

B 中間群（局所侵襲性）& 悪性

2. 骨内異型軟骨腫瘍 & 骨内軟骨肉腫（Grade I）

Atypical cartilaginous tumour/Chondrosarcoma, G1　山口岳彦 / 山口雅之・三宅基隆 / 武内章彦

1 概　念

中心性異型軟骨性腫瘍／軟骨肉腫 G1 は発生部位により区別され，前者は四肢骨に発生したもので中間悪性群（locally aggressive），後者は体幹骨に発生したもので悪性とする．骨軟骨腫や多発性内軟骨腫症から生じた同様の腫瘍は，二次性末梢性異型軟骨腫瘍／軟骨肉腫 G1 とする．脱分化軟骨肉腫の先行病変でもある．

2 疫　学

人口 100 万人に対し 6.63 例発症するとされ，20 歳代から増加し，50 歳代にかけて好発する．やや男性に多い．発生学的に内軟骨骨化を生じる骨に生じる．大腿骨（近位および遠位骨幹端部）に最も多く発生し，次いで骨盤・上腕骨・脛骨・肋骨に多い．手足の小管骨・脊椎・頭蓋底には少ない．

3 画像診断

a) **単純 X 線写真，CT**：骨透過性病変で，病変内部に，弓状，輪状の小石灰巣が重なって投影され，軟骨腫瘍に特徴的なポップコーンのような石灰化を呈する[1]（図 1a，図 2a）．
b) **MRI**：T2 強調像では，高信号を呈する軟骨組織の小葉が，低信号の隔壁に仕切られる[2,3]（図 1b, c，図 2b, c）．
c) **画像上の鑑別診断**：長管骨に生じた 5 cm 長以上の軟骨腫瘍で，骨皮質の肥厚や骨の膨張，骨皮質内層において深い局所的な骨吸収がみられる場合，内軟骨腫よりも骨内異型軟骨腫瘍（ACT）の可能性が高い．骨盤，肩甲骨，頭蓋骨を含む扁平骨に生じた 5 cm 以上の軟骨性腫瘍は，骨内軟骨肉腫の可能性が高い．上腕骨や大腿骨の骨幹の硬化病変は，骨梗塞と鑑別を要する．骨梗塞では，単純 X 線写真上，斑状または蛇行した硬化によって透過性が高い領域が囲まれる．MRI 上，正常な骨髄の信号が病変中心部に存在する．

4 病理診断

a) **肉眼像**：腫瘍は境界明瞭で，割面は分葉状で青味がかった透明感のある灰白色調を呈する．嚢胞形成・様々な程度の石灰化を伴う．骨内腫瘍では，皮質骨を圧迫し endosteal scalloping を示す．
b) **組織像**：豊富な硝子軟骨基質あるいは粘液性基質を有し，分葉状に増殖する．腫瘍境界は比較的明瞭であるが，骨梁間や Havers 管への浸潤をみる（図 3）．低～中等度の細胞密度を有し，核異型は乏しく，内軟骨腫に類似する．核は濃縮するものが多いが，核内クロマチンパターンが観察できる open chromatin pattern や 2 核細胞を散見する（図 4）．組織所見のみでは内軟骨腫との鑑別診断は困難なことが多いため，診断時には必ず画像所見を参考にする．*IDH1, IDH2* 遺伝子変異を，原発性軟骨肉腫の 38～70% に，骨内発生二次性軟骨肉腫の 86% に認める[1]．骨膜性軟骨肉腫にも同様の遺伝子異常がみられる．

5 治療・予後

長管骨に発生する ACT は，骨皮質の破壊がなければ内軟骨腫との鑑別が難しくまた緩徐に経過するため手術適応については慎重な判断が望まれる．かつては広範切除が一般的であったが，掻爬と補助療法（液体窒素やフェノールなど）による良好な成績が報告され[4]，また ACT から高悪性度への転化は 1% 以下とされており，active surveillance をすすめる報告もある[5]．しかし，その頻度や期間について定まった方針はなく国際的なコンセンサスが望まれる．一方で，術後の再発によって悪性度があがったという報告もあり，長期的なフォローアップが必要である．axial skeleton（脊椎，骨盤，肩甲骨など）に発生する骨内軟骨肉腫 grade 1（CS1）は，ACT よりも予後が悪い傾向があり広範切除が勧められる．ACT と CS1 を合わせた生存率は，5 年 87～99% で，10 年 88～95% とされている[1]．しかし，広範切除が困難な骨盤，脊椎，頭頸部などでは，これらよりも予後は悪くなるため，このような部位に対して，重粒子や陽子線による治療も試みられている．

2. 骨内異型軟骨腫瘍 & 骨内軟骨肉腫(Grade 1)

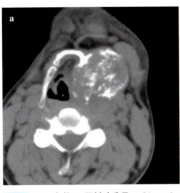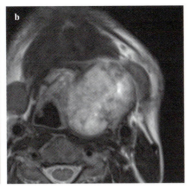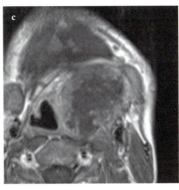

図1 30歳代の男性(舌骨. Chondrosarcoma grade 1) (a) 単純CT. (b) MRI T2強調横断像. (c) MRI 造影後T1強調横断像.
舌骨体から膨張性に発育する腫瘤を認め, 内部には小石灰化巣が多数認められる. T2強調像では軟骨組織領域は高信号を示し, 造影後は辺縁主体の不均一な造影効果を示している.

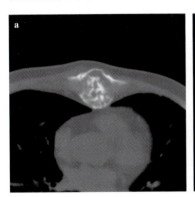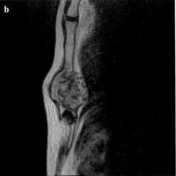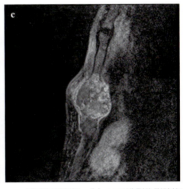

図2 70歳代の男性(胸骨. Chondrosarcoma grade 1) (a) 造影CT. (b) MRI T2強調矢状断像. (c) MRI 造影後脂肪抑制T1強調矢状断像.
胸骨体部に膨張性発育する腫瘤を認め, 石灰化(骨化)を伴う. 石灰化以外の領域はT2強調像で比較的均一な高信号を示し, 造影にて辺縁主体に造影されている.

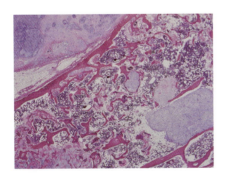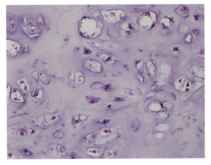

図3 異型軟骨腫瘍/軟骨肉腫G1の組織像　分葉状あるいは島状の軟骨性腫瘍増殖を骨梁間に認める. 骨梁に取り囲まれたencasement patternを示す軟骨島もみられるが, 骨梁間を埋めるような増殖像は, 異型軟骨腫瘍/軟骨肉腫を示唆する.

図4 異型軟骨腫瘍/軟骨肉腫G1の組織像　軟骨基質は硝子様で, 腫瘍細胞核は濃縮し異型は目立たない. 2核細胞を散見する. 組織所見だけでは内軟骨腫との鑑別が困難であり, 診断には必ず臨床所見や画像所見を参照するべきである.

▶ 文献

1) WHO Classification of Tumours Editorial Board (ed): WHO Classification of Tumours, Soft Tissue and Bone Tumours. 5th ed., World Health Organization, 370-372, 2020
2) Murphey MD, et al.: From the archives of the AFIP: imaging of primary chondrosarcoma: radiologic-pathologic correlation. Radiographics 23: 1245-1278, 2003
3) Douis H, et al.: The imaging of cartilaginous bone tumours. II. Chondrosarcoma. Skeletal Radiol 42: 611-626, 2013
4) Deckers C, et al.: Curettage and cryosurgery for enchondroma and atypical cartilaginous tumors of the long bones: Oncological results of a large series. J Surg Oncol 123: 1821-1827, 2021
5) Scholte CHJ, et al.: Wait-and-scan: an alternative for curettage in atypical cartilaginous tumours of the long bones. Bone Joint J 106: 86-92, 2024

第2章　骨腫瘍　1 軟骨形成性腫瘍

B 中間群（局所侵襲性）& 悪性

3. 骨内軟骨肉腫（Grade 2/3）Chondrosarcoma, G2/3

山口岳彦 / 山口雅之・三宅基隆 / 武内章彦

1 概　念

低悪性度を除く軟骨分化を示す悪性骨腫瘍. 軟骨分化が主体であっても, 腫瘍性類骨 / 骨形成を示す悪性腫瘍は骨肉腫とする. 現行 WHO 分類では, 四肢・体幹を問わず Grade 2 以上の髄腔発生軟骨肉腫を指す. 骨軟骨腫から発生するものは二次性末梢性軟骨肉腫 G2, 3 とする[1].

2 疫　学

頻度は, 人口 100 万人あたり 1.81 例とされ, 好発年齢および好発部位は骨内異型軟骨腫瘍／軟骨肉腫 G1 と同じとされる. すなわち 20 ～ 50 歳代に多く, 大腿骨, 次いで骨盤, 上腕骨, 脛骨, 肋骨に好発する.

3 画像診断

a) 単純 X 線写真, CT：長管骨や骨盤では, 5 cm 長以上の溶骨域を呈す. 骨は膨張し, 骨皮質は肥厚する. 虫喰い状, 浸透性に骨が破壊され, 骨外腫瘤を形成する[1]（図 1a, 図 2a）.

b) MRI：豊富な粘液状物質の存在を反映し, T2 強調像や STIR 像では高信号となる. 骨外腫瘤, 病変周囲の炎症反応, 骨膜炎の検出に優れ, 軟骨肉腫の悪性度評価に役立つ. 造影後は, 薄い被膜状, 隔膜状の濃染がみられる（chondroid-type enhancement）[2]（図 1b, c, 図 2b, c）.

c) 画像上の鑑別診断：軟骨肉腫症例の約 60% に IDH 遺伝子変異が検出され, 軟骨肉腫以外の軟部腫瘍との鑑別に有用とされる. IDH 遺伝子変異では, 2 ヒドロキシグルタル酸が MR spectroscopy 上に観測され, 臨床応用が待たれる[3].

4 病理診断

a) 肉眼像：骨内異型軟骨腫瘍／軟骨肉腫 G1 と同様に境界明瞭は明瞭であり, 割面は分葉状で青味がかった透明感のある灰白色調を呈する. しばしば粘液腫状を示し, 骨外腫瘤を伴うことも多い. 石灰化を伴うこともある. 皮質骨内縁は endosteal scalloping を示す.

b) 組織像：分葉状に増殖する軟骨性腫瘍で, 骨梁間浸潤や骨梁・皮質骨を破壊し増殖する. Grade 2 では, 異型軟骨腫瘍／軟骨肉腫 G1 より細胞密度が一段と高く, 核は腫大し異型が増す. 2 核細胞の頻度も高くなり, 核分裂像もみられる（図 3）. 軟骨基質はしばしば粘液様となる. Grade 3 ではさらに細胞密度が増し, 核は著しく腫大し多形性を示し, 核形は不整で, 核分裂像を散見する（図 4）. 異型軟骨腫瘍／軟骨肉腫 G1 と同様に IDH1, IDH2 遺伝子変異を有する.

5 治療・予後

放射線治療, 化学療法が有効ではないため手術的治療が中心となる. 再発は転移や予後と相関するため, 広範切除が一般的である. 広範切除を行った場合, 再建は人工関節, 自家処理骨移植（液体窒素処理骨, Pasteur 処理骨, 放射線処理骨など）[4], 関節固定などを, 部位, 年齢などを考慮して選択する. Grade 3 では骨肉腫に準じて化学療法が行われることもある. Grade 2 の生存率は 74 ～99%（5 年）と 58～86%（10 年）で, Grade 3 は 31～77%（5 年）と 26～55%（10 年）と報告されている. 再発率は 19%（Grade 2）と 26%（Grade 3）で, 転移は 10～30%（Grade 2）と 32～71%（Grade 3）で 10 年以上経過しても再発・転移をきたすことがあり, 長期のフォローアップが必要である. また, 体幹発生は四肢よりも予後不良とされている[1]. しかし, 広範切除が困難な骨盤, 脊椎, 頭頸部や進行期の症例では重粒子[5]や陽子線による治療が試みられている. また近年, death receptor（DR）5 などをターゲットにした新規薬物療法の治験が海外で行われている.

▶ 文　献

1) WHO Classification of Tumours Editorial Board（ed）: WHO Classification of Tumours, Soft Tissue and Bone Tumours. 5th ed., World Health Organization, 375-378, 2020
2) Douis H, et al.: MRI differentiation of low-grade from high-grade appendicular chondrosarcoma. Eur Radiol 24: 232-240, 2014
3) Nakagawa M, et al.: Clinical usefulness of 2-hydroxyglutarate as a biomarker in IDH-mutant chondrosarcoma. J Bone Oncol 34: 100430, 2022
4) Takeuchi A, et al.: What are the complications, function, and survival of tumor-devitalized autografts used in patients with limb-sparing surgery for bone and soft tissue tumors? A Japanese musculoskeletal oncology group multi-institutional study. Clin Orthop Relat Res 481: 2110-2124, 2023
5) Imai R, et al.: Clinical efficacy of carbon ion radiotherapy for unresectable chondrosarcomas. Anticancer Res 37: 6959-6964, 2017

3. 骨内軟骨肉腫(Grade 2/3)

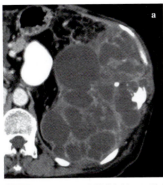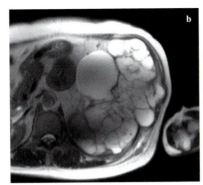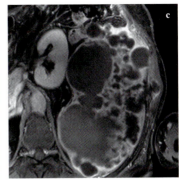

図1 50歳代の女性(左第10肋骨．Chondrosarcoma grade 2)　(a) 造影CT．(b) MRI T2強調横断像．(c) MRI 造影後脂肪抑制T1強調横断像．
左第10肋骨から腹腔内側に大きく進展する多房性の囊胞性腫瘤を認める．MRIでは豊富な粘液状物質の存在を反映し房内部はT2強調像で水様の高信号を示している．造影後は隔壁様構造が比較的均一に造影されている．

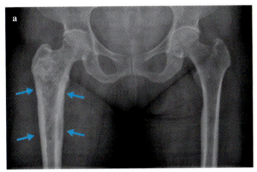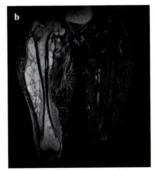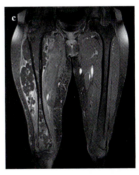

図2 60歳代の女性(右大腿骨．Chondrosarcoma grade 3)　(a) 単純X線写真側面像．(b) MRI STIR冠状断像．
(c) MRI 脂肪抑制併用造影後T1強調冠状断像．
右大腿骨近位骨幹端から骨幹部にかけて骨皮質の肥厚(矢印)と、骨髄内の不均一な骨化と虫食い状の溶骨性変化が混在している．STIRでは右大腿骨骨髄は全長にわたり高信号を示し、骨外に多房性ののう胞性腫瘤を形成している．造影後は骨髄内は不均一に造影され、囊胞状構造では辺縁や隔壁様構造が造影されている．
強調像で比較的均一な高信号を示し、造影にて辺縁主体に造影されている．

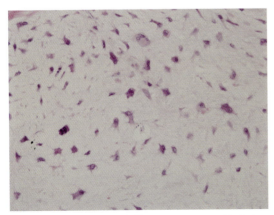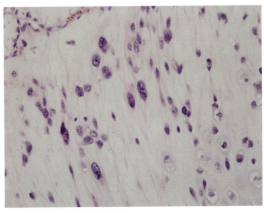

図3 軟骨肉腫G2の組織像　粘液腫状軟骨基質を背景に、異型軟骨細胞が増殖している．腫大した核には核小体がみられ、2核細胞が目立つ．核分裂像もみられる．

図4 軟骨肉腫G3の組織像　著しく腫大した腫瘍細胞核には多形が目立ち、核形は不整でクロマチンに富んでいる．

第2章 骨腫瘍 1 軟骨形成性腫瘍

B 中間群（局所侵襲性）& 悪性

4. 淡明細胞型軟骨肉腫 Clear cell chondrosarcoma

山口岳彦 / 山口雅之・三宅基隆 / 武内章彦

1 概 念

比較的まれな低悪性軟骨肉腫の亜型．淡明な細胞質を有する腫瘍細胞の増殖を特徴とし，長管骨の骨端部に好発する．

2 疫 学

全軟骨肉腫の約2%を占める．通常型軟骨肉腫より若く20〜40歳代に好発する．男性に多く，男女比は約3：1．約2/3の症例は，大腿骨骨頭・上腕骨骨頭が好発部位で，肋骨・頭蓋骨・脊椎・手足の骨などにも発生する．

3 画像診断

a) 単純X線写真，CT：30〜50歳代の近位大腿骨，近位上腕骨の骨端および骨幹端に，地図状の溶骨性病変が描出される（図1a，b）．弓状，輪状の軟骨基質の石灰化は1/3以上の症例にみられる．

b) MRI：T1強調像では低信号，T2強調像ではやや高いまたは非常に高い信号を生じる（図1c，d）．石灰沈着，病変内出血や嚢胞変化の存在を反映し，不均一な信号を呈する．腫瘍周辺に骨髄浮腫を伴わない[1,2]．

c) 画像上の鑑別診断：30歳以下の骨端に，高度の骨髄浮腫を伴う腫瘍をみる場合は，軟骨芽細胞腫を疑う．骨端に生じる地図状の溶骨性病変として，骨巨細胞腫と鑑別を要する．単純X線写真上，骨硬化性の辺縁を有さない．MRI上，ヘモジデリン沈着を示唆するT2*高度低信号が存在し，動脈瘤様骨嚢腫様の変化を反映した液面形成がある．

4 病理診断

a) 肉眼像：骨端部に生じる境界明瞭な赤褐色調充実性

腫瘤で，しばしば嚢胞形成を伴う．軟骨様割面を示すことは少ないが，通常型軟骨肉腫の割合が多くなると軟骨様割面が目立つようになる．

b) 組織像：類円形の大型核と豊富で淡明な細胞質を有する腫瘍細胞がシート状に増殖する（図2）．核は中心性で，核小体が目立ち，細胞境界は明瞭．しばしば腫瘍性2核細胞を認める（図3）．細胞密度は高いが，核分裂像は乏しい．破骨細胞様多核巨細胞が混在し，幼弱骨からなる繊細な骨梁が介在する．粗な石灰化を伴うことが多い．約半数の症例では，低悪性通常型軟骨肉腫の像を混在する．動脈瘤様骨嚢腫変化をしばしば伴う．PAS染色にて，淡明な細胞質内には陽性顆粒がみられる．免疫組織化学染色にて，腫瘍細胞はS-100蛋白，type II collagenに陽性を示す．ERGやケラチンに陽性を示すことがある．特異的な遺伝子異常は同定されていない．通常型軟骨肉腫でみられる*IDH1*，*IDH2*遺伝子変異を認めない[3]．

5 治療・予後

低悪性度腫瘍であり，治療は広範切除術が一般的である．しかし辺縁切除や掻爬術は高い再発率（86%ほど）をきたし，15〜20%ほどで肺や骨に転移をきたす．生存率は85%ほどとされている[3]．わが国の多施設共同研究による治療成績は，42例の解析で大腿骨近位部発生が25例（60%）と最多で，さらに大腿骨近位部の25例中6例が生検なしで良性腫瘍として初回治療されていた．33例が初回広範切除，5例が追加広範切除，2例が掻爬＋骨移植，2例が放射線治療がなされ，生存率は89%（5年10年ともに），無再発生存率は86%（5年）と71%（10年），無転移生存率は84%（5年）と74%（10年）で初回の切除縁陽性が再発にかかわる因子であった．緩

▶ 文 献

1) Kaim AH, et al.: Chondroblastoma and clear cell chondrosarcoma: radiological and MRI characteristics with histopathological correlation. Skeletal Radiol 31: 88-95, 2002

2) Collins MS, et al.: Clear cell chondrosarcoma: radiographic, computed tomographic, and magnetic resonance findings in 34 patients with pathologic correlation. Skeletal Radiol 32: 687-694, 2003

3) WHO Classification of Tumours Editorial Board (ed): WHO Classification of Tumours, Soft Tissue and Bone Tumours. 5th ed., World Health Organization, 383-384, 2020

4) Nakayama R, et al.: What Factors Are Associated with Treatment Outcomes of Japanese Patients with Clear Cell Chondrosarcoma?. Clin Orthop Relat Res. 478:2537-2547, 2020.

5) Kalil RK, et al.: Dedifferentiated clear cell chondrosarcoma. Am J Surg Pathol. 24:1079-86, 2000.

徐に再発(58か月)や転移(56か月)をきたすため長期間のフォローアップが必要である[4]．高悪性度腫瘍への脱分化が3例のみ報告されている[5]．

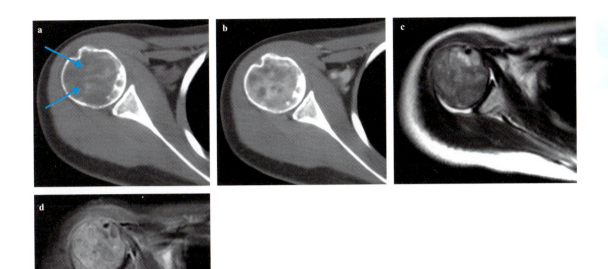

図1 30歳代の女性(右上腕骨) (a) 単純CT, 骨条件. (b) 造影CT. (c) MRI T2強調横断像. (d) MRI造影後脂肪抑制T1強調横断像. 右上腕骨頭に溶骨性腫瘤を認める. 内部には微細な石灰化(骨化)を疑う, 淡い高濃度域を認める(矢印). 造影CTにて腫瘤は不均一に造影される. T2強調像では中等度〜やや高い信号が混在し, 造影後はCT同様, 不均一な増強効果を示している.

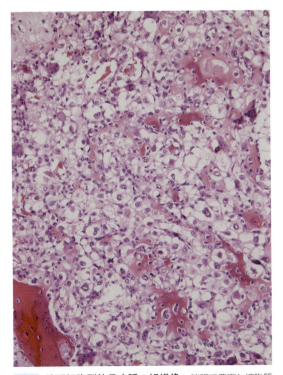

図2 淡明細胞型軟骨肉腫の組織像 淡明で豊富な細胞質を有する腫瘍細胞がシート状に増殖し, 骨芽細胞に縁取りされた小骨梁が散在している.

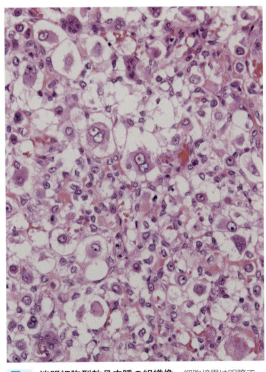

図3 淡明細胞型軟骨肉腫の組織像 細胞境界は明瞭で, 大型類円形の腫瘍細胞核には, 核小体が目立つ. 2核細胞もみられる. 破骨細胞様多核巨細胞が散在している.

第2章　骨腫瘍　**1** 軟骨形成性腫瘍

B 中間群（局所侵襲性）& 悪性

5.　間葉性軟骨肉腫 Mesenchymal chondrosarcoma

山口岳彦 / 山口雅之・三宅基隆 / 武内章彦

1 概　念

小型円形細胞の密な増殖とよく分化した硝子軟骨島形成を特徴とするまれな高悪性軟骨肉腫．1/3～1/5 の症例は軟部組織に発生する．

2 疫　学

軟骨肉腫の 2～4% とされ，どの年代にも発生するが通常型軟骨肉腫より若い 10～20 歳代に好発する．やや男性に多く，顎骨・肋骨・腸骨・脊椎・大腿骨遠位部などに好発する．軟部発生ではどの部位にも発生するが，頭頸部領域，特に眼窩・頭蓋・髄膜・後頸部に好発し，次いで大腿部に多い．

3 画像診断

a) **単純 X 線写真，CT**：間葉性軟骨肉腫は，骨に生じると，通常の軟骨肉腫と同様，溶骨性で破壊的な所見を呈する[1]．高頻度に骨外腫瘤を形成する．点状や斑状の石灰化を伴う．また，骨外に生じた間葉性軟骨肉腫は，石灰化腫瘤として同定される[2]（図 1a，図 2a）.

b) **MRI**：境界明瞭な分葉状の軟部腫瘤として描出される．脂肪抑制 T2 強調像では，35% に chondroid matrix と呼ばれる弧状あるいは輪状の低信号に囲まれた小葉状の高信号域がみられる．さらに chondroid matrix の周囲に，均一な高信号域がみられ，small round blue cell tumor の存在を示唆する．造影 MRI では，chondroid-type enhancement（薄い被膜状，隔膜状の濃染）が 70% にみられる[3]．また，均一かつ強い増強効果を示す部分が併存し，血管周皮腫様血管パターンを有する小円形細胞の増殖部位を反映した所見とされる（図 1b，c，図 2b，c）.

c) **画像上の鑑別診断**：顎骨，肋骨，胸壁，腸骨，脊椎，大腿に，輪状，弓状の石灰化を伴う腫瘍を認める場合に，間葉性軟骨肉腫の可能性を念頭におく．特徴的な石灰化がない場合は，他の small round blue cell tumor との鑑別は困難であろう．また，間葉系軟骨肉腫は髄膜に発生することがあり，髄膜腫と鑑別が必要となる．脊柱管から椎間孔にダンベル型の腫瘤を生じ，神経鞘腫と鑑別を要した間葉性軟骨肉腫の報告もある．

4 病理診断

a) **肉眼像**：灰白色から淡紅色の割面を呈する境界明瞭な腫瘍であり，分葉構造は目立たないことが多い．部分的に軟骨様を示し，石灰化・骨化巣が散在していることが多い．

b) **組織像**：未分化な小型円形腫瘍細胞の充実性増殖と硝子軟骨島形成という二相性を示す（図 3）．小型円形腫瘍細胞は Ewing 肉腫に類似し，核は均等でクロマチンに富み，細胞質は目立たない（図 4）．腫瘍細胞が紡錘形を呈することもある．血管周皮腫様の拡張血管が目立つ．軟骨分化は良好で，高分化軟骨肉腫の所見に類似する．軟骨の占める領域は腫瘍により様々で，軟骨内に石灰化や骨化を伴うことが多い．小型円形腫瘍細胞と軟骨島の境界は通常明瞭である．免疫組織化学染色にて，小型円形腫瘍細胞は NKX3.1，SOX9，CD99 に陽性を示し，FLI-1 は陰性．一方，軟骨細胞は S-100 蛋白に陽性を示す．NKX2.2 が陽性を示すことが多いため，軟骨成分が乏しい場合には Ewing 肉腫との鑑別に注意を要する．大部分の症例で，*HEY1::NCOA2* 融合遺伝子形成を認める．通常型軟骨肉腫でみられる *IDH1*，*IDH2* 遺伝子変異はみられない[1]．

5 治療・予後

治療は，手術的治療が一般的であるが，切除縁陰性での切除が望ましい．再発，転移が多く，予後は 5 年生存率が 60% で 10 年生存率が 40% ほどとされている．若年者や頭部顔面領域発生はやや予後がよいが体幹発生は予後不良とされ[1]，四肢の骨以外の部位（骨外，頭蓋骨，眼窩など）を含めた報告では 10 年生存率が 67% と良好な報告もある[4]．また，20 年以上経過してからの転移の報告もあり，長期的なフォローアップが必要である．化学療法，放射線治療の有効性は明らかになっていないが，切除縁が近接または陽性の場合には，再発や転移の予防のために，放射線治療や化学療法の併用が検討され，また切除不能や進行例でも化学療法や放射線治療が候補となる．化学療法は Ewing 肉腫に準じたレジメンの報告が多く，またトラベクテジンの有効性を示す報告もある．

わが国の多施設共同研究による治療成績の報告では，

57例(骨33例,軟部24例)が解析され,生存率は66%(5年)と56%(10年)で,文献的な報告51〜70%(5年)と37〜67%(10年)と同等の結果であった.無転移生存率は,26%(5年)と17%(10年)であった.体幹発生と初診時の転移ありが予後不良のリスク因子で,頭頸部発生が予後および転移の良好な因子で,切除縁陽性が再発のリスク因子であった.また,化学療法は,初診時に転移がない体幹や四肢発生で,予後がよい傾向が示された[5].また,カボザンチニブなど新規薬物療法の効果を示す報告もあり,新規治療の開発が期待される.

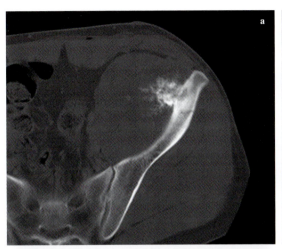
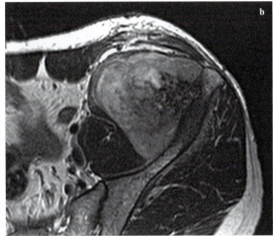
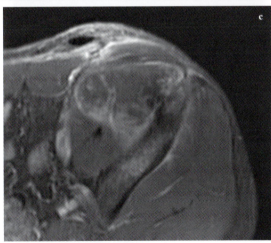

図1 30歳代の男性(左腸骨) (a) 造影CT, 骨条件. (b) MRI T2強調横断像. (c) MRI 造影後脂肪抑制T1強調横断像.
左腸骨翼の骨髄内から腹側軟部組織内に連続する石灰化(骨化)を認め,石灰化周囲には骨外腫瘤を形成している.T2強調像では石灰化(骨化)領域は低信号を示し,他の領域は高信号を示している.造影後は不均一な増強効果を示している.

第 2 章　骨腫瘍

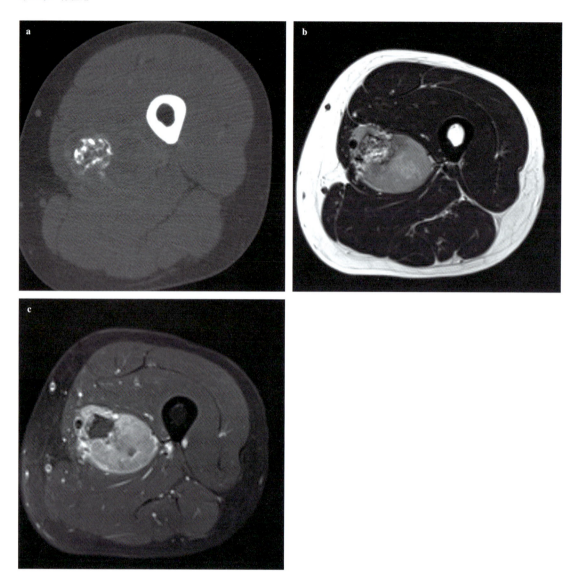

図2　30歳代の女性（左大腿）　（a）造影CT．（b）MRI T2強調横断像．（c）．MRI 造影後脂肪抑制T1強調横断像．
境界明瞭な軟部腫瘤を認め，腫瘤内部に石灰化（骨化）を伴う．石灰化以外の領域はT2強調像で比較的均一な高信号を示し，造影にて
比較的強く造影されている．

▶ 文　献

1) WHO Classification of Tumours Editorial Board (ed): WHO Classification of Tumours, Soft Tissue and Bone Tumours. 5th ed., World Health Organization, 385-387, 2020
2) Nakashima Y, et al.: Mesenchymal chondrosarcoma of bone and soft tissue. A review of 111 cases. Cancer 57: 2444-2453, 1986
3) Ghafoor S, et al.: Mesenchymal chondrosarcoma: imaging features and clinical findings. Skeletal Radiol 50: 333-341, 2021
4) Dantonello TM, et al.: Mesenchymal chondrosarcoma of soft tissues and bone in children, adolescents, and young adults: experiences of the CWS and COSS study groups. Cancer 112: 2424-2431, 2008
5) Tsuda Y, et al.: Mesenchymal chondrosarcoma: A Japanese Musculoskeletal Oncology Group (JMOG) study on 57 patients. J Surg Oncol 115: 760-767, 2017

5. 間葉性軟骨肉腫

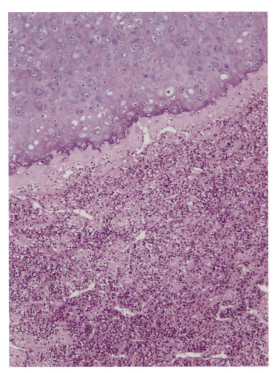

図3 **間葉性軟骨肉腫の組織像** よく分化した硝子軟骨島と境界明瞭に接する小円形腫瘍細胞の密な増殖をみる。後者には，拡張血管の目立つ血管周皮腫様パターンがみられる

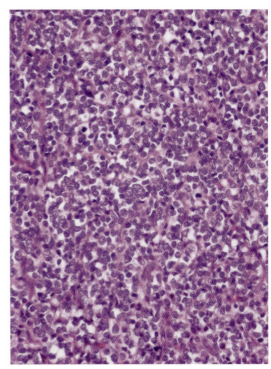

図4 **間葉性軟骨肉腫の組織像** 小円形腫瘍細胞では，クロマチンに富む類円形核を有する腫瘍細胞が密に増殖している。細胞質は乏しく裸核様で，Ewing 肉腫に類似している。

第2章　骨腫瘍

第2章 骨腫瘍　**1** 軟骨形成性腫瘍

B 中間群（局所侵襲性）＆ 悪性

6. 脱分化型軟骨肉腫 Dedifferentiated chondrosarcoma

山口岳彦 / 山口雅之・三宅基隆 / 武内章彦

1 概 念

異型軟骨腫瘍 / 低悪性通常型軟骨肉腫から非軟骨性高悪性腫瘍が生じる現象で，両者は通常明瞭な境界をもって接している．

2 疫 学

軟骨肉腫の約 10〜15% を占める．好発年齢は 50〜60 歳代で，やや男性に多い．大腿骨に最も多く，次いで骨盤・上腕骨に多い．軟骨肉腫では気づかれず，脱分化腫瘍による腫瘤あるいは病的骨折で発症することも多い．骨軟骨腫由来の二次性末梢性異型軟骨腫瘍 / 軟骨肉腫に生じることもあり，発症年齢は骨内に比し約 10 歳若い．痛みや急速に増大する腫瘤を主徴とし，病的骨折を生じることも多い．

3 画像診断

a) 単純 X 線写真，CT：弓状，輪状の石灰化を含む軟骨肉腫の領域と，溶解性，浸透性，破壊性の領域が存在し，全体として不均一な所見を呈する[1]（図 1a，図 2a）．CT では，溶骨病変が，石灰が沈着した腫瘍に隣接して，あるいは腫瘍の内部にみられる（図 1b）．溶骨病変は，大きな軟部腫瘍からなる．綿毛状や雲のような石灰化がみられる場合，脱分化部位に骨肉腫を疑う．

b) MRI：多くの症例で軟骨腫瘍に特徴的な形態や信号が捉えられる（図 1c，図 2b, c）．高悪性度の肉腫部分は，T2 強調像では，軟骨腫瘍部分と比較して低い信号を呈し，造影 T1 強調像では均一に濃染される[2,3]．

c) 画像上の鑑別診断：形態的特徴の異なる 2 つの腫瘍が描出されることが脱分化型軟骨肉腫の診断の鍵となる．特徴的な所見を呈する軟骨腫瘍部分を検知しない限り，高悪性度の肉腫と鑑別はできない．

4 病理診断

a) 肉眼像：軟骨性腫瘍と非軟骨性腫瘍の割合は様々で，両者は明瞭な境界をもって接している．軟骨性腫瘍は分葉状で青みがかった灰白色調軟骨組織からなり，非軟骨性脱分化腫瘍は髄様でしばしば出血・壊死を伴う．

b) 組織像：軟骨性腫瘍は低悪性通常型軟骨肉腫（Grade1〜2）の像を示す（図 3, 4）（異型軟骨腫瘍 / 軟骨肉腫の項を参照）．脱分化腫瘍の多くは未分化多形性肉腫の所見を示す．骨肉腫・血管肉腫・平滑筋肉腫・横紋筋肉腫の像を示すことや，極めてまれに上皮様分化を示すこともある．免疫組織化学染色にて，軟骨肉腫細胞は S-100 蛋白，SOX9 に陽性を示すが，脱分化腫瘍細胞は陰性になることが多い．脱分化腫瘍細胞はその分化傾向に応じて α-smooth muscle actin, desmin, cytokeratin などに陽性を示し，p53 に対し陽性を示すことが多い．半数以上の症例の脱分化腫瘍細胞に通常型軟骨肉腫と同様な *IDH1, IDH2* 遺伝子変異を認め，*TP53* 変異もしばしばみられる[1]．

5 治療・予後

治療は手術的治療で広範切除が一般的である．化学療法は，脱分化した部位にはある程度の効果を認めたという報告もあるが，明らかな有効性は示されていない．予後は，5 年生存率が 7〜24% と報告者により差はあるものの不良である[4]．予後不良因子は，8 cm 以上，病的骨折，初診時肺転移，骨盤部発生，切除縁陽性とされている[1]．わが国の他施設共同研究において 62 例が解析され 5 年生存率は 18.5% であった．脱分化成分が未分化多形肉腫（UPS）様である症例がもっとも多かったが，骨肉腫様である症例が UPS や線維肉腫様の症例よりも予後がよい傾向があった．初診時転移，根治的手術なし

▶ 文 献

1) WHO Classification of Tumours Editorial Board（ed）: WHO Classification of Tumours, Soft Tissue and Bone Tumours. 5th ed., World Health Organization, 388-390, 2020
2) Littrell LA, et al.: Radiographic, CT, and MR imaging features of dedifferentiated chondrosarcomas: a retrospective review of 174 de novo cases. Radiographics 24: 1397-1409, 2004
3) Douis H, et al.: The imaging of cartilaginous bone tumours. II. Chondrosarcoma. Skeletal Radiol 42: 611-626, 2013
4) Staals EL, et al.: Dedifferentiated central chondrosarcoma. Cancer 106: 2682-2691, 2006
5) Kozawa E, et al.: Clinical features and treatment outcomes of dedifferentiated and grade 3 chondrosarcoma: A multi-institutional study. Cancer Sci 113: 2397-2408, 2022

が予後不良因子であった[5]．多剤併用の化学療法の有効性を示す報告もあるが，さらなる解析が必要である．放射線治療に関しては，有効性は明らかでない．また，不適切な切除縁での切除は，局所再発と生存率に有意に相関しており，早期に発見し確実な切除縁で切除（広範切除）することが重要である．

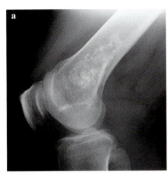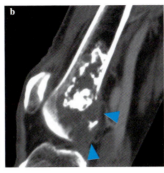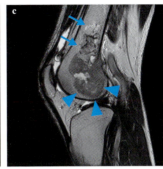

図1　**70歳代の男性（右大腿骨）**　(a) 単純X線写真側面像，(b) 造影CT矢状断像，(c) MRI T2強調矢状断像．CTでは病変頭側の石灰沈着した領域の尾側に溶骨病変が隣接する（矢頭）．MRIでは，病変頭側は軟骨腫瘍を疑わせる高信号域を示し（矢印），尾側では軟骨成分と比較して低信号を示す領域が広がっている（矢頭）．

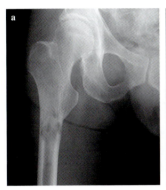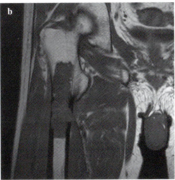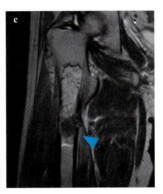

図2　**70歳代の男性（右大腿骨）**　(a) 単純X線写真正面像，(b) MRI T1強調冠状断像，(c) MRI T2強調冠状断像．軟骨腫瘍を疑わせる高信号域に隣接して，脱分化巣を伴う（矢印）．

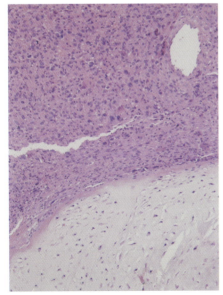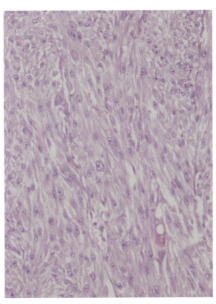

図3　**脱分化型軟骨肉腫の組織像**　写野下方の低悪性通常型軟骨肉腫と明瞭な境界を有し，多形細胞肉腫の増殖を認める．

図4　**脱分化型軟骨肉腫の組織像**　脱分化腫瘍は，多形核を有する異型紡錘形細胞の密な増殖を示し，軟骨分化を認めない．

第2章　骨腫瘍　2 骨形成性腫瘍

A 良性腫瘍

類骨骨腫 Osteoid osteoma

石田　剛 / 稲岡　努 / 相羽久輝

1　概　念

類骨骨腫は小さな良性骨形成性腫瘍で，特徴的な夜間に増強する疼痛を認める．病変は限局性で nidus と呼ばれる境界鮮明な小結節であり，2 cm を超えて大きくならない．周囲に著明な反応性骨硬化性変化を伴うことが多い．

2　疫　学

年齢は 10 歳代までの小児に多い．中高年では極めてまれである．男女比は男性に多い．類骨骨腫はどの骨でも発生しうるが，大腿骨や脛骨などの長管骨，脊椎の椎弓，手足の短管骨などに多く，大腿骨近位（大腿骨頸部）に最も好発する．約 3/4 の症例は皮質骨に発生し，約 1/4 は髄内に発生する．骨表在性に発生するものはまれである．

3　画像診断

a）単純 X 線写真，CT：周囲に著明な硬化像を伴う 1 cm 以下の楕円形の溶骨性病変，いわゆる nidus が特徴的である．さらにその中心部に石灰化を伴うこともある（図1，2）．脊椎や関節近傍に発生した場合では，病変の同定が難しく，CT や骨シンチグラフィによる評価が有用である[1]．nidus が多発することもある．

b）MRI：周囲に反応性浮腫性変化を伴うため多彩な所見を呈する．nidus は T2 強調像で高信号，T1 強調像で低信号を呈し，造影後は強い増強効果を受ける[1]．

c）その他の画像所見：骨シンチグラフィでは，周囲の反応性変化を含めて強い異常集積がみられるが，nidus に相当する中心部でより強い傾向がある（double density sign）[2]．

d）画像上の鑑別診断：Brodie 膿瘍，ストレス骨折，骨芽細胞腫，骨腫，Langerhans 細胞組織球症，血腫，転移性骨腫瘍．

4　病理診断

a）肉眼像：類骨骨腫は，境界明瞭な円形ないし卵円形の赤色調の小結節で周囲は硬化性の骨組織に囲まれている．

b）組織像：nidus は骨芽細胞と相互に吻合する類骨あるいは骨梁からなる（図3，4）．骨梁間の組織は拡張した血管を豊富に認める疎な線維血管結合織であり，破骨細胞を認めることも多い．骨芽細胞は腫大して盛んな骨形成像を示し，骨梁周囲を縁取るように並んで認められる．骨芽細胞に多形性は認められない．類骨はシート状ないし硬化性の変化を呈することもあり，石灰化の程度は様々である．軟骨の形成は認めない．腫瘍周囲の骨は反応性の骨硬化性変化を示す．類骨骨腫の組織像は骨芽細胞腫と同様であるため，両者は組織像だけでは鑑別ができないが，類骨骨腫の大きさは通常 1 cm 以下であり，2 cm を超える病変は骨芽細胞腫と診断される．また，類骨骨腫では骨芽細胞腫と同様に FOS 遺伝子の変異が認められる．

5　治療・予後 [3, 4]

夜間痛などの痛みに対し，アスピリンや非ステロイド性抗炎症薬（non-steroidal anti-inflammatory drugs：NSAIDs）などによる保存療法が有効である．保存療法のみでも 40% 程度は症状の改善や自然消褪が期待されるが，自然消褪まで 6～7 年有すると報告されている．一方で，疼痛が強い場合は手術の適応となる．nidus の摘出時は，位置を正確に把握するために X 線透視や CT などで適切に補助がされるのが望ましいが，関節近傍の場合は，関節鏡視下切除術も行われる．一方で，ラジオ波焼灼術やクライオサージェリー（cryosurgery）などの低侵襲な処置は CT や MRI 等などのガイド下で低侵襲に行うことができる．腫瘍学的な予後は良好であり，悪性化の報告はない．nidus が完全に除去された場合の再発はまれと報告されている．

類骨骨腫

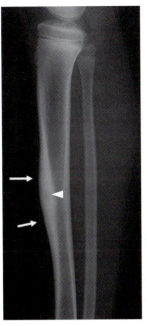

図1 13歳の男子 右下腿部の単純X線写真側面像．右脛骨前面に著明な骨皮質の肥厚を認める（矢印）．その中心部に1cm大の骨透亮像がみられ，nidusと考えられる（矢頭）．

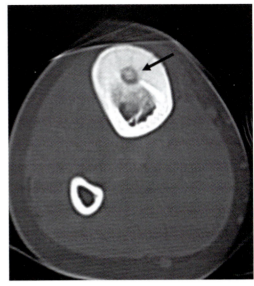

図2 13歳の男子（図1と同一症例） CT．右脛骨前面に骨皮質の肥厚がみられ，溶骨性病変を認める．nidusと考えられ，その中心部に点状の石灰化を認める（矢印）．

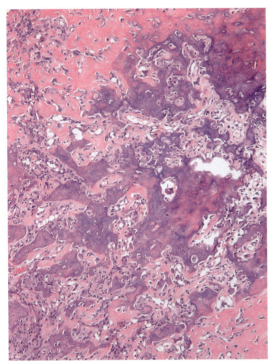

図3 石灰化を伴う不規則な類骨・骨梁が認められる

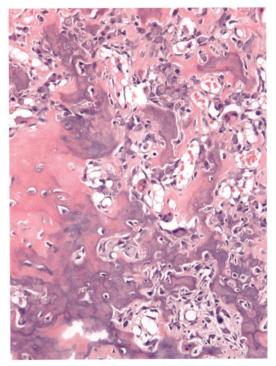

図4 骨梁周囲に腫大した骨芽細胞がみられ，拡張した血管と破骨細胞の出現を認める

▶ 文 献
1) Assoun J, et al.: Osteoid osteoma: MR imaging versus CT. Radiology 191: 217-223, 1994
2) Smith FW, et al.: Scintigraphic appearances of osteoid osteoma. Radiology 137: 191-195, 1980
3) Aiba H, et al.: Conservative treatment for patients with osteoid osteoma: a case series. Anticancer Res 34: 3721-3725, 2014
4) Garcia RA, et al.: Benign bone tumors--recent developments. Semin Diagn Pathol 28: 73-85, 2011

第2章 骨腫瘍 2 骨形成性腫瘍

B 中間群（局所侵襲性）

骨芽細胞腫 Osteoblastoma

石田　剛 / 稲岡　努 / 相羽久輝

1 概　念

骨芽細胞腫は類骨・骨梁とそれを取り巻く骨芽細胞からなる，組織学的には類骨骨腫と区別できない同様の像を示すまれな骨形成性腫瘍である．2013年のWHO分類からlocally aggressiveな良悪性中間群の範疇に分類された．大きさは2cmを超えて増大する．顎骨の歯根に密着して発生するものをcementoblastomaと呼び，osteoblastomaと区別する考えもある．

2 疫　学

まれな腫瘍で骨腫瘍の1%程度を占める．年齢は30歳以下の若年者に多く，10歳代に最も好発する．男女比は男性に多い．発生部位はどの骨にも発生するが，脊椎の後方要素や仙骨に最も好発する．その他に，大腿骨近位および遠位部，脛骨近位部，距骨や踵骨，頭蓋骨などに多い．

3 画像診断

a) 単純X線写真（図1），CT（図2）：円形あるいは楕円形の限局性の溶骨性病変で，サイズは通常1〜3cm程度である．内部および周囲に軽度の石灰化や硬化像を伴う．膨張性に発育した場合では，辺縁に薄い殻状の反応性硬化像が認められる[1]．しばしば急激に増大することがある．脊椎では後方要素に発生しやすく，側弯症を伴うことが知られている．長管骨では，骨幹および骨幹端部に発生する．

b) MRI：T2強調像では中等度信号から高信号，T1強調像では低信号から中等度信号を示す．内部の石灰化を反映して低信号域がみられる．軟部腫瘤を形成することもある．また，周囲組織には反応性浮腫性変化を伴う．造影後は病変および周囲に広範な増強効果が認められる[1]．

c) 画像上の鑑別診断：類骨骨腫，骨膿瘍・骨髄炎，骨肉腫，動脈瘤様骨嚢腫，線維性骨異形成，骨巨細胞腫，骨腫，血腫，Langerhans細胞組織球症，転移性骨腫瘍．

4 病理診断

a) 肉眼像：腫瘍は血管に富むために赤褐色調を呈し，出血や嚢胞化を伴うこともある．

b) 組織像：組織学的所見は，基本的に類骨骨腫と同様の像を示し，両者を組織像から区別することはできない．腫瘍は相互に吻合する類骨あるいは線維骨からなる骨梁とそれを縁取る骨芽細胞からなり，間質には拡張した血管が豊富にみられ，破骨細胞も出現する（図3, 4）．周囲骨組織との境界は明瞭で，骨芽細胞腫では骨肉腫と異なり浸潤性増殖はみられない．核分裂像はみられるが，異型核分裂像は認めない．出血や動脈瘤様骨嚢腫変化を伴うこともある．骨芽細胞は大型で上皮様を呈することがある（epithelioid osteoblast）．epithelioid osteoblastの出現する骨芽細胞腫をaggressive osteoblastomaと呼ぶ研究者もいるが，通常の骨芽細胞腫よりも予後が悪いという証拠はないと現在では考えられており，aggressive osteoblastomaとはいわず，epitheliod osteoblastomaという名称を用いるほうがよい．多くの症例でFOSあるいはFOSB遺伝子の変異が認められる．

5 治療・予後 [1,2]

基本的には化学療法や放射線治療は無効であるため，手術治療が望ましい．手術は掻爬＋骨移植やen bloc切除が行われる．en bloc切除は，肋骨や腓骨，手足の小骨などは術後の障害なく行えるが，他の部位では画像所見や根治性などを踏まえ総合的に判断する必要がある．再発率は5〜20%程度であるが，掻爬術の場合再発率が高いと報告されている．再発例では，再掻爬により改善した症例も報告されている．類骨骨腫と同様の形態学的特徴であるが，類骨骨腫に比べ再発率が高く，非ステロイド性抗炎症薬（non-steroidal anti-inflammatory drugs：NSAIDs）は無効であるので注意が必要である．

また進行例では，骨破壊とともに軟部組織への進展を示すことがあり，脊椎発生の場合は神経障害に注意する必要がある．良性腫瘍としてフォローされ，麻痺や神経根障害などの症状が出て初めて診断されることも少なくない．

まれに悪性化の報告があるが，初期の診断で骨肉腫であった可能性も再検討すべきである．

骨芽細胞腫

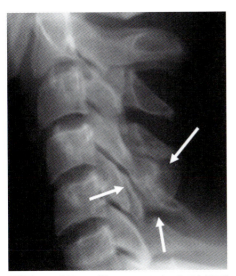

図1 **20歳代の男性** 頸椎の単純X線写真側面像．第5頸椎の椎弓部に膨隆性発育を示す骨透亮像を認める．辺縁には薄い殻状の硬化像を認める（矢印）．

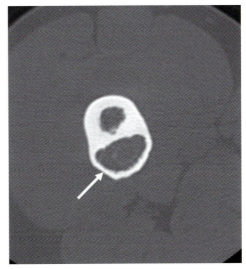

図2 **20歳代の女性** 右大腿骨の単純CT．右大腿骨骨幹部の背側骨皮質の肥厚がみられ，境界明瞭な溶骨性病変を認める（矢印）．内部には淡い石灰化を認める．

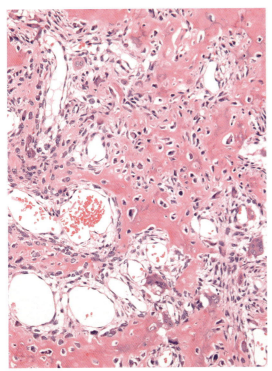

図3 不規則な骨梁と骨芽細胞の盛んな増生をみる．血管の拡張も目立つ

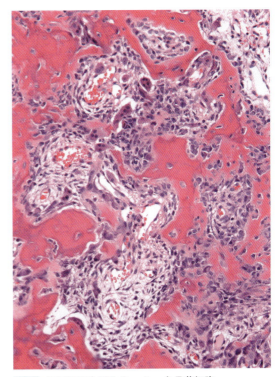

図4 骨梁外縁を縁取るactiveな骨芽細胞

▶ 文　献

1) Kroon HM, et al.: Osteoblastoma: clinical and radiologic findings in 98 new cases. Radiology 175:783-790, 1990
2) Berry M, et al.: Osteoblastoma: a 30-year study of 99 cases. J Surg Oncol 98: 179-183, 2008

第2章 骨腫瘍 **2** 骨形成性腫瘍

C 悪性腫瘍

I. 低悪性度中心型骨肉腫 Low-grade central osteosarcoma

石田　剛 / 藤本良太 / 林　克洋

1 概　念

低悪性度骨内型骨肉腫は髄内に発生する低悪性度の骨肉腫で，髄内高分化型骨肉腫(well-differentiated intramedullary osteosarcoma)とも呼ばれる．異型に乏しい紡錘形細胞と成熟傾向を示す類骨からなり，一見線維性骨異形成に類似した組織像を呈する．再発傾向は強いが，転移能は低い．

2 疫　学

まれな亜型で骨肉腫の約1～2%を占める．年齢は20～30歳代に多く，通常型骨肉腫より発生年齢がやや高い．男女比は若干女性に多い傾向がある．長管骨の骨幹端に好発し，大腿骨遠位と脛骨近位に多い．

3 画像診断

①骨内発生，②骨形成性，③低悪性度腫瘍にみえる典型例では診断は難しくないとされるが，主な鑑別対象となる線維性骨異形成や通常型骨肉腫は頻度が高く，それぞれ多彩な像を呈するため除外困難．

a) **単純X線写真**：長管骨では骨幹端を中心に広がる占拠性病変．骨内での広がりは主に圧排性で皮質菲薄化がみられることが多い(図1)．辺縁硬化像などはなく増大速度はやや速そうにみえるが，骨外進展はないか乏しいため骨膜反応は通常みられない．骨形成性の基質石灰化がみられることもある．

b) **CT，MRI**：石灰化や皮質の破綻はCTがみやすいが，骨内外への進展範囲はMRIのほうが優れる．いずれにしても質的診断の決め手とはなりにくい．

c) **核医学検査**：質的診断には不要．

d) **画像上の鑑別診断**：線維性骨異形成，通常型骨肉腫(線維芽細胞型)．

4 病理診断

a) **肉眼像**：肉眼的には，弾性硬の灰白色充実性腫瘍で，骨形成が強いと骨様硬を呈する．

b) **組織像**：組織学的には，異型に乏しい紡錘形腫瘍細胞が線維性間質と類骨・骨形成を伴って増生するgrade1から2(3段階分類ならgrade1)に相当する低悪性度の線維芽細胞型骨肉腫である(図2，3)．レース状の類骨はみられず，分裂像は多くないが，骨梁間に浸潤し，骨皮質を壊して軟部組織に進展する．細胞密度は低く，異型も乏しいことから，一見すると組織像は線維性骨異形成などの良性病変にみえるので組織診断には注意する必要がある．免疫組織化学染色ではMDM2やCDK4が陽性で，鑑別の一助となる．

5 治療・予後

悪性度が低いため，化学療法は行わず広範切除術を施行する．マージンが確保されて摘出されれば経過は良好である．初期診断で線維性骨異形成などと診断され腫瘍内切除がされた場合は，高率に再発するため追加広範切除が望ましい．腫瘍切除後の再建には，腫瘍用人工関節や，生物学的再建として血管柄付き腓骨移植，骨延長術，腫瘍処理自家骨移植(Pasteur処理，放射線処理，液体窒素処理)などが用いられる．初回に不適切な手術が行われた場合には，切断術を要することもある．また，再発時には，悪性度が上がったり，脱分化を呈し転移をきたしたりすることもあり，通常型骨肉腫に準じて化学療法も考慮される[1]．低悪性度のまま転移をきたした報告もあり，転移を含めた経過観察が必要である[2]．高分化型骨肉腫の5年生存率は90%である[3]．

▶ **文　献**

1) Kurt AM, et al.: Low-grade intraosseous osteosarcoma. Cancer 65: 1418-1428, 1990

2) Schwab JH, et al.: A comparison of intramedullary and juxtacortical low-grade osteogenic sarcoma. Clin Orthop Relat Res 466: 1318-1322, 2008

3) Choong PF, et al.: Low grade central osteogenic sarcoma. A long-term followup of 20 patients. Clin Orthop Relat Res 322: 198-206, 1996

1. 低悪性度中心型骨肉腫

第2章　骨腫瘍

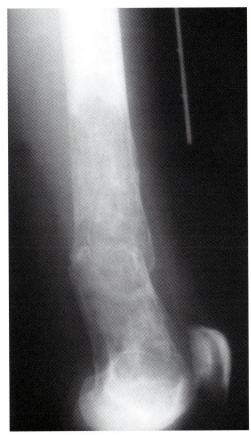

図1　28歳の男性　大腿骨側面単純X線写真. 骨幹端を中心に骨幹から一部骨端部にも及ぶ, 溶骨性病変がみられる. 辺縁はやや不明瞭ではあるが, 移行帯は狭い. 皮質は菲薄化し病的骨折も伴うが, 骨膜反応や軟部腫瘤など骨外進展を疑わせる所見はない. 腫瘍内部には雲状ないしすりガラス様の無構造な石灰化がみられる. 通常型骨肉腫にしては活動性が低くみえるが, 線維性骨異形成にしては活動性が高く感じられる. 骨内高分化型骨肉腫としては典型的なパターンである. 病的骨折部に脱分化がみられた.（メディカルスキャニング浜松町放射線科　福田国彦先生のご厚意による）

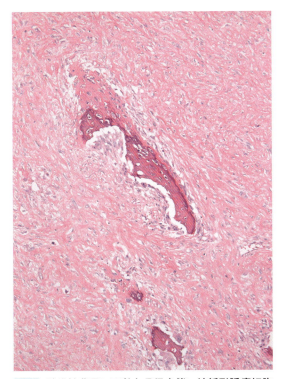

図2　線維性背景に不整な骨梁を伴い紡錘形腫瘍細胞が疎に増殖する

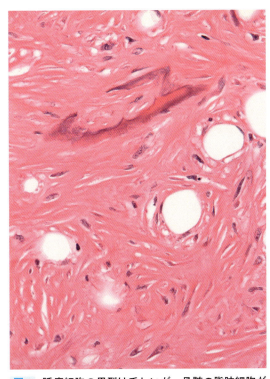

図3　腫瘍細胞の異型は乏しいが, 骨髄の脂肪細胞が病変内にみられ, 浸潤性の増殖を示している

第2章 骨腫瘍 2 骨形成性腫瘍

C 悪性腫瘍

2. 骨肉腫(通常型骨肉腫・血管拡張型骨肉腫・小細胞型骨肉腫)

Osteosarcoms(Conventional osteosarcoma・Telangiectatic osteosarcoma・Small cell osteosarcoma) 石田 剛 / 青木隆敏 / 林 克洋

1 概 念

　骨肉腫は腫瘍細胞が類骨(osteoid)あるいは骨を直接産生する悪性非上皮性腫瘍と定義され，軟骨形成の有無は問わない．骨肉腫は造血器系腫瘍を除いた原発性骨悪性腫瘍の中で最も頻度の高いものである．通常型骨肉腫は髄内に *de novo* に発生する高悪性度の骨肉腫で，特殊な組織像をとらないものをいい，骨肉腫の原型といえるものである．通常型骨肉腫が骨肉腫の約90%を占める．組織学的には多彩であるが，基本的には骨芽細胞型(osteoblastic type)，軟骨芽細胞型(chondroblastic type)，線維芽細胞型(fibroblastic type)の3型に大別される．

　これまで骨肉腫の特殊型として独立して扱われていた血管拡張型骨肉腫と小細胞型骨肉腫はWHO分類第5版[1]では，骨肉腫の亜型として通常型骨肉腫とともに記載されている．

　血管拡張型骨肉腫は血液を入れた嚢胞腔が腫瘍の大部分を占め，充実性腫瘍成分がほとんど認められない高悪性度の骨肉腫である．一般に骨形成傾向は乏しく，画像でも完全な溶骨性変化を示すことを特徴とする．組織学的には，動脈瘤様骨嚢腫に似た嚢胞性病変であるが，隔壁に異型の強い悪性腫瘍細胞の増殖を認める．

　小細胞型骨肉腫は細胞質に乏しい小型の円形，類円形あるいは短紡錘形の腫瘍細胞からなり，腫瘍性類骨を形成する高悪性度の骨肉腫である．

2 疫 学

　通常型骨肉腫の好発年齢は10歳代で，15〜19歳に最も多い．20歳以上の成人にもみられるが，乳幼児にはまれである．男女比は男性に多い．好発部位は長管骨の骨幹端で，大腿骨遠位，脛骨近位，上腕骨近位の順に多い．次いで骨盤骨，大腿骨近位部や大腿骨骨幹部，腓骨近位骨幹端，肩甲骨，顎顔面骨，脛骨遠位骨幹端，距骨，踵骨などにみられるが，その他の部位ではまれである．顎骨発生の骨肉腫は20〜30歳代に好発し，悪性度の低い軟骨芽細胞型が多い．血管拡張型骨肉腫，小細胞型骨肉腫の好発年齢，男女比，好発部位は基本的に通常型骨肉腫と同様である．

　検査所見では血清アルカリホスファターゼの上昇をみ

ることが多い．Li-Fraumeni症候群，網膜芽細胞腫症候群，Rothmund-Thomson症候群，Werner症候群など骨肉腫を合併しやすい，いわゆる腫瘍症候群が知られている．

3 画像診断

a) 単純X線写真・CT：単純X線写真では，境界不明瞭な骨破壊像もしくは骨硬化像を示し，骨形成を反映した硬化像を伴う(図1)．骨皮質の破壊やCodman三角やスピクラ(spicula)などの骨膜反応を伴うことも多い．骨外へ進展すると軟部腫瘤を形成し，しばしば軟部腫瘤内には石灰化が認められる．腫瘍細胞が小型(小細胞型)であれば骨皮質を膨隆せずに軟部腫瘤を形成する傾向が強くなる．血液を含む嚢胞腔が目立つ場合(血管拡張型)は純粋な溶骨性病変を示し，骨皮質の膨隆性変化が認められることが多い．CTは，単純X線写真と比べて腫瘍内の骨化・石灰化の状態，骨皮質の変化，軟部組織腫瘤をより詳細に評価でき，単純X線写真では明らかにならない微小な骨化・石灰化を検出できる場合がある．造影CTでは腫瘍内の壊死や変性の程度を知ることができる．

b) MRI：T1強調像で低信号から等信号，T2強調像で不均一な高信号を呈する．骨化・石灰化の強い領域はいずれの撮像でも低信号を示し，血管拡張性変化は液面形成を伴う嚢胞状構造として認められる(図2)．MRIは腫瘍の骨髄や軟部への進展範囲の評価に優れ，スキップ病変の検出や神経・血管浸潤の有無の判定に役立つ．進展範囲の評価や治療効果判定には造影ダイナミックMRIが有用である．

c) 画像上の鑑別診断：Ewing肉腫，骨髄炎，骨未分化多形肉腫，骨悪性リンパ腫，軟骨肉腫，転移性骨腫瘍，骨巨細胞腫，動脈瘤様骨嚢腫，Langerhans細胞組織球症，疲労骨折．

4 病理診断

a) 通常型骨肉腫

1) 肉眼像：肉眼的には黄白色ないし灰白色の硬い充実性腫瘍である．出血や壊死を伴い，嚢胞変性がみられることもある．腫瘍の硬さは腫瘍による骨形成の程度により異なり，骨形成の著しいものは骨様硬であるが，骨形成の乏しいものは一般的な肉腫様である．軟骨形成の目

2. 骨肉腫（通常型骨肉腫・血管拡張型骨肉腫・小細胞型骨肉腫）

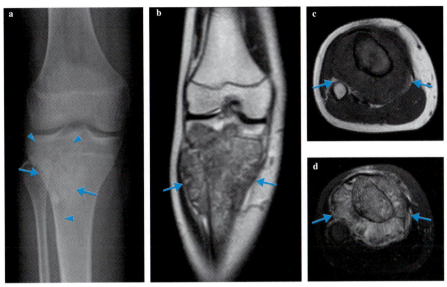

図1　通常型骨肉腫　(a) 単純X線写真正面像．右脛骨の近位骨幹端～骨端外側に不規則な雲状の石灰化がみられ（矢印），周囲には境界不明瞭な溶骨性病変を認める（矢頭）．(b) MRI T2強調冠状断像．(c) T1強調横断像．(d) 脂肪抑制T2強調横断像．MRIでは低～高信号が混在する骨髄内病変がみられ，骨周囲に広範な軟部組織への進展を認める（矢印）．

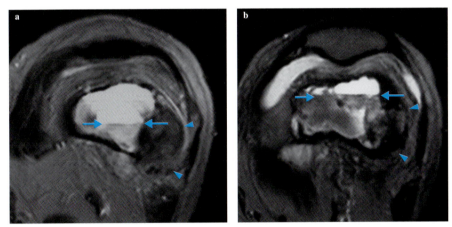

図2　血管拡張性変化の目立つ骨肉腫　(a, b) MRI T2強調横断像．左大腿骨の病変内に液面形成を示す囊胞状構造が認められる（矢印）．外側には低信号の充実性部分がみられ，骨皮質は断裂し，軟部組織への進展を伴う（矢頭）．

立つものは肉眼像も軟骨様を呈する．

2）組織像：通常型骨肉腫は高悪性度の肉腫であり，その組織像は多彩で，腫瘍細胞は異型性，多形性が目立ち，分裂像も多く，異型分裂像も認められる．組織学的に腫瘍細胞による類骨・骨産生像を確認することが骨肉腫の診断に重要である．Broders分類[2]に基づいた組織学的悪性度（4段階に分類する）では通常型骨肉腫はGrade 3ないし4に相当し，3段階分類を用いればGrade 3で，いずれも高悪性度である．

通常型骨肉腫を骨芽細胞型，軟骨芽細胞型，線維芽細胞型の3つに大別するが，骨芽細胞型が最も多い組織亜型で，全体の約50%を占める．類円形，多角形ないし短紡錘形の異型の強い腫瘍細胞が未熟で不規則なレース状の類骨を多量に産生するものが骨芽細胞型の典型像である（図3，4）．軟骨芽細胞型は軟骨基質の形成が目立つものである（図5）．一般に軟骨肉腫に比べて腫瘍細胞には異型，多形性が目立ち，一部に類骨形成が見出せる．線維芽細胞型は紡錘形細胞肉腫の像が優勢なものである（図6）．骨線維肉腫や骨未分化多形肉腫との鑑別は類骨・骨産生の有無により行うが，類骨と硝子化した膠原線維との判断が困難な場合には，両者の鑑別が難しい．その他に，骨芽細胞腫に類似するもの（osteoblastoma-like

125

第 2 章　骨腫瘍

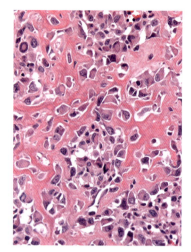
図 3　**通常型骨肉腫**　レース状の不規則な類骨を認める骨芽細胞型骨肉腫．

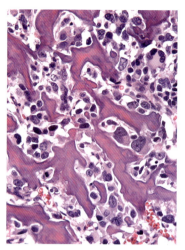
図 4　**通常型骨肉腫**　粗な石灰化した類骨をみる異型の強い骨芽細胞型骨肉腫．

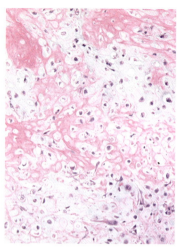
図 5　**通常型骨肉腫**　軟骨と類骨の混在した軟骨芽細胞型骨肉腫．

variant），破骨細胞型多核巨細胞の出現が目立つもの（giant cell-rich variant），類骨産生に乏しい多形性の強い未分化多形肉腫に類似するもの（UPS-like variant〈従来の MFH-like osteosarcoma〉），癌などの上皮性腫瘍に類似するもの（epithelioid varinat）などがみられるが，これらは独立した亜型とするほどの特徴がなく，通常型骨肉腫として扱われることが多い．

b）血管拡張型骨肉腫

1）肉眼像：肉眼的には，"bag of blood" と形容される血液，凝血塊を入れた出血性の多囊胞状腫瘍である．

2）組織像：組織学的には，血液を入れた大小の囊胞腔と囊胞壁組織から成り，充実性腫瘍成分はみられず，低倍率の像は動脈瘤様骨囊腫に類似している．しかし，囊胞壁には大小不同，多形性が顕著で異型の強い腫瘍細胞が認められ（図 7），また，破骨細胞型多核巨細胞や奇怪な巨細胞もみられる．核分裂像も多く，異型核分裂像も認められる．類骨形成は比較的乏しく，時に類骨がみられないこともあるが，上記のような特徴的画像と組織所見がそろえば血管拡張型骨肉腫と診断する．

c）小細胞型骨肉腫

1）肉眼像：通常型骨肉腫と同様である．

2）組織像：小細胞型骨肉腫（small cell osteosarcoma）は，小型の円形，類円形，時に短紡錘形細胞が密に増殖し，その組織像は一見 Ewing 肉腫に類似する（図 8）．これまで独立した組織亜型として扱われていたが，WHO 分類第 5 版では血管拡張型骨肉腫と同様，骨肉腫の中に記載されている．Ewing 肉腫やその他の小円形細胞腫瘍との鑑別には腫瘍性類骨の有無が重要で，レース状の類骨がみられることが多い．免疫組織化学染色では，通常型骨肉腫と同様に小細胞型骨肉腫でも SATB2 が陽性となるが，Ewing 肉腫では陰性のことが多く，鑑別診断の一助となる．

5　治療・予後

化学療法が行われるようになって，骨肉腫の予後は飛躍的に伸び，現在は手術をはさんで前後に化学療法をするのが標準である．使用する薬剤は，シスプラチン（CDDP），ドキソルビシン（アドリアマイシン．ADR），メトトレキサート（MTX），イホスファミド（IFM）である．化学療法の効果の目安としては，採血でアルカリホスファターゼ（ALP）の低下，X 線での骨硬化，MRI での骨外腫瘤の縮小，FDG-PET やタリウムシンチグラフィでの集積の低下などが指標になる．効果判定基準は，Response Evaluation Criteria in Solid Tumors（RECIST）による骨外腫瘤の評価，手術摘出標本による日本整形外科学会の組織学的効果判定（grade 1～4），Rosen&Huvos の分類（Grade I～IV）などがある．術前化学療法の効果がみられない場合，術後化学療法の薬剤を変更するレジメンが多いが，それによる生命予後の延長効果は確実ではない[3]．

手術は，化学療法導入前までは切断術が主流であったが，現在では神経血管束が巻き込まれているなど特別な状況を除いて，患肢を温存した腫瘍広範切除術が行われる．切除後の再建には，腫瘍用人工関節を用いるのが一般的であり，成長を残した小児患者などでは延長可能な人工関節も使用される．罹患するのが若年者であり，種々の生物学的再建も行われており，血管柄付き腓骨移植，骨延長術，腫瘍処理自家骨移植（Pasteur 処理，放射線処

2. 骨肉腫（通常型骨肉腫・血管拡張型骨肉腫・小細胞型骨肉腫）

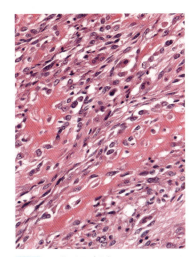

図6 **通常型骨肉腫** 紡錘形腫瘍細胞が主体の線維芽細胞型骨肉腫.

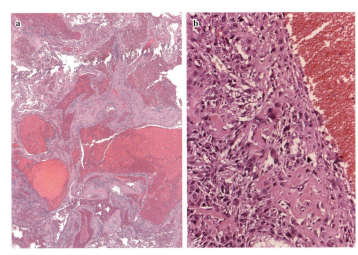

図7 **血管拡張型骨肉腫** （a）大小の出血性嚢胞からなる血管拡張型骨肉腫の弱拡大組織像．（b）隔壁には異型の強い腫瘍細胞と腫瘍性類骨を認める．

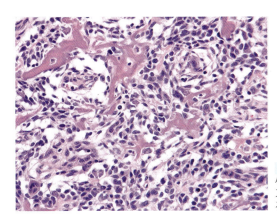

図8 **小細胞型骨肉腫** 小型類円形の腫瘍細胞がレース状の類骨を形成して増殖する小円形細胞型骨肉腫．

理，液体窒素処理）などがある．腫瘍が大きく再建が困難な場合は，rotation plasty も選択肢であり，それぞれの再建方法の長所短所を説明の上，患者に最も適したものを選択することが大事である．脊椎や骨盤発生で切除不能な場合は陽子線や重粒子線なども選択肢になる．

化学療法を併用した骨肉腫の予後は5年生存率60～70％であるが，初診時に肺転移がある場合は20～30％である．標準的な抗腫瘍薬治療が無効で再発を繰り返す場合は，がん遺伝子パネル検査にて治療薬剤を探索することも行われている[4]．

血管拡張型骨肉腫は，通常の骨肉腫に比べ極めて予後不良とされていたが，画像診断技術，化学療法の進歩により，通常型骨肉腫と同等の治療成績であることが報告されている．治療は，通常型骨肉腫に準じて，術前化学療法・手術・術後化学療法を行う[5,6]．

► 文 献
1) WHO Classification of Tumours Editorial Board (ed): WHO Classification of Tumours, Soft Tissue and Bone Tumours. 5th ed., World Health Organization, 2020
2) Broders AC: Squamous-cell epithelioma of the lip : study of five hundred and thirty-seven cases. JAMA 74: 656-664, 1920
3) Smeland S, et al.: Survival and prognosis with osteosarcoma: outcomes in more than 2000 patients in the EURAMOS-1 (European and American Osteosarcoma Study) cohort. Eur J Cancer 109: 36-50, 2019
4) Meltzer PS, et al.: New horizons in the treatment of osteosarcoma. N Engl J Med 385: 2066-2076, 2021
5) Weiss A, et al.: Telangiectatic osteosarcoma: the St. Jude Children's Research Hospital's experience. Cancer 109: 1627-1637, 2007
6) Zhong W, et al.: Prognostic analysis of telangiectatic osteosarcoma of the extremities. Front Oncol 12: 1105054, 2022

第2章 骨腫瘍 **2** 骨形成性腫瘍

C 悪性腫瘍

3. 傍骨性骨肉腫 Parosteal osteosarcoma

石田　剛 / 青木隆敏 / 林　克洋

1 概　念

傍骨性骨肉腫は，骨表面に腫瘤を形成して発育増殖する異型に乏しい紡錘形腫瘍細胞と比較的分化のよい骨梁からなる低悪性度の線維芽細胞型骨肉腫である．一部に高悪性度の肉腫成分を認めるものは脱分化型傍骨性骨肉腫（dedifferentiated parosteal osteosarcoma）という．

2 疫　学

骨肉腫の約4％を占める．年齢は20〜30歳代に好発する．男女比は女性に多い．発生部位は長管骨の骨幹端に好発し，約70％は大腿骨遠位骨幹端に発生し，特に後方部（膝窩部）に多い．次いで，上腕骨近位，脛骨近位に多い．その他の部位の発生はまれである．

3 画像診断

a) **単純X線写真・CT**：骨皮質と密着した半球状ないし分葉状の硬化性軟部腫瘤を形成する．骨化は比較的均一であるが，腫瘤の皮質側や中心部がより密な傾向を示す（図1）．CTでは軟部腫瘤と骨との位置関係や腫瘍内の骨化の分布がより明瞭となる．骨化部分における非石灰化軟部病変の出現や侵襲性の骨破壊は脱分化の可能性を示唆する．

b) **MRI**：骨化・石灰化の強い領域はT1強調像，T2強調像ともに低信号を示す．造影による増強効果は軽度で，強い増強効果は脱分化領域でみられることが多い．

c) **画像上の鑑別診断**：骨化性筋炎，骨膜性骨肉腫，二次性骨肉腫，骨軟骨腫から生じた軟骨肉腫，傍骨性骨軟骨異形増生（bizarre parosteal osteochondromatous proliferation：BPOP），骨外性骨肉腫．

4 病理診断

a) **肉眼像**：肉眼的には，骨表面に付着し，分葉状を呈して増殖する白色調の骨性腫瘍である．

b) **組織像**：組織学的には，grade1〜2（3段階分類ならgrade I）に相当し，細胞密度の低い異型に乏しい紡錘形腫瘍細胞が骨梁を伴って増殖する（図2，3）．腫瘍細胞の異型は弱く，核分裂像も少ないが，周囲組織に対して浸潤性に発育する．骨梁間は密な線維性組織で充填されているが，骨梁は平行に配列することが多く，良性病変と誤りやすい．軟骨帽様の軟骨形成を認めることがあり，骨軟骨腫と鑑別を要することがある．髄内進展を認めることもある．免疫組織化学染色ではMDM2，CDK4が陽性である．高悪性度の脱分化巣（通常型骨肉腫あるいは未分化多形肉腫の像を示す）を伴うこともある．

5 治療・予後

低悪性度であり，広範切除術により経過は良好である[1]．化学療法や放射線治療は通常行わない．腫瘍が皮質のみで骨髄内に進展していなければ片側の皮質のみの切除で腫瘍の摘出が可能である．再建は，必要に応じ自家骨移植，処理骨移植などで対応する．髄内への腫瘍の進展があり，関節温存も困難であれば腫瘍用人工関節による再建を行う．再発率は約10％で，5年生存率は約90％と予後良好であるが，まれに転移することもある[2,3]．辺縁切除でも広範切除と同等の再発率との報告もあるが，長期的な経過をみる必要がある．脱分化を起こす症例が20％前後あり，5年生存率は60％前後と低下する[4]．

▶ **文　献**

1) Campanacci M, et al.: Parosteal osteosarcoma. J Bone Joint Surg Br 66: 313-321, 1984
2) Han I, et al.: Clinical outcome of parosteal osteosarcoma. J Surg Oncol 97: 146-149, 2008
3) Schwab JH, et al.: A comparison of intramedullary and juxtacortical low-grade osteogenic sarcoma. Clin Orthop Relat Res 466: 1318-1322, 2008
4) Ruengwanichayakun P, et al.: Parosteal osteosarcoma: a monocentric retrospective analysis of 195 patients. Hum Pathol 91: 11-18, 2019

3. 傍骨性骨肉腫

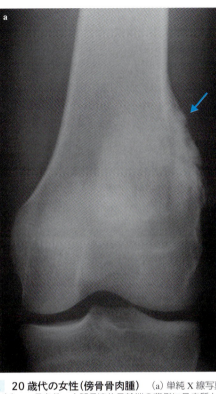
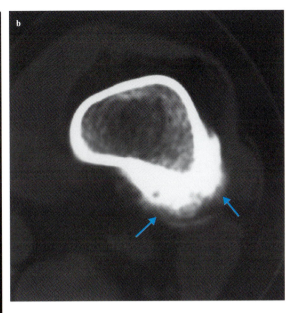

図1 20歳代の女性（傍骨骨肉腫） （a）単純X線写真正面像．大腿骨遠位骨幹端に密な硬化像がみられ，骨皮質の肥厚を伴う（矢印）．（b）CT骨条件．大腿骨遠位骨幹端の背側に骨皮質と密着して骨化した腫瘤を認める（矢印）．腫瘤の皮質側や中心部は密な骨化を示し，腫瘤表面の骨化はやや淡い．

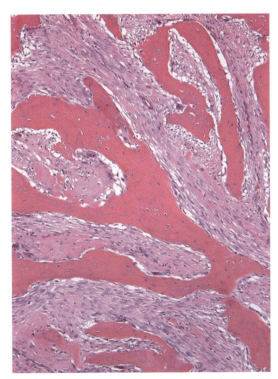

図2 平行に骨梁が並び骨梁間に膠原線維を伴って紡錘形腫瘍細胞が増生する典型像

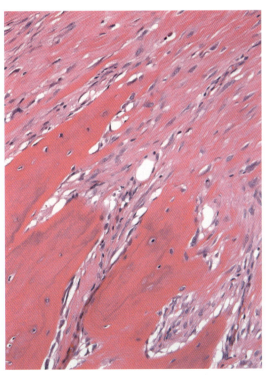

図3 紡錘形細胞は疎に分布し，異型は軽度である

第2章 骨腫瘍

第2章 骨腫瘍 2 骨形成性腫瘍

C 悪性腫瘍

4. 骨膜性骨肉腫 Periosteal osteosarcoma

石田 剛 / 藤本良太 / 林 克洋

1 概　念

骨膜性骨肉腫は，骨膜下の骨表面に発生する中間悪性度の軟骨芽細胞型骨肉腫である．原則として髄内進展を伴わない．画像的にスピクラ状の骨膜反応が認められる．

2 疫　学

まれな亜型で発生頻度は骨肉腫の2%に満たない．年齢は10～20歳代に多く，10歳代後半にピークがある．男女比は約1：1である．発生部位は長管骨の骨幹部で，大腿骨と脛骨の骨幹部に最も多い．

3 画像診断

①骨表から骨膜を持ち上げ，②骨外進展する，③軟骨成分の多い，④骨形成性，⑤比較的低悪性度の腫瘍であり，画像所見はこれらの特徴がよく表現される．

a) 単純X線写真：一見骨内腫瘍の骨外進展のごとく，Codman三角やスピクラ状骨膜反応を伴う骨外腫瘤が特徴的だが骨内病変はみられない（図1a）．通常病変部皮質は肥厚するが，腫瘍部では圧排性皮質陥凹もみられる．

b) CT，MRI：CTでは軟骨基質を反映したやや低濃度の骨外腫瘤とスピクラ状骨膜反応が観察される．同様にMRIではT2強調像にて高信号の含水性腫瘤が観察される（図1b）．いずれについても骨内病変を欠くことが最も重要（MRIでは時に髄内の反応性信号変化がみられる）．

c) 核医学検査：質的診断には不要．

d) 画像上の鑑別診断：傍骨性骨肉腫，表在性高悪性度骨肉腫，骨膜性軟骨肉腫．

4 病理診断

a) 肉眼像：肉眼的には，骨表面に付着する紡錘状の腫瘍で，割面は白色調，軟骨様を呈する．石灰化を認めることもある．

b) 組織像：組織学的には，軟骨形成が優勢な軟骨芽細胞型骨肉腫の像を呈する（図2）．組織学的異型度はgrade 2から3（3段階分類ではgrade 2）に相当する．分葉状に増殖し，軟骨性腫瘍と鑑別を要するが，一部に類骨の形成が明らかに認められ，骨肉腫と診断されるものである（図3）．髄内進展を認める症例は原則として骨膜性骨肉腫とはせず，通常型骨肉腫の範疇に分類する．

5 治療・予後

中間悪性度の腫瘍であり，広範切除術による治療となる．化学療法を試みた報告では，組織学的有効性は32%にとどまり，また化学療法による明らかな生存率の改善や局所再発率の低下は認められていない[1,2]．局所再発が予後不良因子の1つであり，広範切除術で腫瘍を取り切ることが重要である．病巣が骨の半周にわたることが多く，広範切除後は自家骨移植や処理骨移植などで再建か，場合によっては腫瘍用人工関節を用いる必要もある．局所再発は約7%であるが，広範切除が達成された場合は約4%とされている．転移する症例は約14%にあるが，全体としての5年生存率は約83%と良好である[3]．

▶ 文　献

1) Grimer RJ, et al.: Periosteal osteosarcoma--a European review of outcome. Eur J Cancer 41: 2806-2811, 2005
2) Tsukamoto S, et al.: Effect of adjuvant chemotherapy on periosteal osteosarcoma: a systematic review. Jpn J Clin Oncol 52: 896-904, 2022
3) Rose PS, et al.: Periosteal osteosarcoma: long-term outcome and risk of late recurrence. Clin Orthop Relat Res 453: 314-317, 2006

4. 骨膜性骨肉腫

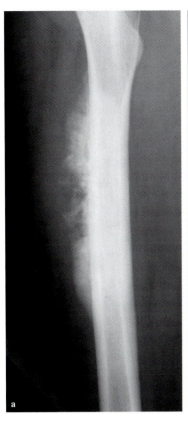
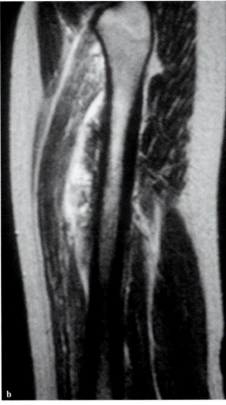

図1 12歳の女子
(a)大腿骨側面単純X線写真．近位骨幹部を中心に主に前方へと広がるスピクラ状骨膜反応がみられる．辺縁部にはCodman三角様の所見もあり，全体として骨膜をテント状に持ち上げたようにみえる．一見通常型骨肉腫の骨外進展をみるようだが，よくみると明らかな骨内病変はみえない．
(b)MRI T2強調矢状断像．骨外腫瘤は骨皮質に近い石灰化部分は低信号であるが，それ以外の部位では比較的明瞭な高信号を示しており，含水性の高い病変を示している．軟骨成分の多い本疾患の特徴がよく現れている．骨髄内には病変がみられない点が最も重要．（メディカルスキャニング浜松町放射線科　福田国彦先生のご厚意による）

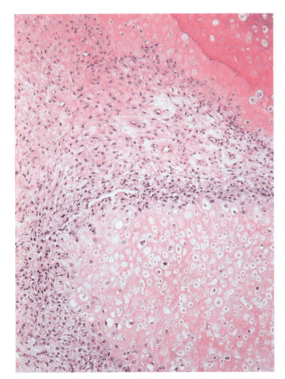

図2 腫瘍性異型軟骨の結節とその周囲の異型紡錘形細胞の集簇および骨形成（右上）を認める

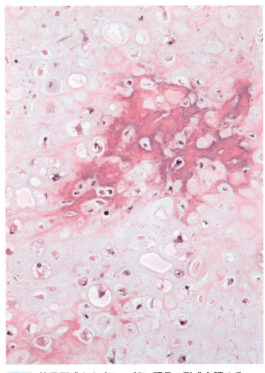

図3 軟骨形成とともに一部に類骨の形成を認める

第2章　骨腫瘍

第2章　骨腫瘍　2 骨形成性腫瘍

C 悪性腫瘍

5. 二次性骨肉腫 Secondary osteosarcoma

石田　剛 / 青木隆敏 / 林　克洋

1　概　念

　良性骨病変に続発して発生した骨肉腫を二次性骨肉腫という．前駆病変としては，骨 Paget 病，放射線照射，骨梗塞，線維性骨異形成などがあり，さらにまれではあるが，人工関節，osteopoikilosis やメロレオストーシスなどの骨系統疾患，慢性骨髄炎の瘻孔，骨軟骨腫，Ollier 病などが前駆病変として知られている．骨巨細胞腫が悪性転化して骨肉腫の像を示すことがあるが，この場合は悪性骨巨細胞腫（malignancy in giant cell tumor）として扱う．また，Li-Fraumeni 症候群や網膜芽細胞腫症候群などの先天性・遺伝性腫瘍症候群に骨肉腫が合併することが知られているが，これらも二次性骨肉腫には入れず，別に扱われる．

2　疫　学

　一般に年齢は成人以降の中高年者に多いが，前駆病変に応じて特徴がみられる．Paget 病に続発する骨肉腫（Paget osteosarcoma）では 60 歳代にピークがあり，男性に多い．40 歳以下には Paget 病は通常みられないので Paget osteosarcoma もみられない．Paget 病の悪性転化は多骨性のものに多いが，発生頻度は Paget 病の 1% 以下と考えられている．

　放射線照射に関連した骨肉腫（radiation-associated osteosarcoma）は 10 歳代から発生がみられるが，ピークは 50〜60 歳代である．男女比は女性に多く，放射線照射の適応疾患に男女で違いがあるためと考えられる．通常は，照射後 2 年以上経過して発生することが多い．

　発生部位も前駆病変に依存し，Paget osteosarcoma では長管骨，骨盤骨，肩甲骨，頭蓋骨などに多い．放射線照射に関連した骨肉腫では，骨盤骨や肩部の骨に多い．

3　画像診断

a）**単純 X 線・CT**：それぞれの先行する既存病変（Paget 病，線維性骨異形成など）の特徴を残して，浸潤性に広がる破壊性変化や硬化性変化が認められる．大きな軟部腫瘤を伴うことも多く，腫瘤内に比較的均一な雲状，象牙様の石灰化がみられる．Paget 病は著しい破骨細胞の活性化により骨吸収が起こるが，その後，骨芽細胞の活性化により骨梁の肥厚，すりガラス状変化，皮質の肥厚，骨の膨隆を認める（線維性骨異形成などの他疾患については他項参照）．放射線照射後骨肉腫は放射線照射部位に発生し，扁平骨に好発する（図 1）．原発性骨肉腫に比べて軟部腫瘤が目立つ傾向にある．CT は基本的に単純 X 線写真と同一の所見であるが，微小な骨化・石灰化の検出や既存骨病変の評価に優れている．

b）**MRI**：骨化・石灰化の強い領域が T1 強調像，T2 強調像ともに低信号を示す．ガドリニウム造影では骨肉腫部分が濃染される．MRI は肉腫部分の進展範囲の評価に優れている．

4　病理診断

a）**肉眼像**：腫瘍の性状は通常型骨肉腫と変わりはないが，肉眼でも前駆病変が確認できることがある．

b）**組織像**：組織学的にも，通常型骨肉腫と特に変わることはないが，骨芽細胞型と線維芽細胞型が大部分を占め，軟骨芽細胞型やその他の特殊な亜型の像を示すことはまれである．類骨形成を示さず，線維肉腫あるいは未分化多形肉腫の像を示すこともあるが，それらはそれぞれ続発性線維肉腫，続発性未分化多形肉腫と診断される．

　Paget osteosarcoma では背景の既存骨にモザイクパターンなど Paget 病の像を認める（図 2，3）．線維性骨異形成に続発した骨肉腫でも，線維性骨異形成の病変を組織学的に確認できることが多い（図 4，5）．放射線照射に関連した骨肉腫では，放射線性骨炎（radiation osteitis）を組織学的に確認することは難しい．

5　治療・予後

　二次性骨肉腫の治療は，通常型骨肉腫に準じ，化学療法と手術の組み合わせで行われる．薬剤はドキソルビシン（アドリアマイシン．ADR），シスプラチン（CDDP），メトトレキサート（MTX）などになるが，照射後の二次性骨肉腫の場合は，既往の癌や白血病の治療で ADR などのアントラサイクリン系が含まれるようならば極量に気をつける必要がある．

　二次性骨肉腫の予後は，一次性骨肉腫に比べて一般的に悪い傾向にある．これは腫瘍の進行が早いことや，前病変があった上での発症のため患者の年齢が高いことな

5. 二次性骨肉腫

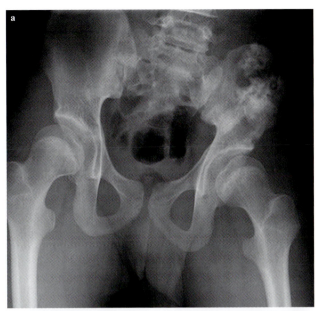

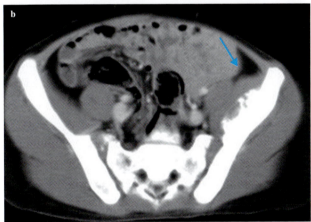

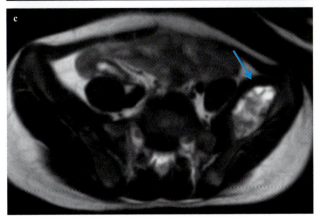

図1　10歳代前半（男子）放射線治療後の続発性骨肉腫　(a) 骨盤骨単純X線写真正面像．左腸骨に境界不明瞭な溶骨性病変がみられ，内部に密な石灰化が認められる．(b) CT軟部条件．左腸骨に骨皮質の肥厚と骨膜反応がみられ，その周囲には軟部腫瘤が認められる（矢印）．(c) MRI T2強調横断像．左腸骨から内側に突出する境界明瞭な腫瘤がみられ，不均一な高信号を示す（矢印）．

第 2 章　骨腫瘍

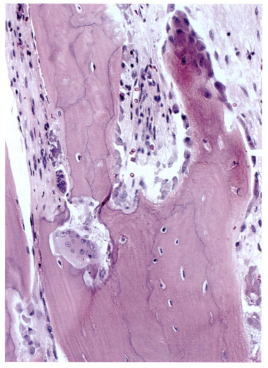

図2　骨肉腫を合併した Paget 病例で，骨梁にモザイクパターンが認められる

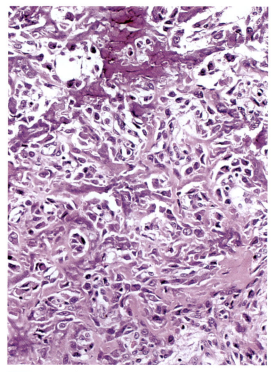

図3　Paget 病に続発した骨肉腫（図2と同一症例）．骨芽細胞型骨肉腫の像を呈する

どによる．5年生存率は約 50% とされているが，体幹発生のものは 10〜20% とさらに不良である[1,2]．近年，小児癌の長期生存者に発症する症例も散見され，これも5年生存率は 50% である[3]．

▶ 文　献

1) Bielack SS, et al.: Combined modality treatment for osteosarcoma occurring as a second malignant disease. Cooperative German-Austrian-Swiss Osteosarcoma Study Group. J Clin Oncol 17: 1164, 1999
2) Healey JH, et al.: Radiation and pagetic osteogenic sarcomas. Clin Orthop Relat Res 270: 128-134, 1991
3) Meazza C, et al.: Secondary osteosarcoma: a challenge indeed. Int J Clin Oncol 28: 184-190, 2023

5. 二次性骨肉腫

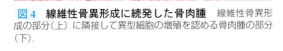
図4 線維性骨異形成に続発した骨肉腫　線維性骨異形成の部分（上）に隣接して異型細胞の増殖を認める骨肉腫の部分（下）.

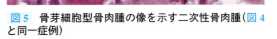
図5 骨芽細胞型骨肉腫の像を示す二次性骨肉腫（図4と同一症例）

第2章　骨腫瘍

第2章　骨腫瘍　2 骨形成性腫瘍

C 悪性腫瘍

6. 表在性高悪性度骨肉腫 High-grade surface osteosarcoma

石田　剛 / 奥田実穂 / 林　克洋

1 ▶ 概　念

　表在性高悪性度骨肉腫は骨の表面から発生する高悪性度の骨肉腫である．骨表面から発生する傍骨性骨肉腫や骨膜性骨肉腫はそれぞれ低悪性度，中間的悪性度であることと対比される．組織学的には低悪性度の成分は含まれず，通常型骨肉腫と区別できない組織像を呈する．

2 ▶ 疫　学

　表在性高悪性度骨肉腫は骨肉腫の1%にも満たない極めてまれな亜型である．好発年齢は10歳代で，男性に多いとされている．好発部位は長管骨で，大腿骨，脛骨，上腕骨に多く，骨幹部や骨幹と骨幹端の移行部に好発する[1]．

3 ▶ 画像診断

a) 単純X線写真，CT：骨幹〜骨幹端に好発する骨表面から軟部組織に突出する高吸収腫瘤（図1）．通常，ふわふわした境界不明瞭な未熟な骨化を有する[2]．濃厚な骨化もあり，骨膜性骨肉腫に類似した放射状のスピクラを呈することもある．皮質吸収と髄内進展は半数でみられる．骨膜反応はあまりないが，多彩で軟部組織進展を認める．ほかの表在性骨肉腫と比し，円周方向への浸潤が大きい[3]．

b) MRI：骨表面から大きな骨外腫瘤を呈する．骨化成分を反映したT1強調像，T2強調像低信号と，軟部成分を反映したT1強調像低信号，T2強調像高信号が混在する．髄内進展がしばしばみられる．

c) 画像上の鑑別疾患：骨膜性骨肉腫，傍骨性骨肉腫．

4 ▶ 病理診断

a) 肉眼像：骨表面に大きな腫瘤を形成することが多い．髄内進展はないか，あったとしても軽度であり，骨表面発生を支持するものである．割面の性状は腫瘍の組織所見を反映するが，多くは通常型骨肉腫のそれと類似し，黄白色充実性で，硬さは骨形成の程度に比例する．

b) 組織像：組織学的には，通常型骨肉腫のそれと区別ができない（図2）．多くは骨芽細胞型骨肉腫の像を示し（図3），時に線維芽細胞型骨肉腫の像を示す．軟骨芽細

胞型骨肉腫の像を示すことはさらにまれであるが，この場合には骨膜性骨肉腫との鑑別が問題となり，骨膜性骨肉腫として許容できないほどの極めて高度な異型を示し，組織学的に高悪性度骨肉腫であることが診断に必須である．また，低悪性度の成分を含まないことも診断に重要であり，低悪性度骨肉腫成分がある場合は，脱分化型傍骨性骨肉腫である可能性を考える．

5 ▶ 治療・予後

　高悪性度表在性骨肉腫は非常にまれな骨肉腫の亜型である．骨膜性骨肉腫，傍骨性骨肉腫と異なり高悪性度の腫瘍で，通常型骨肉腫と同様の術前後化学療法と広範切除術にて治療される．下肢骨に発生することが多く，骨膜に沿って病変が広がるため，より広範な切除が必要となり，髄腔へも浸潤する例も多く切除範囲に注意が必要である．高悪性度表在性骨肉腫の予後は従来の骨肉腫と類似しているといわれるが，Okadaら[1]の46例の調査では5年生存率は46.1%であり，Dengら[4]の23人の調査では37.6%と，予後不良な報告もある．

6. 表在性高悪性度骨肉腫

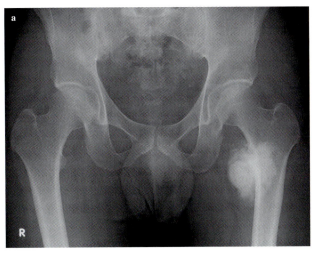
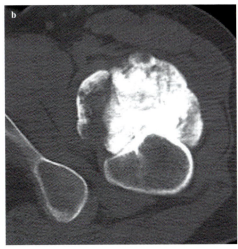

図1 **30歳代の男性** 表在性高悪性度骨肉腫．単純X線写真正面像．(a)左大腿骨近位部付近に骨形成性腫瘤を認める．濃厚な骨化があるが，骨膜反応はみられない．(b)CT．骨形成性腫瘤は左大腿骨近位部腹側に広く接して位置しており，境界明瞭，内部は不均一である．近傍の骨皮質は保たれており，大腿骨内への進展は否定的である．円周方向への進展傾向は目立たない．（症例は大阪国際がんセンター放射線診断・IVR科　中西克之先生のご厚意による）

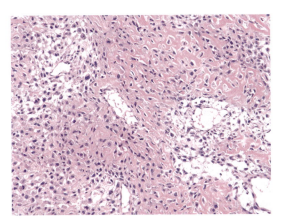
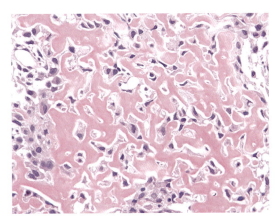

図2 不規則なレース状の類骨を形成して増殖する表在性高悪性度骨肉腫

図3 腫瘍細胞の核は大小不同，不整であり，高悪性度骨芽細胞型骨肉腫の像である

▶ 文　献
1) Okada K, et al.: High grade surface osteosarcoma. A clinicopathologic study of 46 cases. Cancer 85: 1044-1054, 1999
2) WHO Classification of Tumours Editorial Board (ed): WHO Classification of Tumours, Soft Tissue and Bone Tumours. 5th ed., World Health Organization, 417-418, 2020
3) Yarmish G, et al.: Imaging characteristics of primary Osteosarcoma: Nonconventional Subtypes. RadioGraphics 30: 1653-1672, 2010
4) Deng Z, et al.: High-grade surface osteosarcoma: Clinical features and oncologic outcome. J Bone Oncol 23: 100288, 2020

第2章　骨腫瘍　**3** 線維形成性腫瘍

A 中間群（局所侵襲性）

類腱線維腫 Desmoplastic fibroma

石田　剛 / 青木隆敏 / 相羽久輝

1 概　念

類腱線維腫は豊富な膠原線維を産生して異型に乏しい紡錘形細胞が増生する極めてまれな骨腫瘍である．転移はしないが，局所侵襲傾向が強く，locally aggressive の良悪性中間群に分類されている．軟部組織のデスモイド腫瘍に類似した組織像を呈する．

2 疫　学

極めてまれで，発生頻度は骨腫瘍の 0.1% 以下である．青年から若年成人に多い．男女比は約 1：1 である．どの骨にも発生しうるが，下顎骨に比較的好発する．

3 画像診断

a) **単純 X 線写真，CT**：膨隆性の溶骨性病変で，正常部との境界は明瞭なことが多いが，広い移行帯を示すこともある．骨皮質は菲薄化することも肥厚することもあり，単純 X 線写真では溶骨性病変内に骨皮質の厚さの違いを反映した隔壁様構造がしばしば認められる（図 1）．また，骨皮質を破壊して軟部組織に進展することがあり，悪性腫瘍との画像上の鑑別に苦慮することもある．CT（図 2）は骨皮質の状態や軟部腫瘤の有無を評価するのに役立つ．

b) **MRI**：T1 強調像では筋肉と比べて低～等信号を示し，T2 強調像では不均一な信号を示すことが多い．T2 強調像で筋肉と同等から低い信号が部分的に認められることが特徴であり，病変内の細胞成分に乏しく膠原線維に富む領域を反映している．

c) **画像上の鑑別診断**：骨巨細胞腫，軟骨粘液線維腫，線維性骨異形成，動脈瘤様骨囊腫，線維肉腫，骨未分化高悪性度多形肉腫，骨内高分化型骨肉腫．

4 病理診断

a) **肉眼像**：肉眼的には，境界明瞭な弾性硬の白色腫瘍である．錯綜する膠原線維の走行を確認できることもある．

b) **組織像**：組織学的には，紡錘形の線維芽細胞ないし筋線維芽細胞が錯綜して増生する．豊富な膠原線維の産生を伴い，硝子化した線維束も認められる（図 3，4）．細胞密度は低いか中等度である．分裂像を認めるが多くはない．核異型や多形性は認められない．壊死はみられない．また，腫瘍細胞による骨形成も認めない．類腱線維腫様の病変に骨形成をみた場合は，類腱線維腫が極めてまれであることから，実際には線維性骨異形成や低悪性度中心型骨肉腫の可能性を考慮して鑑別していく必要がある．免疫組織化学染色では MDM2 や CDK4 は陰性である．β-catenin の発現は陽性となることがあるが，多くは細胞質に陽性である．

5 治療・予後 [1～4]

再発しやすい腫瘍であり，単純な掻爬のみでは約 40% 再発すると報告されている．また，小児例はより再発が多いことが報告されている．また，軟部への浸潤や病的骨折を認める場合などは治療に難渋することも多い．このため，液体窒素やアルゴンレーザーなどの補助療法を組み合わせた掻爬を行うことが有用であり，再発率は約 25% に低下すると報告されている．一方で，en bloc に切除した場合でも 10～20% ほどの再発率と報告されているため慎重な経過観察が望ましい．これまで放射線療法や化学療法の有用性に関する報告は限定的であるが，デスモイド型線維腫症と類似性があることから，今後検討が望まれる．基本的には転移はないとされている．

▶ **文　献**

1) Tanwar YS, et al.: Desmoplastic fibroma of bone: a case series and review of literature. Indian J Surg Oncol 9: 585-591, 2018

2) Böhm P, et al.: Desmoplastic fibroma of the bone. A report of two patients, review of the literature, and therapeutic implications. Cancer 78: 1011-1023, 1996

3) Yin H, et al.: Desmoplastic fibroma of the spine: a series of 12 cases and outcomes. Spine J 14: 1622-1628, 2014

4) Nedopil A, et al.: Desmoplastic fibroma: a case report with three years of clinical and radiographic observation and review of the literature. Open Orthop J 8: 40-46, 2013

類腱線維腫

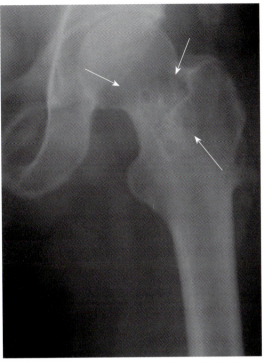

図1 20歳代の男性　左大腿骨の単純X線写真正面像．左大腿骨の骨幹端に溶骨性病変が認められ(矢印)，病変内に隔壁様構造を伴う．遠位側の境界は明瞭で硬化縁もみられるが，近位側の移行帯は広い．(九州労災病院病理科・放射線科のご厚意による)．

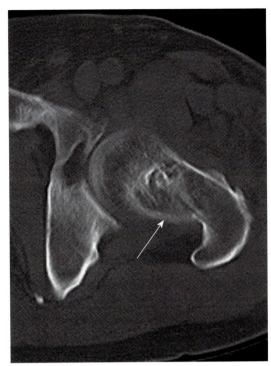

図2 20歳代の男性(図1と同一症例)　CT横断像．左大腿骨骨幹端の病変は背側へ軽度の膨隆を示す(矢印)．(九州労災病院病理科・放射線科のご厚意による)．

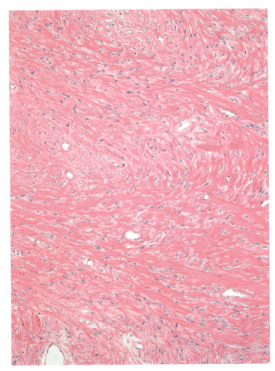

図3 豊富な膠原線維束を伴って紡錘形細胞が錯綜して増生する典型例

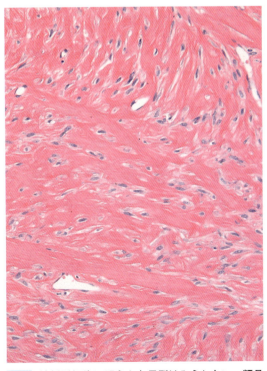

図4 紡錘形細胞に明らかな異型はみられない．類骨や骨の形成は認めない

第2章　骨腫瘍　3　線維形成性腫瘍

B 悪性腫瘍

線維肉腫 Fibrosarcoma

石田　剛 / 青木隆敏 / 相羽久輝

1　概　念

骨の線維肉腫は，錯綜パターンや杉綾模様パターン（herringbone pattern）を示して増殖する紡錘形細胞肉腫である．線維芽細胞以外への分化傾向を認めないことと著しい多形性がないことが診断に大切である．したがって，平滑筋肉腫や滑膜肉腫など他の紡錘型細胞肉腫を除外して，はじめて診断される．

2　疫　学

発生頻度は骨腫瘍の5%以下を占める．年齢は成人以降に好発する．男性にやや多い．発生部位は長管骨骨幹端に多い．大腿骨遠位骨幹端に最も好発し，次いで脛骨近位，大腿骨近位，上腕骨近位に多い．放射線照射や骨梗塞などの良性病変に続発する二次性線維肉腫も知られている．

3　画像診断

a) 単純X線写真，CT：地図状（図1）[1]の溶骨性病変，もしくは浸透状ないし虫食い状の骨破壊像を示し，骨皮質の膨隆を伴うこともある．しばしば骨周囲の軟部組織に進展するが，骨膜反応には乏しい．骨形成のない悪性骨腫瘍を示唆する所見という以外に特徴的な所見はなく，特に骨未分化多形肉腫とは所見が類似する（両者の異同については病理学的にも議論があり，画像所見の違いを論じるのは困難である）．

b) MRI：T1強調像で低〜等信号を示し，T2強調像では細胞成分の多寡や線維化の程度によって様々な信号を呈する（図2）[1]．また，しばしば壊死や出血を伴って不均一な信号となる．MRIは骨髄内や骨外への腫瘍の進展範囲を評価するのに有用である．

c) 画像上の鑑別診断：転移性骨腫瘍，骨巨細胞腫，悪性リンパ腫，骨髄腫，血管拡張型骨肉腫，骨未分化多形肉腫．

4　病理診断

a) 肉眼像：肉眼的には，膠原線維産生の豊富な弾性硬白色腫瘍から灰白色肉様の弾性軟の肉腫の様相を呈するものまである．壊死や出血を伴うこともある．

b) 組織像：組織学的には，錯綜ないし杉綾模様パターンを呈して増殖する紡錘形細胞肉腫である（図3，4）．腫瘍細胞は比較的均一であり，多形性は示さない．線維増生の程度は腫瘍により異なり，膠原線維増生が目立つものから細胞密度が高く分裂像も多く膠原線維量が少ないものまである．診断には他の腫瘍の可能性を除外することが重要である．多形性がある場合は骨未分化多形肉腫，腫瘍性類骨がある場合は骨肉腫と診断する．また，平滑筋肉腫や滑膜肉腫などの紡錘形細胞肉腫との鑑別には，平滑筋や上皮系マーカーなどの免疫組織化学染色が有用である．

5　治療・予後 [1〜3]

1950〜1970年代の古い報告では5年生存率は34%，10年生存率は28%，低悪性度の場合では10年生存率は80%と報告されている．予後不良因子は，40歳以上・体幹部発生・高悪性度が予後不良因子とされている．National Comprehensive Cancer Network ガイドラインでは骨肉腫に準じた治療が推奨されている（カテゴリー2B）．一方で，European Osteosarcoma Intergroup study では65歳以下の患者に対して，ドキソルビシン 75 mg/m^2＋シスプラチン 100 mg/m^2 にて術前化学治療を行い，42%の症例は90%以上の壊死が得られ，5年生存率は59%であったと報告されている．

▶ 文　献

1) Saito T, et al.: Low-grade fibrosarcoma of the proximal humerus. Pathol Int 53: 115-120, 2003
2) Taconis WK, et al.: Fibrosarcoma and malignant fibrous histiocytoma of long bones: radiographic features and grading. Skeletal Radiol 11: 237-245, 1984
3) Bramwell VH, et al.: Neoadjuvant chemotherapy with doxorubicin and cisplatin in malignant fibrous histiocytoma of bone: A European Osteosarcoma Intergroup study. J Clin Oncol 17: 3260-3269, 1999

線維肉腫

第2章 骨腫瘍

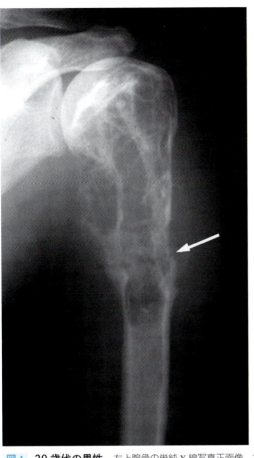

図1 20歳代の男性　左上腕骨の単純X線写真正面像．左上腕骨の骨幹端から骨幹に地図状の溶骨性病変が認められる．骨皮質は断裂し，病変遠位部に病的骨折を伴う(矢印)．(九州大学大学院医学研究院形態機能病理学分野　小田義直先生のご厚意による．文献1より転載)．

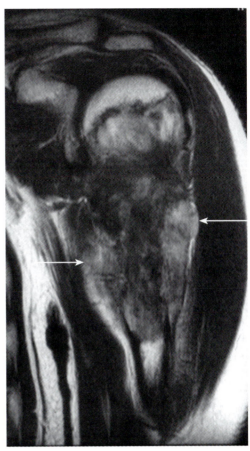

図2 20歳代の男性(図1と同一症例)　MRI T2強調冠状断像．左上腕骨の病変は不均一な信号を示し，筋と同等の低信号から脂肪と同等の高信号まで混在して認められる．腫瘍は骨皮質を破壊して軟部組織に進展している(矢印)．(九州大学大学院医学研究院形態機能病理学分野　小田義直先生のご厚意による．文献1より転載)．

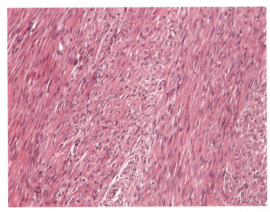

図3 錯綜あるいは杉綾模様パターンを示して密に増殖する線維肉腫

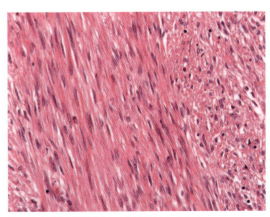

図4 紡錘形腫瘍細胞に多形性はみられない

141

第2章 骨腫瘍 **4** 脈管性腫瘍

A 良性腫瘍

血管腫 Hemangioma of bone

小田義直 / 髙尾正一郎 / 木村浩明

1 概 念

骨内に生じた血管の増生よりなる良性腫瘍である．多くは無症状であるがX線撮影で偶然発見されることが多い．頭蓋骨発生例では腫瘤を触知することがある．骨に大きな病変を形成するもの，あるいは軟部組織まで広範に進展するものは血管腫症（angiomatosis）と呼ばれる．

2 疫 学

女性に多く認められ，どの年齢層にも起こりうるが中高年者に診断されることが多い．脊椎椎体および頭蓋骨の頻度が高く，大長管骨発生では骨幹端部に好発する傾向がある[1]．しばしば多発する．

3 画像診断

a) **単純X線写真，CT**：単純X線写真では，脊椎症例は椎体の骨量減少領域として描出され，内部に椎体を縦走する太い骨梁構造がみられる（corduroy appearance）のが特徴的である．CT横断では低吸収内に残存する太い骨梁構造が点状の高吸収域として描出され，特徴的なpolka-dot appearance を呈する（図1 矢印）．長管骨に発生した場合は境界明瞭な溶骨性病変として描出され，軽度の膨張性発育を呈することがある[2]．腫瘍内に放射状や格子状および網状の骨梁構造がみられた場合は脊椎病変同様に血管腫の診断が容易である．骨膜反応は通常みられない．ただし，頭蓋骨などの扁平骨では，膨張性発育と陽光状（sunburst）の骨膜異形成をきたす．

b) **MRI**：脊椎病変は典型的にはT1強調像およびT2強調像で高信号を呈する（図2，図3 矢印）．T1強調像の高信号は病変内の脂肪を反映している．T2強調像にて他の正常骨髄よりも高い信号を呈する所見が他の腫瘍性病変との鑑別の一助となる．単純X線写真やCTで認める太い骨梁構造は低信号として描出される（図2 矢頭）．脊椎に限局した血管腫は通常無症状だが，まれに硬膜外腫瘤（図3 青矢印）や出血，病的骨折を合併し，疼痛や神経症状をきたすことがある．MRIは硬膜外病変の検出に有用であり，硬膜外腫瘤はT1強調像で低信号を，T2強調像で高信号を呈することが多く，脊椎内病変の信号パターンと異なることがある[3]（図3）．長管骨に発生し

た場合，T2強調像では脊椎病変同様高信号を呈するが，T1強調像では低・中間・高信号と様々な信号を呈する[4]．

c) **画像上の鑑別診断**：骨脂肪腫，脂肪髄，骨巨細胞腫，単純性骨嚢腫，動脈瘤様骨嚢腫，転移性骨腫瘍．

（謝 辞：執筆に際してご高配を賜りました稲仁会三原台病院放射線科の上谷雅孝先生に謝意を表します．）

4 病理診断

a) **肉眼像**：境界明瞭で柔らかい暗青色あるいは赤色の骨内腫瘍として認められる．病変内の硬化した骨梁と貯留した血液により，蜂の巣状（honey-comb）を呈する．

b) **組織像**：毛細血管血管腫および海綿状血管腫の像を呈するものがほとんどである．毛細血管血管腫では小血管の増生よりなり（図4），海綿状血管腫では血液を満たし拡張した壁の薄い血管の増生（図5）が主体であるが，両者の像が混在するものもある．血管の内腔は異型のない一層の扁平な血管内皮に覆われる．血管成分は既存の骨梁を取り囲みながら増生する．頭蓋骨発生例では反応性骨形成が顕著な例もある（図5）．血管腫の内皮が腫大し上皮様の形態を呈し，内腔に突出するものは類上皮血管腫（epithelioid hemangioma）と呼ばれ，locally aggressiveの良悪性中間腫瘍である[5]．

5 治療・予後[6~8]

脊椎発生などで偶然発見された無症候性の病変に関しては，ほとんどの場合は進行することもなく治療の対象にはならない．しかし一部の脊椎血管腫はゆっくりではあるが骨破壊が進行することがあり，この場合は塞栓術や外科的切除術の対象になる．外科的切除を行う場合，神経除圧だけを目的とした不完全な切除では病巣再発・再手術のリスクが高いため可能であれば初回手術での完全切除が望ましく，不完全切除となった場合は放射線治療の追加を考慮すべきである．低侵襲治療として経皮的なエタノール注入療法なども報告されている．四肢の骨血管腫は発生自体がまれであり，治療対象となることがほとんどないため治療に関する報告はほとんどない．

血管腫

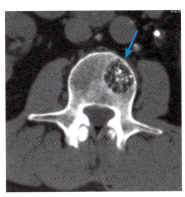 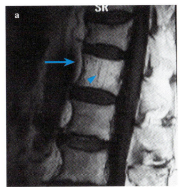 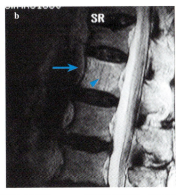

図1 60歳代の男性　単純CT．椎体左側に低吸収と点状の高吸収の混在したpolka-dot appearanceを認める（矢印）．

図2 年齢性別不明　単純MRI（a：T1強調矢状断像，b：T2強調矢状断像）．第1腰椎椎体にT1強調像とT2強調像で高信号領域を認める（矢印）．T2強調像では他の椎体よりも高い信号を呈している．内部に線状の低信号（矢頭）を認め，骨梁構造を反映している．

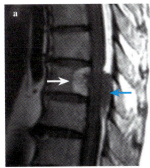 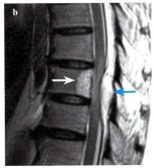 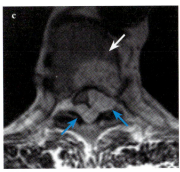

図3 60歳代の女性　単純MRI（a：T1強調矢状断像，b：T2強調矢状断像，c：T2強調横断像）．胸椎椎体内背側にはT1強調像・T2強調像ともに高信号を呈する病変を認める（白矢印）．硬膜外にもT2強調像で同様の高信号病変（青矢印）があり，脊髄圧迫および脊髄内の信号上昇をきたしている．硬膜外病変はT1強調像では椎体内病変と異なり低信号を呈している（青矢印）．

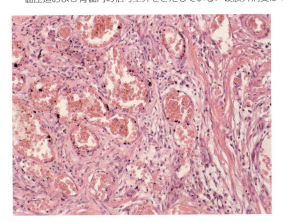 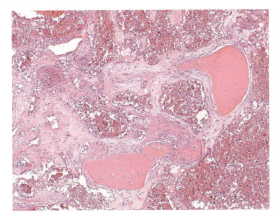

図4 毛細血管血管腫　小血管の増生を認める．内皮細胞に異型はみられない．

図5 頭蓋骨発生の海綿状血管腫　血液を満たし拡張した血管腔とともに骨芽細胞の縁取りのある反応性の骨形成を間質に認める．

▶ 文献
1) Wenger DE, et al.: Benign vascular lesions of bone: radiologic and pathologic features. Skeletal Radiol 29: 63-74, 2000
2) Resnick D, et al.: Bone and Joint Imaging. 3rd ed. Elsevier, 1172-1174, 2004
3) Friedman DP: Symptomatic vertebral hemangiomas: MR findings. AJR Am J Roentgenol 167: 359-364, 1996
4) Chawla A, et al.: Intraosseous haemangioma of the proximal femur: imaging findings. Br J Radiol 79: e64-66, 2006
5) Nielsen GP, et al.: Epithelioid hemangioma of bone revisited: a study of 50 cases. Am J Surg Pathol 33: 270-277, 2009
6) Unni KK, et al.: Tumors of the Bones and Joints, AFIP Atlases of Tumor Pathology Series 4. Amer Registry of Pathology, 261-264, 2005
7) Diarra MD, et al.: Surgical Options for Aggressive Vertebral Hemangiomas: A case series, literature review and treatment recommendations. J Bone Oncol 43: 100515, 2023
8) Handa M, et al.: Long-term outcomes of excision surgery for aggressive vertebral hemangiomas. World Neurosurg 142: 474-480, 2020

第2章　骨腫瘍　**4** 脈管性腫瘍

B 悪性腫瘍

Ⅰ. 類上皮血管内皮腫 Epithelioid hemangioendothelioma

石田　剛 / 髙尾正一郎 / 木村浩明

1　概　念

類上皮血管内皮腫(epithelioid hemangioendothelioma：EHE)は，上皮様の内皮細胞からなる低悪性から中間的な悪性度を示す悪性腫瘍である．独特の myxohyaline stroma を背景に腫瘍細胞が索状，胞巣状に増生するが，明瞭な血管腔を形成しないのが特徴である．肺，肝，軟部組織など他臓器に発生するものと同様に臨床病理学的に独立した疾患単位の腫瘍で，単なる血管内皮腫や類上皮血管腫あるいは類上皮血管肉腫とは明確に区別される．

2　疫　学

EHE はまれなもので，発生年齢は広範にわたり各年齢層でみられる．男女差はほとんどみられない．どの骨にも発生するが，下肢の長管骨，骨盤，肋骨，脊椎に多い．50% 以上の症例は多発性で，肺や肝などの他臓器病変を伴うこともまれではない．

3　画像診断

a) **単純 X 線写真，CT**：孤立性もしくは多発性の溶骨性病変を呈する(図1，図2 矢印)．大半は溶骨性のみの病変だが，溶骨性変化と硬化性変化が混在することもある．病変の大きさは様々であり，様々な程度の膨隆性病変や骨皮質の erosion(図1，図2 矢頭)や菲薄化をきたす．骨膜反応や骨皮質の破壊および骨外性病変を伴うことは少ない[1]．多発症例では，同一骨内発生や右手－右前腕など連続する同一四肢に発生することもある(図2)．これらの所見は血管性骨腫瘍を示唆する．

b) **MRI**：MRI は特異的所見に乏しく，腫瘍の質的診断よりは，病変の検出や進展範囲の評価に有用である．

c) **画像上の鑑別診断**：血管内皮腫は若年から高齢者まで幅広い年齢でみられ，年齢や孤立性か多発性なのかで鑑別疾患が異なる．若年者に発生した場合は Langerhans 細胞組織球症，線維性骨異形成，褐色腫，転移性骨腫瘍があげられる．高齢者では転移性骨腫瘍，多発性骨髄腫，悪性リンパ腫が鑑別となる．

(謝　辞：執筆に際してご高配を賜りました稲仁会三原台病院放射線科の上谷雅孝先生に謝意を表します．)

4　病理診断

a) **肉眼像**：EHE は淡褐色から白色調を呈する腫瘍である．

b) **組織像**：EHE は，好酸性の豊かな細胞質をもつ上皮様細胞が myxohyaline stroma を背景に索状ないし小胞巣状に増殖する(図3，4)．細胞質に原始血管腔とされる空胞を認めることがあるが，明瞭な血管腔の形成は認められない．核異型，核分裂像は認められるものの，いずれもその程度は著明ではない．免疫組織化学染色では，Factor VIII-related antigen, CD31, CD34, ERG, FLI1, D2-40, PROX1 など内皮系マーカーが陽性となる．また，cytokeratin が陽性となることがあり，癌の転移との鑑別診断上注意を要する．多くの症例で WWTR1::CAMTA1 融合遺伝子が検出され，CAMTA1 は免疫組織化学染色で核に陽性となる．また，一部の症例では YAP1::TFE3 融合遺伝子が検出されるが，この遺伝子変異を有する亜型では背景の myxohyaline stroma を欠き，腫瘍細胞の充実性増殖や血管腔形成がみられ，典型的な EHE とは異なる組織学的特徴を示す．

5　治療・予後

非常にまれな腫瘍であるため標準的治療体系はまだ確立されていない．低から中間悪性の緩徐進行の腫瘍であるが，多骨性であったり転移することもあるため治療に難渋することも多い．単発病変では広範切除が基本的な治療となるが，同時多骨性に発生した場合は根治切除が困難となる．根治切除が困難な場合は，化学療法や放射線療法が治療選択肢となるが，無症候性で進行が緩徐な場合は無治療経過観察も選択の1つとなりえる[2]．

放射線治療は根治切除が困難な場合の有効な治療選択肢である．また化学療法はドキソルビシンやゲムシタビンベースのレジメンが用いられることが多いが，これらの治療が生命予後の改善に寄与するかに関しては十分なエビデンスがないのが現状である．近年，シロリムス，パゾパニブ，ソラフェニブといった分子標的治療薬の有効性も報告されている[3,4]．

予後に関しては単骨性の場合は生存率89% であるのに対し，多骨性の場合は50% と報告されており，また内臓病変の併発が強い予後因子であるとされている．

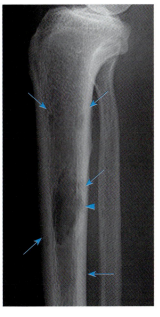

図1 60歳代の男性 単純X線写真側面像．脛骨の骨皮質や髄腔に大小の溶骨性病変が多発している（矢印）．境界は比較的明瞭だが，骨硬化に乏しい．髄内病変の一部では皮質のscallopingも認める（矢頭）．（国立病院機構埼玉病院病理診断科 石田 剛先生のご厚意による）

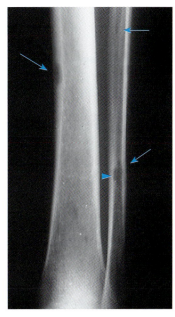

図2 40歳代の女性 単純X線写真正面像．同一四肢である脛骨および腓骨に多発する溶骨性病変がみられる（矢印）．図1症例と同様に骨皮質のscallopingを認める（矢頭）．（国立病院機構埼玉病院病理診断科 石田 剛先生のご厚意による）

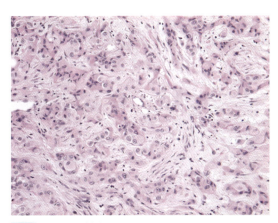

図3 類上皮血管内皮腫 myxohyaline stromaを背景に胞体の豊かな上皮様細胞が索状に増殖するEHEの典型例．血管腔の形成はみられない．

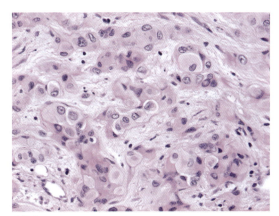

図4 類上皮血管内皮腫 淡好酸性の豊かな細胞質を有する腫瘍細胞が小胞巣状に増殖している．血管腔の形成はみられない．

▶ **文　献**

1) Wenger DE, et al.: Malignant vascular lesions of bone: radiologic and pathologic features. Skeletal Radiol 29: 619-631, 2000
2) Weissferdt A, et al.: Epithelioid hemangioendothelioma of the bone: a review and update. Adv Anat Pathol 21: 254-259, 2014
3) Boutin RD, et al.: Epithelioid hemangioendothelioma of bone. Skeletal Radiol 25: 391-395, 1996
4) Tortorelli I, et al.: Primary vascular tumors of bone: A comprehensive literature review on classification, diagnosis and treatment. Crit Rev Oncol Hematol 195: 104268, 2024

第2章 骨腫瘍 **4** 脈管性腫瘍

B 悪性腫瘍

2. 血管肉腫 Angiosarcoma

石田　剛 / 髙尾正一郎 / 木村浩明

1 概　念

　血管肉腫は内皮細胞への分化を示す腫瘍細胞からなる悪性腫瘍で，その悪性度は高い．

2 疫　学

　骨血管肉腫はまれな腫瘍で，その頻度は悪性骨腫瘍の1%にも満たない．広汎な年齢分布を示すが成人に多い．性差はない．発生部位は長管骨，骨盤骨や脊椎に多い．多発性病変をみることもまれではなく，約1/3の症例は多巣性(multifocal)に発生する．

3 画像診断

a) 単純X線写真，CT(図1，2)：通常は境界不明瞭な溶骨性病変を呈する．時に溶骨性変化と硬化性変化が混在することがあるが，硬化性変化のみのことはまれである[1]．骨皮質の破壊や腫瘍の骨外進展はよくみられるが，骨膜反応や病的骨折は比較的頻度が少ない．これらのX線所見は血管肉腫に特異的ではなく，他の悪性骨腫瘍でもみられる所見である．しかし，血管肉腫などの血管性骨悪性腫瘍は多発することがあり，同一骨に発生する場合や連続するような骨に多発することもある．

b) MRI：血管肉腫に特異的なMRI所見はないが，病変の境界や骨外進展の評価および多発骨病変の検出に有用と思われる．

c) 画像上の鑑別診断：孤立性病変の場合は骨肉腫，線維肉腫，Ewing肉腫などの骨原発性の肉腫が鑑別となる．多発病変の場合は転移性骨腫瘍，多発性骨髄腫，悪性リンパ腫が鑑別にあがる．

(謝　辞：執筆に際してご高配を賜りました稲仁会三原台病院放射線科の上谷雅孝先生に謝意を表します.)

4 病理診断

a) 肉眼像：肉眼的には出血性の腫瘍である．

b) 組織像：組織学的には，腫瘍細胞が血管腔を形成して増殖するのが基本的所見であるが(図3，4)，腫瘍細胞の形態は類円形から紡錘形まで様々で，多彩な組織像を呈する．血管腔内に間質を伴わずに乳頭状に増殖することもあれば，血管腔が認識しにくいこともある．核異型は一般に強く，核小体も目立つ．分裂像は多く，異常分裂像もあり，壊死もみられる．腫瘍細胞が上皮様になることもあり，類上皮血管肉腫(epithelioid angiosarcoma)と呼んでいる．免疫組織化学染色では，Factor VIII-related antigen, CD 31, CD 34, ERG, FL12などの内皮マーカーが陽性であるが，全てが陽性となるとは限らない．D2-40が陽性となることもある．類上皮血管肉腫ではcytokeratinやEMAが陽性となることがあるので癌の転移との鑑別の際には注意する必要がある．電顕的には，Weibel-Palade bodyが認められる．

5 治療・予後

　骨血管肉腫の治療は，悪性度や患者の年齢，腫瘍の大きさや部位，単発性か多発性かなどを総合的に判断して決定すべきである．単発性病変の場合は手術による広範切除が基本となるが，補助放射線治療の併用により無病生存期間が改善したという報告もあり，手術と放射線治療を組み合わせるのが局所制御には有効であると考えられている．切除・再建が不可能な場合や転移症例での緩和照射としても放射線治療も有用である[2]．

　化学療法に関しては，限局性および転移性症例のいずれにおいても有効性が示されている．特に限局性症例においては補助化学療法を追加することで有意に無病生存期間が改善したと報告されている．レジメンとしてはアントラサイクリンベース，もしくはタキサンベースのものが用いられることが多く，最近では血管新生阻害薬の併用も報告されている．5年の全生存率は20%前後で，限局性で30〜40%，転移性で0〜10%と依然として非常に予後は不良な疾患である[3,4]．

2. 血管肉腫

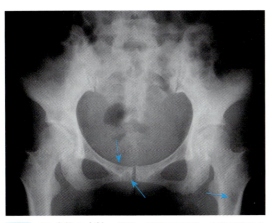

図1 40歳代の女性　単純X線写真正面像．右恥骨や左大腿骨に硬化縁に乏しい溶骨性病変を認める（矢印）．（国立病院機構埼玉病院病理診断科　石田　剛先生のご厚意による）

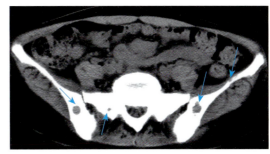

図2 40歳代の女性（図1と同一症例）　単純CT．両側腸骨および右仙骨に円形や不整形の溶骨性病変を認める（矢印）．（国立病院機構埼玉病院病理診断科　石田　剛先生のご厚意による）

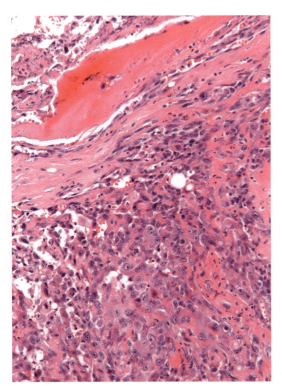

図3 異型の強い腫瘍細胞が不明瞭な血管腔を形成して増殖する

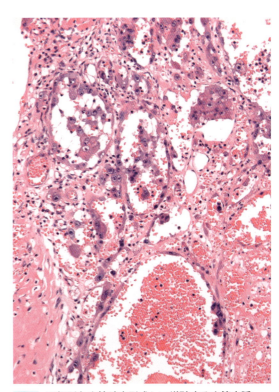

図4 不規則な血管腔を形成して増殖する血管肉腫

▶ 文　献
1) Wenger DE, et al.: Malignant vascular lesions of bone: radiologic and pathologic features. Skeletal Radiol 29: 619-631, 2000
2) Tortorelli I, et al.: Primary vascular tumors of bone: A comprehensive literature review on classification, diagnosis and treatment. Crit Rev Oncol Hematol 195: 104268, 2024
3) Constantinidou A, et al.: Evaluation of the use and efficacy of (neo)adjuvant chemotherapy in angiosarcoma: a multicentre study. ESMO Open 5: e000787, 2020
4) Palmerini E, et al.: Primary angiosarcoma of bone: a retrospective analysis of 60 patients from 2 institutions. Am J Clin Oncol 37: 528-534, 2014

第2章　骨腫瘍　**5** 富破骨細胞性巨細胞腫瘍

A 良性腫瘍

I. 動脈瘤様骨囊腫 Aneurysmal bone cyst

山口岳彦 / 福庭栄治 / 武内章彦

1 概　念

内腔に血液を貯留する多囊胞性の良性骨病変．一次性と，先行する病変に続発する二次性に分類される．

2 疫　学

約70％が原発性，約30％が二次性とされる．一次性はどの年齢層にも発症するが，特に20歳以下に多い．性差はない．大腿骨，脛骨，上腕骨など長管骨の骨幹端部や脊椎椎弓に好発する．二次性は，線維性異形成，軟骨芽細胞腫，骨芽細胞腫，骨巨細胞腫など多くの良性骨病変に生じる．軟部では骨化性筋炎に発生することが知られている．二次性の好発年齢や好発部位は，それぞれの先行病変の特徴に準じる．

3 画像診断

a）単純 X 線写真，CT：長管骨の骨幹端に偏心性で境界明瞭な溶骨性病変を示す（図1）．脊椎では後方要素に好発する．膨隆性に発育し，薄い骨皮質が腫瘤の表面を覆う．内部は多房状で隔壁がみられる．CT では腫瘤の硬化縁や内部構造が明瞭化し，window 幅を狭めると液面形成の有無が観察可能となる[1]．

b）MRI：内部の信号強度は不均一，多彩で多数の液面形成を示す（図2）．造影 MRI では豊富な血流を反映して腫瘤の辺縁に明瞭な増強効果を示す[2]．

c）その他の画像所見：Tc-99mMDP シンチグラフィにて腫瘤辺縁に集積亢進を示し，中心部に集積を示さない（doughnut sign）．

d）画像上の鑑別診断：骨巨細胞腫，線維性骨異形成，単純性骨囊腫，軟骨粘液線維腫，内軟骨腫，褐色腫，骨肉腫，軟骨肉腫，転移性骨腫瘍．

4 病理診断[3]

a）肉眼像：掻爬検体では，血液凝固塊とともに赤褐色調の線維性膜様物がみられる．切除検体では，内腔に血液を貯めた多数の囊胞腔からなる病変を認める．通常皮質骨は菲薄化し膨隆している．

b）組織像：血液を貯留する多数の囊胞腔と線維性囊胞壁をみる（図3）．囊胞壁は被覆細胞を欠き，線維芽細胞

の増生を主体とし散在する破骨細胞型多核巨細胞・反応性骨形成・ヘモジデリン沈着を伴う（図4）．二次性病変では，線維性骨異形成，骨芽細胞腫，軟骨芽細胞腫，巨細胞腫といった先行病変の組織所見を壁の一部に認める．悪性腫瘍，特に骨肉腫は動脈瘤様骨囊腫様変化を生じやすいため鑑別に注意を要する．原発性の70％にUSP6遺伝子再構成を認めt(16;17)(q22; p13)によるCDH 11::USP 6融合遺伝子形成が最も多く，約30％を占める．二次性では融合遺伝子形成を認めない．以前から組織学的類似性を指摘されていた修復性巨細胞肉芽腫（giant cell reparative granuloma．WHO 分類 2013 年版では giant cell lesion of the small bones と記載されたものを含む）のうち，顎骨発生例を除く病変が CDH11::USP6融合遺伝子を有することが明らかとなり，両者は同じ疾患群と考えられる．

5 治療・予後

治療は原則的には病巣掻爬と骨移植（自家骨，ハイドロキシアパタイトなどの人工骨）がなされる．再発を防ぐためにもサージエアトームなども用いて囊腫壁を徹底的に掻爬することが推奨されている．フェノール／エタノール処理，クライオサージェリー，アルゴンビームやセメントの併用など補助療法の有用性に関してはまだ一定の見解が得られていない．再発率は 20〜70％ と報告者により差はあるもののやや高く，多くは 2 年以内に起こる．小児例での骨端線に近い部位での再発が高くなる傾向が報告されているが，骨端線損傷のリスクから掻爬が不十分とならざるを得ないなどの原因が考えられる[4]．また経皮的な生検のみ（curopsy）[5]や手術困難な部位への選択的動脈塞栓術[6]による局所コントロールの有効性が報告されている．転移はなく予後良好である．また，抗 RANKL 抗体の有効性に関する報告もあるが，適応外でありさらなる解析が望まれる．また，常に二次性の動脈瘤様骨囊腫（骨巨細胞腫，軟骨芽細胞腫，骨肉腫など）の存在を忘れてはならない．

1. 動脈瘤様骨嚢腫

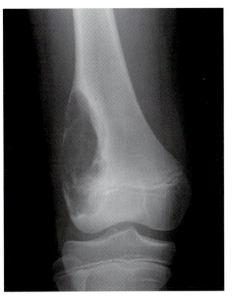

図1 11歳の女子 膝関節単純X線写真正面像. 3年前より右膝痛が出現し, 生検の結果, 動脈瘤様骨嚢腫と診断された. 二度の掻爬術を施行したが再発を繰り返し, 増大してきた. 大腿骨遠位骨幹端外縁に境界明瞭, 膨隆性の透亮像があり, 病変は骨端線を越えて骨端に及んでいる. 骨皮質は菲薄化するもおおむね保たれ, 病変内部に隔壁様の淡い硬化像がみられる. (新上三川病院放射線科 杉本英治先生のご厚意による).

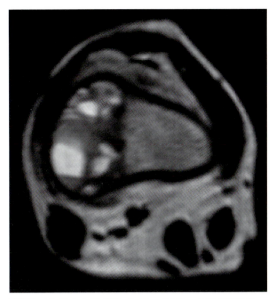

図2 11歳の女子(図1と同一症例) 脂肪抑制併用T2強調横断像. 病変内部の信号強度は低〜高信号と多彩であり, 複数の液面形成がみられる. 辺縁部は低信号線に縁取られ, 骨外浸潤はない. (新上三川病院放射線科 杉本英治先生のご厚意による).

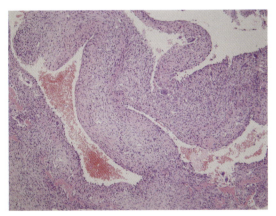

図3 動脈瘤様骨嚢腫の組織像 血液を貯める嚢胞と線維性嚢胞壁を認める. 嚢胞壁の厚みは様々で, 一般的には比較的薄い.

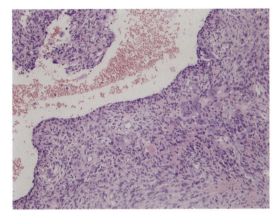

図4 動脈瘤様骨嚢腫の組織像 線維芽細胞が増生する嚢胞壁は被覆細胞を欠き, 破骨細胞様多核巨細胞や反応性骨形成を伴っている.

▶ 文 献
1) Hudson TM: Fluid levels in aneurysmal bone cysts: a CT feature. AJR Am J Roentgenol 142: 1001-1004, 1984
2) Rapp TB, et al.: Aneurysmal bone cyst. J Am Acad Orthop Surg 20: 233-241, 2012
3) WHO Classification of Tumours Editorial Board (ed): WHO Classification of Tumours, Soft Tissue and Bone Tumours. 5th ed., World Health Organization, 437-439, 2020
4) Lin PP, et al.: Aneurysmal bone cysts recur at juxtaphyseal locations in skeletally immature patients. Clin Orthop Relat Res 466: 722-728, 2008
5) Reddy KIA, et al.: Aneurysmal bone cysts: do simple treatments work? Clin Orthop Relat Res 472: 1901-1910, 2014
6) Rossi G, et al.: Selective arterial embolization of 36 aneurysmal bone cysts of the skeleton with N-2-butyl cyanoacrylate. Skelet Radiol 39: 161-167, 2010

第2章 骨腫瘍 **5** 富破骨細胞性巨細胞腫瘍

A 良性腫瘍

2. 非骨化性線維腫 / 良性線維性組織球腫
non-ossifying fibroma/Benign fibrous histiocytoma 石田　剛 / 青木隆敏・福庭栄治 / 武内章彦

1 概　念

　非骨化性線維腫（NOF）は良性の紡錘形細胞が花むしろ状配列（storiform pattern）を示して増生する病変で，破骨細胞様多核巨細胞や泡沫細胞などが混在する．骨の良性線維性組織球腫（BFH）は臨床像，画像ともに NOF と異なり，長管骨の骨幹端以外の部位や骨盤などの病変に対して用いられていたが，実際には単一の疾患ではなく，多種の病変が含まれており，その多くは退縮した骨巨細胞腫であると考えられている．まれに皮膚のカフェオレ斑，内分泌異常および知能障害を伴う多発性の NOF があり，Jaffe-Campanacci 症候群と呼ばれる[1]．その他，神経線維腫症 1 型（NF-1）や眼外胚葉症候群（oculoectodermal syndrome）で多発性の NOF を合併することがある．

2 疫　学

　NOF（fibrous cortical defect〈FCD〉，metaphyseal fibrous defect〈MFD〉）は無症状のことも多いため，その正確な発生頻度は不明であるが．20 歳未満の小児に多くみられ，長管骨の骨幹端に好発する．大腿骨遠位に最も多く，脛骨遠位，脛骨近位の順に多い．

　一方，BFH は極めてまれな病変で，報告例も 100 例未満である．各年齢層にみられ，60％ の症例は 20 歳以上の成人に発生している．男女比は女性にやや多いとされている．大腿骨や脛骨などの長管骨や腸骨に多いが，NOF / MFD が発生する部位（つまり骨幹端）以外の部位の病変であることが前提である．

3 画像診断

■非骨化性線維腫

a）単純 X 線写真，CT：明瞭な硬化縁に囲まれた偏心性の溶骨性病変で，長管骨の骨幹端に好発する．骨皮質に限局した病変は FCD / MFD，骨髄内へ及ぶ病変は NOF である．病変に石灰化を認めることはない．大きな病変では膨隆し，分葉状の形態を示す（図 1）．経時的に増大することがあるが，やがて縮小し，骨硬化像へと変化し，最後には消失する．

b）MRI：通常，密な線維性組織を反映し，T1，T2 強調像いずれも低信号を示すが（図 2），病変の活動性や出血

の有無，時期により，T2 強調像で高信号を示すこともある[2]．

c）[18]F-FDG PET：standardized uptake value（SUV）2 ～ 4 程度だが活動期は高値を示し転移性腫瘍と紛らわしい場合がある[3]．

d）画像上の鑑別診断：線維性骨異形成，動脈瘤様骨嚢腫，軟骨粘液線維腫，骨内ガングリオン．

■良性線維性組織球腫

a）単純 X 線写真（図 3），CT（図 4）：境界明瞭な溶骨性病変を呈し，硬化縁を伴う．時に骨皮質の膨隆性変化も認められる．溶骨性病変内に隔壁様構造を認め，soup-bubble appearance を呈すこともある．通常，骨内に限局された病変で軟部組織への進展を伴うことはない．長管骨病変の局在は中心性のことも偏心性のこともあり，偏心性で骨幹端～骨端に及ぶ場合は骨巨細胞腫との鑑別が難しい．

b）MRI：腫瘍部分は T1 強調像では筋肉とほぼ等信号，T2 強調像では高信号を示す．嚢胞変性やヘモジデリン沈着を反映して様々な信号を示すこともある．病変部は造影剤投与により種々の程度に増強される．

c）画像上の鑑別診断：線維性骨異形成，骨巨細胞腫，軟骨粘液線維腫，骨内ガングリオン．

4 病理診断

a）肉眼像：肉眼的には，境界明瞭な軟らかい赤褐色あるいは黄色調の腫瘤として認められる．

b）組織像：異型のない紡錘形細胞が花むしろ状配列をとって増生し，破骨細胞様多核巨細胞を伴う．巨細胞は骨巨細胞腫のものより小型である．泡沫細胞（黄色腫細胞）の集簇やリンパ球などの慢性炎症性細胞の浸潤，出血やヘモジデリン沈着もしばしば認められる（図 5，6）．反応性の骨形成を伴うこともある．核分裂像はしばしば観察されるが，異型核分裂像はみられない．病的骨折を伴った場合は壊死も認める．

　骨巨細胞腫の二次性変化で NOF と同様の組織像の線維組織球性病変を示すことはよく知られており，長管骨骨端部などの骨巨細胞腫好発部位で NOF 様の組織をみた場合，退縮した骨巨細胞腫である可能性が高い[4]．

2. 非骨化性線維腫／良性線維性組織球腫

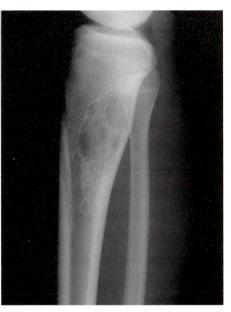
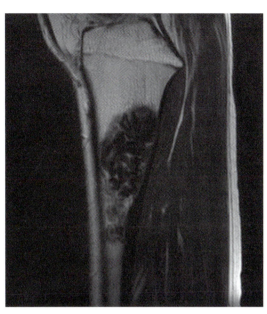

図1　10歳代後半の男性　右脛骨単純X線写真側面像．右膝の打撲を主訴に近医を受診し，単純写真で右脛骨の腫瘤を指摘された．右脛骨後内側の近位骨幹端に分葉状の硬化縁に囲まれた偏心性の多嚢胞様病変があり，骨髄内に拡大している．

図2　10歳代後半の男性（図1と同一症例）　MRI T2強調矢状断像．内部の信号強度はT1，T2強調像ともに均一な低信号を示し，隔壁構造が認められる．

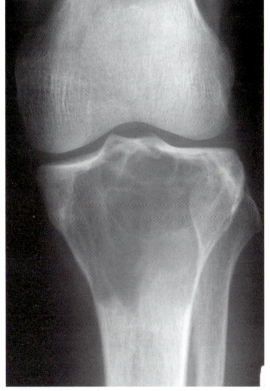
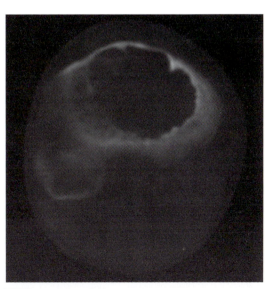

図3　40歳代の男性　左膝関節の単純X線写真正面像．左脛骨の骨幹端から骨端に境界明瞭な溶骨性病変が認められる．病変の辺縁には部分的に反応性の硬化がみられる．病変内には隔壁様構造があり，soup-bubble appearance を呈している．

図4　20歳代の男性　CT像（右脛骨骨端レベル）．右脛骨の骨端に膨隆性の溶骨性病変がみられ，前方では骨皮質の菲薄化を伴う．病変辺縁の硬化性変化も認められる．

第2章　骨腫瘍

151

第 2 章　骨腫瘍

5　治療・予後

　良性線維性組織球腫とされていたものは，2020 年の WHO 分類によって骨幹端に発生したものは非骨化性線維腫に分類され，骨端に発生したものは退行性変化をきたした骨巨細胞腫として分類されている[5]．発育は緩慢であり治療を急ぐ必要はないが，疼痛や骨皮質の菲薄化・膨隆をきたし病的骨折が危ぶまれる時は手術を行う．手術を行う場合は徹底した病変部の掻爬のみでよいが，大きな病変部には病的骨折予防のため骨移植を行ったほうが安全である．再発率は 5～25％ で悪性転化の報告もある[6]．

　いわゆる非骨化性線維腫は治療はほとんどの症例に必要なく，思秋期以後に通常は治癒する，典型的な画像の時は生検の必要はない．Ritschl らによる X 線の画像所見による Stage 分類が，自然経過の過程として提唱されている[7]．

Stage A：骨端線近くの骨皮質内に偏心性に局在する小さな楕円からわずかに多房性で辺縁硬化を伴わない病変

Stage B：骨端線からの距離は不変でだが，多房性の形状で明瞭な硬化した境界があり，砂時計のように骨皮質の突出を伴うことがある．周囲の反応性の硬化は伴わない

Stage C：骨幹側からの骨硬化を認める

Stage D 1～3：病変内の均一な骨硬化(D1)，進行する病変の消失(D2)，完全な病変の消失(D3)

　Herget らは 87 例(103 病変)の自然経過を解析し，病的骨折を 6 例に認め全例 Stage B であったとし，また，平均 27 か月の経過で約 1/3 の症例が Stage A から C に移行し，2 例のみが Stage B から D に移行し，残りは，それぞれ Stage A，B，C のままで年単位で移行していくと思われ長期の経過観察が必要と述べている[8]．自然経過における病的骨折は 20％ ほどまでと報告されている[9]が，Stage B がリスク因子とされており，Stage B で横径の 1/2 以上の増大などの際は手術(掻爬術＋骨移植)を検討するのが望ましい．また，病巣が大きくなる傾向を示す時は，数か月間隔での X 線像による経過観察を行う．病的骨折を起こした時は，骨折を保存的に治療した後に手術を行うのが一般的である．骨癒合は良好であるが，病変は残存することが多い．

▶ 文　献

1）Campanacci M, et al.: Multiple non-ossifying fibromata with extraskeletal anomalies: A new syndrome? J Bone Joint Surg Br 65: 627-632, 1983

2）Jee WH, et al.: Nonossifying fibroma: characteristics at MR imaging with pathologic correlation. Radiology 209: 197-202, 1998

3）Goodin GS, et al.: PET/CT characterization of fibroosseous defects in children: 18F-FDG uptake can mimic metastatic disease. AJR Am J Roentgenol 187: 1124-1128, 2006

4）Matsuno T: Benign fibrous histiocytoma involving the ends of long bone. Skeletal Radiol 19: 561-566, 1990

5）WHO Classification of Tumours Editorial Board（ed）: WHO Classification of Tumours, Soft Tissue and Bone Tumours. 5th ed., World Health Organization, 447-448, 2020

6）Niemeyer P, et al.: Reconstruction of the pelvic ring using an autologous free non-vascularized fibula graft in a patient with benign fibrous histiocytoma. World J Surg Oncol 2: 38, 2004

7）Ritschl P, et al.: Fibrous metaphyseal defects-determination of their origin and natural history using a radiomorphological study. Skeletal Radiol 17: 8-15, 1988

8）Herget GW, et al.: Non-ossifying fibroma: natural history with an emphasis on a stage-related growth, fracture risk and the need for follow-up. BMC Musculoskelet Disord 17: 147, 2016

9）Mulder JD, et al.: Radiologic Atlas of Bone Tumors. Elsevier, 627-638, 1993

2. 非骨化性線維腫/良性線維性組織球腫

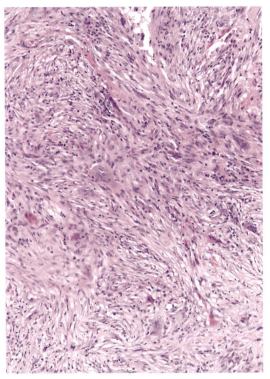

図5 NOF症例 病変は異型のない紡錘形細胞の花むしろ状配列よりなり，比較的小型の破骨細胞型多核巨細胞を交える．

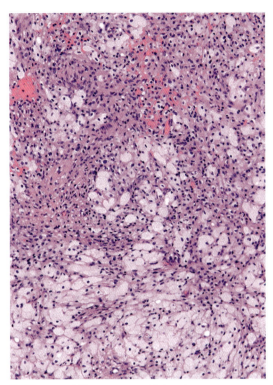

図6 NOF症例 泡沫細胞の集簇を認める．

第2章 骨腫瘍

第2章　骨腫瘍　**5** 富破骨細胞性巨細胞腫瘍

B 中間群（局所侵襲性 / 低頻度転移性）

骨巨細胞腫 Giant cell tumor of bone

小田義直 / 青木隆敏 / 武内章彦

1　概　念

　単核の卵円形あるいは円形細胞の増殖と均等に分布する破骨細胞様多核巨細胞よりなる良悪性中間群の骨腫瘍であるが，局所破壊性発育を示す．2％程度の症例で肺転移をきたすが，転移巣の増大は通常遅く，自然消退する例もあることより真の転移か，腫瘍細胞の implant と考えるかは議論の分かれるところである．悪性骨巨細胞腫（malignant GCT）には原発巣に典型的な良性の巨細胞腫の成分と悪性異型腫瘍細胞成分を同時に認めるもの（原発性：primary malignant GCT）と，原発巣が通常の巨細胞腫で，再発巣が悪性像を示すもの（二次性：secondary malignant GCT）の2つがある[1]．原発性は極めてまれであり，二次性の多くは原発巣への放射線照射後に発生する[1]．外科的治療のみで de novo に再発巣で悪性化することもある[1]．局所の痛みや腫脹をきたすことが多く，病的骨折を伴うことはまれである．仙骨や脊椎発生例では神経症状を伴うこともある．

2　疫　学

　骨端線の閉鎖後の 20 ～ 30 代に多く，女性にやや多い．長管骨では骨端部に発生し，大腿骨遠位，脛骨近位，橈骨遠位，上腕骨近位の順に頻度が高い．大腿骨遠位部では大転子と骨頭に発生する．まれに骨端線閉鎖前の小児に発生することがあるが，その場合は骨幹端部に病変を認める[2]．約5％程度が扁平骨に発生し，その中でも仙骨に最も頻度が高い．脊椎発生例では椎体に発生することが多く，後方要素が侵されることはまれである．5％未満で手足の小長管骨に発生することがあるが，既述の指趾骨巨細胞性病変 / 修復性巨細胞肉芽腫との鑑別が問題となる．多発性骨巨細胞腫が報告されているが，その多くは手足の小長管骨に発生する．

3　画像診断

a）単純 X 線写真，CT：地図状の溶骨性変化を示し，境界は明瞭なことも不明瞭なこともある．硬化縁はみられないか，あっても一部のことが多い．長管骨では骨端～骨幹端にかけて存在し，しばしば関節面直下まで及ぶ（図1）．病変は偏心性に存在する傾向にあり，骨皮質の膨隆

や菲薄化（シェル状の改築）を伴うことも多い．まれに，骨皮質を破壊して軟部腫瘤を形成することもある．脊椎では境界明瞭な膨張性の溶骨性病変を呈する．前方要素（椎体）を主体とし，まれに後方要素や周囲軟部組織にも進展する．通常，骨病変内に石灰化は認められない．CT は単純 X 線写真で認められる病変の性状をより明瞭に描出する．病変内に出血や壊死をきたした場合は吸収値が不均一となる（図2）．

b）MRI：T2 強調像で低～高信号が入り交じった不均一な信号を示す．腫瘍内のヘモジデリン沈着が T2 強調像で低信号領域として描出されることが骨巨細胞腫の特徴的所見の1つであり（図3，4），グラディエントエコー像にてヘモジデリン沈着による低信号は強調される．また，病変内にはしばしば液面形成（fluid-fluid level）が認められ，二次的な動脈瘤様骨嚢腫の合併を示唆する所見である．血流が豊富で，造影にて充実性部分は濃染する．内部性状の把握のみでなく，周囲軟部組織や関節腔への進展を評価することも MRI の重要な役割である．

c）画像上の鑑別診断：軟骨芽細胞腫，良性線維性組織球腫，動脈瘤様骨嚢腫，副甲状腺機能亢進症に伴う褐色腫（brown tumor），類腱線維腫，線維肉腫，骨未分化高悪性度多形肉腫．

4　病理診断

a）肉眼像：赤褐色調の軟らかい腫瘤で，線維化を反映した白色の硬い部分や，多数の泡沫状組織球の出現を反映した黄色調部分を種々の程度に交える．しばしば血液を満たした嚢腫成分もみられる．

b）組織像：円形または卵円形の単核間質細胞と破骨細胞様多核巨細胞の混在が基本的な組織像である（図5）．多核巨細胞は腫瘍性成分ではないと考えられている．単核間質細胞には多形性を認めず，核分裂像は通常多数観察されることが多いが，異常核分裂像はみられない．単核間質細胞が紡錘形を呈し花むしろ状配列を示すこともある．多核巨細胞は典型例では大型で 50 個程度の核を有し，広範に均一に分布する．しかしながら多核巨細胞の大きさと数は症例によって様々である．泡沫状組織球も種々の程度に混在しており，多核巨細胞が目立たず泡沫状組織球が多数出現し，単核間質細胞が紡錘形を呈し

骨巨細胞腫

第2章　骨腫瘍

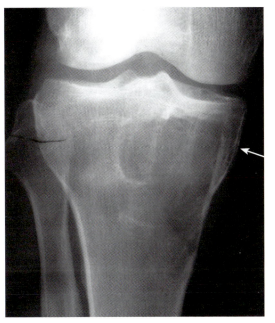

図1　60歳代の男性　右膝関節の単純X線写真正面像．右脛骨の骨幹端から骨端に及ぶ地図状の溶骨性病変が認められる．病変は偏心性に存在し，わずかに骨皮質の膨隆を伴う（矢印）．

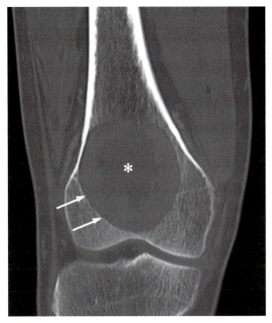

図2　40歳代の男性　右大腿骨のCT再構成冠状断像．右大腿骨の骨幹端から骨端に低吸収腫瘤を認める．境界明瞭で，辺縁の一部には薄い硬化性変化が認められる（矢印）．腫瘤の中心部はより低吸収を示し（＊），壊死を反映した所見であった．

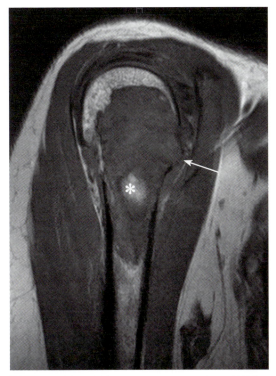

図3　40歳代の女性　右上腕骨のMRI T1強調冠状断像．骨幹端を主体に骨幹におよぶ低信号病変が認められる．内側は骨皮質の膨隆を伴う（矢印）．中心部に高信号領域があり，出血を反映した所見である（＊）．

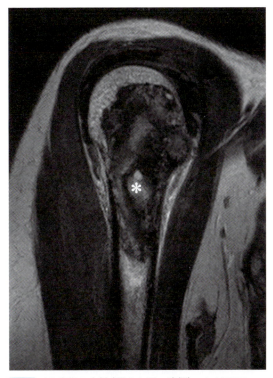

図4　40歳代の女性（図3と同一症例）　右上腕骨のMRI T2強調冠状断像．病変内には骨格筋と同程度の低信号が目立ち，ヘモジデリン沈着を反映した所見である．中心部にはT1強調像とT2強調像でともに高信号を示す出血を示唆する領域も認められる（＊）．

155

た場合は骨良性線維性組織球腫（benign fibrous histiocytoma of bone）（前項参照）との鑑別が問題となる（図6）．反応性の類骨や骨形成を伴うことも多く（図7），特に生検後や病的骨折を伴った症例では顕著に認められる．しばしば腫瘍内あるいは腫瘍周囲軟部組織に腫瘍成分による血管侵襲像が観察されるが，必ずしも転移や再発の指標とはならない．大きな病変では梗塞様の壊死像を伴うこともある．約10%の症例に血液を満たした二次性動脈瘤様骨嚢腫の像を伴う（図8）．分子遺伝学的にhistoneH3F3Aに特異的遺伝子異常を有し，H3.3 G34W遺伝子変異の頻度が高い．この遺伝子変異に対する抗体による免役染色が診断に有用となっている[3]．免疫組織化学染色では多核巨細胞および一部の単核細胞は組織球マーカーであるCD68などに陽性となるが，真の腫瘍細胞である単核間質細胞はG34W変異抗体に対して核が陽性となる．原発性悪性骨巨細胞腫では通常の良性骨巨細胞腫の成分に隣接して明らかな悪性成分を認める．悪性成分は異型紡錘形細胞の密な増殖よりなる線維肉腫の像や多形性腫瘍細胞を交える未分化高悪性度多形肉腫の像を呈し，明らかな類骨産生を伴った骨肉腫の像を呈することもある．二次性悪性骨巨細胞腫では腫瘍全体が悪性腫瘍の像を呈し，原発巣が通常の骨巨細胞腫であったという既往が明らかでないと診断することはできない．悪性成分ではhistonH3F3A遺伝子変異が検出されないこともある[4]．

5 治療・予後

切除が可能な場合は手術加療が優先される．手術は骨皮質の破壊の程度や骨外への進展の具合に応じて掻爬術もしくはen blocでの切除が行われる．単純掻爬術だけでは12〜45%ほどの高い再発が報告されているが，ハイスピードバー，フェノール・エタノール処理，液体窒素処理，アルゴンビームなどの補助療法を併用した徹底掻爬術により0〜34%ほどに再発率の改善が報告されている[5]．

掻爬後の欠損部の充填には重合熱による局所温熱療法としての効果を期待して骨セメントの充填を行う場合や，近年はペースト状の人工骨の充填の有用性の報告もある[6]．また，軟骨下骨にまで病巣が及んでいる場合は，掻爬後の関節軟骨直下に自家骨移植を行ってからセメントもしくは人工骨を充填することで将来的な関節症性変化を予防する試みがなされる．局所再発は3年以内に起こる傾向があるが，早期の再発が，多数回の再発のリスクと報告されている．再発を繰り返して掻爬での治療が困難な場合，また骨外への進展が大きい症例などはen blocでの切除術を行い，腫瘍用人工関節などで再建する[5]．

近年，抗RANKL抗体であるデノスマブが本疾患に対して保険適用となっている．高い奏効性が報告されており，仙骨などの脊椎発生などの切除不能もしくは切除により大きな機能障害が予想される症例において積極的に用いられている[7]．特徴的なのはデノスマブ投与後に腫瘍が縮小し著明な骨硬化を呈することであるが，腫瘍の本態である間質細胞は残存しており，さらに硬化した骨内に間質細胞が残存している場合はデノスマブ投与後の手術では著明な骨硬化のために掻爬が不十分となるリスクもある．著明な骨硬化は反応性の変化とみなされているが腫瘍の間質細胞が分化したものとする説もある[8]．術前に使用する場合は，著明な骨硬化をきたす前に手術を計画することが重要である．また，切除が困難な仙骨などの病変では，投与間隔や期間について定まった方針がなく課題となっている．さらに本疾患は術後10年までに数%肺に移行するといわれている．多くは良性腫瘍としての性質を保持したまま肺へ移行するため，緩徐な経過で自然消失することも報告されている．経過観察，デノスマブの投与や手術が，転移の数やサイズ，進行具合によって方針が決定される．また，悪性転化が数%起こり得る．通常の高悪性度悪性骨腫瘍に準じて化学療法と広範切除が行われる．

▶ 文　献

1）Bertoni F, et al.: Malignancy in giant cell tumor of bone. Cancer 97: 2520-2529, 2003

2）Feain JS, et al.: Nonepiphyseal giant cell tumor of the long bones. Clinical, radiologic, and pathologic study. Cancer 71: 3514-3519, 1993

3）Yamamoto H, et al.: Diagnostic utility of histone H3.3 G34W, G34R, and G34V mutant-specific antibodies for giant cell tumors of bone. Hum Pathol 73: 41-50, 2018

4）Ishihara S, et al.: Histological and immunohistochemical features and genetic alterations in the malignant progression of giant cell tumor of bone: a possible association with TP53 mutation and loss of H3K27 trimethylation. Mod Pathol 35: 640-648, 2022

5）Takeuchi A, et al.: Clinical outcome of recurrent giant cell tumor of the extremity in the era before molecular target therapy: the Japanese Musculoskeletal Oncology Group study. BMC Musculoskelet Disord 17: 306, 2016

6）Takeuchi A, et al.: Mid- to long-term clinical outcome of giant cell tumor of bone treated with calcium phosphate cement following thorough curettage and phenolization. J Surg Oncol 117: 1232-1238, 2018

7）Flanagan AM, et al.: Giant cell tumour of bone. WHO Classification of Tumours Editorial Board（ed）: WHO Classification of Tumours, Soft Tissue and Bone Tumours, 5th ed., World Health Organization, 440-446, 2020 WHO Classification of Tumours Editorial Board（ed）: WHO Classification of Tumours, Soft Tissue and Bone Tumours. 5th ed., World Health Organization, 440-446, 2020

8）Rosario M, et al.: Pathogenesis of osteosclerotic change following treatment with an antibody against RANKL for giant cell tumour of the bone. Anticancer Res 37: 749-754, 2017

骨巨細胞腫

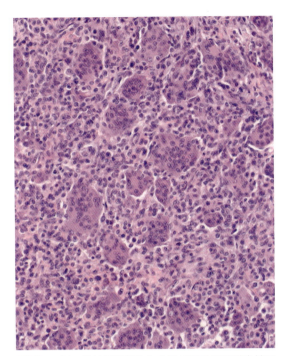

図5 円形の単核間質細胞と大型の破骨細胞様多核巨細胞よりなる骨巨細胞腫の基本像

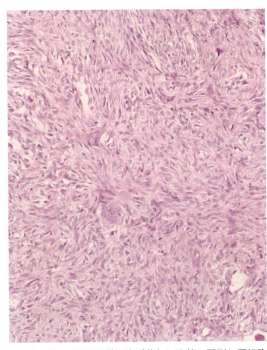

図6 紡錘形単核間質細胞が花むしろ状に配列し巨細胞は少数しか認められず骨線維性組織球腫様の像を呈する

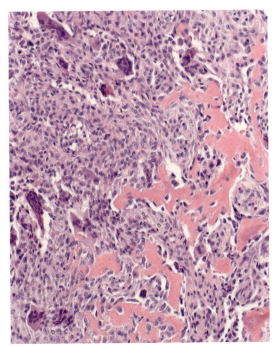

図7 反応性類骨形成の目立つ例

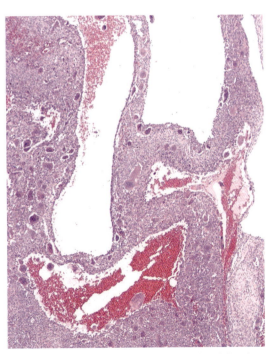

図8 血液を満たした二次性動脈瘤様骨嚢腫を伴う例

第2章 骨腫瘍

第2章　骨腫瘍　6　脊索性腫瘍

A 良性腫瘍

良性脊索細胞腫 Benign notochordal cell tumor(BNCT)

山口岳彦 / 髙尾正一郎 / 相羽久輝

1　概　念

脊索細胞分化を示す骨内良性腫瘍で，少なくとも一部は脊索腫の前駆病変と考えられる[1]．notochordal hamartoma, giant notochordal rest の名称で単発的に報告されていた病変に相当する．一方，遺残脊索組織は出生後椎間板内にみられるものを指す．頭蓋底に生じる ecchordosis physaliphora sphenooccipilaris も類似の疾患の可能性がある．

2　疫　学

臨床的には，30歳代以降の頸椎・腰椎発生例が多く報告されている．痛みや外傷に対するスクリーニング検査で偶発的に診断されることが多い．脊索腫摘出時に採取された脊椎にみつかることも多い．剖検例を用いた研究では，微小病変が多く脊索腫と同様の発生分布を示す．臨床例と剖検例で好発部位が異なるのは，頸椎・腰椎は臨床的に MRI 検査が行われる機会が多いため，病変がみつかりやすいためと考えられる．

3　画像診断

a) 単純X線写真，CT：単純X線写真では脊椎椎体内や斜台骨内のわずかな硬化性変化として描出される（図1a 矢印）が，明瞭でないこともある．CT では骨内に限局し，骨梁の肥厚した硬化性病変として描出される．ivory vertebra 様のびまん性硬化を呈した症例も報告されている[2]．

b) MRI：T1 強調像では均一な低信号（図1b 矢印）を呈し，T2 強調像では均一な中等度信号から高信号（図1c 矢印）を呈する．ガドリニウム造影剤による造影効果は乏しいとされている．Yamaguchi らの報告では骨外性腫瘤は認めなかった[2]．

c) 画像上の鑑別診断：脊索腫，転移性骨腫瘍，悪性リンパ腫，血管腫，褐色脂肪腫．椎体内に限局した病変で，良性脊索細胞腫と脊索腫が併存した報告もある[3]．

（謝　辞：執筆に際してご高配を賜りました稲仁会三原台病院放射線科の上谷雅孝先生に謝意を表します．）

4　病理診断

a) 肉眼像：骨内に限局する比較的境界明瞭で瑞々しく

灰白色を呈する．病変内に既存骨梁が保たれることから，割面の硬さは非罹患部と変わらない．

b) 組織像：脂肪細胞類似の空胞状細胞や空胞の乏しい淡好酸性腫瘍細胞のシート状増生を示す（図2）．線維性被膜を欠き，分葉構造を示すことはない．腫瘍細胞は濃縮した小型円形核を有し，核分裂像は通常みられない．細胞質内空胞には，淡好酸性物質が含まれる（図3）．コロイド様物質を貯めた小囊胞腔形成を認めることがあるが，脊索腫や遺残脊索でみられる豊富な粘液性背景を欠く．罹患骨の骨梁は保たれ，むしろ添加骨形成により硬化像を示す．残存骨髄組織が，病変内に散見される．免疫組織化学染色にて，brachyury, cytokeratin, EMA, vimentin, S-100 蛋白が陽性となる．特異的遺伝子異常は知られていない．組織学的に良性脊索細胞腫に類似する組織所見を示す高分化脊索腫との鑑別が難しい．分葉状構築や線維性被膜形成の有無が鑑別に有用であるが，生検での限られた組織での診断時には必ず放射線画像を参照するべきである[4]．

5　治療・予後[3,5]

緩慢に成長する腫瘍で，骨外に進展し疼痛や神経障害を呈する可能性は少ない．このため，特徴的な画像所見があれば，経過観察が推奨される（表）[3]．脊索腫へ進展することはまれと報告されているが，画像診断のみでは診断が困難なので，骨破壊や軟部組織への進展を認めた場合，脊索腫の可能性を考慮した生検を行うことが望ましい．

表　良性脊索細胞腫と脊索腫の画像上の鑑別点

	良性脊索細胞腫	脊索腫
X線・CT	硬化像・骨梁構造が保たれている	溶骨性
MR 信号	T1 低信号・T2 高信号	T1 低信号・T2 高信号
造影効果	造影効果なし	造影効果あり
皮質破壊像	なし	あり
軟部組織への進展	なし	あり

（文献 3 より）

良性脊索細胞腫

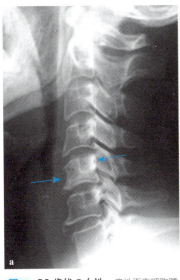
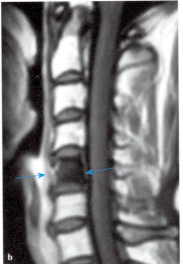
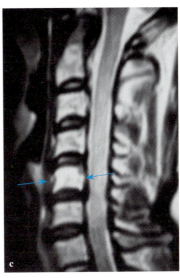

図1 50歳代の女性 良性脊索細胞腫．（a）単純X線写真側面像，（b）MRI T1強調矢状断像，（c）MRI T2強調矢状断像．単純X線写真では第5頸椎椎体に境界不明瞭なわずかな硬化性変化がみられる（a：矢印）．MRI T1強調像では病変は低信号を呈し（b：矢印），T2強調像では他の椎体と比べ高信号を呈している（c：矢印）．明らかな骨外性腫瘤は認めない．（文献2より転載）

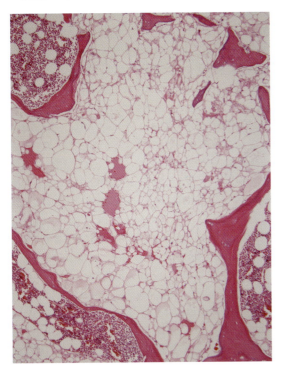
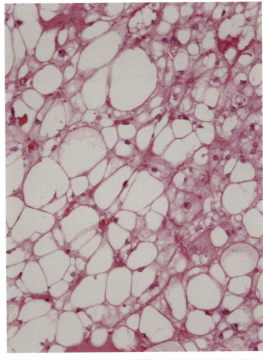

図2 良性脊索細胞腫の組織像 大小不同の目立つ空胞状細胞のシート状増生が骨梁間にみられる．粘液腫状基質を欠き，好酸性コロイド様物質を貯めた小嚢胞形成を認める．骨梁は保たれ，正常骨髄組織が介在している．

図3 良性脊索細胞腫の組織像 空胞状腫瘍細胞と空胞の目立たない淡好酸性腫瘍細胞がみられる．空胞の一部には淡好酸性物質が含まれる．核は類円形で，異型はみられない．

▶ 文　献

1) WHO Classification of Tumours Editorial Board (ed): WHO Classification of Tumours, Soft Tissue and Bone Tumours. 5th ed., World Health Organization, 449-450, 2020
2) Yamaguchi T, et al.: Distinguishing benign notochordal cell tumor from vertebral chordoma. Skeletal Radiol 37: 291-299, 2008
3) Kreshak J, et al.: Difficulty distinguishing benign notochordal cell tumor from chordoma further suggests a link between them. Cancer Imaging 14: 4, 2014
4) Yamaguchi T, et al.: Notochordal tumors: An update on molecular pathology with therapeutic implications. Surg Pathol Clin 10: 637-656, 2017
5) Amer HZM, et al.: Intraosseous benign notochordal cell tumor. Arch Pathol Lab Med 134: 283-288, 2010

第2章　骨腫瘍　6 脊索性腫瘍

B 悪性腫瘍

脊索腫 Chordoma

山口岳彦 / 髙尾正一郎 / 相羽久輝

1 概　念

　脊索細胞分化を示す悪性腫瘍で，ほぼ頭蓋底や脊椎といった中心骨に発生する．通常型脊索腫（conventional chordoma）に加え，亜型に脱分化型脊索腫（dedifferentiated chordoma）と低分化脊索腫（poorly differentiated chordoma）がある[1~3]．遺残脊索組織から生じるという根拠はなく，少なくとも一部は良性脊索細胞腫が前駆病変と考えられる[4]．亜型と考えられていた軟骨様脊索腫（chondroid chordoma）は，通常型の軟骨様を呈する特殊型という位置付けになっている．例外的に末梢骨あるいは軟部に発生する脊索腫は chordoma periphericum と呼ばれる．

2 疫　学

　原発性悪性骨腫瘍の約 4% を占め，100 万人に 0.8 例発症する．30 歳以降に漸増し 40～60 歳代に好発する．男性に多い．頭蓋底・脊椎に好発し，約 50% が仙尾椎，約 40% が斜台に発生する．痛みや発生部位に応じた神経症状をきたす．低分化型は幼児や小児の頭蓋底や頸椎に好発する．

3 画像診断

a）**単純 X 線写真，CT**：溶骨性病変として描出されることが多いが，骨硬化をきたすこともある．骨皮質の破壊をきたし，骨外性の軟部腫瘤を形成することが多い（**図 1**矢印）．腫瘤内に不整形の石灰化（**図 1** 矢頭）を伴うことが多い．CT は骨外性腫瘤や石灰化の検出に有用である．
b）**MRI**：T1 強調像では低信号が主体だが，腫瘤内に出血や高蛋白成分および粘液を示す小さな高信号（**図 2a** 矢頭）を伴うことが多い．T2 強調像では不均一な高信号を呈することが多く，隔壁様構造を伴うことが多い（**図 2b，d**）．ガドリニウム造影剤による造影では不均一に増強されることが多いが，造影パターンは充実性・隔壁様など様々である（**図 2c**）．病変の多くは正中線上にみられるが，周囲の関節や軟部組織への腫瘤進展がみられ，pseudopodia appearance（アメーバの仮足様の進展）（**図 2b，d** 矢印）を認めることもある[5]．
c）**画像上の鑑別診断**：骨巨細胞腫，転移性骨腫瘍，軟骨肉腫，神経原性腫瘍，髄膜腫．MRI 拡散強調画像による ADC（apparent diffusion coefficient）値は軟骨肉腫よりも低いとの報告がある[6]．

（謝　辞：執筆に際してご配慮を賜りました稲仁会三原台病院放射線科の上谷雅孝先生に謝意を表します．）

4 病理診断

a）**肉眼像**：骨内から骨外に膨隆性の境界明瞭な腫瘤を形成する分葉状腫瘍．割面は灰白色粘液様あるいはゼラチン様で，しばしば出血している．脱分化型は，通常型脊索腫の腫瘤に境界明瞭に接する非粘液性で髄様の腫瘤を形成する．

b）**組織像**：腫瘍は薄い線維性隔壁により分葉を形成し，骨破壊性に増殖する（**図 3**）．腫瘍細胞は，豊富な粘液基質を背景に索状あるいは充実性増殖を示す（**図 4**）．細胞質は淡好酸性あるいは淡明で空胞が目立ち，泡状細胞（physaliphorous cell）と形容される（**図 5**）．核異型は弱いものから著しいものまで多様であり，高分化腫瘍は良性脊索細胞腫に類似し（**図 6**），分化傾向が乏しくなると多形核を有する腫瘍細胞の充実性増殖が目立つ．腫瘍は線維性被膜に被包されているが，しばしば周囲結合組織内に個細胞性の浸潤を示す[7]．基質が軟骨様にみえる例は軟骨様脊索腫とも呼ばれる．免疫組織化学染色にて，腫瘍細胞は brachyury, cytokeratin, EMA, vimentin, S-100 蛋白に陽性を示す．特異的な遺伝子異常は知られていないが，*brachyury* 遺伝子（*TBXT*）の重複，PI3K 経路の変異，*LYST* 遺伝子変異，EGFR メチル化異常が知られている．脱分化型脊索腫は，通常型脊索腫とそれに接した非脊索分化肉腫から成る（**図 7**）．すなわち脱分化腫瘍細胞は細胞質内空胞や上皮様構築，粘液基質を欠き，未分化多形肉腫や骨肉腫の所見を示す．免疫組織化学染色にて brachyury が陰性になることが多い．低分化型脊索腫では通常型脊索腫の組織像を欠き，ラブドイド細胞（rhabdoid cell）を含む腫大核を有する類上皮腫瘍細胞が充実性に増殖する[3]（**図 8**）．腫瘍細胞は類円形核や好酸性細胞質を有し，細胞質内空胞により印環細胞様を呈することがある．しばしば地図状壊死が目立つ．*SMARCB1* 遺伝子が欠失し，免疫組織化学染色では brachyury や上皮マーカーが陽性を示し，SMARCB1 が陰性となる．

脊索腫

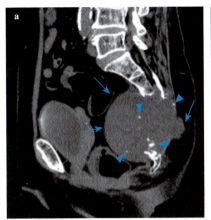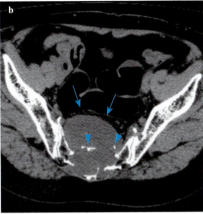

図1 80歳代の女性
単純CT．(a)矢状断像．(b)横断像．
仙尾部の正中部を主座に骨破壊を伴う腫瘤を認める（矢印）．
腫瘤内には石灰化を複数認める（矢頭）．

第2章 骨腫瘍

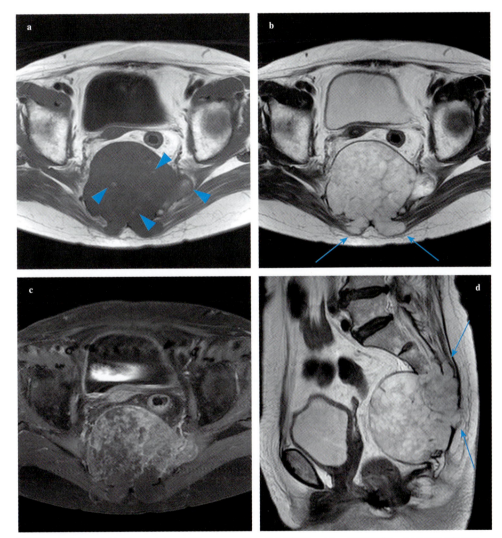

図2 80歳代の女性（図1と同一症例）　MRI．(a)T1強調横断像．(b)T2強調横断像．(c)造影後脂肪抑制T1強調横断像．(d)T2強調矢状断像．
腫瘤内部の信号はT2強調像で高信号・T1強調像で筋肉と同程度が主体だが，T1強調像で小さな高信号域を伴っている（aの矢頭）．腫瘤の背側にはpseudopodia appearance（b, dの矢印）を認める．

第2章 骨腫瘍

5 治療・予後 [8~16]

脊索腫の10年生存率は30〜65%と報告され，約40%に肺，骨，リンパ節，皮下組織などの遠隔転移を生じると報告されている．

仙椎発生の場合，S3以下の切除の場合は手術が中心であり，膀胱直腸障害や性機能低下は軽度である．一方で，切除範囲がS2より高位になると不可逆的な膀胱直腸障害，性機能低下，サドル型の感覚障害を生じると報告されている．手術を行う場合は，十分な切除縁を保つことが重要であり，Borianiら[11]は，腫瘍内切除となった場合は2年以内に全例が再発したと報告し，Ruggeriら[12]は広範切除が行われた場合の再発率は約30%であったと報告している．メタアナリシスでは，切除に加え術後放射線を組み合わせた場合で，局所制御率と無増悪生存期間が良好であったと報告されている．また頭蓋発生の場合，Tzortizidisら[15]の報告では肉眼的摘出が可能であったのは70%程度であり，再発率は50%程度であったと報告されている．

わが国では重粒子線による治療が仙骨脊索腫に行われており，初診時転移のない219名の治療成績は5年生存率84%，局所制御率72%であったと報告されている．全生存期間に対する解析では500 mL以下，66歳以下で予後がよいことが報告されている．一方で米国からの切除不能な仙骨および脊椎発生脊索腫に対する陽子線治療の報告として5年生存率89%，局所制御率85%と述べられている．

薬物療法に関しては，基本的には脊索腫は化学療法への感受性は低いと考えられているが，PDGFR・EGFR・mTORなどをターゲットとした薬物療法が期待されており，イマチニブを用いた薬物療法は64%の患者に効果を認めたことが報告されている．また，ダサチニブ，スニチニブ，エルロチニブ，ラパチニブなどの有用性の報告もされている．

▶ 文 献

1) WHO Classification of Tumours Editorial Board (ed): WHO Classification of Tumours, Soft Tissue and Bone Tumours. 5th ed., World Health Organization, 451-453, 2020

2) WHO Classification of Tumours Editorial Board (ed): WHO Classification of Tumours, Soft Tissue and Bone Tumours. 5th ed., World Health Organization, 454-455, 2020

3) WHO Classification of Tumours Editorial Board (ed): WHO Classification of Tumours, Soft Tissue and Bone Tumours. 5th ed., World Health Organization, 456-457, 2020

4) Yamaguchi T, et al.: Incipient chordoma: a report of two cases of early-stage chordoma arising from benign notochordal cell tumors. Modern Pathol 18: 1005-1010, 2005

5) Sung MS, et al.: Sacrococcygeal chordoma: MR imaging in 30 patients. Skeletal Radiol 24: 87-94, 2005

6) Yeom KW, et al.: Diffusion-weighted MRI: distinction of skull base chordoma from chondrosarcoma. AJNR Am J Neuroradiol 34: 1056-1061, 2013

7) Akiyama T, et al.: Analysis of the infiltrative features of chordoma: The relationship between micro-skip metastasis and postoperative outcomes. Ann Surg Oncol 25: 912-919, 2018

8) Tomita K,et al.: The threadwire saw: a new device for cutting bone. J Bone Joint Surg Am 78: 1915-1917, 1996

9) Gunterberg B,et al.: Neurourologic evaluation after resection of the sacrum. Invest Urol 13: 183-188, 1975

10) Fuchs B, et al.: Operative management of sacral chordoma. J Bone Joint Surg Am 87: 2211-2216, 2005

11) Boriani S, et al.: Chordoma of the spine above the sacrum. Treatment and outcome in 21 cases. Spine (Phila Pa 1976) 21: 1569-1577, 1996

12) Ruggieri P, et al.: Surgical margins and local control in resection of sacral chordomas. Clin Orthop Relat Res 468: 2939-2947, 2010

13) Demizu Y, et al.: Carbon ion radiotherapy for sacral chordoma. A retrospective nationwide multicentre study in Japan. Radiother Oncol 154: 1-5, 2021

14) Rotondo RL, et al.: High-dose proton-based radiation therapy in the management of spine chordomas: outcomes and clinicopathological prognostic factors. J Neurosurg Spine 23: 788-797, 2015

15) Tzortzidis F,et al.: Patient outcome at long-term follow-up after aggressive microsurgical resection of cranial base chordomas. Neurosurgery 59: 230-237, 2006

16) Ahmed AT, et al.: Management of sacrococcygeal chordoma: A systematic review and meta-analysis of observational studies. Spine (Phila Pa 1976) 43: E1157-E1169, 2018

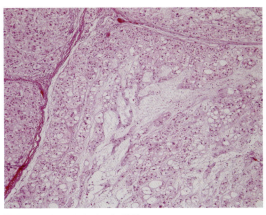

図3 **通常型脊索腫の組織像** 線維性隔壁で区画される分葉状増殖を示す．

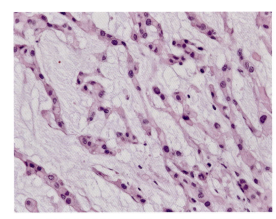

図4 **通常型脊索腫の組織像** 豊富な粘液基質を背景に，類上皮様腫瘍細胞は索状に増殖している．核は腫大し，異型が目立つ．

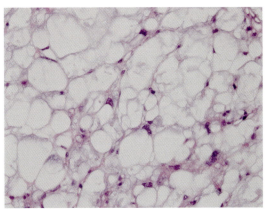

図5 **通常型脊索腫の組織像** 腫瘍細胞質内に空胞形成が目立ち，泡状細胞（physaliphorous cell）と呼ばれる．

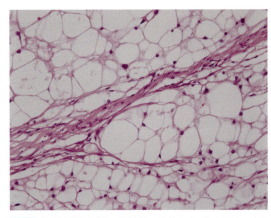

図6 **通常型脊索腫の組織像** 分化のよい脊索腫は，空胞状細胞がシート状に増殖し，良性脊索細胞腫に類似する．分葉状構築を示唆する線維性隔壁形成は脊索腫を支持する所見である．

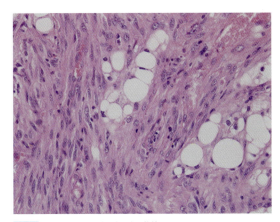

図7 **脱分化型脊索腫の組織像** 脱分化脊索腫は，脊索分化を欠く紡錘形腫瘍細胞が続発する．本例では，既存の空胞状脊索腫細胞間に未分化紡錘形腫瘍細胞が浸潤している．

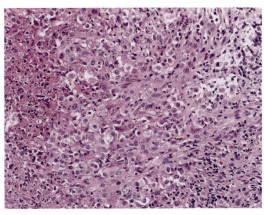

図8 **脱分化型脊索腫の組織像** 低分化脊索腫は，腫大した類円形核を有する上皮様腫瘍細胞がシート状に増殖する．粘液基質を欠き，しばしば壊死を生じる．

第2章 骨腫瘍 7 その他の骨間葉系腫瘍

A 良性腫瘍

I. 単純性骨嚢腫 Simple bone cyst

田宮貞史 / 福庭栄治 / 三輪真嗣

1 概　念

髄内にみられる，通常単房性の嚢胞性骨病変で，漿液性の黄色調の液体で満たされたもの．成因は不明であるが，骨端軟骨板における成長異常または静脈還流障害が原因となると推察されている[1,2].

2 疫　学

男女比は約3：1と男性に多く，85%程度が20歳までに発生する．長管骨に好発し，特に上腕骨，大腿骨，脛骨の発生で90%程度を占める．高齢では骨盤や踵骨も好発部位である．

3 画像診断

a) 単純X線写真，CT：長管骨に発生する場合は骨幹端の中心性透亮像としてみられる．時に骨幹部に達することがある．Jaffeら[3]は，骨嚢腫をその自然経過から成長軟骨板に隣接した活動性の高い active stage と成長板軟骨から離れた活動性の低い latent あるいは static stage に分類している．

若年者では扁平骨にもみられる．骨皮質の菲薄化と，膨隆を伴い，病的骨折をきたすことがあるが骨を破壊することはない．CTでは均一な無血管病変として認められる．病的骨折をきたすと骨片が内部に脱落し，fallen fragment sign と呼ばれる．また，小さな気泡を伴うことがあり，rising bubble sign と呼ばれ，急激な内圧の上昇，減圧により生じるとされる[4].

b) MRI：病変の内部は水様の信号を示す．嚢腫内出血をきたすと液面形成を認める．また，隔壁様構造を認め，多房様を示すこともある[5].辺縁部には硬化縁に相当する低信号縁を伴う（図1, 2).

c) 画像上の鑑別診断：動脈瘤様骨嚢腫，線維性骨異形成，骨内ガングリオン，軟骨下嚢胞．

4 病理診断

a) 肉眼像：漿液性もしくは淡血性の内容液を入れた薄い被膜様の壁に包まれた嚢胞状病変である．出血や二次的な反応性増殖性病変，骨形成などによって，像は多彩となる．

b) 組織診断：嚢胞壁は膠原線維の豊富な線維性結合組織からなる（図3).内腔は表面を裏打ちする細胞はみられず，仮性嚢胞の像を呈する．出血や修復過程の程度に応じてヘモジデリンおよび線維素の沈着，反応性骨形成を伴う（図4).多核巨細胞がみられるものもあるが，内容物が漿液性のものが多いこと，線維芽細胞様の細胞の密な増殖がみられないことなどが動脈瘤様骨嚢腫とは異なる．ただし，採取される部位によっては動脈瘤様骨嚢腫との鑑別が困難なこともあり，画像所見等との対比が必要である．EWSR1::NFATC2 融合遺伝子の存在が報告されている．

5 治療・予後

無症状で骨折の危険性が少ない場合には経過観察を行う．また，骨折を生じた場合は骨折の治療を優先する．骨折の治癒過程で病変部が自然退縮することもある．疼痛があり，病的骨折の危険性が高い場合，病変が増大する場合は手術を考慮する．手術方法として，①病巣掻爬，骨移植，②中空スクリューや中空ピンを用いた減圧，③ステロイド注入，④自家骨髄液注入，⑤Ender釘を用いた髄内固定，などがあげられるが，掻爬のみでも治癒が期待できる[6~8].踵骨発生例における再発の頻度は低いが，上腕骨近位，大腿骨近位で骨端線に近接した病変では再発率が高い．再発の危険因子として，10歳未満，長管骨発生，active stage（骨端線に接しているもの）があげられる．

1. 単純性骨嚢腫

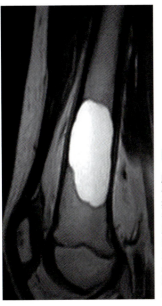

図1 12歳の女子
T2強調矢状断像．大腿骨骨幹部に明瞭な低信号縁をもつ高信号腫瘤を認める．腫瘤の中央部に液面形成がみられ，腹側部分は高信号，背側部分はやや低い信号強度を呈する．（メディカルスキャニング浜松町放射線科　福田国彦先生のご厚意による）

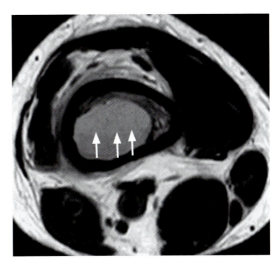

図2 12歳の女子（図1と同一症例）　T1強調横断像．腫瘤の腹側部分は軽度高信号，背側部分は低信号を示し，液面形成（矢印）を認める．（メディカルスキャニング浜松町放射線科　福田国彦先生のご厚意による）

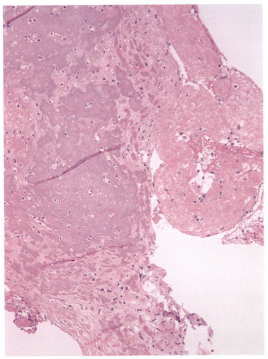

図3　膠原線維からなる嚢胞壁　石灰化を伴う．

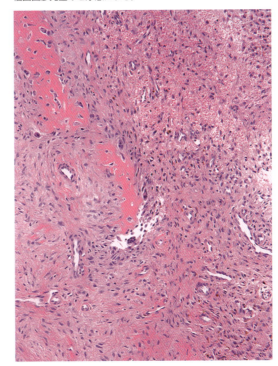

図4　出血，骨形成などの二次的変化

▶ **文　献**

1) Abdel-Wanis ME, et al.: Simple bone cyst is not a single entity: point of view based on a literature review. Med Hypotheses 58: 87-91, 2002
2) Lokiec F, et al.: Simple bone cyst: etiology, classification, pathology, and treatment modalities. J Pediatr Orthop B 7: 262-273, 1998
3) Jaffe HL, et al.: Solitary unicameral bone cyst with emphasis on the roentgen picture, the pathologic appearance and the pathogenesis. Arch Surg 44: 1004-1025, 1942
4) Jordanov M: The "rising bubble" sign: a new aid in the diagnosis of unicameral bone cysts. Skeletal Radiol 38: 597-600, 2009
5) Woertler K: Benign bone tumors and tumor-like lesions: value of cross-sectional imaging. Eur Radiol 13: 1820-1835, 2003
6) Sung AD, et al.: Unicameral bone cyst: a retrospective study of three surgical treatments. Clin Orthop Relat Res 466: 2519-2526, 2008
7) Wright JG, et al.: A randomized clinical trial comparing intralesional bone marrow and steroid injections for simple bone cysts. J Bone Joint Surg Am 90: 722-730, 2008
8) Ruiz-Arellanos K, et al.: Treatment and outcomes of 4,973 unicameral bone cysts: a systematic review and meta-analysis. JBJS Rev 12: e23.00159, 2024

第2章　骨腫瘍　**7** その他の骨間葉系腫瘍

A 良性腫瘍

2. 線維性骨異形成 Fibrous dysplasia

小田義直 / 神島　保 / 三輪真嗣

1 概　念

　骨髄内に線維性組織の増殖と未熟な線維性骨よりなる骨梁を伴う病変で，1つの骨に限局するもの（単骨性）と多数の骨に発生するもの（多骨性）とがあり，単骨性のものの頻度が高い．多くは無症状であるが，病変が大きくなると骨の膨隆や変形をきたし，大腿骨頸部などの荷重部では病的骨折を起こすことがある．女児で多骨性病変，皮膚の色素沈着と性早熟などの内分泌異常を伴ったものは McCune-Albright 症候群と呼ばれる．また多発性筋肉内粘液腫に多骨性病変を伴ったものは Mazabraud 症候群と呼ばれる．

2 疫　学

　年齢は 10 代までが多く，男女比では女性にやや多く認められる．多骨性の症例は単骨性の症例に比較して年齢が低い．発生部位では大長管骨に多く，その中でも大腿骨頸部の頻度が高い．大長管骨以外では肋骨，顎骨および頭蓋骨にも多く認められる．肋骨発生例の平均年齢は，他の発生部位例の年齢に比較して高い．

3 画像診断

a） 単純 X 線写真[1]，CT：溶骨性病変，無構造なすりガラス状病変（図1），不整な石灰沈着や骨硬化性病変を示す．大きな病変ではこれらが混在し，多彩な像を呈することが多い（図2）．骨髄内から膨脹性に発育し，骨皮質は菲薄化する．病変の辺縁にしばしば太い硬化縁（rind sign）を認めるが，硬化縁が欠如することもある．

　長管骨では骨幹端と骨幹に発生し，骨端へは成長板閉鎖後に骨幹端から伸展する．長管骨では，しばしば病的骨折を合併する．病的骨折がなければ，骨膜反応を認めることはない．微小骨折を繰り返すことで前腕や下腿では弯曲変形，大腿骨近位部では羊飼いの杖変形（shepherd's crook deformity）をきたすことがある．

　頭蓋冠では板間層を開大させる．外板が膨隆し，基本的に内板が頭蓋内に膨隆することはない（図3）．頭蓋底と顔面骨ではすりガラス状ないし骨硬化性に膨脹することが多い．肋骨に発生する良性骨腫瘍の中で最も頻度が高い（図4）．

b） MRI：T1 強調像では低信号あるいは中等度信号を示し，T2 強調像では多彩な病理組織像を反映して信号も不均一である．石灰沈着の強い領域では低信号，囊胞変性を示す領域では強い高信号を示す（図5）．造影剤による増強効果も多様で，斑状中心，辺縁性，均等性あるいはこれらの混合型を示す[2]．

c） その他の画像所見：^{99m}TC-MDP 骨シンチグラフィにて強い集積を認める．他の目的で検査を行い，偶発的に発見されることがある．多骨性線維性骨異形成で病変の分布を知るのに役に立つ．

d） 画像上の鑑別診断：骨線維性異形成（osteofibrous dysplasia），Langerhans 細胞組織球症，骨囊腫，軟骨粘液線維腫，動脈瘤様骨囊腫，骨 Paget 病，メロレオストーシス，内軟骨腫，骨芽細胞腫，転移性骨腫瘍，骨内高分化型骨肉腫．

4 病理診断

a） 肉眼像：肉眼的には灰白色のざらざらした感じの病変で，硬さはスポンジ様から線維性硬まで様々である．泡沫細胞を含む場合は黄色調を呈し，変性の強い場合は囊胞形成を伴う．

b） 組織像：組織学的には線維性組織を伴った紡錘形細胞の増殖と幼弱な線維性骨の形成が基本像である．線維性骨は "C" または "Y"-shaped と呼ばれるゆるやかに弯曲した骨梁よりなり，典型例では骨芽細胞による縁取り（rimming）はない（図6）．紡錘形細胞には細胞異型を認めず，核分裂像も通常は全く認められない．紡錘形細胞の細胞密度は非常に低いものから高いものまで様々であり，細胞密度が高い場合は骨内高分化型骨肉腫との鑑別が問題となる（図7）．骨梁は通常は線維性骨であるが，層状骨であることもあり，特に顎骨発生例ではその傾向が強い．骨梁は特に顎骨発生例では，球状あるいは砂粒体（psammoma body）様の形状を呈しセメント質骨形成線維腫（cemento-ossifying fibroma）に類似した像を呈する（図8）．長管骨発生例にも球状の石灰化物を認めることがあり線維性骨異形成とセメント質骨形成線維腫を同じスペクトラムの病変として捉える考え方もある[3]．経過の長い例あるいは年齢の高い病変では泡沫細胞の集簇，出血，破骨細胞様巨細胞の集簇，線維性間質の粘液変性

2. 線維性骨異形成

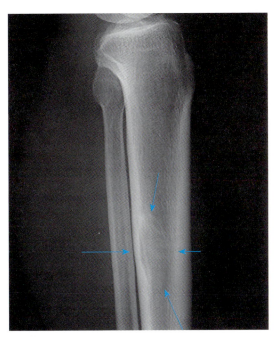

図1 **54歳の男性** 左脛骨の単純写真側面像．肺癌の全身検索目的で行われた骨シンチグラフィにおいて，左脛骨に強い集積がみられたため，単純写真の撮影が行われた．脛骨の近位骨幹に硬化縁で囲まれた偏在性の髄内病変があり骨皮質が骨髄腔側から侵食を受けている（矢印）．内部は無構造なすりガラス状陰影を示す．

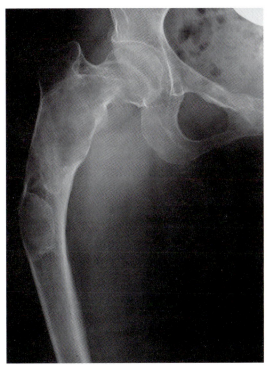

図2 **36歳の女性** 右大腿骨単純写真正面像．小児期から線維性骨異形成として経過観察されている．右大腿骨頸部から近位骨幹部まで溶骨性病変とすりガラス状陰影が混在する．大腿骨近位骨幹に弯曲を認める．恥骨上枝にも同様の病変があり，多骨性線維性骨異形成である．

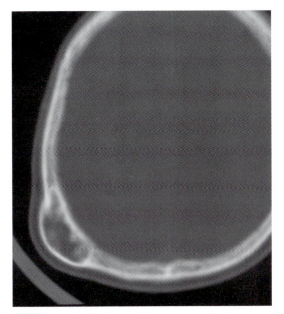

図3 **63歳の男性** 頭部CT．他の目的で頭部CTを施行したところ偶発的に右側頭骨に膨脹性骨病変が発見された．外板に膨隆を認めるが，内板には頭蓋内に向かう膨隆を認めない．内部に無構造な石灰化がみられる．

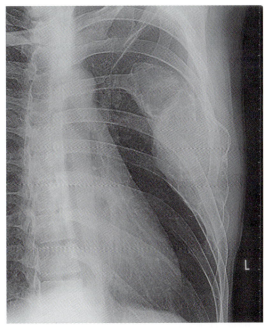

図4 **36歳の女性** 左肋骨写真斜位像．左胸郭の変形を訴えて来院した．左第6肋骨の後肋骨から前肋骨まで広い範囲にわたり，膨脹性骨病変を認める．

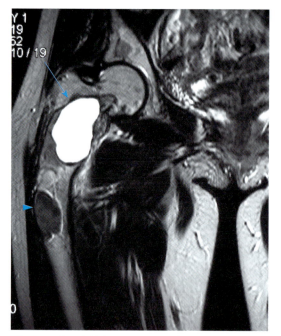

図5 36歳の女性（図2と同一症例） MRI T2強調冠状断像．内部の信号強度は多彩で，辺縁明瞭な高信号域（矢印）は囊胞変性を反映し，筋と同等の低信号域（矢頭）は単純写真ですりガラス状陰影を示す領域に一致する．

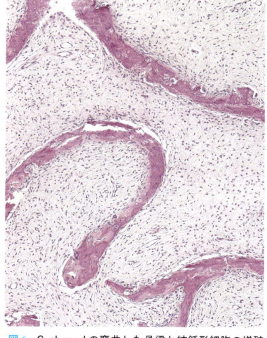

図6 C-shapedの弯曲した骨梁と紡錘形細胞の増殖よりなる典型例

あるいは硝子化，囊胞形成などの二次性変化（図9）を高頻度に伴う[4]．線維性骨異形成には *GNAS* 遺伝子の point mutation が検出され，この遺伝子異常は本病変に極めて特異性が高いとされている．この遺伝子異常の検出は骨内高分化骨肉腫との鑑別に有用である[5]．

5 治療・予後

画像所見が典型的な場合は生検の必要はなく，経過観察のみでよいが，非典型的な所見を認める場合は生検術を行う．持続的な痛みがある場合，切迫骨折，繰り返す骨折，変形の進行，遷延治癒骨折・偽関節を生じた場合には手術を考慮する[6～8]．手術方法として，矯正骨切り，プレート固定，病巣切除，掻爬・骨移植などがあげられるが，多骨性の場合や若年者では再発することが多いため注意が必要である[6]．骨癒合までの期間は正常骨と差がない．成長の停止とともに病変の進行が停止して非活動性になることが多い．

▶ 文 献

1) Kransdorf MJ, et al.: Fibrous dysplasia. Radiographics 10: 519-537, 1990.
2) Kinnunen AR, et al.: Magnetic resonance imaging characteristics in patients with histopathologically proven fibrous dysplasia-a systematic review. Skeletal Radiol 49: 837-845, 2020.
3) Voytek TM, et al.: Fibrous dysplasia and cemento-ossifying fibroma. A histologic spectrum. Am J Surg Pathol 19: 775-781, 1995.
4) Sakamoto A, et al.: A comparative study of fibrous dysplasia and osteofibrous dysplasia with regard to expressions of c-fos and c-jun products and bone matrix proteins: a clinicopathologic review and immunohistochemical study of c-fos, c-jun, type I collagen, osteonectin, osteopontin, and osteocalcin. Hum Pathol 30: 1418-1426, 1999
5) Tabareau-Delalande F, et al.: Diagnostic value of investigating GNAS mutations in fibro-osseous lesions: a retrospective study of 91 cases of fibrous dysplasia and 40 other fibro-osseous lesions. Mod Pathol 26: 911-921, 2013
6) 吉川秀樹（専門編集），越智隆弘（総編集）：最新整形外科学大系 20 骨・軟部腫瘍および関連疾患．中山書店，237-241，2007
7) Hampton MJ, et al.: Deformity correction, surgical stabilisation and limb length equalisation in patients with fibrous dysplasia: a 20-year experience. Strategies Trauma Limb Reconstr 16: 41-45, 2021
8) Popkov A, et al.: Lower limb lengthening and deformity correction in polyostotic fibrous dysplasia using external fixation and flexible intramedullary nailing. J Orthop 21: 192-198, 2020

2. 線維性骨異形成

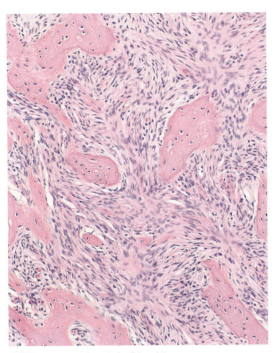

図7 紡錘形細胞の密度が高い例

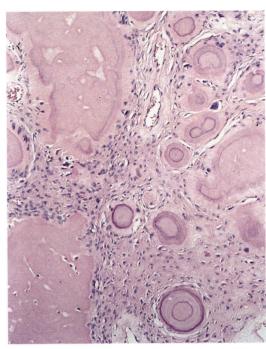

図8 骨梁が球状となり砂粒体様の形状を呈する例

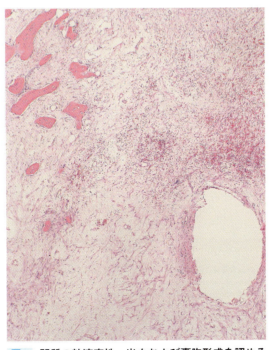

図9 間質の粘液変性，出血および囊胞形成を認める二次性変化の強い例

第2章 骨腫瘍 **7** その他の骨間葉系腫瘍

A 良性腫瘍

3. 骨線維性異形成 Osteofibrous dysplasia

石田　剛 / 福庭栄治 / 三輪真嗣

1 ▶ 概　念

　骨線維性異形成は，乳児から小児の脛骨骨幹部に好発する良性の線維 - 骨腫瘍（fibro-osseous tumor）である．主に前方側の骨皮質内に発生する．病変の進行は思春期以降停止し，自然退縮することもある．

2 ▶ 疫　学

　年齢は 20 歳以下の乳児から小児に多い．成人にみられることは極めてまれである．男女比は男児にやや多い．発生部位に特徴があり，脛骨近位骨幹端から骨幹部，前方側の骨皮質内に発生するものがほとんどで，時に腓骨にも発生する．まれに尺骨や橈骨発生の報告がある．発生部位はアダマンチノーマと同じであり，アダマンチノーマとの関連が指摘されている[1]．

3 ▶ 画像診断

a) **単純 X 線写真，CT**：大半が脛骨の骨幹部中央，前方側の骨皮質内に発生する溶骨性病変．地図状の境界明瞭な透亮像を示す（図 1）．まれに同側の脛骨に skip lesion をみることがある．辺縁は硬化縁を示し，時に骨膜反応を伴う．多くは骨皮質内に留まり，骨髄内への浸潤はまれである[2]．骨幹部の bowing がしばしばみられ，偽関節を示すこともある．

b) **MRI**：T1 強調像で筋肉と同等の低信号，T2 強調像で高信号を示し，非特異的である．アダマンチノーマとの鑑別がしばしば問題となり，骨線維性異形成では骨髄内浸潤の頻度が少なく，長く広がらない傾向があるが，両者を鑑別する決定的な画像所見はない[3]（図 2）．

c) **画像上の鑑別診断**：アダマンチノーマ，線維性骨異形成，類骨骨腫，骨芽細胞腫，骨肉腫．

4 ▶ 病理診断

a) **肉眼像**：肉眼的には灰白色のざらざらした感じの病変である．

b) **組織像**：組織学的には，骨芽細胞が囲繞する woven bone からなる骨梁と異型のない線維性間質からなる fibro-osseous lesion である（図 3）．骨梁には zonal architecture が認められ，線維成分には花むしろ状配列がみられることが多い（図 4）．免疫組織化学染色では約 90％ の症例に cytokeratin 陽性細胞を散在性に認めるが，cytokeratin 陽性細胞はヘマトキシリン・エオジン（HE）染色標本では認識できない．OFD-like adamantinoma とは上皮性胞巣の有無で鑑別される．線維性骨異形成とは，発生部位，骨梁周囲の骨芽細胞の有無，cytokeratin 陽性細胞の有無，GNAS 1 遺伝子異常の有無などから鑑別される．

5 ▶ 治療・予後

　画像所見が典型的な場合は生検の必要はなく，無症状または症状が軽度の場合は経過観察を行う[4]．一方，増大する病変，非典型的な画像所見の場合はアダマンチノーマの可能性もあるため生検を行う．成長終了後には自然退縮する傾向があるが，若年ではできるかぎり手術を避ける．骨折を生じた場合は装具などの保存的治療を行う．持続的な痛み，繰り返す骨折，著明な変形をきたす場合は手術を検討する[4,5]．手術方法としては，掻爬・骨移植，骨切りなどがあり，症例に応じて手術方法を選択するが，15 歳以下では再発することが多い[6,7]．

▶ **文　献**

1) 石田　剛，他．長管骨アダマンチノーマと骨線維性異形成の組織発生．病理と臨床 17: 1044-1052, 1999

2) Khanna M, et al.: Osteofibrous dysplasia, osteofibrous dysplasia-like adamantinoma and adamantinoma: correlation of radiological imaging features with surgical histology and assessment of the use of radiology in contributing to needle biopsy diagnosis. Skeletal Radiol 37: 1077-1084, 2008

3) Van der Woude HJ, et al.: MRI of Adamantinoma of long bones in correlation with histopathology. AJR Am J Roentgenol 183: 1737-1744, 2004

4) Liu R, et al.: Osteofibrous dysplasia: a narrative review. J Orthop Surg Res 19: 204, 2024

5) Dala-Ali B, et al.: Osteofibrous dysplasia of the tibia: the importance of deformity in surveillance. Bone Joint J 104-B: 302-308, 2022

6) Lu Y, et al.: Does the management of osteofibrous dysplasia of the tibia and fibula in children should be tailored to the extent and location of the lesion? A case control study investigating different surgical options. Orthop Traumatol Surg Res 109: 102888, 2023

7) Park JW, et al.: Optimal treatment of osteofibrous dysplasia of the tibia. J Pediatr Orthop 38: e404-e410, 2018

3. 骨線維性異形成

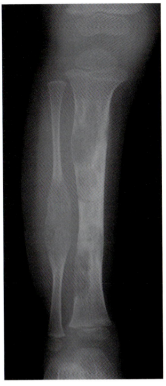

図1 2歳9か月の男児 右下腿単純X線写真正面像．右下腿の変形を主訴に受診した．脛骨の骨幹部近位側から遠位側にかけて偏心性，多発性の溶骨性病変がみられる．腓骨の骨幹部にも膨隆性の溶骨性病変と軽度のbowingがみられる．骨皮質は保たれ，骨膜反応はみられない．（静岡県立こども病院放射線科 小山雅司先生のご厚意による）

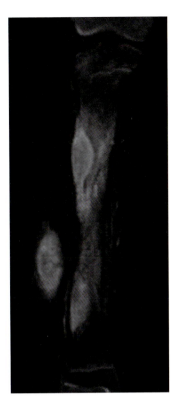

図2 2歳9か月の男児（図1と同一症例） 脂肪抑制T2強調冠状断像．病変の境界は明瞭，内部の信号強度は軽度高信号〜高信号を示す．病変の中心は骨皮質にあり膨隆性で骨髄内へ進展している．アダマンチノーマとの鑑別は困難である．（静岡県立こども病院放射線科 小山雅司先生のご厚意による）

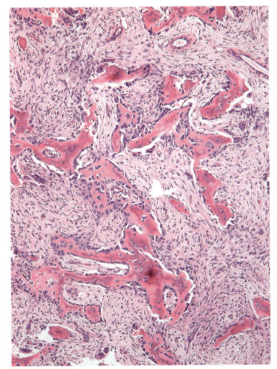

図3 異型のない線維成分と骨芽細胞の縁取りが明瞭なwoven boneからなる典型例

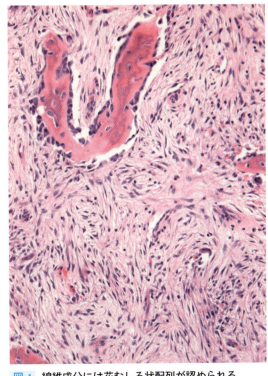

図4 線維成分には花むしろ状配列が認められる

第 2 章　骨腫瘍　**7** その他の骨間葉系腫瘍

A 良性腫瘍

4. 骨内脂肪腫 Lipoma of bone

小田義直 / 髙尾正一郎 / 三輪真嗣

1　概　念

　骨内に限局した成熟脂肪細胞よりなる，まれな良性腫瘍である．多くは無症状であり，X線撮影で偶然発見されることが多い．まれに軽度の痛みで発見されることがある．

2　疫　学

　年齢は幅広く認められるが，40代が最も多く，男性にやや多く認められる[1]．髄内に発生するものがほとんどであるが，しばしば傍骨性に発生するものがある．踵骨および，大腿骨脛骨，上腕骨などの長管骨骨幹端部に好発し，下肢が70%を占める[1]．その他，骨盤，頭蓋骨，肋骨などにも発生しうる[1]．

3　画像診断

a) 単純X線写真，CT：典型的には薄く境界明瞭な硬化縁を伴う溶骨性病変として描出される（図1，図2）．分葉状の形態や内部に隔壁様の骨性構造（図1，図2矢印）および異栄養性石灰化による石灰化（図2矢頭）を伴うこともある．骨皮質の破壊や骨膜反応は通常みられない．CTは内部の石灰化巣と脂肪濃度の検出に有用である．

b) MRI：内部の脂肪成分はT1強調像およびT2強調像で皮下脂肪と同程度の高信号を呈する（図3a，b）．fat saturation法やSTIRなどの脂肪抑制画像での信号低下は診断に有用である（図3c）．内部に異栄養性石灰化を伴う場合はT2強調像で低信号として描出される[2]．腫瘤内に壊死を伴うことがあり，壊死部分はT2強調像や STIRで高信号を呈し（図3c矢印），T1強調像では様々な信号を呈する．

c) 画像上の鑑別診断：単純性骨囊腫，骨壊死や骨梗塞，正常の踵骨三角部（踵骨発生の場合）．

（謝　辞：執筆に際してご高配を賜りました稲仁会三原台病院放射線科の上谷雅孝先生に謝意を表します.）

4　病理診断

a) 肉眼像：境界明瞭で黄色の柔らかい腫瘍で周囲の骨にしばしば硬化像を認める．腫瘍内に石灰化を伴うこともある．

b) 組織像：成熟脂肪細胞よりなる分葉状の脂肪組織を髄腔内に認め，しばしば取り込まれた既存の骨梁を伴う（図4）．脂肪組織に粘液変性を伴うことも多い．線維化や泡沫状の組織球を伴う脂肪壊死の像（図5）や骨梗塞の像に類似した石灰化もよく認められる所見である．全体的に反応性の類骨産生，骨梗塞様の虚血性骨組織および石灰化の像が目立ち脂肪腫に特徴的な脂肪組織や脂肪壊死の像をわずかしか認めないものもある[3]．

5　治療・予後

　無症状で骨折の危険性が低い場合は経過観察を行う[4]．痛みがある場合や骨折の危険性が高い場合には搔爬・骨移植を行う．病的骨折を生じた場合，まず保存的治療による骨折治療を優先し，骨癒合が得られた時点で腫瘍の治療を検討する．術後の再発や悪性化の報告はない[5]．

▶ **文　献**

1) Milgram JW: Intraosseous lipomas. A clinicopathologic study of 66 cases. Clin Orthop Relat Res 231: 277-302, 1988
2) Levin MF, et al.: Intraosseous lipoma of the distal femur: MRI appearance. Skeletal Radiol 25: 82-84, 1996
3) Chow LT, et al.: Intraosseous lipoma. A clinicopathologic study of nine cases. Am J Surg Pathol 16: 401-410, 1992
4) Radl R, et al.: Intraosseous lipoma: retrospective analysis of 29 patients. Int Orthop 28: 374-378, 2004
5) Kang HS, et al.: Intraosseous lipoma: 18 years of experience at a single institution. Clin Orthop Surg 10: 234-239, 2018

4. 骨内脂肪腫

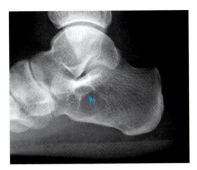
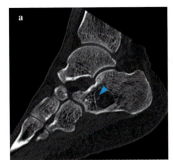
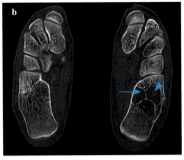

図1 60歳代の男性　足部単純X線写真側面像. 踵骨前面に境界明瞭な溶骨性病変を認め, わずかな硬化縁を伴っている. 内部には隔壁様の構造(矢印)がみられる.

図2 60歳代の男性(図1と同一症例)　(a)単純CT矢状断像. (b)単純CT横断像. CTでは硬化縁や内部の隔壁様構造(矢印)および石灰化(矢頭)が明瞭に描出されている. 腫瘍内部の濃度は筋肉より低く, 皮下脂肪と同程度の低吸収を呈している.

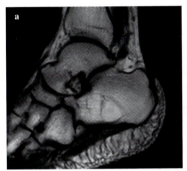
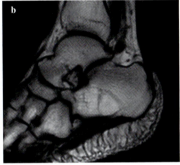
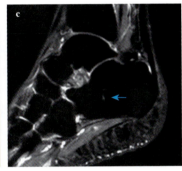

図3 60歳代の男性(図1と同一症例)　単純MRI矢状断像. (a)T1強調像. (b)T2強調像. (c)STIR. 踵骨にみられる腫瘍大半の信号は脂肪を反映して, T1強調像およびT2強調像で皮下脂肪やアキレス腱前方の脂肪と同程度の高信号を呈し, STIR像では脂肪抑制され, 低信号となっている. 隔壁様構造は低信号として描出されている. STIRではごく小さな高信号がみられ(c: 矢印), 小さな壊死をみている可能性がある.

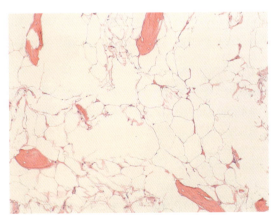
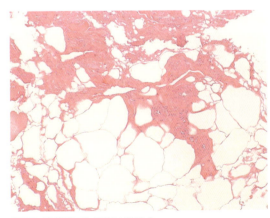

図4 成熟した脂肪組織の間に既存の骨梁を認める

図5 脂肪壊死と周囲の線維化

第2章　骨腫瘍　7 その他の骨間葉系腫瘍

B 悪性腫瘍

I. アダマンチノーマ Adamantinoma

石田　剛 / 髙尾正一郎 / 三輪真嗣

1　概　念

アダマンチノーマは，上皮性分化を示す腫瘍細胞とそれを取り囲む骨線維性間質成分からなる多彩な組織像を呈する転移能を有する低悪性のまれな骨腫瘍である．顎骨のエナメル上皮腫に類似する組織像を示すことがこの名称の由来であるが，組織起源は不明である．

2　疫　学

全骨腫瘍の 0.4% を占めるにすぎない極めてまれな腫瘍である．年齢は小児から高齢者にわたるが 20 ～ 50 歳の成人に多い．男女比は男性に若干多い．発生部位は極めて特徴的で 90% は脛骨に発生する．脛骨では骨幹部に多く，前方側の骨皮質内から髄内に認められる．まれに腓骨に発生する．

3　画像診断

a) **単純 X 線写真，CT**：ほとんどが脛骨骨幹前面に偏在性に発生し，地図状（geographic pattern）の多房性溶骨性病変として描出される（図 1a, b）．同一骨内に多発したり，脛骨発生症例では腓骨に病変がみられることもある．辺縁に硬化縁を伴い，骨膜反応を伴う場合は充実性（solid pattern）や層状（lamellar pattern）の骨膜反応を呈する．骨皮質内にとどまり，骨の長軸に沿って進展する場合もあるが，骨皮質を破壊し，骨髄腔や周囲の骨膜や軟部組織へと進展することもある．

b) **MRI**：腫瘤の信号は T1 強調像で均一な筋肉と同程度の信号を呈し，T2 強調像では均一もしくは不均一な高信号を呈する（図 2）．造影では充実性成分が強くエンハンスされる（図 1c）．MRI は多発病変の検出や骨髄内および周囲軟部組織への腫瘍進展の評価に有用である．多発することもあり，病変部を含め比較的広い範囲での撮像が望まれる．

c) **画像上の鑑別診断**：骨線維性異形成および線維性骨異形成との鑑別が問題となる．画像のみでは鑑別が困難なことも少なくないが，アダマンチノーマはこれらに比し，虫食状の溶骨性変化を呈したり，骨髄腔や骨皮質外への進展をきたすことがある[1]．MRI での多発性病変の所見はアダマンチノーマでより多くみられる傾向がある

が，信号パターンや造影パターンでは鑑別が困難との報告がある[2]．その他の鑑別疾患として動脈瘤様骨嚢腫，単純性骨嚢腫があげられる．

（謝　辞：執筆に際してご高配を賜りました稲仁会三原台病院放射線科の上谷雅孝先生に謝意を表します）

4　病理診断

a) **肉眼像**：肉眼的には，境界鮮明な黄白色弾性硬の腫瘍で，嚢胞形成を示すこともある．

b) **組織像**：組織学的には多彩で，エナメル上皮腫に似た上皮胞巣を形成する像（basalioid pattern）（図 3），血管腔様の裂隙を形成する像（tubular pattern）（図 4），角化を伴う扁平上皮癌様の像を示す像（squamoid pattern），紡錘形細胞肉腫様の像（spindle cell pattern），骨線維性異形成様の組織に小さな上皮胞巣が散在する像（osteofibrous dysplasia〈OFD〉-like pattern）が認められる．骨皮質内に限局した病変で OFD-like pattern のみからなるアダマンチノーマは OFD-like adamantinoma（differentiated adamantinoma）と呼び，予後がよい．非常にまれな亜型として通常のアダマンチノーマ成分と脱分化腫瘍成分からなる脱分化型アダマンチノーマがあり，悪性度が高い．免疫組織化学染色では，腫瘍細胞に cytokeratin が陽性，基底細胞の cytokeratin である CK5, CK14, CK19 が陽性であるが，腺細胞の cytokeratin である CK8, CK18 は陰性である．また，EMA, p63, podoplanin（D2-40）も陽性となる．

5　治療・予後

手術による切除が基本となり，化学療法や放射線療法に抵抗性を示す．手術を行う場合，不十分な切除では再発の危険性が高いため，できるかぎり広範切除を行う．切除後の再建方法として，血管柄付き腓骨移植，distraction osteogenesis，腫瘍用人工関節があげられる[3]．10 年生存率は 92%，10 年無再発生存率は 72% と報告されている[4]．約 15% の症例で転移をきたし，転移臓器としては肺，リンパ節が多く，そのほかに骨，肝，脳があげられる[5]．予後不良因子として，男性，若年，squamous differentiation の欠如，腫瘍内切除があげられる[3]．

1. アダマンチノーマ

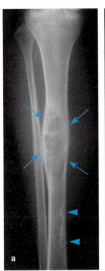
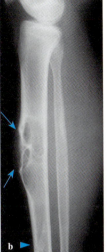
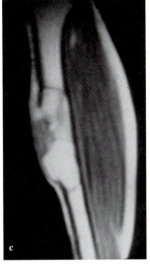

図1 10歳代の男性 (a)下腿の単純X線写真正面像, (b)下腿の単純X線写真側面像, (c)ガドリニウム造影MRI T1強調矢状断像. 脛骨骨幹部前面の骨皮質から骨髄腔にかけて膨張性の溶骨性病変を認める(a, b 矢印). 隔壁様構造を伴っている. 腫瘍遠位にも病変を認める(a, b 矢頭). 造影MRI(c)では比較的強くエンハンスされている. (メディカルスキャニング浜松町放射線科 福田国彦先生のご厚意による)

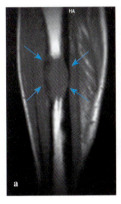
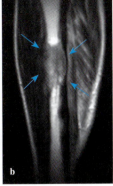

図2 80歳代 (a)MRI T1強調矢状断像, (b)MRI T2強調矢状断像. 脛骨骨幹部に骨髄腔から骨皮質に及ぶ腫瘍を認める(矢印). T1強調像(a)では筋肉と同程度の信号を, T2強調像(b)では不均一な信号を呈している. (メディカルスキャニング浜松町放射線科 福田国彦先生のご厚意による)

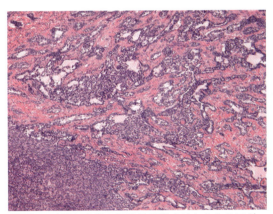

図3 上皮性細胞巣と線維性間質成分からなるアダマンチノーマの典型例

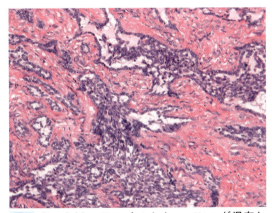

図4 Basaloid patternとtubular patternが混在した像

▶ 文 献

1) Khanna M, et al.: Osteofibrous dysplasia, osteofibrous dysplasia-like adamantinoma and adamantinoma: correlation of radiological imaging features with surgical histology and assessment of the use of radiology in contributing to needle biopsy diagnosis. Skeletal Radiol 37: 1077-1084, 2008
2) Van der Woude HJ, et al.: MRI of adamantinoma of long bones in correlation with histopathology. Am J Roentgenol 183: 1737-1744, 2004
3) Smyth SL, et al.: Adamantinoma: a review of the current literature. J Bone Oncol 41: 100489, 2023
4) Houdek MT, et al.: Adamantinoma of bone: Long-term follow-up of 46 consecutive patients. J Surg Oncol 118: 1150-1154, 2018
5) Varvarousis DN, et al.: Adamantinoma: an updated review. In Vivo 35: 3045-3052, 2021

第2章　骨腫瘍　7 その他の骨間葉系腫瘍

B 悪性腫瘍

2. 未分化多形肉腫 Undifferentiated pleomorphic sarcoma

石田　剛 / 青木隆敏 / 三輪真嗣

1 概　念

　未分化多形肉腫(UPS)は多形性の強い腫瘍細胞が増殖する高悪性度の肉腫で，現在の技術では特定の分化傾向を見出せないものである．これまで使われていた悪性線維性組織球腫(malignant fibrous histiocytoma：MFH)という名称が2013年のWHO骨腫瘍分類でなくなったことに伴う名称変更であり，大項目も線維組織球性腫瘍(fibrohistiocytic tumors)からその他の骨間葉系腫瘍(other mesenchymal tumors of bone)へ移動した．

2 疫　学

　発生年齢は小児から高齢者まで広く分布するが，40歳以上に多い，男女比は男性に多い．発生部位は長管骨の骨幹端に好発する．大腿骨遠位，脛骨近位，上腕骨近位や骨盤骨に多い．

　骨UPSは放射線照射後や骨梗塞などの良性骨病変に続発する二次性悪性腫瘍としても知られている．二次性UPSが骨UPSの約30%を占める．

3 画像診断

a)　単純X線写真，CT：移行帯の広い地図状の溶骨性病変，もしくは浸透状ないし虫食状の骨破壊像として認められる．通常，病変の辺縁に反応性の硬化は認められない(図1)．しばしば骨外軟部組織に進展するが，骨膜反応は目立たないことが多い．長管骨では骨幹端に生じ，時に偏心性で関節面直下まで及んで骨巨細胞腫に類似する所見を呈することがある．CTで腫瘍は筋肉と等吸収を示すが，壊死や出血を伴うため不均一な吸収値を呈することが多い．

b)　MRI：腫瘍はT1強調像で低～等信号，T2強調像では高信号を示し，信号強度は非特異的である．また，T2強調像や造影T1強調像では壊死や出血によって不均一な信号となることが多い(図2)．MRIは骨髄病変や軟部への腫瘍の広がりの評価に用いられる．

c)　画像上の鑑別診断：転移性骨腫瘍，骨巨細胞腫，悪性リンパ腫，骨髄腫，血管拡張型骨肉腫，線維肉腫．

4 病理診断

a)　肉眼像：肉眼的には，非特異的な像で灰白色，充実性の腫瘍で，壊死や出血巣を伴う腫瘍である．

b)　組織像：組織学的には不均一で多彩な像を示し，紡錘形腫瘍細胞や多形性の強い多角形ないし上皮様の胞体の豊かな異型腫瘍細胞が混在して増殖し，しばしば奇怪な腫瘍巨細胞が出現する(図3)．花むしろ状配列もよくみられる所見であるが，特異的ではない．核分裂像は多く，異常核分裂像も認められる．類骨や軟骨形成はみられない．軟部組織のUPSと同様，組織亜型として炎症細胞浸潤が目立つものや破骨細胞様多核巨細胞の出現が目立つこともある(図4)．免疫組織化学的に特異的なマーカーはなく，免疫組織化学染色は，筋系腫瘍や肉腫様癌の転移など他の腫瘍との鑑別のために除外診断的に利用する．

5 治療・予後

　通常型骨肉腫の治療に準じて，術前化学療法・手術・術後化学療法を行う．手術としては広範切除が基本であり，腫瘍切除後の再建方法として，腫瘍用人工関節，自家腫瘍処理骨移植(液体窒素処理，放射線処理，Pasteur処理)，distraction osteogenesis，血管柄付き骨移植，同種骨移植などを行う．化学療法の有効性は通常型骨肉腫に比べて低いが，生存率を上昇させると報告されている．抗腫瘍薬として，シスプラチン(CDDP)，ドキソルビシン(アドリアマイシン，ADR)，メトトレキサート(MTX)，イホスファミド(IFO)を用いることが多い[1~3]．35～50%の症例で肺転移をきたし，5年生存率は約59%と報告されている[1]．

2. 未分化多形肉腫

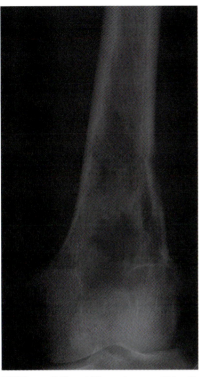

図1 40歳代の女性　左大腿骨の単純X線写真正面像　骨幹端を主体に骨幹や骨端におよぶ虫食い状の骨破壊像が認められる．病変の辺縁に反応性の硬化は認めない．骨皮質に断裂がみられるが，骨膜反応はみられない．

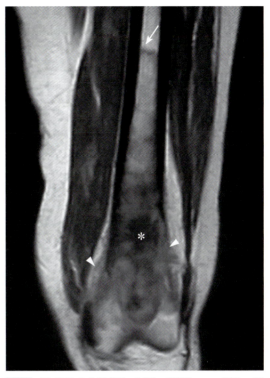

図2 40歳代の女性（図1と同一症例）　MRI造影T1強調冠状断像．病変は不均一な信号を示し，壊死を反映した増強効果に乏しい領域も混在している（＊）．骨幹部での病変の境界は明瞭（矢印）で，骨幹端では軟部組織に進展している（矢頭）．

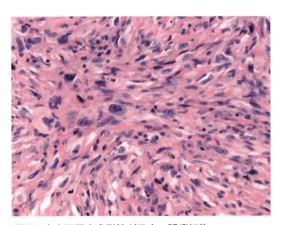

図3 大小不同や多形性が目立つ腫瘍細胞

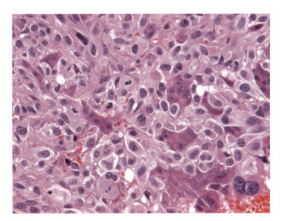

図4 大型の類上皮様あるいは組織球様の異型腫瘍細胞が増生し，核分裂像を多数認める．破骨細胞様多核巨細胞も出現している

▶ 文　献

1) Bramwell VH, et al.: Neoadjuvant chemotherapy with doxorubicin and cisplatin in malignant fibrous histiocytoma of bone: A European osteosarcoma intergroup study. J Clin Oncol 17: 3260-3269, 1999
2) Papagelopoulos PJ, et al.: Clinicopathologic features, diagnosis, and treatment of malignant fibrous histiocytoma of bone. Orthopedics 23: 59-65, 2000
3) Bielack SS, et al.: Malignant fibrous histiocytoma of bone: a retrospective EMSOS study of 125 cases. European Musculo-Skeletal Oncology Society. Acta Orthop Scand 70: 353-360, 1999

第2章　骨腫瘍

第2章 骨腫瘍 **7** その他の骨間葉系腫瘍

B 悪性腫瘍

3. 骨平滑筋肉腫 Leiomyosarcoma

小田義直 / 奥田実穂 / 三輪真嗣

1 概 念

骨原発の平滑筋への分化を有する悪性腫瘍である.

2 疫 学

幅広い年齢層に発生するが,中高年者に多く,男性にやや多い.大腿骨遠位や脛骨近位の骨幹端部に多く発生し,頭蓋・顔面骨発生がこれに次ぐ.まれに放射線照射後や骨梗塞に続発するものも報告されている[1].軟部原発平滑筋肉腫同様に免疫不全患者における Epstein-Barr ウイルス(Epstein-Barr virus:EBV)感染を伴った症例も報告されている.

3 画像診断

a) **単純 X 線写真,CT**:境界不明瞭な溶骨性,浸潤性病変で,虫食い状ないし浸透性の骨破壊(図 1a,b),皮質破壊を示す[2].骨膜反応は示さない.病的骨折を呈することがある.内部の石灰化はまれ.

b) **MRI**:T1 強調像にて等~低信号,T2 強調像では不均一な高信号(図 1c)を呈し,線維や筋成分を有する場合は低信号となる.軟部組織進展を示す[3].比較的強い造影増強効果を示す(図 1d).

c) **画像上の鑑別疾患**:転移性腫瘍,線維肉腫や未分化肉腫などのほかの肉腫,悪性リンパ腫.

4 病理診断

a) **肉眼像**:割面では壊死を伴った軟らかい灰白色充実

性腫瘤を認める.

b) **組織像**:他臓器に発生する平滑筋肉腫同様に紡錘形腫瘍細胞が長く束状に配列し交錯する(図 2).腫瘍細胞は好酸性,細線維性の細胞質と両切りタバコ状で両端が鈍な細長い核を有する(図 3).悪性度が高いものには壊死,多形性,多くの核分裂像を認める.免疫組織化学染色では desmin, smooth muscle actin, h-caldesmon などの平滑筋分化の指標となるマーカーが陽性となる(図 4).分子遺伝学的には *RB1* 遺伝子の欠損などが報告されているが,特異的な異常所見はない.

5 治療・予後

治療として手術,化学療法,放射線療法を行う.化学療法に標準的なものはないが,シスプラチン,ドキソルビシン(アドリアマイシン),メトトレキサート,イホスファミドなどの抗腫瘍薬を用いる.化学療法の感受性は低く,化学療法の意義は不明である.手術としては広範切除が基本であり,R0 では 10%,R1 では 25%,R2 では 33% で再発をきたす[4].転移臓器としては肺が最も多く,骨,皮膚,リンパ節への転移が報告されている.5 年全生存率は 59~78%,5 年無病生存率は 41~45% である[4,5].組織学的悪性度は臨床成績と相関する[6].組織学的に高悪性度の場合は肺などの遠隔臓器への転移が多く,5 年無病生存率は 50% 未満となる[4,5].

▶ **文 献**

1) WHO Classification of Tumours Editorial Board (ed): WHO Classification of Tumours, Soft Tissue and Bone Tumours. 5th ed., World Health Organization, 478-479, 2020

2) Bouaziz MC, et al.: Primary leiomyosarcoma of bone. J Comput Assist Tomogr 29: 254-259, 2005

3) Hanafy M, et al.: Primary leiomyosarcoma of the distal fibula: A case report and review of the literature. Orthop Rev(Pavia)9: 7236, 2017

4) Mori T, et al.: Forty-eight cases of leiomyosarcoma of bone in Japan: A multicenter study from the Japanese musculoskeletal oncology group. J Surg Oncol 14: 495-500, 2016

5) Adelani MA, et al.: Primary leiomyosarcoma of extragnathic bone: clinicopathologic features and reevaluation of prognosis. Arch Pathol Lab Med 133: 1448-1456, 2009

6) Antonescu CR, et al.: Primary leiomyosarcoma of bone: a clinicopathologic, immunohistochemical, and ultrastructural study of 33 patients and a literature review. Am J Surg Pathol 21: 1281-1294, 1997

3. 骨平滑筋肉腫

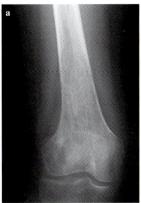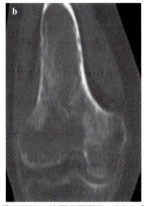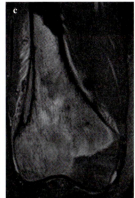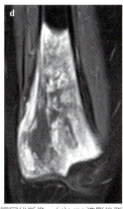

図1　26歳の男性　(a)右大腿骨の単純X線写真正面像．(b)CT冠状断像．(c)MRI脂肪抑制T2強調冠状断像．(d)MRI造影後脂肪抑制T1強調冠状断像．大腿骨骨幹端から骨端に地図状〜虫食い状の溶骨性病変が認められる．CTでは病変内の既存の骨梁が残存しており，浸透性の骨破壊を呈する．脂肪抑制T2強調像では病変は不均一な低〜高信号を呈する．骨幹端部の外側には骨外腫瘤形成を伴う．病変は不均一な比較的強い造影効果を呈する．腫瘍内部には壊死を疑う造影不良域を認める．

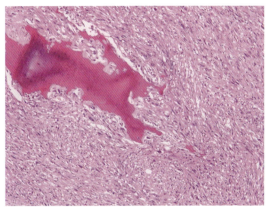

図2　紡錘形腫瘍細胞が束状に配列し，破壊された既存の骨組織が腫瘍に取り込まれている

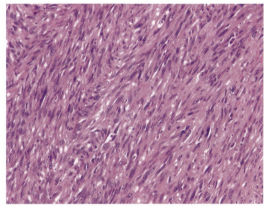

図3　紡錘形腫瘍細胞は好酸性細線維性細胞質と両切リタバコ状の核を有する

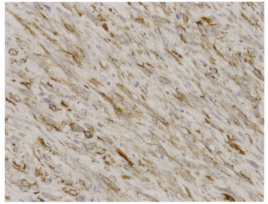

図4　免疫組織化学染色で腫瘍細胞はsmooth muscle actinに陽性である

第2章　骨腫瘍　8 骨造血系腫瘍（hematopoietic neoplasms of bone）

I. 骨形質細胞腫 / 骨髄腫 Plasmacytoma of bone/Plasma cell myeloma

田宮貞史 / 青木隆敏 / 相羽久輝

1 概念

　形質細胞性骨髄腫は骨髄の多発病変を主病巣とし，B リンパ球の成熟の最終段階である形質細胞が腫瘍性に増殖するものである．多発性骨髄腫は同義語として扱われる．骨破壊を伴う形質細胞性骨髄腫に対して，1箇所の骨病変のみのものは孤立性骨形質細胞腫，髄外性のものは骨外性形質細胞腫と呼ぶ．monoclonal gammopathy of undetermined significance（MGUS）が前駆病変として知られる．

2 疫学

　日本の骨腫瘍登録による統計では悪性骨腫瘍の15%程度を占める．しかしながら，血液学的疾患として扱われるものを含めるとさらに多い．発症年齢は60〜70歳が多く，40歳以下はまれである．男性に多く，部位としては脊椎骨，寛骨，肋骨などに多い．

3 画像診断

a）単純X線写真，CT：境界明瞭な溶骨性病変として認められ，類円形の病変が多発する所見は打ち抜き像（punched out lesion）と呼ばれる（図1）．骨盤骨や肩甲骨，肋骨では大きく膨隆性に発育し，いわゆる soap-bubble appearance を呈することもある．骨皮質の破壊はしばしば認められるが，骨膜反応には乏しい．びまん性の骨濃度低下を示すこともある．通常，病変内部には石灰化を認めない．一方，多彩な臨床症状を呈する POEMS（polyneuropathy, organomegaly, endcrinopathy, M-protein, and skin changes）症候群は骨髄腫としては非典型的な骨硬化像を示すことを特徴とする．

b）MRI：骨髄病変や軟部への腫瘍の広がりの評価に用いられる．病変はT1強調像で低信号（図2），T2強調像では等〜高信号を示す．STIR像にて病変は高信号を示し，低信号を示す正常骨髄との境界が明瞭なことが多い．

c）画像上の鑑別診断：転移性骨腫瘍，悪性リンパ腫，骨粗鬆症，血管腫，Langerhans 細胞組織球症.

4 病理診断

a）肉眼像：細胞成分の多い骨破壊性の病変がみられる．割面は他の悪性リンパ腫と比して赤色調を示すことが多い．

b）組織診断：骨髄内での形質細胞の結節状，シート状増殖がみられ（図3），正常の造血細胞は減少する．腫瘍細胞の多くは形質細胞に類似するが（図4），より分化の低いものもみられ，成熟型，中間型，未熟型，芽球型に分けられる．分化の進んだ腫瘍細胞は，形質細胞と同様の豊富な好塩基性もしくは両染性の細胞質,偏在する核，車軸状のクロマチン凝集などの所見がみられる．それに加え，2核細胞の増加，大型の核をもつ細胞の存在等が，細胞異型として認識される．しかしながら組織像のみでは診断が困難なことも多い．表面形質としては CD 19, CD 20 が陰性，CD 38, CD 56/58, CD 138 が陽性となる．

5 治療・予後 [1〜4]

　骨髄腫の病期分類として国際病期分類（International Staging System：ISS）が汎用されており，β_2-ミクログロブリンや血中アルブミン濃度をもとに分類されている．ISS-I 期では生存期間中央値は62か月，ISS-II 期では44か月，ISS-III 期では29か月と報告されている．また del（17q），t（4：14），t（14：16）は高リスク染色体異常として予後不良である．

　くすぶり型および意味不明の単クローン性ガンマグロブリン血症では無治療経過観察が行われるが，骨髄腫では化学療法が行われる．65歳未満の患者は自家移植適応を併用した大量メルファラン療法が検討され，初回導入療法としてボルテゾミブ＋デキサメタゾンを中心とした化学療法が行われる．また，自家移植後はレナリドミド維持療法を行うことで，無再発生存期間や生存率が優位とされている．一方で自家移植適応外の患者としてはメルファラン＋プレドニゾロン＋ボルテゾミブ療法もしくはレナリドミド＋ダラツムマブ療法が行われる．

　骨病変に対してはビスホスホネートやデノスマブの投与が重要であり，化学療法開始時から投与することが推奨され，骨関連事象の低減のみならず生存期間の延長も期待される．しかし，顎骨壊死・非定型性骨折・腎機能

1. 骨形質細胞腫/骨髄腫

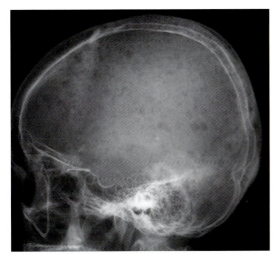

図1 40歳代の男性　単純X線写真側面像．頭蓋骨に境界明瞭な類円形の溶骨性病変が多発し，打ち抜き像（punched out lesion）を呈している．

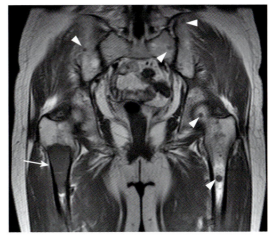

図2 60歳代の男性　MRI T1強調冠状断像．右大腿骨骨幹端に均一な低信号を示す病変が認められる（矢印）．左大腿骨や骨盤骨にも骨髄腫を示す小円形低信号病変が散在している（矢頭）．

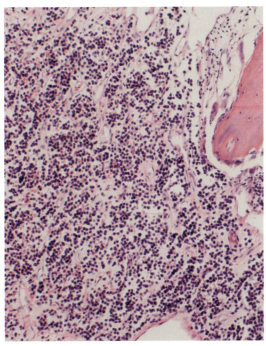

図3 びまん性の腫瘍細胞の増殖

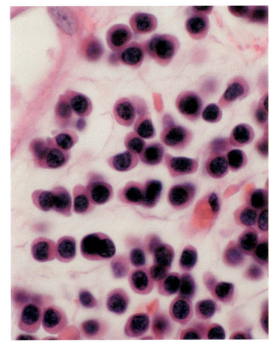

図4 核の偏在した形質細胞類似の腫瘍細胞

障害などに注意して投薬することが重要である．

　孤立性形質細胞腫，および微小な骨髄浸潤を伴う孤立性形質細胞腫では放射線単独療法が検討されるが，病的骨折や切迫骨折が生じている場合には手術療法も検討される．骨の孤立性形質細胞腫はおよそ半数が5年で多発性骨髄腫に進展すると報告されており，腫瘍の大きさやM蛋白の存在がリスク因子とされている．

▶ 文　献
1) Greipp PR, et al.: International staging system for multiple myeloma. J Clin Oncol 23: 3412-3420, 2005
2) Palumbo A, et al.: Revised International Staging System for multiple myeloma: a report from International Myeloma Working Group. J Clin Oncol 33: 2863-2869, 2015
3) 日本血液学会（編）：造血器腫瘍診療ガイドライン2023年版．金原出版，2023
4) Knobel D, et al.: Prognostic factors in solitary plasmacytoma of the bone: a multicenter Rare Cancer Network study. BMC Cancer 6: 118, 2006

第2章 骨腫瘍 8 骨造血系腫瘍（hematopoietic neoplasms of bone）

2. 悪性リンパ腫 Malignant lymphoma

田宮貞史 / 青木隆敏 / 相羽久輝

1 概　念

病理学的には正常リンパ組織の構成細胞に由来する悪性腫瘍を総括した病名であり，通常，腫瘤形成性のものを指す．

2 疫　学

骨の悪性リンパ腫は日本の骨腫瘍登録による統計では悪性骨腫瘍の4%程度を占め，20歳以上に多い．男性にやや多く，骨原発としては長管骨のほか，腸骨，脊椎骨に多い．リンパ節と諸臓器の粘膜関連リンパ組織などに多く発生する腫瘍であるが，皮膚以外の軟部組織原発の悪性リンパ腫は非常にまれである．

3 画像診断

a）単純X線写真，CT：浸透状あるいは虫食状と表現される浸潤性の高い溶骨性変化を示す（図1）．しばしば骨外軟部腫瘤を伴うが，浸潤性が強いため単純X線写真では骨皮質の変化が軽微で，骨破壊が指摘できないこともある．溶骨性変化と硬化性変化が混合する場合もあり，時に純粋な硬化像を示す．脊椎のびまん性硬化像はivory vertebraと呼ばれ，Hodgkinリンパ腫の特徴的所見の1つとされている．

b）MRI：T1強調像では病変部が正常骨髄（脂肪髄）と比べて低信号を示し，T2強調像では等〜高信号を呈する（図2）．STIR像で病変は高信号を示し，低信号を示す正常骨髄とのコントラストが高い．また，病変の内部信号は比較的均一なことが多い．MRIは骨髄病変の検出能が高く，骨外進展の評価にも優れている．

c）画像上の鑑別診断：転移性骨腫瘍，Ewing肉腫，骨肉腫，骨髄腫，骨髄炎．

4 病理診断

a）肉眼像：充実性腫瘤で割面は白色調のことが多い．

b）組織診断：悪性リンパ腫には様々な組織型が存在し，そのタイプにより，正常の小型リンパ球類似の細胞から，胚中心にみられるような細胞類似の大形細胞まで様々な形態をとる．骨の悪性リンパ腫はびまん性大細胞型B細胞性リンパ腫が多く，核形が不整でクロマチン増量が観察される異型リンパ球が単調に増殖する（図3，4）．形態学的に特徴があり，通常染色で鑑別可能な組織型も存在するが，組織型の分類には基本的に免疫組織化学的な表面マーカーの検索が必須である．また実際には，骨に悪性リンパ腫が存在した場合，転移性腫瘍である可能性があるが，病理組織学的には発生部位の推定は困難である．

5 治療・予後 [1〜4]

悪性リンパ腫はLugano分類により病期判定が行われる．びまん性大細胞B細胞リンパ腫（diffuse large B-cell lymphoma：DLBCL）では国際予後指標（International Prognostic Index：IPI）によるリスク分類が行われるが，リツキシマブ導入後はNational Comprehensive Cancer Network（NCCN）のNCCN-IPIが用いられる．DLBCLの初回治療は，限局期の場合はシクロホスファミド，ドキソルビシン，ビンクリスチン，プレドニゾロンにリツキシマブを加えたR-CHOP療法3サイクル後に病変部放射線治療が行われるが，若年者の場合は化学療法単独治療も適応である．進行期の場合は，R-CHOP療法を中心とした化学療法を行うが，近年ではCD79aをターゲットとした抗体薬物複合体であるポラツズマブ ベドチンも用いられる．また再発・難治例には自家造血幹細胞移植を併用した大量化学療法が行われるが，近年では遺伝子改変によるCAR-T療法が有効であると報告されている．限局期の場合，4年生存率は90%以上である．

一方でHodgkinリンパ腫にはAn Arbor分類による病期判定が行われる．限局期のHodgkinリンパ腫に対する治療は，ドキソルビシン，ブレオマイシン，ビンブラスチン，ダカルバジンを組み合わせたABVD療法4サイクルに続く病巣部放射線治療が行われる．進行期の場合は，ABVDによる化学療法後，PET評価による層別化治療が行われ，完全奏効の場合はABVDが継続されるが，PET陽性の場合は増量BEACOPP療法（ブレオマイシン，エトポシド，ドキソルビシン，シクロホスファミド，ビンクリスチン，プロカルバジン，プレドニゾロン）が行われる．またCD30を標的とした抗体薬剤複合体であるブレンツキシマブ ベドチンも選択肢である．初回治療において限局期の場合は5年生存率が90%程度であるが，進行期では長期寛解が得られるのは70%程度である．

2. 悪性リンパ腫

第2章 骨腫瘍

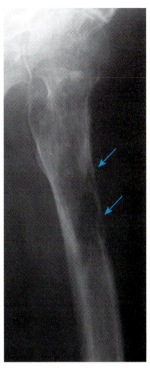

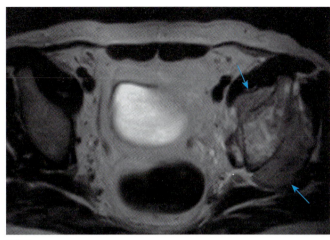

図2 40歳代の男性 MRI T2強調横断像. 左腸骨に高信号を示す病変が認められる. 骨を挟んで前後の軟部組織へ進展し, 大きな軟部腫瘤を形成している(矢印).

図1 60歳代の女性 右大腿骨の単純X線写真側面像. 右大腿骨の近位骨幹端から骨幹に虫食状の骨破壊像が認められる. 骨皮質には菲薄化や断裂が認められる(矢印).

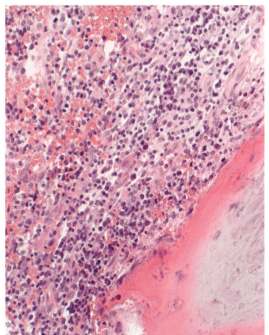

図3 びまん性の腫瘍細胞の増殖

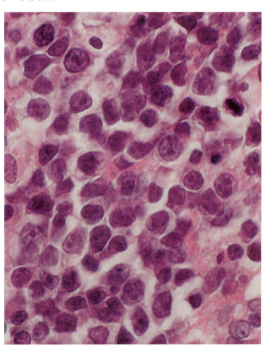

図4 大型の異型単核細胞(B細胞性リンパ腫の例)

▶ 文　献

1) International Non-Hodgkin's Lymphoma Prognostic Factors Project: A predictive model for aggressive non-Hodgkin's lymphoma. N Engl J Med 329: 987-994, 1993
2) Cheson BD, et al.: Recommendations for initial evaluation, staging, and response assessment of Hodgkin and non-Hodgkin lymphoma: the Lugano classification. J Clin Oncol 32: 3059-3068, 2014
3) Zhou Z, et al.: An enhanced International Prognostic Index (NCCN-IPI) for patients with diffuse large B-cell lymphoma treated in the rituximab era. Blood 123: 837-842, 2014
4) 日本血液学会(編):造血器腫瘍診療ガイドライン2023年版, 金原出版, 2023

第2章 骨腫瘍 **8** 骨造血系腫瘍（hematopoietic neoplasms of bone）

3. Langerhans 細胞組織球症 Langerhans cell histiocytosis

小田義直 / 福庭栄治 / 相羽久輝

1 概 念

かつては骨好酸球性肉芽腫とも呼ばれた Langerhans 細胞の腫瘍性増殖による病変である．病態としては骨に単発するもの，骨に多発するもの，骨病変に加えて多臓器に発生するものである．

2 疫 学

若年者，特に小児に好発し 10 歳未満が 60％ を占める．中高年に発生することはまれである．成人，小児ともに頭蓋骨，特に頭蓋冠に好発し，その他大腿骨，脊椎，骨盤，肋骨，顎骨などにも発生しやすい[1]．成人では肋骨が好発部位である．多発性のものより単発性の頻度が高い．多臓器の発生例では骨以外に皮膚，肝臓，脾臓，骨髄などが侵される．

3 画像診断

a) 単純 X 線写真，CT：扁平骨や長管骨に生じる溶骨性病変．頭蓋骨では境界明瞭な打ち抜き像を示す．脊椎では椎体を侵し後方要素は保たれる．骨破壊が進むと圧迫骨折を合併し扁平椎（vertebra plana）を呈する（図 1）．長管骨では骨幹，骨幹端の中心性透亮像を示し，骨皮質の菲薄化，髄腔拡張がみられる（図 2）．急性期には骨外腫瘍や骨膜反応を示すことがあるが，慢性期は限局的骨硬化像となり，変形を残さず治癒する．したがって，病期により侵襲性の高い所見から低い所見まで，多彩な画像所見を認めるのが特徴である．

b) MRI：T1 強調像で筋肉と等信号，T2 強調像で高信号を示し，ガドリニウム造影剤による明瞭な増強効果を示す．急性期には病変周囲の骨髄浮腫を伴い，軟部組織にも波及する．治癒すると T2 強調像で信号低下を示し低信号縁を伴う[2,3]．

c) その他の画像所見：[99m]Tc-MDP シンチグラフィや FDG-PET で病変辺縁に集積亢進を示すが，治癒すると集積しなくなる[3]．

d) 画像上の鑑別診断：骨髄炎，Ewing 肉腫，悪性リンパ腫．

4 病理診断

a) 肉眼像：軟らかく赤色の充実性腫瘤を形成する．

b) 組織像：病変の主体は卵円形の核と好酸性の細胞質を有する Langerhans 細胞の増殖であり，この細胞の核には特徴的な核溝が認められコーヒー豆様の形態を呈する（図 3）．リンパ球，形質細胞および好酸球などの炎症細胞浸潤を種々の割合で伴い，中でも好酸球性肉芽腫と呼ばれていたように好酸球を多数伴っていることが多い（図 4）．破骨細胞様多核巨細胞もしばしば認められ，壊死を伴うこともある．炎症細胞浸潤を伴うことより慢性骨髄炎が鑑別となるが，特徴的な Langerhans 細胞の検出が診断の決め手となり，本細胞は免疫組織化学染色で S-100 蛋白，CD 1a および Langerin に陽性となり[4]，電子顕微鏡による観察で細胞質内にバーベック顆粒（Birbeck granules）と呼ばれる特徴的な構造物が検出される．分子遺伝学的に *BRAF V600E* 遺伝子を有する[5]．

5 治療・予後 [6~10]

本疾患は病変の進展範囲により治療法・予後が異なる．単一臓器型の場合は 99％ の以上の生存率であり，局所治療のみでよいとされる．骨単独病変の場合は，自然治癒も期待できるが，腫瘍による圧迫症状などがあれば掻爬術や多病変型に準じた全身化学療法の適応がある．また有痛性の四肢骨病変に対して，メチルプレドニゾロンの局所注射の有効性も報告されている．Calve 扁平椎の多くは，安静・装具療法で正常な形態に戻ることが多い．14 歳以下では自然治癒傾向が強いが，乳児例では単病変型から多病変型へ移行することもある．

一方で，多臓器多病変型の場合は 20％ 未満の死亡リスクがあると報告されている．特に，肝臓・脾臓・造血器などへの浸潤を伴う場合は高リスクとされている．また下垂体病変として尿崩症を伴う場合もある．わが国では多臓器多病変型に対して，寛解導入療法として日本ランゲルハンス細胞組織球症研究グループのプロトコルに準じた，ビンカアルカロイドとステロイドによる 12 か月間が推奨され，初期治療反応が不良な場合は，ドキソルビシンを追加した強化療法が推奨される．また多臓器多病変型では *BRAF V600E* 変異による mitogen-activated protein kinase（MAPK）経路の活性化が病態と報告されており，今後遺伝子変異をターゲットとした BRAF 阻害薬などの導入も検討されている．

3. Langerhans細胞組織球症

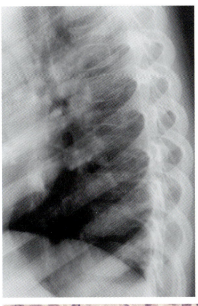

図1 6歳の男児 胸椎単純X線写真側面像．中位胸椎に2か所，椎体の圧迫骨折がみられる．（メディカルスキャニング浜松町放射線科　福田国彦先生のご厚意による）

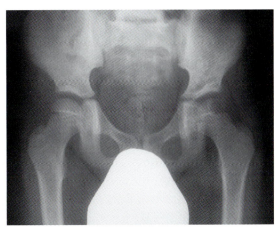

図2 図1と同一症例　骨盤部の単純X線写真正面像．左大腿骨頭から近位骨幹端にかけて境界不明瞭な透亮像を認める．病変の浸潤が骨端にまで達する珍しい症例である．（メディカルスキャニング浜松町放射線科　福田国彦先生のご厚意による）

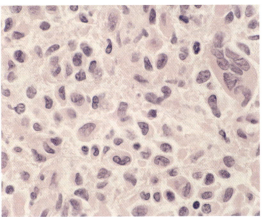

図3 好酸性の細胞質と核溝あるは核のくびれを有する特徴的なLangerhans細胞の増殖よりなり，多核巨細胞も認める

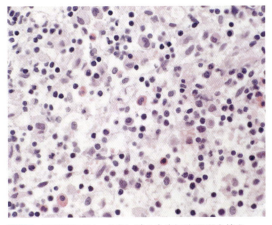

図4 好酸球やリンパ球などの炎症細胞浸潤を伴う

初期治療後，症状が改善しても経過中に再燃することがあり，尿崩症などの内分泌障害，骨の変形・欠損，気胸，黄疸，中枢神経症状など多彩な不可逆的病変に注意が必要である．わが国のデータでは多発骨型の約30％，多臓器多病変型の約40％に何らかの不可逆性病変が認められたと報告されており，長期的なフォローアップが重要とされている．

文献

1) Wester SM, et al.: Langerhans' cell granulomatosis (histiocytosis X) of bone in adults. Am J Surg Pathol 6: 413-426, 1982
2) Azouz EM, et al.: Langerhans' cell histiocytosis: pathology, imaging and treatment of skeletal involvement. Pediatr Radiol 35: 103-115, 2005
3) Hoover KB, et all.: Langerhans cell histiocytosis. Skeletal Radiol 36: 95-104, 2007
4) WHO Classification of Tumours Editorial Board (ed): WHO Classification of Tumours, Soft Tissue and Bone Tumours. 5th ed., World Health Organization, 492-494, 2020
5) Allen CE, et al.: Langerhans-cell histiocytosis. N Engl J Med 379: 856-868, 2018
6) Plasschaert F, et al.: Eosinophilic granuloma. A different behaviour in children than in adults. J Bone Joint Surg Br 84: 870-872, 2002
7) 日本ランゲルハンス細胞組織球症研究グループ〔https://www.jlsg.jp/〕
8) Morimoto A, et al.: Intensified and prolonged therapy comprising cytarabine, vincristine and prednisolone improves outcome in patients with multisystem Langerhans cell histiocytosis: results of the Japan Langerhans Cell Histiocytosis Study Group-02 Protocol Study. Int J Hematol 104: 99-109, 2016
9) Mavrogenis AF, et al.: Intralesional methylprednisolone for painful solitary eosinophilic granuloma of the appendicular skeleton in children. J Pediatr Orthop 32: 416-422, 2012
10) Sakamoto K, et al.: Long-term complications in uniformly treated paediatric Langerhans histiocytosis patients disclosed by 12 years of follow-up of the JLSG-96/02 studies. Br J Haematol 192: 615-620, 2021

第2章　骨腫瘍　9 その他

I. 骨 Paget 病 Paget's disease of bone

田宮貞史 / 福田健志 / 林　克洋

1　概　念

骨硬化と進行性の骨変形がみられる障害である．異常に亢進した局所的骨破壊と骨吸収（骨融解期）と，それに続く過剰な骨形成（骨吸収 – 骨形成混合期），最終的な細胞活性の枯渇（骨硬化期）の繰り返しがみられる疾患である．最終的に骨量自体は増加していても，その構造の異常から強度的には不足した状態となる．また，骨肉腫等の発生の背景となることも知られている．原因としてはパラミクソウイルスの感染，*TNFRSF 11A* 遺伝子の突然変異などが考えられている[1~3]．

2　疫　学

通常中年期以降に発症し，男性に多い．白色人種には比較的高頻度にみられるが，日本，中国，アフリカ等ではまれとされる．

3　画像診断[4~6]

a) 単純X線写真，CT：骨融解期，混合期，骨硬化期で画像所見は異なる．骨融解期には辺縁明瞭な骨融解が起こる．頭蓋骨では前頭部ないし後頭部から始まる辺縁明瞭な骨融解像を認める（osteoporosis circumscripta）．長管骨では関節軟骨下から骨幹に連続する骨透亮像を認め，先端V字型を呈する（blade of grass appearance）．混合期には皮質や骨梁の肥厚が認められ，骨融解と骨硬化が混在する．頭蓋骨では骨融解と骨硬化が混在し綿花状の骨硬化が散在する（cotton wool appearance）．椎体は辺縁が額縁状に骨硬化し骨髄の骨梁が粗造化する（picture frame appearance）（図1）．骨硬化期には骨形成が優勢となる．骨皮質と骨梁の肥厚，骨の増大をきたす．椎体はしばしば骨全体が骨硬化を呈する（ivory vertebral body）．これらの骨融解と骨硬化（図2）に加えて，骨が脆弱であるため頭蓋底嵌入，椎体の圧迫骨折，長管骨の変形（bowing deformity），寛骨臼底突出（protrusio acetabuli）をきたす．

b) MRI：骨皮質や骨梁の肥厚と骨硬化はT1，T2強調像のいずれにおいても低信号を呈する．病変内に脂肪髄を認めることが他の腫瘍性病変との鑑別で重要である．活動性のある病変では造影増強効果が強い．

c) その他の画像所見：99mTc-HMDP を用いた骨シンチグラフィでは，いずれの時期においても活動性病変は集積亢進を示す．しかし，骨硬化し burn out した病変は集積しないことがある．

d) 画像上の鑑別診断：骨融解と骨硬化，および骨の増大する病変が鑑別となる．転移性腫瘍，悪性リンパ腫，骨髄線維症，線維性骨異形成，肥満細胞症，脊椎の血管腫，腎性骨異栄養症などである．線維性骨異形成と異なり顔面骨が侵されることは少ない．

4　病理診断

a) 肉眼像：骨皮質，骨梁ともに肥厚がみられ，骨量が増加している．

b) 組織診断：融解期には破骨細胞が多数みられ，その大きさも通常より大型である．混合期になると骨吸収像に加え，多数の骨芽細胞が新生骨を覆う像がみられる．新生骨は初期の線維性骨から最終的には層状骨の像をとるようになる（図3）．これらの反応が様々な部位で起こることから，骨髄組織が減少しジグソーパズルのように層状骨が組み合わさった「モザイク」パターンという特徴的な像をとるようになる（図4）．骨髄空間は線維性組織で占められる．

5　治療・予後[7, 8]

骨 Paget 病の治療は，主に非ステロイド性抗炎症薬（NSAIDs）などによる症状の管理と，病気の進行抑制の治療がある．治療としてビスホスホネートが第一選択薬として使用される．日本ではリセドロン酸が使用されるが，骨粗鬆症の weekly 製剤を2か月連日服薬する．血清 ALP は診断と治療経過の指標に有用であり，ALP の値や痛みをみながら2か月おきに間欠的投与を繰り返す．ALP が正常や，疼痛がない症例に関しては経過観察のみでもよい．海外ではゾレドロン酸も有効とされ使用されている．

重度の変形や骨折，神経圧迫症状がみられる場合には，整形外科的手術が必要となることがある．手術の内容には，骨折の内固定，関節の変形に対する人工関節置換術，神経圧迫の除圧術などが含まれる．骨折の保存加療は偽関節の合併症が多いとされている．また，大腿骨近位部骨折の骨接合術では癒合率が40%との報告もあり，人

1. 骨Paget病

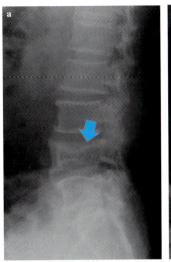 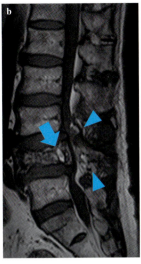 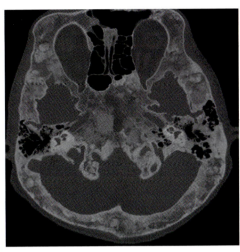

図1 60歳代の男性　(a)腰椎単純X線写真側面像：第4腰椎の椎体に皮質骨の肥厚が認められ，picture frame appearance に一致する(矢印)．軽微な圧迫骨折を合併している．(b)腰椎MRI T1強調冠状断像：第4腰椎の椎体病変には，粗大な脂肪信号(矢印)を含む不均一な信号を認める．第3,4腰椎の後方成分にも脂肪信号を含有する不均一な信号低下と腫大が認められる(矢頭)．

図2 70歳代の女性　頭部CT横断像．頭蓋骨にはびまん性の肥厚と内部の不規則な骨融解と骨硬化性変化の混在を認める．単純X線写真でのcotton wool appearance に相当する．

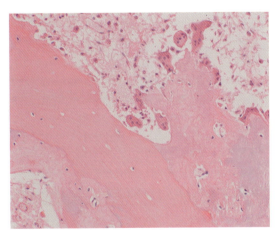 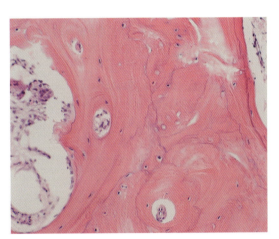

図3 層状骨と線維性骨の混在

図4 モザイクパターンがみられる肥厚した骨梁

工骨頭置換術のほうが無難である．悪性転化が約1％と報告され，その予後は不良である．

▶ 文献

1) Roodman GD, et al.: Paget disease of bone. J Clin Invest 115: 200-208, 2005
2) Layfield R: The molecular pathogenesis of Paget disease of bone. Expert Rev Mol Med 9: 1-13, 2007
3) Hocking LJ, et al.: Genomewide search in familial Paget disease of bone shows evidence of genetic heterogeneity with candidate loci on chromosomes 2q36,10p13, and 5q35. Am J Hum Genet 69: 1055-1061, 2001
4) Smith SE, et al.: From the archives of the AFIP. Radiologic spectrum of Paget disease of bone and its complications with pathologic correlation. RadioGraphics 22: 1191-1216, 2002
5) 石田　剛：骨腫瘍の病理．文光堂，437-442, 2012
6) Lombardi AF, et al.: Imaging of Paget's disease of bone. Radiol Clin North Am 60: 561-573, 2022
7) Ralston SH, et al.: Diagnosis and management of Paget's disease of bone in adults: a clinical guideline. J Bone Miner Res 34: 579-604, 2019
8) Appelman-Dijkstra NM, et al.: Paget's disease of bone. Best Pract Res Clin Endocrinol Metab 32: 657-668, 2018

第2章　骨腫瘍　9　その他

2. 骨内ガングリオン　Intraosseous ganglion

小田義直 / 福庭栄治 / 林　克洋

1　概　念

　関節近傍の骨内に限局したゼリー状の粘液を貯留した囊胞性病変である．軟部組織のガングリオンが骨内へ二次性に進展することがあり，そのようなものも広義の骨内ガングリオンとして取り扱われることがある．通常は無症状であり，他の原因でX線撮影を受けた時に偶然発見されることが多い．

2　疫　学

　20～50歳代の成人に多く，男性にやや多く認められる．股関節部の臼蓋や大腿骨頭に好発する[1]．脛骨遠位内顆部，脛骨近位部および手根骨にも好発する[1]．完全に骨内に限局したもの（idiopathic）が軟部組織から骨内に波及したもの（penetrating）よりも頻度が高い[1]．

3　画像診断

a)　**単純X線写真，CT**：長管骨の骨幹端から骨端に偏心性に発生する透過性病変．関節の近傍に好発する．明瞭な硬化縁に囲まれ，内部に隔壁様構造を認める（図1）．石灰化をきたすことはない．

b)　**MRI**：T1強調像で低信号，T2強調像で高信号を示し，多房様である（図2）．液面形成を示すことは非常にまれである[2]．単純性骨囊胞との鑑別が困難な場合がある[3]．軟骨下囊胞（subchondral cyst）と異なり，関節腔との交通性を認めない[4]．

c)　**画像上の鑑別診断**：単純性骨囊腫，骨巨細胞腫，軟骨芽細胞腫，軟骨肉腫，軟骨下囊胞．

4　病理診断

a)　**肉眼像**：薄い線維性の囊胞壁よりなり，内腔にゼリー状の粘液を貯留する．

b)　**組織像**：軟部組織に発生するガングリオンと同様に単房性あるいは多房性の線維性囊胞壁よりなり，内腔には粘液様物質を認める（図3）．囊胞壁の一部に粘液変性を伴うことが多く内腔を被覆する細胞はほとんど認められない（図4）．変形性関節症に伴う軟骨下囊胞の囊胞壁の組織像は骨内ガングリオンのものと酷似しており，鑑別は困難である．したがって変形性関節症の変化を認める関節近傍では骨内ガングリオンの診断はなされるべきではない[5]．

5　治療・予後 [6～8]

　画像あるいは生検による診断がつき，症状がなければ経過観察でよい．痛みや骨折リスクがあれば搔爬と必要に応じ人工骨などの骨移植を併用した手術を行う．ただし，関節近傍に痛みがあって，画像で骨内ガングリオンがあっても，変形性関節症など他の疼痛原因を必ず除外し，安易にガングリオンの手術に走るべきではない．手術には，内視鏡による小侵襲手術などの工夫もされている．

▶ **文　献**

1) Schajowicz F, et al.: Juxta-articular bone cysts（intra-osseous ganglia）: a clinicopathological study of eighty-eight cases. J Bone Joint Surg Br 61: 107-116, 1979
2) Grey C, et al.: Fluid-fluid level in an intraosseous ganglion. Skeletal Radiol 26: 667-670, 1997
3) McCarthy L, et al.: The MRI appearance of cystic lesions around the knee. Skeletal Radiol 33: 187-209, 2004
4) Chew FS, et al.: Musculoskeletal Imaging. 3rd ed., Lippincott Williams & Wilkins, 269-301, 2003
5) 石田　剛，他：非腫瘍性骨関節疾患の病理．文光堂，16, 2003
6) Unni KK, et al.: Tumors of the Bones and Joints（AFIP Atlas of Tumor Pathology Series 4）. American Registry of Pathology Press, 331-332, 2005
7) 吉川秀樹（専門編集），越智隆弘（総編集）：最新整形外科学大系 20 骨・軟部腫瘍および関連疾患．中山書店，252-255, 2007
8) Campanacci M: Bone and Soft Tissue Tumors. 2nd ed., Springer-Verlag, 841-848, 1999

2. 骨内ガングリオン

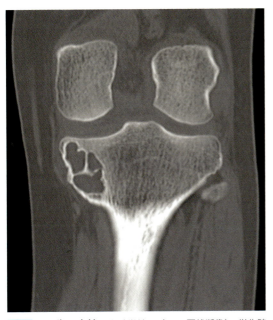

図1　62歳の女性　左膝単純CT（MPR冠状断像）　労作時の左膝痛を訴えて近医を受診し，骨腫瘍が疑われたため紹介となった．左脛骨後内側の近位骨幹端から骨端に硬化縁に囲まれた偏心性の溶骨性病変を認める．内部は多嚢胞様で硬化性の隔壁構造を認める．

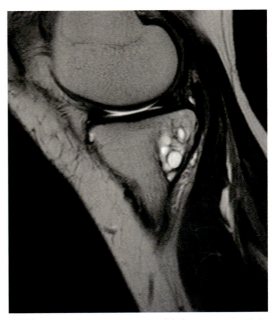

図2　62歳の女性（図1と同一症例）　MRI T2強調矢状断像．内部は強い高信号を示し，多房様である．関節近傍に位置するものの，関節腔との交通性を認めないのが軟骨下嚢胞との鑑別点である．

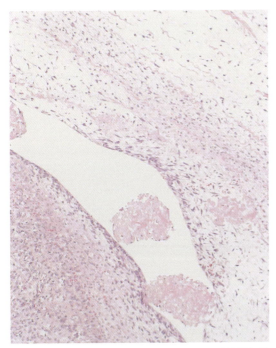

図3　嚢胞壁は細胞成分の疎あるいは密な線維性組織よりなり内腔に粘液様物質を認める

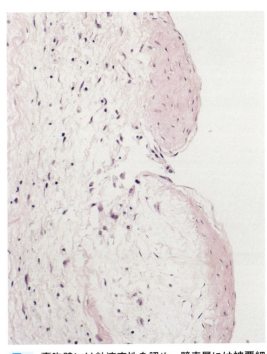

図4　嚢胞壁には粘液変性を認め，壁表層には被覆細胞を欠く

第2章　骨腫瘍

189

第3章

軟部腫瘍

第3章　軟部腫瘍　1 脂肪性腫瘍

A 良性腫瘍

I.　脂肪腫 Lipoma

久岡正典 / 福田健志 / 武内章彦

1　概　念

　成熟した白色脂肪細胞の増殖からなる良性腫瘍であり，間葉系腫瘍の中で最も高頻度にみられる．この中には 12q や 13q，6p などの染色体異常を伴って真の腫瘍とみなされるものの他に，脂肪組織の過誤腫ないし限局性過剰増殖と思われるものも含まれる．

2　疫　学

　小児での発生頻度は低く，多くは成人，特に中高年に発生する．比較的男性に多くみられ，体幹部や四肢近位部，頭頸部の皮下に好発する．亜型の紡錘形細胞脂肪腫 / 多形性脂肪腫(spindle cell / pleomorphic lipoma)の多くは中高年男性の後頸部や肩，背部に生じる．また，まれに病変が多発することがあるが，特に血管脂肪腫(angiolipoma)ではその頻度が高い．

3　画像診断 [1~3]

a) 単純X線写真，CT：単純X線写真で腫瘍に一致したX線透過域として認められる．内部に石灰化を認めることもあるが，石灰化の頻度は脂肪肉腫のほうが高い．CTでは薄い被膜で境界された均一な脂肪濃度腫瘍として描出される(図1)．ただし，被膜の薄い症例や欠損する症例では境界が不明瞭になることもある．そのような皮下組織内の浅在性脂肪腫では，局所的な皮下脂肪の膨隆や左右の非対称性としてのみ描出される．脂肪腫内部には薄い線維性隔壁を認めることがある．

　深在性脂肪腫には，筋肉内脂肪腫，筋間脂肪腫，傍骨性脂肪腫(parosteal lipoma)などがある．傍骨性脂肪腫では骨表面から脂肪腫内に向かう骨形成を認める(図2)．

b) MRI：T1強調像とT2強調像の双方で高信号を呈し，脂肪抑制画像で信号が抑制される(図3)．内部に厚さ2 mm 未満の薄い隔壁を含むことがある．筋肉内脂肪腫では，筋線維が脂肪腫内を貫通することが多い(図4)．CT，MRI ともに被膜を除き造影増強効果は認められない．鑑別で重要となる異型脂肪腫様腫瘍 / 分化型脂肪肉腫は，腫瘍内に不整な肥厚を有する隔壁が存在し，隔壁の造影増強効果が明瞭な症例が多い．さらに，腫瘍の 25% 以上を占める結節 / 球状の非脂肪成分の存在も脂肪腫との鑑別に有用である．

c) その他の画像所見：超音波検査では，皮下脂肪層と同等の輝度を有し，内部に線状高エコーがみられる．後方エコーの増強や血流は認められない．被膜は腫瘍内部と同等の輝度を示すことがあり，その場合は被膜の同定が困難なことがある．

d) 画像上の鑑別診断：異型脂肪腫様腫瘍 / 分化型脂肪肉腫との鑑別が最も重要であるが，その他，脂肪腫には血管脂肪腫，紡錘形細胞脂肪腫 / 多形性脂肪腫，褐色脂肪腫などの成熟脂肪以外の成分をもつ亜型がある．これらの亜型は，成熟脂肪の濃度や信号を示さないことがある．血管脂肪腫は成熟脂肪と毛細血管の増生を伴う腫瘍で，若年者の皮下に好発する．紡錘形細胞脂肪腫 / 多形性脂肪腫は，成熟脂肪と紡錘形細胞の増殖で，高齢男性の後頸部から肩の皮下組織に好発する．褐色脂肪腫は褐色脂肪に類似した腫瘍細胞と血管増生を伴う腫瘍で，若年者〜中年の大腿部，体幹，上肢，頸部に好発する．

4　病理診断

a) 肉眼像：薄い線維性被膜で被われ，周囲との境界の明瞭な鮮やかな黄色調の病変で，その多くは径 1〜10 cm(平均 3 cm)大である(図5)．なお，腫瘍内に脂肪以外の成分(筋，線維，血管など)が多く含まれる場合にはそれらに応じて色調が部分的に異なる．骨膜周囲に発生する傍骨性脂肪腫ではしばしば骨軟骨成分を内部に伴う．

b) 組織像：大型で形や大きさのほぼそろった単空胞状の成熟脂肪細胞の増殖からなり，繊細な線維性隔壁によって区画された分葉状の構造を示すが(図6)，既存の白色脂肪組織との区別は容易でない．しかしながら，病変は概して毛細血管に富んでおり，特に血管脂肪腫ではしばしば線維素性血栓を伴った毛細血管の増生がみられる．なお，病変内に膠原線維性基質を多く含む場合は線維脂肪腫(fibrolipoma)とも称される．さらに脂肪織炎や脂肪壊死，粘液腫状変性などの二次的変化が目立つ例もある．骨格筋内に発生した病変(筋肉内脂肪腫)ではしばしば筋線維束を分け入るように脂肪組織が認められる．

　その場合，成熟脂肪組織をしばしば伴う筋肉内血管腫や血管腫症との鑑別を要する．なお，成熟脂肪組織の過

剰増生が滑膜に生じることがあり，関節内に向かって乳頭状に発育し，樹枝状脂肪腫と呼ばれている(図7)．その他の亜型に，異型性に乏しい紡錘形細胞と脂肪細胞の混在からなる紡錘形細胞脂肪腫や(図8)，複数の核をしばしば花冠状に配した巨細胞を伴う多形性脂肪腫があり，それらではロープ状の厚い膠原線維が混在し，非脂肪性の細胞成分は免疫組織化学染色でCD 34が陽性である．

1．脂肪腫

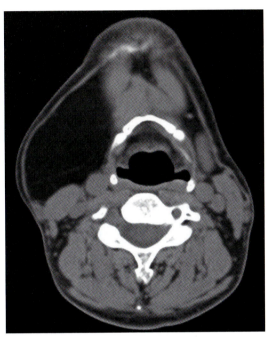

図1 **50 歳代の女性** 頸部CT横断像．右広頸筋下に均一な脂肪濃度を示す腫瘤を認める．脂肪腫に一致する．

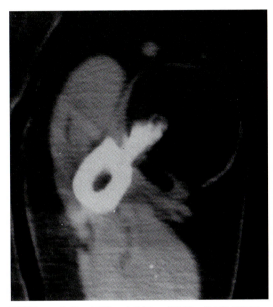

図2 **40 歳代の男性** 上腕部CT横断像．傍骨性脂肪腫．左上腕骨表面に脂肪濃度の軟部腫瘤があり，骨表面に骨形成を認める．

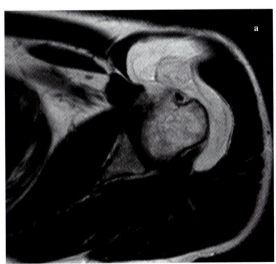

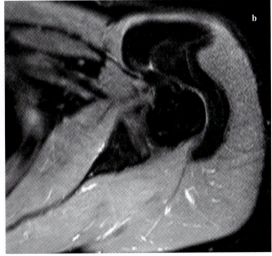

図3 **50 歳代の男性** (a)左肩MRI T2強調横断像．三角筋の前胸壁側の筋肉内に皮下脂肪と同等の高信号を示すS字状の形態をした腫瘤を認める．(b)MRIプロトン密度強調脂肪抑制横断像．皮下脂肪と同様に腫瘤内部の信号が抑制されている．三角筋内脂肪腫である．内部に薄い線維性隔壁がみられる．

第3章　軟部腫瘍

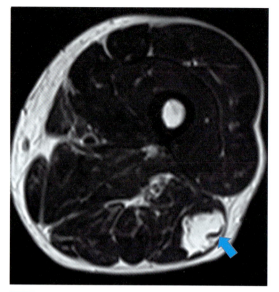

図4　**60歳代の男性**　左大腿部MRI T2強調横断像．左大腿二頭筋内に皮下脂肪と同等の高信号を示す腫瘤を認める．腫瘤の内部には低信号の筋線維が貫通している(矢印)．

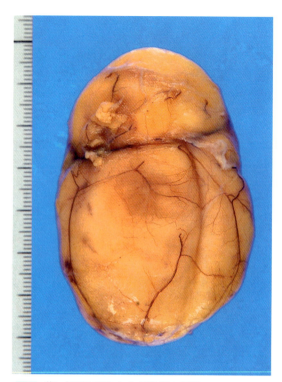

図5　薄い被膜に覆われた黄色調の腫瘍

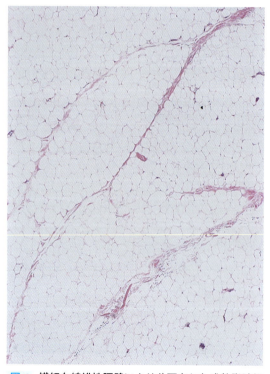

図6　繊細な線維性隔壁により分画された成熟脂肪細胞の増生

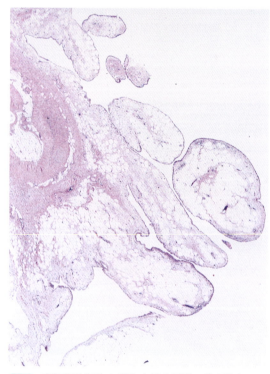

図7　成熟脂肪細胞の増生を伴う滑膜の乳頭状ないし樹枝状の構造

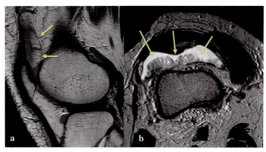

図9 50歳代の女性　樹枝状脂肪腫．(a)右膝 T1 強調矢状断像．(b)右膝 T2 強調矢状断像．

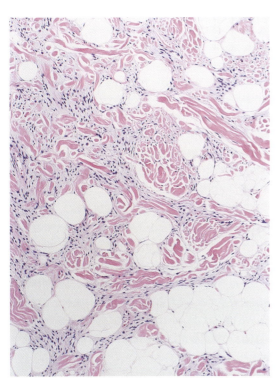

図8　成熟脂肪細胞と共に紡錘形細胞と肥厚した膠原線維の増生をみる

5　治療・予後

　良性疾患であるので，典型的な画像所見であれば経過観察のみでもよい．手術は美容的な面と診断を確定する目的，あるいは患者の希望により適応となり，一般的には辺縁切除術が行われる[4]．最小侵襲手術の一環として，皮下の脂肪腫において内視鏡を用いたり，指による用手剝離を多用して皮膚切開を縮小するなど，美容面に配慮した手術が行われる場合もある[5]．再発率は 5% 以下と良好である．しかし筋肉内脂肪腫（浸潤型）は境界が不明瞭であり切除が不十分となる可能性があり 10～20% の再発と報告されている[6]．また，再発を繰り返すようなら，異型脂肪腫様腫瘍/分化型脂肪肉腫の可能性も考えなくてはならない．

Column：画像および組織学的所見（樹枝状脂肪腫）

　関節滑膜に限局して脂肪組織の増生がみられることがまれにある．その構造上の特徴から樹枝状脂肪腫（またはびまん性滑膜脂肪腫〈diffuse synovial lipoma〉）と呼ばれているが，真の腫瘍ではなく外傷や炎症などによって惹起された反応性病変とみなされている．幅広い年齢層でみられるが，高齢者の特に膝関節に生じることが最も多く，男性により多く発生する．変形性関節症や関節リウマチに伴ってみられることが少なくなく，しばしば痛みのない滑膜の肥厚や間欠的な関節液の貯留を伴う．また，時に両側性に発生することもある．単純 X 線写真では指摘困難であるが，MRI 所見が特徴的である．シダの葉状の脂肪組織増生が，T1，T2 強調像でともに高信号に描出され（図9），脂肪抑制像で信号が抑制される．組織学的に滑膜は増生した成熟脂肪織により置換され，関節内腔に向かって乳頭状ないし樹枝状に突出した構造を呈し（図7），多少とも炎症細胞を散在性に伴うことが多い．

（久岡正典）

▶ 文　献

1) Murphey MD, et al.: From the archives of the AFIP: benign musculoskeletal lipomatous lesions. Radiographics 24: 1433-1466, 2004
2) Kransdorf MJ, et al.: Imaging of fatty tumors: distinction of lipoma and well-differentiated liposarcoma. Radiology 224: 99-104, 2002
3) Gupta P, et al.: Spectrum of fat-containing soft-tissue masses at MR imaging: the common, the uncommon, the characteristic, and the sometimes confusing. Radiographics 36: 753-766, 2016
4) WHO Classification of Tumours Editorial Board (ed): WHO Classification of Tumours, Soft Tissue and Bone Tumours. 5th ed., World Health Organization, 13-15, 2020
5) Lui TH: Endoscopic resection of subcutaneous lipoma and tumor-like lesion of the foot. Foot (Edinb) 26: 36-40, 2016
6) Weiss LM: Soft Tissues. Weidner N, et al. (eds.): Modern Surgical Pathology. 2nd ed., Saunders, 1717-1783, 2009

第3章 軟部腫瘍　1 脂肪性腫瘍

A 良性腫瘍

2. 脂肪芽腫 Lipoblastoma

毛利太郎 / 奥田実穂 / 武内章彦

1 概　念

未熟な白色脂肪からなる良性腫瘍．限局性の症例を脂肪芽腫，びまん性の症例を脂肪芽腫症と呼称される．後者は深部軟部発生であり，浸潤傾向が強い．不完全に切除された場合，再発の可能性が高い[1]．

2 疫　学

乳幼児期に好発する腫瘍で，75〜90%の症例は3歳以前に発症する．やや男性優位である．体幹や四肢が好発部位であり，腹部，腸間膜，後腹膜，骨盤部，頭頸部などの他，肺，心臓，結腸，耳下腺などの発生も報告されている[1]．

3 画像診断

a) 単純X線写真，CT，超音波：腫瘍は脂肪と粘液間質からなっており，その多寡が画像に反映される．特に乳児では粘液間質が多いことが知られている．X線透過を呈する分葉状腫瘤で，エコーでは低エコーで内部に隔壁が観察される．脂肪を含有しており，CTで脂肪成分は低吸収（マイナスのCT値），粘液間質は軟部濃度を呈する（図1a）．

b) MRI：T1強調像で脂肪と同等あるいはやや低信号を呈する（図1b）．粘液成分はT2強調像にて著明高信号，漸増性の造影効果を呈する[2]（図1c）．境界明瞭な腫瘤であるが，被膜を有さず皮下脂肪組織や筋内へ進展することもある（図1d）．

c) 画像上の鑑別疾患：脂肪腫，粘液型脂肪肉腫．

4 病理診断

脂肪細胞のシート状集塊が線維性隔壁により区画され，葉状構造を呈する．粘液腫状の領域は，未熟な間葉系細胞とともに叢状の血管構造を有する（図2）．脂肪細胞の成熟スペクトラムは，星芒形〜紡錘形の未熟な間葉系細胞，多空胞状または印環細胞様の脂肪芽細胞，成熟脂肪細胞など様々である（図3）．脂肪小葉は，周辺部や線維性隔壁に隣接してより未熟な粘液様細胞が存在し，中心部には成熟脂肪細胞が存在する．粘液腫状領域では，粘液型脂肪肉腫に類似した基質の貯留がみられることがある．成熟領域では，脂肪芽細胞が散在する脂肪腫様の組織像を呈する．免疫組織化学的には，未熟な間葉系細胞がしばしばdesminに陽性となる．遺伝学的には，8q11-13の構造変化による*PLAG1*の再構成が特徴的である[1]．

5 治療・予後

限局型（lipoblastoma）とびまん型（lipoblastomatosis）に分類され，lipoblastomatosisは浸潤傾向が強い．限局型は切除で良好な経過とされているが，再発率が13〜46%と報告され，主に不完全な切除が原因とされている．また再発までに6年以上かかることもあり，長期の経過観察がすすめられている[1]．完全切除された場合には，定期的なMRIまでは推奨されていない[3]．また，転移のリスクはないとされている．Daoら[4]が解析したメタアナリシスでは，397例の解析で，平均年齢は35か月（15〜61か月）で，再発率は246例中11.2%で，びまん型は58例中42.4%であった．また経過観察期間が3年以上の論文では20.1%であったのに対して，3年未満の論文では7%であり，長期の経過観察が必要であると述べている[4]．

▶ 文　献

1) WHO Classification of Tumours Editorial Board (ed): WHO Classification of Tumours, Soft Tissue and Bone Tumours. 5th ed., World Health Organization, 20-22, 2020
2) Murphey MD, et al.: From the archives of the AFIP: benign musculoskeletal lipomatous lesions. Radiographics 24: 1433-1466, 2004
3) Rajput S, et al.: Lipoblastoma of the extremities. J Plast Reconstr Aesthet Surg 75: 3761-3767, 2022
4) Dao D, et al.: Follow-up outcomes of pediatric patients who underwent surgical resection for lipoblastomas or lipoblastomatosis: a single-institution experience with a systematic review and meta-analysis. Pediatr Surg Int 36: 341-355, 2020

2. 脂肪芽腫

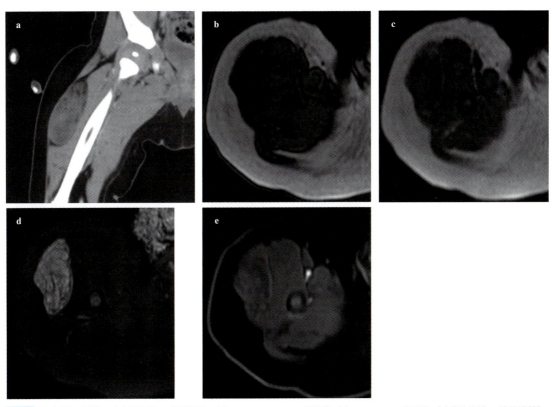

図1 9か月の男児 (a)非造影CT冠状断像. (b)MRI opposed phase 横断像. (c)MRI in phase 横断像. (d)脂肪抑制T2強調横断像. (e)脂肪抑制造影T1強調横断像.
右大腿の筋膜下に脂肪と軟部影が混在した境界明瞭な腫瘤を認める. in phase と比較して opposed phase は腫瘍全体に脂肪含有に伴う信号低下を認める. T2強調像では不均一な高信号から著明高信号と隔壁様構造を認める. 造影ではT2強調著明高信号を呈した部分に造影効果を認め, 粘液成分を示唆する.

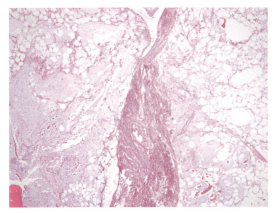

図2 線維性隔壁により区画された病変で, 成熟脂肪細胞を主体とする領域と粘液腫状間質からなる領域が混在している

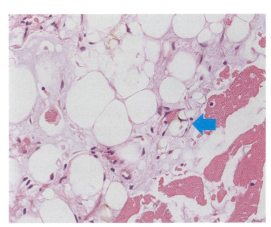

図3 粘液腫状の領域は, 星芒形〜紡錘形の未熟な間葉系細胞からなり, 多空胞状の脂肪芽細胞(矢印)がみられる

第3章 軟部腫瘍 **1** 脂肪性腫瘍

A 良性腫瘍

3. 血管脂肪腫 Angiolipoma

毛利太郎 / 栗原宏明・小嶋大地 / 武内章彦

1 概　念

成熟脂肪細胞と壁の薄い小型血管からなる腫瘍で，フィブリン血栓を伴うこともある．全体の5%程度では家族集積性があり，常染色体顕性遺伝性である[1]．

2 疫　学

比較的頻度の高い腫瘍で，10～20歳代前半の男性優位に発生する．四肢，特に前腕に最も好発し，体幹部が続く．典型的には皮下の多発結節として出現し，しばしば圧痛を伴う．圧痛の頻度と血管の密度には相関がない[1]．

3 画像診断

a) CT：四肢，体幹の皮下に好発し，脂肪組織と血管腫が混在した腫瘤を呈する．脂肪成分と血管成分の比率により様々な像を呈する．明瞭な脂肪濃度腫瘤の内部に大小の血管腫が混在しており，静脈石を同定できれば診断に至りやすい（図 1）．

b) MRI：被膜を伴った境界明瞭な脂肪性腫瘍内に，脂肪抑制 T2 強調像で線状や網状の淡い高信号が認められる．血管成分は通常の血管腫と同様，見かけの拡散係数（apparent diffusion coefficient：ADC）が高値で拡散強調像にて高信号を示す．血管成分が淡く不明瞭であっても，その範囲に一致して増強効果を伴っていることが脂肪肉腫との鑑別に重要である（図 2）．

c) 画像上の鑑別診断：血管成分が乏しければ異形脂肪腫様腫瘍との鑑別は難しい．

4 病理診断

肉眼的には，黄色～赤色調の被包化された結節状病変である．組織学的には，成熟脂肪細胞と分枝状の毛細血管大の血管からなり，しばしばフィブリン血栓を伴う（図 3，4）．血管の密度は辺縁部ほど高い．脂肪細胞と血管の含有率は症例によって様々であり，ほぼ全体が血管で構成されているものもある．このような富細胞性血管脂肪腫では，血管肉腫や Kaposi 肉腫との鑑別が必要である．なお，筋肉内血管腫および実質臓器または中枢神経系の血管脂肪腫は，より太い血管を含むという点で，本腫瘍とは異なる病変である[1]．

5 治療・予後

単純な切除で再発は認めない．また，亜型である cellular angiolipoma は血管構造を含んだ細胞成分が優勢となるが，こちらも単純切除で再発はないとされる[1]．どちらも多発の病変を伴うことがあり，切除後に新規の病変をきたす可能性はある．また，cellular angiolipoma は，Kaposi 肉腫，spindle cell lipoma などと鑑別を要する[2]．また，かつて infiltrative angiolipoma とされたものは，現在は intramuscular angioma とされ，これは単純切除では30～50%ほどの再発とされ，広範切除が推奨される[3]．

3. 血管脂肪腫

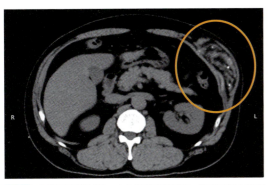

図1 上腹部単純CT 左体幹部腹壁腫瘍．脂肪組織と軟部濃度病変が複雑に入り混じっており，軟部濃度の領域に静脈石が複数認められる．

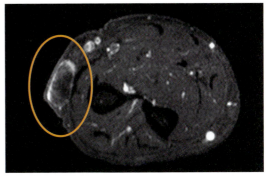

図2 MRI造影後脂肪抑制T1強調横断像 前腕皮下腫瘍．血管腫成分に伴って増強効果を認める．異形脂肪腫様腫瘍のような線状の増強効果とは異なり，脂肪組織に入り込むような増強が認められる．

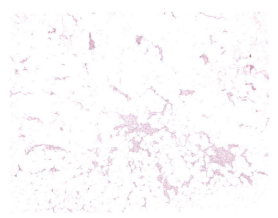

図3 成熟脂肪組織を背景として，壁の薄い血管の集簇した領域を散見する

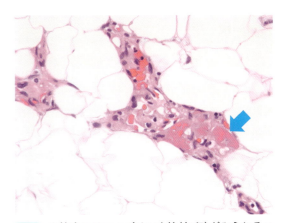

図4 血管内にはフィブリン血栓（矢印）がみられることがある

▶ 文献

1) WHO Classification of Tumours Editorial Board (ed): WHO Classification of Tumours, Soft Tissue and Bone Tumours. 5th ed., World Health Organization, 23-24, 2020
2) Sheng W, et al.: Cellular angiolipoma: a clinicopathological and immunohistochemical study of 12 cases. Am J Dermatopathol 35: 220-225, 2013.
3) WHO Classification of Tumours Editorial Board (ed): WHO Classification of Tumours, Soft Tissue and Bone Tumours. 5th ed., World Health Organization, 145-146, 2020

第3章　軟部腫瘍　**1** 脂肪性腫瘍

B 中間型（局所侵襲性）＆悪性

I. 異型脂肪腫様腫瘍 / 高分化型脂肪肉腫
Atypical lipomatous tumor/Well-differentiated liposarcoma 久岡正典 / 藤本　肇 / 武内章彦

1 概　念

　成熟脂肪細胞の増殖を主体とし脂肪芽細胞や異型間質細胞を種々の程度に伴う良悪性中間型の腫瘍である．四肢などの外軟部組織に発生したものは原則的に転移を起こすことはなく外科的切除によって根治可能なためもっぱら異型脂肪腫様腫瘍(atypical lipomatous tumor)と呼ばれ，高分化型脂肪肉腫の名称は縦隔や後腹膜などに生じた病変に対して用いられる．

2 疫　学

　脂肪肉腫の中では最も代表的な亜型であり，その半数弱を占める．中年～初老期にかけて好発するが，小児には極めてまれである．発生頻度に明らかな男女差は認められない．大腿などの四肢に発生することが多いが，後腹膜や精索，縦隔などの内軟部組織にも生じる．

3 画像診断

a) 単純X線写真，CT：大きなものは単純X線写真で皮下脂肪と等濃度の腫瘤陰影として描出されうる．CTでは病巣の大部分は脂肪と同一の低吸収を示すが，脂肪以外の成分，あるいは不整な厚みをもつ被膜や隔壁様構造を認めることがある．

b) MRI：T1強調像・T2強調像ともに病巣の主体は皮下脂肪と同様の信号強度を示す(図1, 2)．この所見は脂肪腫に酷似するが，以下の場合は本症を考慮するべきである．①60歳以上の高齢者，②最大径が10cmを超える，③下肢に発生したもの，④脂肪以外の成分を含有するもの．ただし，脂肪腫との間に所見のオーバーラップがあり，画像のみによる両者の鑑別はしばしば困難である[1,2]．

　硬化型(sclerosing variant)では脂肪以外の成分が多い傾向があり，T2強調像で様々な信号強度を呈すると報告されている[3]．

c) 画像上の鑑別診断：脂肪腫，紡錘形細胞脂肪腫，脂肪芽腫，血管脂肪腫，脂肪壊死．

4 病理診断

a) 肉眼像：大型で周囲との境界の比較的明瞭な黄色調

の腫瘍である．時に多結節状であることや周囲に対して浸潤性の発育を示すこともある．腫瘍内に線維成分や粘液腫状領域が多く含まれる場合にはそれらに応じて白色調ないし透明感のある灰白色調を呈する．また，時に壊死や出血がみられることもある．

b) 組織像：成熟白色脂肪細胞類似の単空胞状脂肪細胞の増殖が主体であるが，既存の脂肪組織に比べ細胞の大小不同が目立つ．種々の程度に肥厚した線維血管性隔壁により区画された分葉状構造を示し，隔壁内に多少とも濃染性の核を有する異型な紡錘形間質細胞や多核の巨細胞を認める(図3)．また，多くの例ではやや腫大した濃染性核を有する単空胞状あるいは多空胞状の脂肪芽細胞を種々の程度に混じるが，その存在は本腫瘍の診断に必須ではない．脂肪細胞が腫瘍の主体を占める類脂肪腫(lipoma-like)型が最も高頻度にみられる亜型であり，次いで膠原線維性基質に富む硬化(sclerosing)型(図4)や著明な炎症細胞浸潤を伴う炎症(inflammatory)型が知られている．通常染色体領域12q14-15の増幅が認められ，同部に局在するMDM2やCDK4の遺伝子産物(蛋白)の過剰発現を免疫組織化学染色で検出することができる．

5 治療・予後

　手術による切除が一般的である．四肢の病巣は予後が良好であり，再発率は8～52%とされているが，転移や脱分化はまれである．したがって，切除縁に関しては，広範切除と辺縁切除とで見解の一致が得られていない．放射線治療に関しては，その有用性は示されていない．Rauhら[4]は，40例の四肢発生の異型脂肪腫様腫瘍の治療成績を解析し，切除縁は8例が広範切除，31例が辺縁切除，1例が腫瘍内切除となり，平均40か月の経過観察で3例の再発(すべて辺縁切除例)を認めたが，辺縁切除(重要な神経血管付近以外は腫瘍の被膜をつけた切除)は許容されうるとしている．また，後腹膜発生は高分化型脂肪肉腫となるが，四肢とは異なり，再発率が90%以上と高く，5年生存率は90%ほどとされているが，再発などにより切除不能である場合は生存率の中央値は33か月ほどと不良である[5]．初回治療の根治性が重要であり，周囲の重要組織(腎臓や腸など)への浸潤があればそれらの合併切除も考慮した広範切除が望まれ

1. 異型脂肪腫様腫瘍 / 高分化型脂肪肉腫

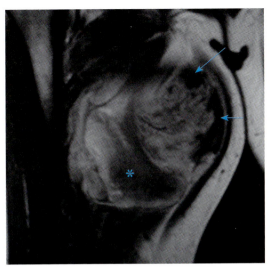

図1 44歳の女性 右大腿 MRI T1強調冠状断像．大腿部の腫瘤を自覚して来院した．深部に類円形の腫瘤がある．大部分は脂肪と同程度の高信号を呈するが，一部に低信号域が混在している（＊印，矢印）．

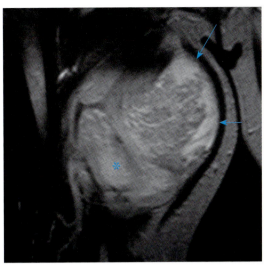

図2 44歳の女性（図1と同一症例） MRI T2強調冠状断像．病変のほとんどは皮下脂肪と同等の信号強度を呈するが，T1強調像でみられた低信号域は，わずかながら高信号となっている（＊印，矢印）．粘液腫状基質等の混在が示唆される．

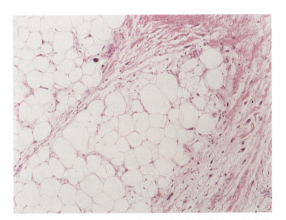

図3 大小不同の目立つ成熟脂肪細胞とともに多空胞状の脂肪芽細胞がみられる

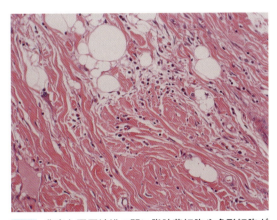

図4 豊富な膠原線維の間に脂肪芽細胞や多形細胞がみられる

る．脱分化するリスクは，後腹膜で20％以上とされるが，四肢では2％未満とされる[6]．

▶ 文 献

1) Kransdorf MJ, et al.: Imaging of fatty tumors: distinction of lipoma and well-differentiated liposarcoma. Radiology 224: 99-104, 2002
2) Brisson M, et al.: MRI characteristics of lipoma and atypical lipomatous tumor/well-differentiated liposarcoma: retrospective comparison with histology and MDM2 gene amplification. Skeletal Radiol 42: 635-647, 2013
3) Bestic JM, et al.: Sclerosing variant of well-differentiated liposarcoma: relative prevalence and spectrum of CT and MRI features. AJR Am J Roentgenol 201: 154-161, 2013
4) Rauh J, et al.: The role of surgical margins in atypical lipomatous tumours of the extremities. BMC Musculoskelet Disord 19: 152, 2018
5) Italiano A, et al.: Advanced well-differentiated/dedifferentiated liposarcomas: role of chemotherapy and survival. Ann Oncol 23: 1601-1607, 2012
6) WHO Classification of Tumours Editorial Board (ed): WHO Classification of Tumours, Soft Tissue and Bone Tumours. 5th ed., World Health Organization, 36-38, 2020

第 3 章　軟部腫瘍　**1** 脂肪性腫瘍

B 中間型（局所侵襲性）＆悪性

2. 脱分化型脂肪肉腫 Dedifferentiated liposarcoma

毛利太郎 / 小黒草太 / 武内章彦

1 概　念

異型脂肪腫様腫瘍 / 高分化型脂肪肉腫から，もしくは de novo に発生する腫瘍で，様々な組織学的グレードの肉腫成分を呈する．異型脂肪腫様腫瘍 / 高分化型脂肪肉腫成分が確認できない症例もみられる．大部分の症例で MDM2 および CDK4 の遺伝子増幅を認める[1]．

2 疫　学

異型脂肪腫様腫瘍 / 高分化型脂肪肉腫の 10% 程度が本腫瘍に進展する．後腹膜発生が最多であるが，四肢，精索，縦隔，頭頸部などにも発生する．無症候性のため，特に後腹膜症例では巨大な腫瘍として偶発的にみつかることがある[1]．

3 画像診断

a) **単純 X 線写真，CT**：大きなものは単純 X 線写真で非特異的な腫瘤陰影として描出される．CT 上，高分化脂肪肉腫の領域には脂肪濃度が含まれる一方で，脱分化型脂肪肉腫の領域には，脂肪濃度を含まないことが多い（図 1）．他の脂肪肉腫と異なり，骨または石灰化濃度を含む頻度が比較的高い（30%）．

b) **MRI**：分葉状の大きな後腹膜腫瘍で，しばしば高分化脂肪肉腫と脱分化型脂肪肉腫の 2 つの要素を有する．T1 強調画像では，高信号な脂肪成分とともに，低信号な腫瘤を形成し，腫瘤部分は強い増強効果を有することが多い．また，内部に出血や壊死を示唆する T1 強調高信号を伴うことがある．高分化脂肪肉腫術後の再発として脱分化型脂肪肉腫が生じることがあり，この場合は脂肪成分が検出されず，非特異的な軟部腫瘤を形成することが多い．

c) **画像上の鑑別診断**：平滑筋肉腫，横紋筋肉腫，骨外性粘液型軟骨肉腫，悪性末梢神経鞘腫瘍，筋肉内粘液腫，脂肪壊死などがあがる．

4 病理診断

肉眼的には，通常，灰白色の非脂肪腫性（脱分化）領域を非連続的に含む，大型の多結節性黄色腫瘤を示す．高分化成分は軟らかく，脱分化成分は硬く触れる．また脱分化成分では出血や壊死を認めることも多い[1]．組織学的に，脱分化成分は，未分化多形肉腫や粘液線維肉腫に類似した高悪性度の病変が多い（図 2，3）が，孤立性線維性腫瘍，炎症性筋線維芽細胞腫瘍に類似した病変など，様々な組織像を呈し，特に類上皮細胞の出現は予後不良とされる[2,3]．筋原性や骨肉腫様 / 軟骨肉腫様の異所性分化は，5〜10% 程度にみられる．遺伝学的には，MDM2 遺伝子を含む 12q13-15 領域の増幅を伴う巨大マーカー染色体が発生に関与するとされる[4]．免疫組織化学染色における MDM2 の陽性像や，FISH における MDM2 増幅が診断上重要である．

5 治療・予後

手術による確実な切除が基本である．再発率は 40% ほどとされているが，10〜20 年の経過で後腹膜の症例は高い再発率とされている．遠隔転移は 15〜20% ほどで 5 年生存率が 70% ほどであるが，10 年生存率はさらに下がる．また後腹膜発生が予後不良因子とされている[1]．わが国の四肢と体幹症例の多施設共同研究では，132 例の解析で，5 年局所無再発生存率，無転移生存率，疾患特異的生存率はそれぞれ 71.6%，75.7%，84.7% で転移 32 例のうち 15 例が肺外転移であった．87.5% 以上を脱分化が占める場合，辺縁または腫瘍内切除，脱分化領域での断端陽性は局所再発のリスク因子であった．また，77 cm^2 を超える脱分化成分や転移が予後不良のリスク因子であった[5]．化学療法に関しては，ゲムシタビンとドセタキセルの併用やトラベクテジン，エリブリンなど他の肉腫に使用する薬剤の効果の報告もあるが限定的である[6]．また，新薬として，cyclin-dependent kinase (CDK) 4/6 阻害薬の治験が海外で進行しており有効性が期待される．

2. 脱分化型脂肪肉腫

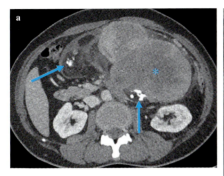
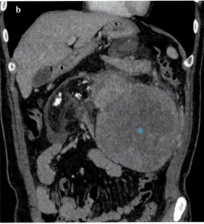

図1 50歳代の男性（1か月前より腹部膨満感）

(a)造影CT 横断像．(b)造影CT 冠状断像．後腹膜腔に 21×13 cm 大の腫瘤性病変を認める．右寄りや背側寄りには粗大な脂肪濃度や骨化または石灰化がみられる（矢印）．左寄りには軟部濃度を認め，増強効果を伴っている（＊印）．脱分化型脂肪肉腫を疑う所見である．

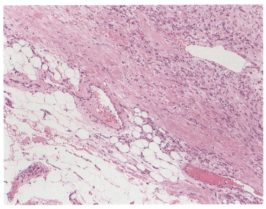

図2 高分化型脂肪肉腫領域（左下部）と脱分化領域（右上部）が隣接している

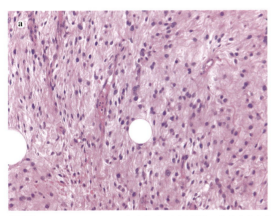
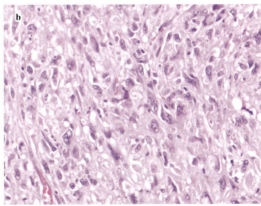

図3 脱分化領域では，未分化多型肉腫様の成分（a）や粘液線維肉腫様の成分（b）が観察される

文献

1) WHO Classification of Tumours Editorial Board(ed): WHO Classification of Tumours, Soft Tissue and Bone Tumours. 5th ed., World Health Organization, 39-41, 2020
2) Mori T, et al.: Clinicopathological and histopathological review of dedifferentiated liposarcoma: a comprehensive study of 123 primary tumors. Histopathology 80: 538-557, 2022
3) Makise N, et al.: Dedifferentiated liposarcoma with epithelioid/epithelial features. Am J Surg Pathol 41: 1523-1531, 2017
4) Hirata M, et al.: Integrated exome and RNA sequencing of dedifferentiated liposarcoma. Nat Commun 10: 5683, 2019
5) Morii T, et al.: Dedifferentiated liposarcoma in the extremity and trunk wall: A multi-institutional study of 132 cases by the Japanese Musculoskeletal Oncology Group (JMOG). Eur J Surg Oncol 49: 353-361, 2023
6) Thirasastr P, et al.: Retrospective evaluation of the role of gemcitabine-docetaxel in well-differentiated and dedifferentiated liposarcoma. Cancer Med 12: 4282-4293, 2023

第3章　軟部腫瘍　**1** 脂肪性腫瘍

B 中間型（局所侵襲性）＆悪性

3. 粘液型脂肪肉腫 Myxoid liposarcoma

久岡正典 / 藤本　肇 / 武内章彦

1 概　念

　豊富な粘液腫状背景に増殖するほぼ均一な類円形ないし円形の細胞と，種々の程度に混在する脂肪芽細胞とからなる悪性腫瘍．未熟な円形細胞の著明な増殖がみられるものは円形細胞型脂肪肉腫として以前は独立した疾患単位とみなされていたが，今日では粘液型脂肪肉腫の亜型として扱われている．

2 疫　学

　異型脂肪腫様腫瘍 / 分化型脂肪肉腫に次いで多くみられるタイプの脂肪肉腫であり，若年成人から中年にかけて好発するが，異型脂肪腫様腫瘍 / 高分化型脂肪肉腫と異なり小児にも生じる．発生頻度に明らかな性差は認められない．下肢，特に大腿や膝窩部の深部軟部組織や後腹膜に発生することが多い．

3 画像診断

a) **単純 X 線写真，CT**：大きなものは単純 X 線写真で非特異的な腫瘤陰影として描出される．CT では病巣の大部分は水と同程度の低吸収値を示すことが多い．

b) **MRI**：後腹膜や四肢深部に隔壁を有する分葉状の大きな筋肉内腫瘤として認められ，大量の粘液様基質を反映して T1 強調像（図 1）で筋と同程度の低信号，T2 強調像（図 2）で著明な高信号を呈する．ところどころに線状，小結節状あるいは無構造の脂肪成分があり，T1 強調像で淡い高信号域として描出される[1,2]．約 20％ の症例で嚢胞に酷似するとされるが，造影後に様々な程度の増強効果を認めることが鑑別点となる[1]．円形細胞型などの高悪性度の亜型のものでは腫瘍径が大きく（＞ 10 cm），壊死や増強される非脂肪・非粘液様基質が存在し，腫瘍辺縁に増強される被膜を伴う傾向があるとされる[2]．

　肺以外（骨，後腹膜など）への予期せぬ転移の頻度が高く，その検索のために全身 MRI の実施を推奨する報告もある[3]．

c) **画像上の鑑別診断**：骨外性粘液型軟骨肉腫，粘液線維肉腫，筋肉内粘液腫，ガングリオン，膝窩嚢胞（Baker 嚢胞）．

4 病理診断

a) **肉眼像**：多結節状あるいは分葉状に発育する腫瘍で，割面は豊富な粘液腫状基質の存在を反映して光沢のある黄白色ないし灰白色調のゼラチン状概観を示し，内部に出血巣やまれに壊死を伴うこともある．

b) **組織像**：線維性隔壁により区画された分葉状構造を示し，豊富な粘液腫状基質と発達した毛細血管網を背景に濃染性の核を有する未熟な短紡錘形または星芒状の間葉細胞が単ないし多空胞状の脂肪芽細胞を種々の程度に伴って増殖する（図 3）．分葉状構造の辺縁部では細胞密度に富む傾向がみられ，中央部では粘液腫状基質が蓄積した細胞成分に乏しい領域もしばしばみられる．また，未熟で小型の円形細胞のシート状増殖を伴う場合にはその存在が腫瘍の不良な予後と相関するとされる（図 4）．そのような領域では核分裂像が容易にみられるものの病変を通じて多形性細胞は認められない．免疫組織化学染色では DDIT3 が核に陽性となり，脂肪細胞への分化を示す部では S-100 蛋白も陽性となる．この腫瘍では特徴的な染色体異常 t (12；16) (q 13；p 11) または t (12；22) (q 13；q 12) と，それらによって形成される融合遺伝子 *FUS::DDIT 3* や *EWSR1::DDIT 3* が存在する．

5 治療・予後

　組織学的な悪性度によって治療法が検討される．低～中悪性度のものは，広範切除単独あるいは手術に放射線治療が併用される．また，細胞成分が 5％ 以上の高悪性度のものは前記の治療に加えてドキソルビシンやイホスファミドを中心とした化学療法が行われる．近年，ホヤ由来のテトラヒドロキノリンアルカロイドであるトラベクテジンが承認され，わが国での本疾患に対する有効性が報告されている[4]．生存率は，低～中悪性度で 70～80％（10 年），高悪性度のものは 50～60％（10 年）とされ，後腹膜や体幹部の発生ではさらに成績は悪くなる．予後不良因子は，5 cm 以上，45 歳以上，round cell の割合が 5％ 以上などとされている．転移は，肺以外への転移（腹部，骨や傍脊柱など）が約 40％ と多く，全身検索が重要である[5]．放射線治療に関しては，Lansu ら[6]が，36 Gy の術前照射を 79 例に施行し，病理学的に 91％ に効果を

みとめ，局所コントロール率は100％で照射に伴う創部合併症は17％であったとしている．また，生存率は3年で96％と良好であり，関節や神経血管束など重要組織に近接しているような症例に対して，術前照射は選択肢の1つとなると思われる[3]．

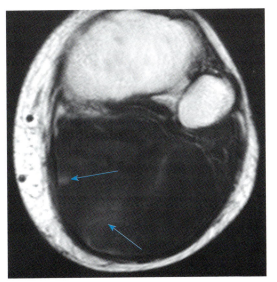

図1 69歳の女性 左膝MRI T1強調横断像．膝窩から下腿にかけての腫瘤を自覚して来院した．下腿深部に境界明瞭な腫瘤がある．筋と同程度の低信号を呈するが，わずかに皮下脂肪と同程度の高信号を示す部位を伴う（矢印）．

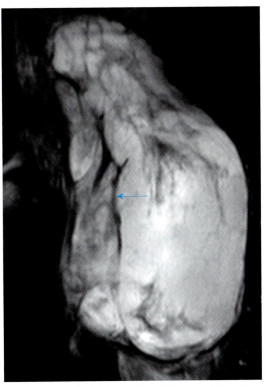

図2 69歳の女性（図1と同一症例） MRI脂肪抑制T2強調矢状断像．病変は全体に著明な高信号を呈する．広範な粘液腫状基質の存在を示唆する所見である．また，隔壁様構造を示唆する線状の低信号域を多数認める（矢印）．

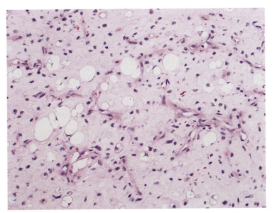

図3 豊富な粘液腫状基質と発達した毛細血管網を伴って脂肪芽細胞が散在する

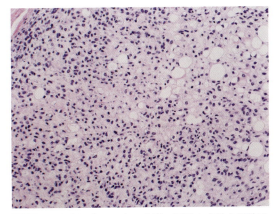

図4 脂肪芽細胞とともに小型で円形の未熟な細胞の増生がみられることがある

▶ 文 献

1) Murphey MD, et al.: From the archives of the AFIP: imaging of musculoskeletal liposarcoma with radiologic-pathologic correlation. Radiographics 25: 1371-1395, 2005
2) Saifuddin A, et al.: Magnetic resonance imaging of trunk and extremity myxoid liposarcoma: diagnosis, staging, and response to treatment. Skeletal Radiol 50: 1963-1980, 2021
3) Gorelik N, et al.: Early detection of metastases using whole-body MRI for initial staging and routine follow-up of myxoid liposarcoma. Skeletal Radiol 47: 369-379, 2018
4) Kobayashi H, et al.: Efficacy and safety of trabectedin in patients with unresectable and relapsed soft-tissue sarcoma in Japan: A Japanese Musculoskeletal Oncology Group study. Cancer 126: 1253-1263, 2020
5) ten Heuvel SE, et al.: Clinicopathologic prognostic factors in myxoid liposarcoma: a retrospective study of 49 patients with long-term follow-up. Ann Surg Oncol 14: 222-229, 2007
6) Lansu J, et al.: Dose reduction of preoperative radiotherapy in myxoid liposarcoma: a nonrandomized controlled trial. JAMA Oncol 7: e205865, 2021

第3章 軟部腫瘍 **1** 脂肪性腫瘍

B 中間型（局所侵襲性）＆悪性

4. 多形型脂肪肉腫 Pleomorphic liposarcoma

岩崎　健 / 栗原宏明・小嶋大地 / 武内章彦

1 概　念 [1]

　多形型脂肪肉腫は様々な程度で多形性のある異型脂肪芽細胞を伴う高悪性度肉腫の脂肪性腫瘍である．全脂肪肉腫の5%未満を占める比較的まれな腫瘍である．高分化型脂肪肉腫の成分やその他の分化成分を含む腫瘍は本疾患に含まれない．

2 疫　学 [2,3]

　高齢者の四肢の深部軟部組織に好発する．局所再発が30〜50%と高く，遠隔転移は半数程度に認められる．5年全生存率は60%である．中高年発生が多く，発生率のピークは60代である．やや男性発生のほうが女性よりも多い．小児の発生は非常に例外的である．

3 画像診断

a) **MRI**：下肢，下肢帯が好発部位である．多形性を反映して様々な成分を含んだ腫瘤を形成するため，未分化多形肉腫と類似した所見を呈するが，腫瘍内部に高分化な脂肪組織を伴うのが典型である．嚢胞変性，出血，壊死などが混在して認められる．T2強調像で低〜高信号全てを含み（図 1），T1強調像で淡い高信号が認められることが多い．見かけの拡散係数（apparent diffusion coefficient：ADC）- map で明瞭な低信号を有することもポイントである．脂肪組織の同定には T1 強調像 in/opposed phase の対比，脂肪抑制 T2 強調像などでもわかりにくいことが多い．

b) **CT**：CT では非特異的な軟部組織腫瘤として認められる．腫瘍内部の脂肪組織については，MRI よりも CT で同定しやすいことがあるので，必ず確認を要する（図 2）．

c) **鑑別診断**：脂肪組織は目立たないことも多いため，多形性が豊富であれば未分化多形肉腫，多形性が乏しければ神経原性腫瘍などとの鑑別が問題となる．

4 病理診断

a) **肉眼像**：多くは 8〜10 cm 程度の腫瘍で，白色から黄色調の肉腫である．

b) **組織像**：組織学的には，多形性を伴う腫瘍細胞の増殖を背景に，多形脂肪芽細胞を伴った高悪性度肉腫である（図 3）．形態観察により，異型脂肪芽細胞（図 4）を捉えることが診断の基本であり，特異的な免疫組織化学染色や遺伝子マーカーはない．脂肪芽細胞の多さは，様々であるため十分なサンプリングを行うことで，未分化多形肉腫や粘液線維肉腫を除外することが重要である．一部症例では，上皮様形態を示す領域があり，keratin や Melan-A が免疫組織化学染色陽性となることもある点から癌の転移や悪性黒色腫と鑑別することが重要である．他の脂肪肉腫との鑑別点は，脱分化型脂肪肉腫で認める *MDM2* 遺伝子増幅がなく，免疫組織化学染色も陰性である．粘液型脂肪肉腫でみられる *DDIT3* 融合遺伝子等の特徴的な融合遺伝子もない．

5 治療・予後

　高悪性度腫瘍であり集学的なアプローチが必要であるが，手術による根治的な切除が最も重要である．化学療法の有効性は，粘液型脂肪肉腫よりは低いが，脱分化型脂肪肉腫よりはやや高いと報告され，ドキソルビシンを中心とした first line のレジメンの有効性は 10〜37% とされている [14]．また，放射線治療の併用も腫瘍のサイズ（10 cm 以上）や十分な切除縁の確保が困難な場合には検討される．しかし，再発と転移はともに 30〜50% ほどと高く転移は肺や胸膜が最も多いが肝臓や骨など肺外転移もきたしうる [2]．生存率は 5 年で 54%，10 年で 40% ほどだが，中高年での発症が多いためか疾患特異的な生存率では 5 年 60%，10 年 53% とされる．再発，転移例に対しては，他の高悪性度肉腫に準じて，パゾパニブ，トラベクテジン，エリブリンなどの second line の治療も行われる [4]．10 cm 以上，深部発生，切除不能例，高齢発生，転移例などが予後不良因子とされている [5]．

4．多形型脂肪肉腫

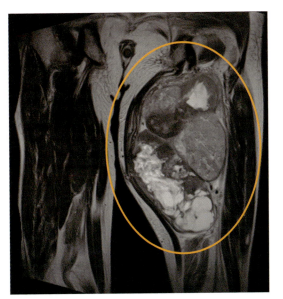

図1 MRI T2強調冠状断像 左大腿腫瘍．T2強調像では低〜高信号まで全てを含む．多形性に富んで，充実成分や囊胞成分などが認められることが多い．脂肪成分は微細なことが多く，MRIでは複数の画像シーケンスから総合的に判断する．

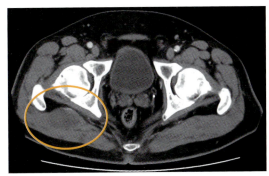

図2 造影CT 右臀部筋内腫瘍．右大臀筋内に低濃度腫瘤を認める．水濃度よりも低い部分があり，脂肪であることがわかる．

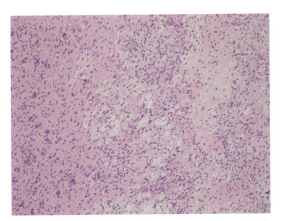

図3 多形性の強い腫瘍細胞が増殖している．脂肪滴を有する細胞が多い領域（中心部）と少ない領域（左側）が認められる

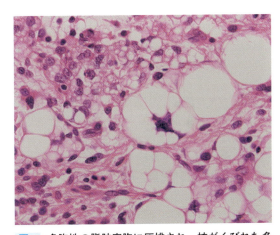

図4 多胞性の脂肪空胞に圧排され，核がくびれた多形性の強い脂肪芽細胞を認める

▶ 文 献

1) Hornick JL, et al.: Subclassification of pleomorphic sarcomas: How and why should we care? Ann Diagn Pathol 37: 118-124, 2018
2) Hornick JL, et al.: Pleomorphic liposarcoma: clinicopathologic analysis of 57 cases. Am J Surg Pathol 28: 1257-1267, 2004
3) Alaggio R, et al.: Liposarcomas in young patients: a study of 82 cases occurring in patients younger than 22 years of age. Am J Surg Pathol 33: 645-658, 2009
4) Schöffski P: Established and experimental systemic treatment options for advanced liposarcoma. Oncol Res Treat 45: 525-543, 2022
5) Wan L, et al.: Survivorship and prognostic factors for pleomorphic liposarcoma: a population-based study. J Orthop Surg Res 16: 175, 2021

第3章　軟部腫瘍　2 線維芽 / 筋線維芽細胞性腫瘍

A 良性腫瘍

I. 結節性筋膜炎 Nodular fasciitis

田宮貞史 / 藤本　肇 / 木村浩明

1 概　念

　主に皮下に起こる結節性の線維芽細胞性もしくは筋線維芽細胞性の良性増殖性病変である[1]．比較的急速に増大し，次いで増大は停止する．外傷が原因となるという報告もあるが多くは何らのエピソードもなく発症する．

2 疫　学

　20〜40歳に最も多くみられる．全身に起こりうるが，上肢，躯幹，頭頸部に多く下肢には少ない．通常，皮下に位置するが，筋内にも発生し，また血管内筋膜炎は皮下の静脈に起こることが多い．頭蓋筋膜炎は頭蓋骨外板に起こり，内板，髄膜まで広がることもある．

3 画像診断

a) 単純X線写真，CT：皮下あるいは筋間の病変は，単純X線写真で非特異的な腫瘤陰影として描出され，CTでは筋と同程度の吸収値を呈する比較的境界明瞭な腫瘤として認められる．筋肉内に発生した病変は描出困難である．

b) MRI：病変は卵円形で，筋膜に広く接するような形態をとる（broad fascial contact）[1]．T1強調像ではほとんどが均一な低信号を呈するが，T2強調像では病理像に依存して様々である．すなわち，粘液様基質に富むものは均一で著明な高信号を呈するが，細胞成分が多いものは内部が不均一になり（図1），線維成分に富むものでは低信号を示す[2]．造影後は全体が増強されることが多いが（図2），リング状の増強効果を認めることもある．単一のコンパートメントを越えて進展したり，隣接する骨・関節内に病変が浸潤したりすることもあり[1]，このような例では特に悪性軟部腫瘍と紛らわしいので注意を要す

る．病変の周囲に連続するような線状の増強効果を認めることがあり，他の軟部腫瘍との鑑別に際して特徴的とされる[3]．

c) 画像上の鑑別診断：全ての悪性軟部腫瘍，デスモイド，神経線維腫．

4 病理診断

a) 肉眼像：浸潤性増殖を呈するようにみえる結節で，被膜を欠く（図3）．2〜3cm以下のものがほとんどである．

b) 組織診断：結節は大型化した紡錘型の線維芽細胞様もしくは筋線維芽細胞様細胞からなる．細胞は比較的均一で，核のクロマチン増量や極端な多形性はみられない．細胞増殖は活発なので核分裂像は多数みられることがある．粗な浮腫状もしくは粘液腫状の部分が一部にはみられ，大型化した核，豊富になった細胞質から，羽毛状，組織培養様と呼ばれるような組織像をとる（図4）．細かい樹枝状の血管，炎症細胞浸潤や出血像も伴うことが多い．時間が経った病変は膠原線維の多い瘢痕様組織と変化していく．花むしろ状の細胞配列や不明瞭な境界のため，線維性腫瘍，線維組織球性腫瘍など悪性疾患との鑑別が必要となるが，先述のような細胞異型や多形性の有無と病歴で多くは鑑別可能である．USP6遺伝子の再構成によるキメラ遺伝子が高頻度に認められる．

5 治療・予後 [4〜6]

　自然消失することもあり，まずは経過観察でよい．画像で診断がつかない場合は生検を行うが，切開生検後に自然消失したとの報告もある．切除する場合も辺縁切除でよく，ほとんど再発することはない．転移も起こさない．

▶ 文　献

1) Coyle J, et al.: MRI characteristics of nodular fasciitis of the musculoskeletal system. Skeletal Radiol 42: 975-982, 2013
2) Dinauer PA, et al.: Pathologic and MR imaging features of benign fibrous soft-tissue tumors in adults. Radiographics 27: 173-187, 2007
3) Wu SY, et al.: MR imaging features and a redefinition of the classification system for nodular fasciitis. Medicine (Baltimore) 99: e22906, 2020
4) Kempson RL, et al.: Tumors of the Soft Tissues (Atlas of Tumor Pathology). 3rd series, Amer Registry of Pathology, 25-37, 2001
5) 越智隆弘（総編集），吉川秀樹（専門編集）：最新整形外科学大系20　骨・軟部腫瘍および関連疾患．中山書店，375, 2007
6) Campanacci M: Bone and Soft Tissue Tumors. 2nd ed., Springer, 1213-1219, 1999

1. 結節性筋膜炎

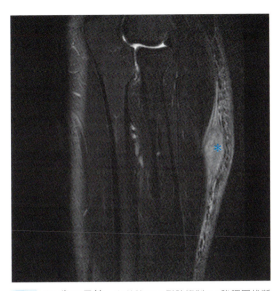

図1 61歳の男性　左前腕MRI脂肪抑制T2強調冠状断像．急速に増大する前腕の腫瘤を自覚して来院した．腕橈骨筋の筋膜に沿って長軸方向に広がる最大径35 mmの紡錘形の腫瘤があり，不均一な高信号を呈している（＊）．周囲の皮下には浮腫が著明である．

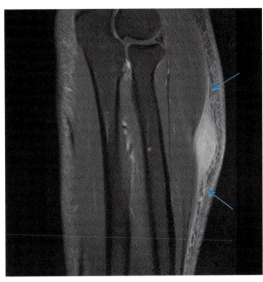

図2 61歳の男性（図1と同一症例）　MRI造影後脂肪抑制T1強調冠状断像．病変全体が増強される．周囲筋膜に沿った増強効果もみられる（broad fascial contact, 矢印）．

第3章　軟部腫瘍

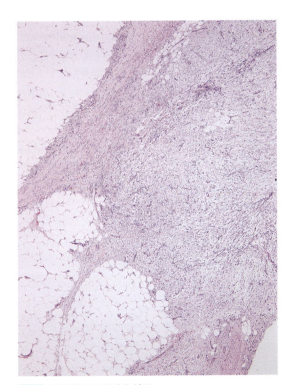

図3　浸潤様の不明瞭な境界

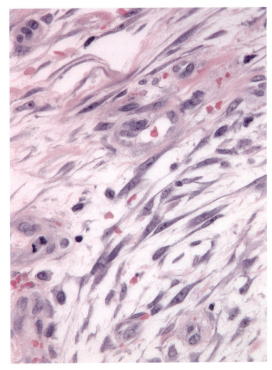

図4　「培養細胞様」の増殖

第3章　軟部腫瘍　2 線維芽／筋線維芽細胞性腫瘍

A 良性腫瘍

2. 骨化性筋炎・指趾線維骨化偽腫瘍
Myositis ossificans/Fibro-osseous pseudotumor of the digits　田宮貞史／藤本　肇／木村浩明

1 概　念

反応性の線維組織と骨組織からなる筋肉内の限局性病変である．指に発生するものは手指線維骨性偽腫瘍と呼ばれる．外傷による修復反応が関連すると考えられている[1,2]．

2 疫　学

乳児から高齢者まで広く起こるが，35歳以下の成人に最も多くみられる．男性にやや多いが，指での発生は女性に多いとされる．様々な部位に発生するが，肘，大腿，臀部，肩等に好発する．

3 画像診断

a）単純X線写真，CT：急性期（発症からおおむね4週以内）には非特異的な軟部腫脹とわずかな石灰化を認めるのみである．数週の経過で骨化巣が明らかとなるが，病変の辺縁部ほど顕著に成熟した骨が形成されるのが特徴的である[3]．この所見はゾーン現象（zone phenomenon）と称され，特に骨外性骨肉腫との鑑別上重要である（図1）[4]．

b）MRI：急性期には，周囲に浮腫を伴う境界不明瞭な腫瘤として描出され，T1強調像では筋と同程度の低信号，T2強調像では不均一な高信号を呈する．この所見は非特異的である．骨化巣の完成に伴い，いずれの撮像法においても辺縁でとりわけ著明な低信号域を認めるようになるのが特徴的である[3]（図2）[4]．さらに成熟すると骨髄を示す信号を認めるようになり，この時期になるともはや周囲の浮腫は消失する．

c）骨シンチグラフィ：他の画像所見に先立って早期から強い集積を認め，病巣が成熟するにつれて集積は低下していく[3]．

d）画像上の鑑別診断：傍骨性骨肉腫，骨外性骨肉腫，滑膜肉腫，腫瘍状石灰症，進行性骨化性線維異形成．

4 病理診断

a）肉眼像：境界明瞭な卵円形の腫瘤で，3～5 cmのものが多い．軟らかい中心部と硬い殻状の周辺部からなる腫瘤である．

b）組織診断：腫瘍中心部は線維芽細胞の増殖が主体の部分で，周辺部に骨形成がみられる（図3）．前者は通常の肉芽組織でみられる，血管，赤血球，炎症細胞，線維芽細胞が浮腫を伴って存在する結節性筋膜炎と類似の組織像である．変性した筋線維がみられることもある．腫瘍の周辺に近づくにつれ，線維性組織が骨芽細胞を伴う線維性骨組織と混在する像がみられ，外層に向けて骨皮質様の成熟した骨組織へと変化していく（図4）．この病変内の部位による成熟傾向が"帯状分布"で，3週程度が経過した症例で形成される．古い病変では中心部は細胞成分を減じ，膠原線維，骨組織，骨髄組織のみがみられるようになる．鑑別診断としては，様々な反応性骨形成性病変があげられる．骨形成部の骨芽細胞が大型化することもあり，骨肉腫との鑑別が必要となることがあるが，周囲の反応性線維性増殖で鑑別する．COL1A1::USP6融合遺伝子が高頻度に認められる．

5 治療・予後 [5,6]

骨化性筋炎は，活動期に手術を行うと再発のリスクが高いこと，またいずれ自然消退する可能性もあるため，活動期の手術は避ける傾向がある．活動期にはまず抗炎症薬や安静などで軟部組織の浮腫・炎症を抑えることが重要である．6～12か月程度で活動期は終わり，病変が成熟することが多く，病変が成熟したかどうかの評価には骨シンチグラフィや血清アルカリホスファターゼ（ALP）値が有用である．成熟期になっても自然消退傾向がなく機能障害などの原因となっている場合は辺縁切除を検討する．

2. 骨化性筋炎・指趾線維骨化偽腫瘍

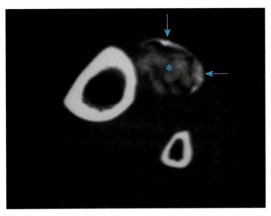

図1 57歳の男性　左下腿造影CT. 左下腿の軟部腫瘤に気付き来院した. 前脛骨筋内に境界明瞭な軟部腫瘤があり, 内部に淡い骨化巣を認める(＊). 一方, 最外層には骨皮質と同程度の非常に密な骨形成が見られる(矢印). ゾーン現象と称される所見である. (文献4より転載)

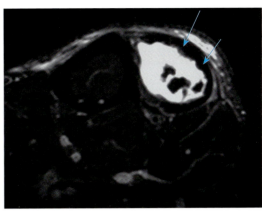

図2 57歳の男性(図1と同一症例)　MRI 脂肪抑制T2強調横断像. 病変は全体として著明な高信号を呈するが, 内部に低信号域を伴う. また, 最外層の骨化した部位は低信号である(矢印). (文献4より転載)

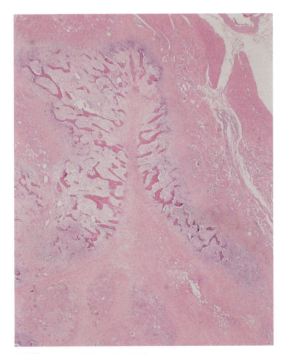

図3　殻状の病変辺縁の骨化

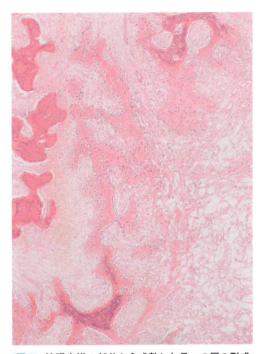

図4　筋膜炎様の部分から成熟した骨への層の形成

▶ 文 献

1) Leithner A, et al.: Evidence of a polyclonal nature of myositis ossificans. Virchows Arch 446: 438-441, 2005
2) Sleater J, et al.: Fibro-osseous pseudotumor of the digit: a comparison to myositis ossificans by light microscopy and immunohistochemical methods. J Cutan Pathol 23: 373-377, 1996
3) Tyler P, et al.: The imaging of myositis ossificans. Semin Musculoskelet Radiol 14: 201-216, 2010
4) 藤本 肇：骨軟部腫瘍の鑑別診断-画像から組織にせまる骨形成を特徴とする病変. 画像診断 22: 239-248, 2002
5) Cherry I, et al.: Myositis ossificans in the pediatric population: a systematic scoping review. Front Pediatr 11: 1295212, 2023
6) Campanacci M, et al.: Bone and Soft Tissue Tumors. 2nd ed., Springer-Verlog, 1265-1279, 1999

第3章　軟部腫瘍　2 線維芽／筋線維芽細胞性腫瘍

A 良性腫瘍

3. 弾性線維腫 Elastofibroma

田宮貞史／藤本　肇／木村浩明

1 概 念

境界不明瞭な弾性線維性の腫瘍様病変で肩甲骨下部と胸壁の間の軟部組織に好発する．不規則に大型化した弾性線維を多数認める組織を特徴とする[1,2]．

2 疫 学

比較的まれな疾患であるが，高齢者に多く，発生に地域差がみられ，特に日本の沖縄地方に多い．しかし，高齢者の剖検時には弾性線維腫やそれに類似する変化が十数％みられるとされる．そのほとんどが肩甲骨下部と胸壁の間の軟部組織に発生し，両側発生もみられる．労働などで，外的刺激の多い者に多くみられるとされる．

3 画像診断

a) 単純X線写真，CT：部位が特徴的で，ほとんどは肩甲骨下角のレベルで広背筋・前鋸筋と肋骨の間に発生する．まれに肘や大転子周囲に発生することがある．単純X線写真では病変を指摘できることはまずない．CTでは筋と同程度の吸収値を呈する比較的境界明瞭な三日月形（図1）ないし凸レンズ形の腫瘍として描出される[3]．胸部CTで偶然発見されることもある[4]．石灰化は認めない．

b) MRI：線維成分と脂肪成分がサンドイッチ状に幾重にも重なった病理像を反映して，T1強調像で低信号腫瘍の中に高信号域がレース状に介在するのが特徴的である（図2）[3,4]．T2強調像でも低信号腫瘍として描出される．造影後は軽度に増強される．

c) 画像上の鑑別診断：デスモイド型線維腫症，肩甲胸郭滑液包炎．

4 病理診断

a) 肉眼像：15cm程度までの境界不明瞭な灰白色の線維性組織で，黄色の脂肪組織が島状に介在する．

b) 組織診断：細胞成分の少ない膠原線維性の組織に多量の弾性線維が混在し，正常組織が取り込まれたと考えられる成熟脂肪組織がみられる（図3）．成熟した異型のない線維芽細胞が散在性にみられるが，特徴的なのは細胞外の線維状構造物である．この構造物は異常な形態をとる弾性線維で，大型でエオジンに好染し，短軸の切断面は，連結した球状物質もしくは辺縁が鋸歯状の円盤のような像を呈する．この異常な弾性線維の量は症例により様々であるが，これらの所見は弾性線維染色でより明瞭となる（図4）．

5 治療・予後 [5~8]

self-limitedな疾患であり症状がなければ切除の必要もない．MRIで診断が可能であれば生検も必要なく経過観察のみ行う．痛みなど症状を伴う場合は単純摘出術を行うが，周囲との境界が非常に不明瞭なことが多い．

▶ 文 献

1) Yamazaki K: An ultrastructural and immunohistochemical study of elastofibroma: CD 34, MEF-2, prominin 2 (CD133), and factor XIIIa-positive proliferating fibroblastic stromal cells connected by Cx43-type gap junctions. Ultrastruct Pathol 31: 209-219, 2007

2) Fukuda Y, et al.: Histogenesis of unique elastinophilic fibers of elastofibroma: ultrastructural and immunohistochemical studies. Hum Pathol 18: 424-429, 1987

3) Kudo S: Elastofibroma dorsi: CT and MR imaging findings. Semin Musculoskelet Radiol 5: 103-105, 2001

4) Bancroft LW, et al.: Imaging of benign soft tissue tumors. Semin Musculoskelet Radiol 17: 156-167, 2013

5) Kempson RL, et al.: Tumors of the Soft Tissues (Atlas of Tumor Pathology). 3rd, Amer Registry of Pathology, 45-47, 2001

6) 越智隆弘（総編集），吉川秀樹（専門編集）：最新整形外科学大系　20　骨・軟部腫瘍および関連疾患：中山書店，359, 2007

7) Campanacci M: Bone and Soft Tissue Tumors. 2nd ed., Springer, 1221-1222, 1999

8) Parratt MT, et al.: Elastofibroma dorsi: management, outcome and review of the literature. J Bone Joint Surg Br 92: 262-266, 2010

3. 弾性線維腫

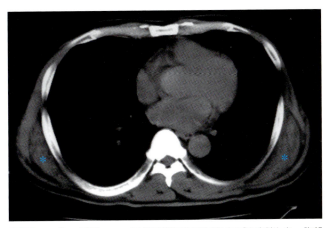

図1 **54歳の男性** CT. 両側肩甲下部の腫瘤に気づき来院した. 胸部CTにて広背筋・前鋸筋および肋骨に挟まれて, 筋と同程度の吸収値を呈する境界明瞭な三日月形の腫瘤を認める(＊).

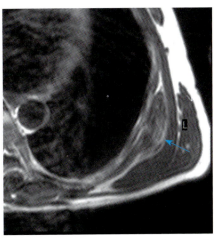

図2 **56歳の男性** MRI T1強調横断像. 両側肩甲下部の腫瘤に気づき来院した. 前鋸筋と肋骨の間に, 筋と同程度の低信号を呈する境界明瞭な凸レンズ形の腫瘤がある(矢印). 内部に高信号域がレース状に介在し, 脂肪の存在を示している.

第3章 軟部腫瘍

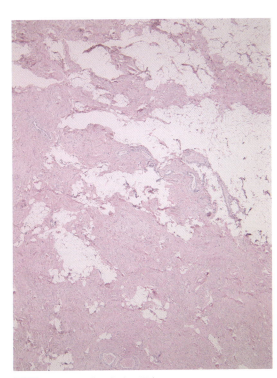

図3 線維性組織と脂肪の混在

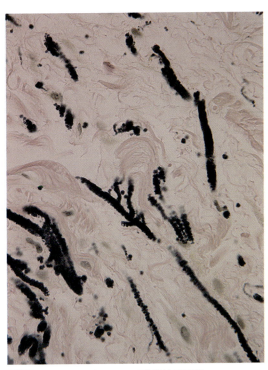

図4 弾性線維染色による異常弾性線維像

213

第3章　軟部腫瘍　**2** 線維芽 / 筋線維芽細胞性腫瘍

A 良性腫瘍

4. 腱鞘線維腫 Fibroma of tendon sheath

柴　瑛介 / 神島　保 / 木村浩明

1 概　念

腱や腱鞘あるいは関節包に関連して発生する，周囲との境界の明瞭な良性線維性腫瘍であり，通常腱鞘に接して存在する．豊富な膠原線維性背景に，異型性に乏しい紡錘形細胞がしばしばスリット状の血管や裂隙を伴いながら増殖する．

2 疫　学[1]

若年成人から中年の四肢遠位部に好発する．特に手指の屈筋腱に接して発生しやすく，母指，示指，中指の順に多い．関節内(手関節，肘関節，足関節，膝関節)にも生じることがある．まれながら体幹発生例も報告されている．女性よりも男性にやや多い．

3 画像診断

手や足の腱鞘から特徴的に発生し，境界明瞭な分葉状の構造を示すことが一般的である．関節内での発生は極めてまれである[2]．

a) 単純X線写真：通常異常がみられないが，腫瘤の圧迫効果により骨の侵食が生じることがある[3]．

b) CT：骨侵食の評価が容易となる．

c) MRI：腫瘍はT1およびT2強調像で骨格筋と等信号から低信号を示し，腫瘍が腱または腱鞘に付着している様子が通常明瞭に確認される(図1)．時折，T2強調画像において，腫瘍は中央部で高信号，周辺部でやや低信号を示すことがある．これは，腫瘍が細胞密度の増加した中央部と粘液状変化を伴い，細裂状の血管を背景に含んでいることを示している[4]．造影パターンは様々であり，軽微から顕著な増強効果を示しうる．

d) 画像上の鑑別診断：限局型腱滑膜巨細胞腫が類似した画像所見を呈する．腱鞘線維腫は，T2*強調像においてヘモジデリン沈着を示すbloomingが欠如している点が典型的な腱滑膜巨細胞腫と異なっている[4]．

4 病理診断

a) 肉眼像：境界明瞭な小型(3 cm以下)の硬い結節性病変として認められる．割面は灰白色～白色で比較的均質であるが，しばしば嚢胞性変化を伴う．

b) 組織像：豊富な線維硬化性基質を背景に，異型性に乏しい紡錘形細胞が疎に増殖する(図2)．核分裂像は目立たない．スリット状の血管や裂隙が特徴的であり，高頻度に粘液腫状変性を伴う．辺縁部を主体に細胞密度の増加が認められるなど，不均一性がみられやすい．時に腫瘍細胞が束状あるいは花筵状に増殖し，結節性筋膜炎に類似する密度の高い領域(図3)を伴うことがあり(富細胞亜型)，結節性筋膜炎と同様にUSP6遺伝子再構成が認められることがある[5]．免疫組織化学染色では，しばしばalpha-SMAに陽性となるが，desminやh-caldesmonは陰性である．

5 治療・予後

腫瘍の辺縁切除を行う．切除後の局所再発率は10%程度と報告されている[1,6]．

▶ **文　献**

1) Chung EB, et al.: Fibroma of tendon sheath. Cancer 44: 1945-1954, 1979
2) Glover M, et al.: Intra-articular fibroma of tendon sheath arising in the acromioclavicular joint. Skeletal Radiol 43: 681-686, 2014
3) Chung EB, et al.: Fibroma of tendon sheath.Cancer 44: 1945-1954
4) Fox MG, et al.: MR imaging of fibroma of the tendon sheath. AJR Am J Roentgenol 180: 1449-1453 2003
5) Carter JM, et al.: USP6 genetic rearrangements in cellular fibroma of tendon sheath. Mod Pathol 29: 865-869, 2016
6) WHO Classification of Tumours Editorial Board(ed): WHO Classification of Tumours, Soft Tissue and Bone Tumours. 5th ed., World Health Organization, 2020

4. 腱鞘線維腫

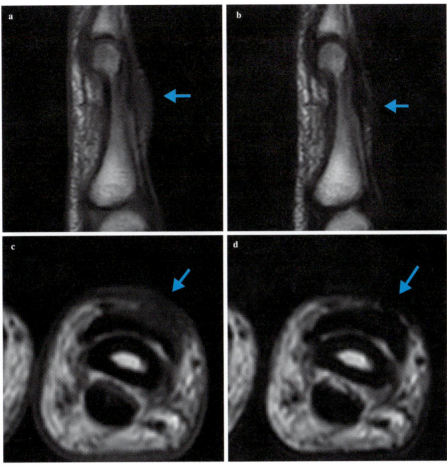

図1 50歳代の男性　左示指基節部伸筋腱に発生した腱鞘線維腫．(a)T1強調矢状断，(b)T2強調矢状断像，(c)T1強調横断像，(d)T1強調横断像．T1強調像で筋と同等，T2強調像で腱と同等の信号を呈する結節が伸筋腱に付着して認められる．手術により摘出され，腱鞘線維腫と診断された．

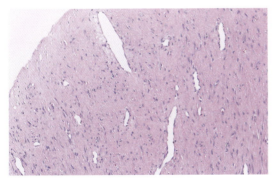

図2 線維性背景に，紡錘形細胞が疎に増殖し，スリット状の血管を伴う

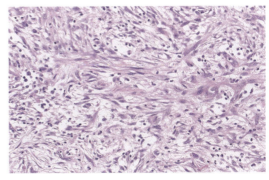

図3 結節性筋膜炎に類似する富細胞性の領域

第3章　軟部腫瘍　**2** 線維芽 / 筋線維芽細胞性腫瘍

A 良性腫瘍

5. 線維形成性線維芽腫 Desmoplastic fibroblastoma

柴　瑛介 / 神島　保 / 木村浩明

1 概　念

皮下，筋膜下，あるいは筋肉内に発生する，周囲との境界の明瞭な良性線維性腫瘍である．豊富で均質な膠原線維性背景に，異型性に乏しいやや大型の星芒状ないし紡錘形の腫瘍細胞が散在性かつ疎に増殖し，血管増生は目立たない．

2 疫　学 [1]

40歳以上の中高年(特に50歳台)に好発し，男性にみられやすい(女性の3~4倍程度)．上腕や肩，肩周りの頸部~上背部に特に多く認められるが，前腕や手，下肢，腹部，臀部などにもみられ，発生部位は多岐にわたる．

3 画像診断

a) **単純X線写真・CT**：正常であるか，石灰化を伴わない軟部腫瘤を示す場合がある．骨の侵食や浸潤が報告された例もある．CTでは，骨格筋と類似した濃度をもつ均一な軟部腫瘤として描出される．

b) **MRI**：病変は境界明瞭で腱などの密性結合組織に近接して存在する [2]．T1強調像で低~中等度の信号強度(図1a)を示し，T2強調像では不均一に低~やや高い信号強度(図1b)を示すことが多い．造影MRIでは，辺縁および隔壁が造影され，斑状の造影効果均一領域を伴う．辺縁の造影効果は被膜様構造に対応するとされ，内部の造影効果が弱いことと辺縁の造影像が本疾患の特徴とする報告がある [3]．

c) **画像上の鑑別診断**：デスモイド型線維腫症，低悪性度線維粘液肉腫．

4 病理診断

a) **肉眼像**：結節性ないし分葉状の硬い病変で，周囲との境界は明瞭である．5 cm未満のことが多いが，10 cmを超えるものもある．割面はおおむね均質な灰白色調で，時に嚢胞性変化や石灰化を伴う．

b) **組織像**：豊富で均質な膠原線維性背景に，やや大型の星芒状ないし紡錘形細胞が散在する(図2)．核分裂像は目立たず，介在する血管は少数である．細胞密度は概して低いが，部分的に密度の増加がみられることがある(図3)．粘液腫状変性や病変内への脂肪や末梢神経束の取り込みがしばしば認められる．免疫組織化学染色では，alpha-SMAの部分的な発現がみられることがあるが，CD34やdesmin，S-100は陰性である．染色体相互転座t(2：11)(q31；q12)により，FOSL1の過剰発現が認められる [4]．

5 治療・予後 [5,6]

腫瘍辺縁切除が治療の第一選択であり，局所再発に関しては報告されていない．遠隔転移や悪性化に関する報告もない．

5. 線維形成性線維芽腫

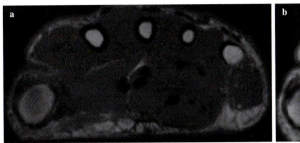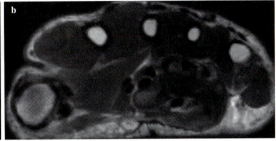

図1 60歳代の男性　手をついた時の違和感があり受診した．単純 X 線写真では所見なし．MRI 画像を示す．手掌部の屈筋腱を取り囲むように腫瘤が存在．T1 強調像(a)では，骨格筋と同等の信号強度を示し，T2 強調像(b)では，腫瘤の大部分低信号を示し，一部に信号の高い部分が散見された．病理診断は，線維形成性線維芽腫であった．

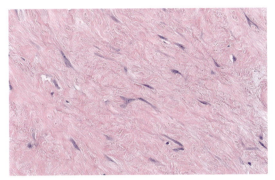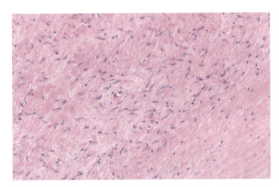

図2 やや大型の星芒状ないし紡錘形の腫瘍細胞が線維性間質内に疎に散在する

図3 部分的に密度の増加がみられるが，その程度は軽度である

▶ 文　献

1) Miettinen M, et al.: Collagenous fibroma (desmoplastic fibroblastoma): a clinicopathologic analysis of 63 cases of a distinctive soft tissue lesion with stellate-shaped fibroblasts. Hum Pathol 29: 676-682, 1998
2) Kresse MJ, et al.: Desmoplastic fibroblastoma: an uncommon tumor with a relatively characteristic MRI appearance. AJR Am J Roentgenol 215: 178-183, 2020
3) Yamamoto A, et al.: Three cases of collagenous fibroma with rim enhancement on postcontrast T1-weighted images with fat suppression. Skeletal Radiol 42: 141-146, 2013
4) Kato I, et al.: FOSL1 immunohistochemistry clarifies the distinction between desmoplastic fibroblastoma and fibroma of tendon sheath. Histopathology 69: 1012-1020, 2016
5) WHO Classification of Tumours Editorial Board (ed): WHO Classification of Tumours, Soft Tissue and Bone Tumours. 5th ed., World Health Organization, 2020
6) Nakayama S, et al.: An update on clinicopathological, imaging and genetic features of desmoplastic fibroblastoma (collagenous fibroma). In Vivo 35: 69-73, 2021

第3章　軟部腫瘍　**2** 線維芽/筋線維芽細胞性腫瘍

B 中間型（局所侵襲性）

I. 手掌線維腫症と足底線維腫症
Palmar fibromatosis and plantar fibromatosis

田宮貞史 / 藤本　肇 / 木村浩明

1　概　念

　手掌線維腫症は Dupuytren 拘縮，足底線維腫症は Ledderhose 病とも呼ばれる．線維芽細胞もしくは筋線維芽細胞の増殖による良性結節性病変で，手と指の掌側，もしくは足底腱膜に発生する．デスモイド型線維腫症に特徴的な遺伝子変異は欠いているとされ，病因は不明である．

2　疫　学

　手掌線維腫症は主に 30 歳以上の成人に発生するが，足底線維腫症は，より若年に多く，小児から発生例がみられる．手掌線維腫症は約半数程度，足底線維腫症は約 1/3 程度が両側性とされる．

3　画像診断

■手掌線維腫症

a) 単純 X 線写真，CT：単純 X 線写真では病変自体は指摘できないが，中手指節間関節や近位指節間関節の拘縮を認めることがある．CT では等ないしやや高濃度の皮下腫瘤として描出される[1]．

b) MRI：手掌腱膜から連続した多発小結節状ないし索状の病変（図1）で，屈筋腱に平行に走行する．長さは 10～55 mm 程度，径は 2～10 mm 程度で，中手骨遠位のレベルで終わることが多い．豊富な膠原線維を反映して T1 強調像・T2 強調像ともに腱と同程度の低信号を呈するが（図2），細胞成分の占める割合が高いものでは T1 強調像・T2 強調像ともに腱よりも信号強度が若干高くなる傾向がある．また，細胞成分の多いものほど顕著に増強される傾向があり，このようなものは切除後の局所再発率が高いとされる[2]．

c) 画像上の鑑別診断：腱鞘巨細胞腫，デスモイド型線維腫症，皮膚線維腫，石灰化腱膜線維腫．

■足底線維腫症

a) 単純 X 線写真，CT：単純 X 線写真では異常を認めない．手掌線維腫症と異なり拘縮をきたすことはない．CT では非特異的な軟部腫瘤として描出される[1]．

b) MRI：遠位内側寄りで足底筋膜に沿った紡錘形の腫瘤で，境界は明瞭なものから不明瞭なものまで様々である．内部の信号強度は不均一で，T1 強調像では筋と等信号ないし低信号を呈する（図3）．T2 強調像でも多くは低ないし等信号となるが（図4），全症例の 2 割程度は細胞成分が多く高信号を呈すると報告されている[1,2]．深部の筋へ進展するのはまれであるが，その場合は筋との境界が不明瞭となり，病変範囲を正確に把握するのが困難である[2]．造影後の増強効果は様々で，周囲の足底筋膜に沿っても線状の増強効果を認めることが多い（fascial tail sign）[1,2]．

c) 画像上の鑑別診断：腱鞘巨細胞腫，Morton 神経腫，デスモイド型線維腫症，皮下サルコイドーシス，石灰化腱膜線維腫，皮膚線維腫，血管平滑筋腫，明細胞肉腫．

4　病理診断

a) 肉眼像：小さな充実性結節性病変で，周囲との境界は不明瞭で腱または腱膜と密接に関連して皮下組織に存在する．

b) 組織診断：病変は，肥厚した腱もしくは腱膜と，1つもしくは複数の結節からなる．発生からの時間により細胞密度が変化するが，発生初期には膠原線維を伴った均一な幼弱な異型のない線維芽細胞・筋線維芽細胞の比較的密な束状増殖がみられる（図5）．核分裂像が高頻度にみられる場合があるが，これは悪性の指標とはならない．細胞間の膠原線維が増殖期においても豊富であり，古い病変では細胞成分が乏しく，密な抗原線維束を主とする組織像となる（図6）．

5　治療・予後 [3~5]

　足底線維腫症は歩行に支障が出たりしていない場合は，まずはインソールなどで足底腱膜への負担を減らすような保存治療を行う．手術で切除する場合は正常な足底腱膜と腫瘤の境界は非常に不明瞭であり，腱膜ごとの切除が必要となる．そのため腱膜切除後の痛みの残存や扁平足障害の発生にも注意が必要である．また断端を肉眼・触診などで確認することは困難な場合が多く，そのため切除後の再発もきたしやすい．放射線治療は術後の再発や腫瘍縮小・疼痛軽減に有効であるという報告もある．そのほかに，ステロイドやベラパミルの局所注射療法，体外衝撃波なども保存的治療の1つとして報告され

1. 手掌線維腫症と足底線維腫症

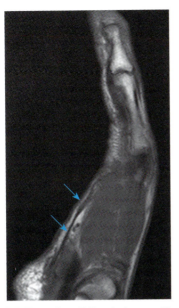

図1 58歳の男性 右手 MRI T1 強調矢状断像. 右手の拘縮を主訴に来院した. 示指の中指骨レベルの皮下に, 低信号の索状構造物を認める(矢印).

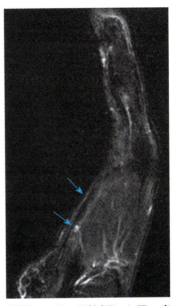

図2 58歳の男性(図1と同一症例) MRI 造影後脂肪抑制 T2 強調矢状断像. T1 強調像と同様に, 病変は著明な低信号を呈する(矢印).

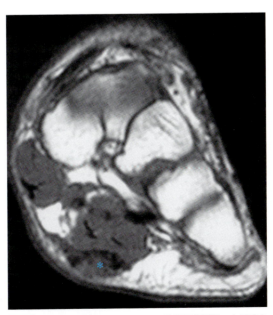

図3 66歳の男性 右足 MRI T1 強調冠状断像. 右足底の腫瘤と圧痛を主訴に来院した. 足根中足関節付近で, 足底腱膜に紡錘状の腫大を認め, これは筋とほぼ同程度ないしわずかに高い信号強度を呈する(＊). 周囲との境界は比較的明瞭である.

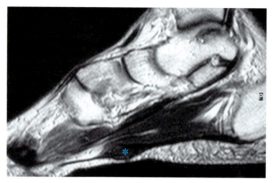

図4　66歳の男性（図3と同一症例）　MRI T2 強調矢状断像．病変は足底腱膜から連続した紡錘状の形態をとり（＊），筋と同程度の低信号を呈している．（メディカルスキャニング浜松町放射線科　福田国彦先生のご厚意による）

表　Meyerdingの分類

Grade 0	手掌部の皮膚陥凹あるいは硬結があるが，屈曲拘縮がない
Grade 1	屈曲拘縮を1指のみに認める
Grade 2	屈曲拘縮が複数指に及ぶが各指とも屈曲角度の総和が60°以下である
Grade 3	少なくとも1指に60°以上の屈曲拘縮がある
Grade 4	全指に屈曲拘縮がある

ている．

　手掌線維腫症・Dupuytren拘縮の治療にはMeyerdingの分類がよく用いられている（表）．Grade 0のような日常生活に不自由がない時は経過観察するが，屈曲拘縮が進行しGrade 3以上になると手術をしても関節可動域が完全に改善しないこともあるため，手術のタイミングを適切に選択することが重要である．手術は線維化し肥厚した手掌腱膜の切除が主に行われている．関節拘縮解離術，Z形成術，創開放療法などを併用する場合もある．

　2015年9月にclostridium histolyticum由来のコラゲナーゼ製剤局所注入療法が保険適用となった．コラゲナーゼを肥厚・線維化した手掌腱膜に局所注射することで溶解させ手指の屈曲拘縮を改善させる治療である．しかしながら2021年から日本国内への提供が停止されており現在は使用できない．再発しやすいが，再発した場合も活動性は高くない．まれに長期間の経過観察で自然に消退することも報告されている．

文　献

1) Walker EA, et al.: Imaging features of superficial and deep fibromatoses in the adult population. Sarcoma 2012: 215810, 2012
2) Murphey MD, et al.: From the archives of the AFIP: musculoskeletal fibromatoses: radiologic-pathologic correlation. Radiographics 29: 2143-2173, 2009
3) Joseph RY, et al.: The etiology, evaluation, and management of plantar fibromatosis. Orthop Res Rev 11: 1-7, 2018
4) Boe C, et al.: Dupuytren contractures: an update of recent literature. J Hand Surg Am 46: 896-906, 2021
5) Hurst LC, et al.: Injectable collagenase clostridium histolyticum for Dupuytren's contracture. N Engl J Med 361: 968-979, 2009

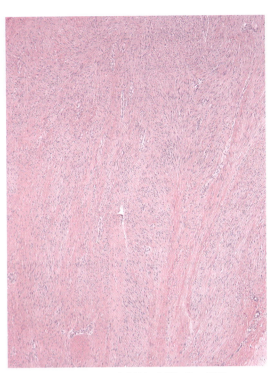

図5 膠原線維を伴う線維芽細胞様細胞の増殖

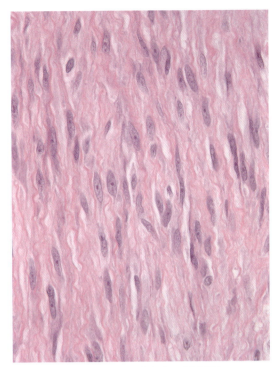

図6 均一な紡錘型細胞と介在する膠原線維

第3章 軟部腫瘍 **2** 線維芽/筋線維芽細胞性腫瘍

B 中間型（局所侵襲性）

2. デスモイド型線維腫症 Desmoid-type fibromatosis

田宮貞史 / 藤本　肇 / 木村浩明

1 概　念

　深部軟部組織に発生する線維芽細胞のクローナルな増殖がみられる疾患で，浸潤性増殖と高い局所再発率が特徴である．骨盤腔や腸間膜に発生する腹腔内デスモイド，腹直筋その他の腹壁に発生する腹壁デスモイド，それ以外に発生する腹壁外デスモイドに分類される．8番および20番のトリソミーがみられる症例が知られるほか[1]，*APC* 遺伝子，*β-catenin* 遺伝子の点突然変異が発見されており，発生に関連するものと考えられている．また，妊娠に関連するものもありホルモンもその発生に関与するとも考えられ，外傷も原因の1つと考えられている．

2 疫　学

　小児例では男女差はなく，腹壁外発生のものが多い．思春期から40歳代では女性の割合が高くなり，腹壁発生が多くなる．より高齢では，男女に差はなく，腹壁，腹壁外も同等の発生率となる．家族性がみられるものがあること，Gardner 症候群における腸間膜線維腫症の存在などから遺伝的原因が示唆される．

3 画像診断

a) 単純X線写真，CT：単純X線写真で病変を指摘するのは困難である．CT では境界不明瞭な軟部腫瘤として描出される．様々な吸収値を呈しうるが石灰化はまれである[2]．

b) MRI：筋膜に沿って進展する傾向があり，この所見は結節性筋膜炎や足底線維腫症と同様に fascial tail sign と称される．周囲との境界は明瞭なものと不明瞭なものがほぼ半々である．T1 強調像では筋と同程度の低信号を呈する（図1）．T2 強調像では，細胞成分に富む部位は高信号，膠原線維の多い部位は低信号を呈し，特に，高信号の病巣内に線状の低信号域が混在するのが特徴的である（図2）．T2 強調像で高信号を呈する部位はよく増強される[2,3]．悪性腫瘍と比較してあまり拡散制限をきたさず，apparent diffusion coefficient（ADC）値が高い傾向にあり，鑑別の一助となることがある[2]．

c) 画像上の鑑別診断：腱鞘巨細胞腫，足底線維腫症，手掌線維腫症，弾性線維腫，線維肉腫，石灰化腱膜線維腫，結節性筋膜炎，腹壁子宮内膜症．

4 病理診断

a) 肉眼像：多くは 5〜10 cm の境界不明瞭な腫瘤で肉眼的には瘢痕組織様である．割面は光沢をもち，様々な方向に走る束状構造がみられる．

b) 組織診断：組織では均一な紡錘形細胞が束をなし，周辺組織に浸潤性に増殖する像がみられる（図3）．細胞の核には小型の核小体がみられる．細胞間には膠原線維が介在しており，ケロイド様の硝子化もみられる．特徴的なスリット状の断面がみられる壁の薄い血管が様々な頻度でみられる（図4）．免疫組織化学的には増殖細胞の核に β-catenin の強発現が観察される[4]．

5 治療・予後 [5〜7]

　デスモイド型線維腫症の治療は，広範切除を行っても術後に再発する確率が高く，また自然縮小することがあることがわかってきたため，機能温存のためにも経過観察（wait & see）や薬物療法を選択することが多くなってきた．ただし，その自然経過は個々の症例によって異なるため，年齢・性別，腫瘍の発生部位・増大傾向にあるかなどの要因を総合的に評価して，ADL・QOL を最大限に維持，改善できる適切な治療法を選択するべきであるとガイドラインに記されている（図5）[5]．

　薬物療法の選択肢としては，COX-2 阻害薬，トラニラスト，ホルモン療法，抗腫瘍薬，分子標的治療薬が選択肢にあがる．抗腫瘍薬や分子標的治療薬についてはわが国では保険適用となっていないものも多いため，その使用には注意を払う必要がある．手術加療を選択する場合には，広範切除が辺縁切除よりも再発率を下げるというエビデンスはなく機能を温存するためにも辺縁切除が推奨されるが，再発率は高い．放射線治療は，他の治療抵抗性の症例に対して有効な治療手段とされているが，若年患者においては二次癌の発生に配慮が必要である．

　予後に関しては，悪性転化はみられず腫瘍関連死は非常にまれであるが，腹壁内発生などで腫瘍が重要臓器を侵して死に至ることがあると報告されている．

2. デスモイド型線維腫症

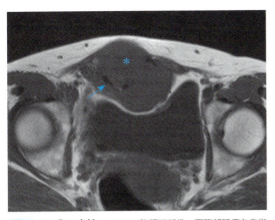

図1 **36歳の女性** MRI T1強調横断像. 下腹部腫瘤を自覚して来院した. 恥骨直上のレベルで腹直筋から生じた腫瘤があり, 筋とほぼ同程度の信号強度を呈する(＊). さらに, 内部に低信号の線状の構造物がある(矢印).

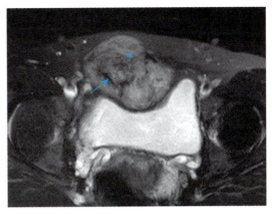

図2 **36歳の女性(図1と同一症例)** MRI 脂肪抑制T2強調横断像. 病変は境界明瞭であり, 高信号の中に低信号の部分が混在している(＊). 一部にはっきりした線状の低信号を呈する部位もある(矢印).

第3章 軟部腫瘍

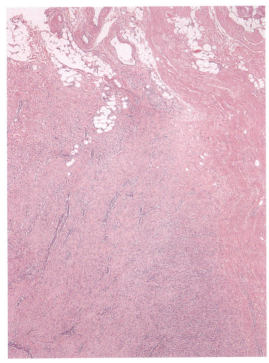

図3 浸潤性増殖がみられる病変

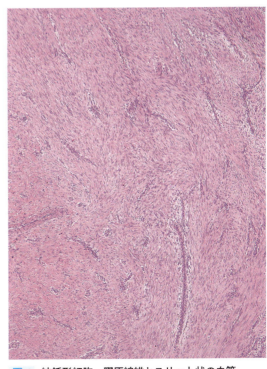

図4 紡錘形細胞, 膠原線維とスリット状の血管

第3章 軟部腫瘍

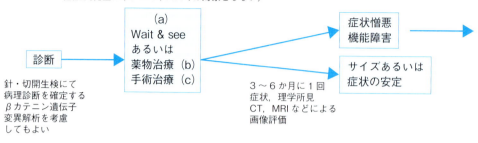

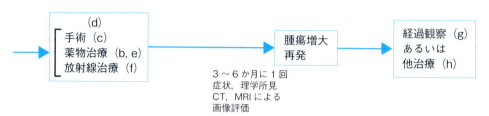

図5 腹腔外発生デスモイド型線維腫症診療アルゴリズム(文献5より一部改変)
(a)治療は肉腫の専門家による集学的診療チームで行う.
(b)毒性の少ない薬物治療を選択するのが望ましい. COX-2阻害薬などのNSAID[8〜9], タモキシフェンなどの抗女性ホルモン療法[10], トラニラストなどが使用される. しかし, トラニラストはわが国では使用されているが, 海外からの報告はない.
(c)診断時において症状が強い, あるいは腫瘍の増大が明らかな場合は, 術後機能障害が少ないと想定される症例においては手術を考慮してもよい. 完全切除が望ましいが, 手術により術後機能障害が予想される場合はR1切除(腫瘍断端陽性)が許容される[11,12].
(d)治療法は腫瘍の発生部位, 治療により予測される機能障害, 患者の希望などを考慮して個々の症例によって決定する.
(e)薬物治療は毒性の少ない治療から強い治療へ段階的に実施する. メトトレキサート+ビンブラスチンによる低用量抗腫瘍薬治療[13,14], ドキソルビシンをベースにした抗腫瘍薬治療[15〜17].
(f)放射線治療を手術非実施症例に行う場合は56 Gy, 手術の補助放射線療法として行う場合は50 Gyが望ましい[18].
(g)機能障害等が出現するまでの疼痛制御治療などを含める.
(h)日本での使用は難しいが, 海外では分子標的治療薬(イマチニブ, ソラフェニブ)の効果が示されている[19〜21].

► **文 献**

1) Kouho H, et al.: Clinicopathological and interphase cytogenetic analysis of desmoid tumours. Histopathology 31: 336-341, 1997
2) Walker EA, et al.: Imaging features of superficial and deep fibromatoses in the adult population. Sarcoma 2012: 215810, 2012
3) Murphey MD, et al.: From the archives of the AFIP: musculoskeletal fibromatoses: radiologic-pathologic correlation. Radiographics 29: 2143-2173, 2009
4) Bhattacharya B, et al.: Nuclear beta-catenin expression distinguishes deep fibromatosis from other benign and malignant fibroblastic and myofibroblastic lesions. Am J Surg Pathol 29: 653-659, 2005
5) 日本整形外科学会骨軟部腫瘍委員会:腹腔外発生デスモイド型線維腫症 診療ガイドライン2019年版 〔https://www.joa.or.jp/public/bone/pdf/desmoid.pdf〕
6) Kasper B, et al.: An update on the management of sporadic desmoid-type fibromatosis: a European Consensus Initiative between Sarcoma PAtients EuroNet (SPAEN) and European Organization for Research and Treatment of Cancer (EORTC)/Soft Tissue and Bone Sarcoma Group (STBSG). Ann Oncol 28: 2399-2408, 2017
7) Cates JMM, et al.: Surgical resection margins in desmoid-type fibromatosis: a critical reassessment. Am J Surg Pathol 38: 1707-1714, 2014
8) Tsukada K, et al.: Noncytotoxic drug therapy for intra-abdominal desmoid tumor in patients with familial adenomatous polyposis. Dis Colon Rectum 35: 29-33, 1992
9) Nishida Y, et al.: Successful treatment with meloxicam, a cyclooxygenase-2 inhibitor, of patients with extra-abdominal desmoid tumors: a pilot study. J Clin Oncol 28: e107-109, 2010
10) Hansmann A, et al.: High-dose tamoxifen and sulindac as first-line treatment for desmoid tumors. Canser 100: 612-620, 2004

2. デスモイド型線維腫症

第3章 軟部腫瘍

11) Crago AM, et al.: A prognostic nomogram for prediction of recurrence in desmoid fibromatosis. Ann Surg 258: 347-353, 2013
12) Salas S, et al.: Prognostic factors influencing progression-free survival determined from a series of sporadic desmoid tumors: a wait-and-see policy according to tumor presentation. J Clin Oncol 29: 3553-3558, 2011
13) Azzarelli A, et al.: Low-dose chemotherapy with methotrexate and vinblastine for patients with advanced aggressive fibromatosis. Cancer 92: 1259-1264, 2001
14) Nishida Y, et al.: Low-dose chemotherapy with methotrexate and vinblastine for patients with desmoid tumors: relationship to CTNNB1 mutation status. Int J Clin Oncol 20: 1211-1217, 2015
15) Seiter K, et al.: Successful treatment of a desmoid tumor with doxorubicin. Cancer 71: 2242-2244, 1993
16) Patel SR, et al.: Combination chemotherapy in adult desmoid tumors. Canser 72: 3244-3247, 1993
17) de Camargo VP, et al.: Clinical outcomes of systemic therapy for patients with deep fibromatosis (desmoid tumor). Cancer 116: 2258-2265, 2010
18) Ballo MT, et al.: Radiation therapy in the management of desmoid tumors. Int J Radiat Oncol Biol Phys 42: 1007-1014, 1998
19) Chugh R, et al.: Efficacy of imatinib in aggressive fibromatosis: Results of a phase II multicenter Sarcoma Alliance for Research through Collaboration (SARC) trial. Clin Cancer Res 16: 4884-4891, 2010
20) Penel N, et al.: Imatinib for progressive and recurrent aggressive fibromatosis (desmoid tumors): an FNCLCC/French Sarcoma Group phase II trial with a long-term follow-up. Ann Oncol 22: 452-457, 2011
21) Gounder MM, et al.: Activity of Sorafenib against desmoid tumor/deep fibromatosis. Clin Cancer Res 17): 4082-4090, 2011

第3章　軟部腫瘍　**2** 線維芽 / 筋線維芽細胞性腫瘍

C 中間性（rarely metastasizing）

I. 隆起性皮膚線維肉腫（DFSP）

Dermatofibrosarcoma protuberans　　　　久岡正典 / 鈴木智大・江原　茂 / 木村浩明

1 概　念

真皮から皮下にかけて浸潤性に発育する低悪性度の肉腫で，異型性の目立たない均一な線維芽細胞様紡錘形細胞の渦巻き状ないし花むしろ状の増殖からなる．まれに腫瘍内にメラニン含有細胞を混在するもの（Bednar 腫瘍）や，古典的な線維肉腫様成分を伴う例（fibrosarcoma-tous transformation）などの亜型もある．

2 疫　学

緩徐発育性の腫瘍で主に若年から中年の成人に生じるが，まれに小児にもみられる．女性よりも男性に多く，体幹部（胸腹壁や肩，背部）が好発部位であるが，時に頭頸部や四肢にも発生する．

3 画像診断

a) 単純 X 線写真，CT：単純写真においては皮膚ないしは皮下の石灰化を伴わない軟部腫瘤として認められる[1]．原則として皮膚表層の腫瘍で皮下脂肪組織に進展するが，筋膜を越えて深層に及ぶことは普通はない．境界明瞭で筋と同等から高吸収を示す．造影 CT にて中等度の造影効果を示す．

b) MRI：T1 強調像で筋より低信号で（図 1），T2 強調像で脂肪よりも高信号を示しやすいが，信号特性は非特異的である（図 2）．

c) その他の画像所見：画像診断は腫瘍の進展範囲の評価を役割とする．骨シンチグラフィで集積亢進をみることがある．

d) 画像上の鑑別診断：表在性腫瘍が鑑別診断の対象となるが，画像所見は非特異的であることが多い（線維肉腫，未分化多形肉腫，平滑筋肉腫，神経線維腫）．

4 病理診断

a) 肉眼像：一般に径 5 cm 大くらいまでの表在性の隆起性結節ないし斑状の硬い病変である．被覆する皮膚には発赤などの色調の変化を認めることや，びらん・潰瘍を伴うこともある．割面は充実性灰白色調を示し，周囲との境界は不規則で不明瞭なことが多い．時に出血巣を伴うが，壊死は通常認められない．

b) 組織像：真皮から皮下にかけてほぼ均一な線維芽細胞様紡錘形細胞が繊細な膠原線維とともに渦巻き状または花むしろ状（storiform pattern）に配列し，周囲組織に対して浸潤性に増殖する（図 3）．さらに，皮下に進展した部位では腫瘍細胞が脂肪細胞を取り巻き，蜂巣状の構造を示す．通常細胞に異型性は目立たず，多形性も認められない．また，核分裂像も乏しい．時に平滑筋細胞様の好酸性細胞からなる小結節状ないし斑状構造（myoid nodule/plaque）を伴う．亜型の Bednar 腫瘍ではメラニン色素をもつ紡錘形ないし星芒状細胞を混在する．また，線維肉腫成分を伴う例ではやや大型の異型紡錘形細胞の密な束状増殖がみられ，しばしば杉綾模様の配列（her-ringbone pattern）を示す（図 4）．腫瘍は免疫組織化学的に CD 34 を発現しているが，線維肉腫の領域では発現が減弱ないし消失することがある．この腫瘍では特徴的な染色体・遺伝子異常として t(17；22)(q 22；q 13) と *COL 1 A 1::PDGFB* 融合遺伝子が存在する．

5 治療・予後

治療は手術による広範切除が一般的であるが，tenta-cle-like projection と呼ばれる周囲組織への微細な浸潤が完全切除を難しくしている．適切な切除縁が確保できない場合は 20～50% の局所再発率と報告されており，3 cm 程度のマージンを確保した広範切除が施行された場合でも 9% 前後の再発率と報告されている[2]．近年，Mohs micrographic surgery の有用性が報告され，National Comprehensive Cancer Network（NCCN）ガイドラインでも推奨されている[3]．Mohs micrographic surgery は肉眼的に広範切除した後に，直ちに病理学的に切除縁の評価をして陽性となった部位の追加切除を行う方法で，正常組織の犠牲を最小限としながら腫瘍の完全切除を行う方法である．その再発率は 2.7% と報告されている．進行例や切除不能症例においては，放射線治療やイマチニブなどの分子標的治療薬の有効性が報告されている[4]．

局所浸潤性が強いものの遠隔転移することは基本的にはないため予後は良好である．しかし一部の線維肉腫様変化・成分を伴う症例では 10～15% で遠隔転移するといわれており，そのほとんどが肺転移である．

1. 隆起性皮膚線維肉腫(DFSP)

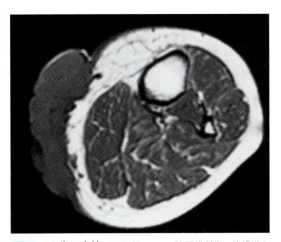

図1 43歳の女性　下腿部 MRI T1 強調横断像．筋組織よりやや低信号の腫瘤で，皮下脂肪に一部浸潤している．

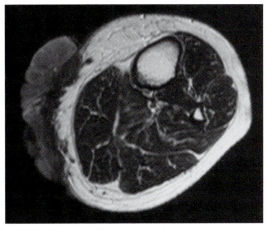

図2 43歳の女性(図1と同一症例)　T2 強調横断像．腫瘍の表層部分は相対的に高信号だが，全体に低信号を示す．

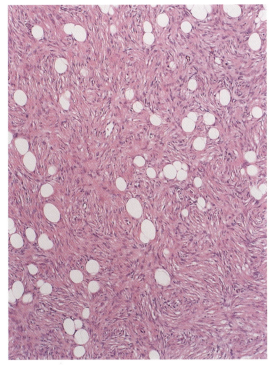

図3　紡錘形細胞が花むしろ状の配列を示しながら増殖する

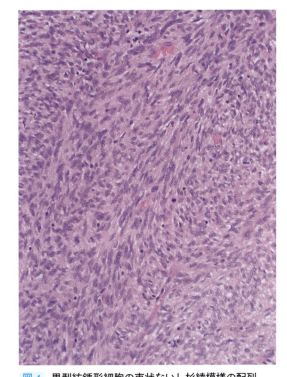

図4　異型紡錘形細胞の束状ないし杉綾模様の配列

文　献

1) Kransdorf MJ, et al.: Dermatofibrosarcoma protuberans: Radiologic appearance. AJR Am J Roentgenol 163: 391-394, 1994
2) Rust DJ, et al.: Surgical management of dermatofibrosarcoma protuberans. J Surg Oncol 128: 87-96, 2023
3) Crum OM, et al.: Disease-specific mortality of dermatofibrosarcoma protuberans after Mohs surgery versus wide local excision: a systematic review and meta-analysis. Dermatol Surg 50: 317-321, 2024
4) Henry OS, et al.: Tyrosine kinase inhibitors versus radiation therapy in unresectable dermatofibrosarcoma protuberans (DFSP): A narrative systematic review. Am J Surg 225: 268-274, 2023

第3章 軟部腫瘍 ② 線維芽/筋線維芽細胞性腫瘍

C 中間性（rarely metastasizing）

2. 孤立性線維性腫瘍 Solitary fibrous tumor

田宮貞史 / 杉本英治 / 木村浩明

1 概　念

全身に起こりうる，線維芽細胞様細胞からなり，血管周皮腫様の分枝状血管が目立つ腫瘍であり，NAB2::STAT6 融合遺伝子がみられる．良性のものから悪性のものまでを広く含む疾患概念である．過去に血管周皮腫と診断されてきた症例の多くがこの組織型に属すると考えられる[1,2]．

2 疫　学

中年成人を中心に発生するまれな腫瘍である．男女差はない．全身に起こりうるが，40% 程度が皮下組織に発生する．

3 画像診断

報告例では，好発部位は大腿，上肢の皮下，筋膜下，筋肉内で，数 cm 大の境界明瞭な腫瘤として描出される．孤立性線維性腫瘍の CT，MRI 所見は特異的な所見を示さず，良悪性の鑑別や質的診断には役立たない．その役割は局在と進展範囲，周囲組織との関係を明らかにすることにある．

a) CT：境界明瞭で均一な濃度を示す腫瘤で，造影効果は多様である．石灰化を伴う例もある[3]．

b) MRI：T1 強調像では不均一な中等度，T2 強調像では不均一な中等度から高信号を示す（図 1）．

c) 核医学：ガリウムシンチグラムにおける集積に関しては一定せず，集積するものからしないものまである．大腿の NAB2::STAT6 融合遺伝子陽性の孤立性線維性腫瘍で，18F-FDG PET が中等度の集積を示した例がある[4]．

4 病理診断

a) 肉眼像：通常境界明瞭な，一部に被膜形成がみられる腫瘍で，数 cm のものが多いが 20 cm を超えるものもみられる．通常割面は灰白色調であるが，出血を伴うこともある．

b) 組織診断："パターンレス"パターンと呼ばれるように，特定の配列傾向をもたずに円形から短紡錘形の細胞が増殖する（図 2）．細胞成分の密な部分と粗な部分が混在し，硝子化した膠原線維束や血管周皮腫様の血管が介在する（図 3）．粘液変性や肥満細胞の混在も高頻度にみられる．良性から悪性までを含む腫瘍型であり，腫瘍壊死や浸潤性増殖など一般的な所見が悪性度の指標となるともされるが，組織像による厳密な悪性度分類は困難とされる．悪性孤立性線維性腫瘍は，細胞密度が高く，細胞異型も高度で核分裂像が比較的多数みられると報告されている[5]．免疫組織化学的には STAT6 が核に陽性となる．また，CD 34 と CD 99 の陽性率が高く，EMA，BCL 2，SMA 等も陽性となるものがある．

5 治療・予後

治療は手術による切除が優先される．切除縁が再発や転移・予後と相関すると報告されているため，R0 切除を目指し可能な場合は広範切除を行う．再発率は切除縁にもよるが 10〜30% と報告されている．

周術期の補助化学療法の有効性に関しては，十分なエビデンスがない．転移例・進行例に対する標準的化学療法も確立されていないが，アントラサイクリン・イホスファミド・ダカルバジンなどが古くから用いられている．セカンドラインとしては血管新生阻害作用をもつ薬剤の

文　献

1) Witkin GB, et al.: Solitary fibrous tumor of the mediastinum. A report of 14 cases. Am J Surg Pathol 13: 547-557, 1989

2) Alawi F, et al.: Solitary fibrous tumor of the oral soft tissues: a clinicopathologic and immunohistochemical study of 16 cases. Am J Surg Pathol 25: 900-910, 2001

3) Anders JO, et al.: Solitary fibrous tumor in the thigh: review of the literature. J Cancer Res Clin Oncol 132: 69-75, 2006

4) Nishio, J et al.: FDG PET/CT and MR imaging of CD34-negative soft-tissue solitary fibrous tumor with NAB2-STAT6 fusion gene. Anticancer Res 35: 967-971, 2015

5) Nielsen GP, et al.: Solitary fibrous tumor of soft tissue: a report of 15 cases, including 5 malignant examples with light microscopic, immunohistochemical, and ultrastructural data. Mod Pathol 10: 1028-1037, 1997

6) de Bernardi A, et al.: Novel therapeutic options for solitary fibrous tumor: antiangiogenic therapy and beyond. Cancers（Basel）14: 1064, 2022

7) WHO Classification of Tumours Editorial Board（ed）: WHO Classification of Tumours, Soft Tissue and Bone Tumours. 5th ed., World Health Organization, 2020

8) Demicco EG, et al.: Risk assessment in solitary fibrous tumors: validation and refinement of a risk stratification model. Mod Pathol 30: 1433-1442, 2017

有効性が報告されており，わが国で承認されているパゾパニブは治療選択の1つとなりうる．またトラベクテジンの有効性も報告されている[6]．

病理学的に悪性像を示さない症例でも転移を生じたり，病理学的に悪性であっても転移・再発を起こさなかったりすることがあり，必ずしも病理像と臨床像が一致しないことがある腫瘍である．複数の multivariate risk model が発表され，これまで病理学的な悪性度だけは困難であった予後予測が可能となった．このうち WHO 分類にも記載されている Demicco ら[7,8]の risk model を表に示す．この model の検証によると低リスク群ではほとんど転移は認めないのに対し，高リスク群では少なくとも半数以上に転移を認めると報告されている．

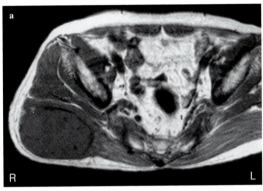
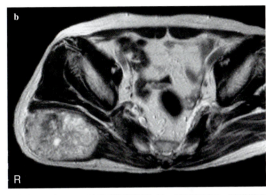

図1 **59歳の男性** 臀部発生例の MRI．(a)T1 強調横断像．右大臀筋内に長径 7 cm の長円形腫瘤がある．境界明瞭で，被膜様の低信号帯に囲まれている．全体に筋肉に近い低信号を示し，内部に点状の低信号域がある．(b)T2 強調横断像．病変は不均一な高信号を示すが，一部に低信号域がある．MRI 信号は非特異的であるが，病変の局在診断に有用である．（九州大学大学院医学研究院形態機能病理学分野　小田義直先生のご厚意による）

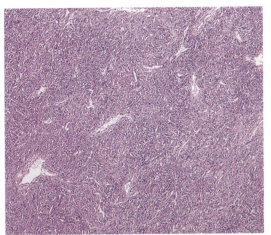

図2 紡錘形細胞の増殖と拡張した分枝のある血管

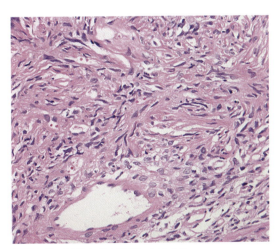

図3 膠原線維束が細胞間に介在する

表 WHO の分類に記載の risk model（2020年）（文献6より）

Risk Factor	Cut-Off	Points Assigned 3-Variable Model	Points Assigned 4-Variable Model
Patient age (years)	< 55	0	0
	> 55	1	1
Mitoses/mm²	0	0	0
	0.5〜1.5	1	1
	≧ 2	2	2
Tumor size (cm)	0〜4.9	0	0
	5〜9.9	1	1
	10〜14.9	2	2
	≧ 15	3	3
Tumor necrosis	< 10%	N/A	0
	≧ 10%	N/A	1
Risk	Low	0〜2 points	0〜3 points
	Intermediate	3〜4 points	4〜5 points
	High	5〜6 points	6〜7 points

第3章　軟部腫瘍　2 線維芽 / 筋線維芽細胞性腫瘍

C 中間性（rarely metastasizing）

3. 乳児線維肉腫 Infantile fibrosarcoma

田宮貞史 / 杉本英治 / 木村浩明

1 概　念

　小児に起こる組織学的には成人の線維肉腫と明確に区別できない腫瘍であるが，予後は良好で転移もあまりみられず，線維腫症と同様な経過をたどる．先天性中胚葉腎腫が関連疾患とされる．*ETV6::NTRK3* 融合遺伝子がみられる．

2 疫　学

　小児悪性腫瘍の十数％を占めるとされ，1歳までにその多くが発生し，2歳以降にはまれである．1/3 が生下時に存在する．半数以上が四肢，特にその遠位に発生し，躯幹や頭頸部がその他の好発部位である[1]．

3 画像診断

　胎児期から乳児期に，四肢の付け根に好発する粗大な軟部腫瘍である．画像所見は非特異的である．

a) 単純 X 線写真：粗大軟部腫瘤で，骨破壊はまれである．

b) 超音波：周囲を圧排するように増大する，hyperechoic な腫瘤として描出される．小さい囊胞を含むことがあり，超音波ドプラ検査では腫瘍全体が hypervascular を示す．

c) 血管造影：hypervascular tumor で，蛇行した導出静脈が描出される．

d) CT：軟部組織濃度を示す腫瘤で，石灰化や骨化の報告例はない．

e) MRI：MRI は進展範囲の決定（staging），生検部位の決定，経過観察に用いられる．病変は境界明瞭．内部の信号強度は均一ないし不均一で，T1 強調像では筋肉と等信号（**図 1a**），T2 強調像では高信号（**図 1b**）を示す．T2強調像で，膠原線維の蓄積を反映して，内部の信号が低信号を示す例がある[2]．また，内部に隔壁を有する例がある．ガドリニウム造影剤による造影により，強い増強効果を示す．周囲骨の erosion が生じることは少ない．乳児型線維肉腫は時に典型的な悪性腫瘍の特徴を示すことがある．即ち，粗大で不均一な信号を示し，周囲の筋膜を破壊して進展し，骨や神経血管束に浸潤性に増大する．

f) 画像上の鑑別診断：MRI の所見は非特異的で，横紋

筋肉腫，血管腫，リンパ管腫，筋線維腫症などが鑑別の対象となる．

4 病理診断

a) 肉眼像：境界不明瞭な分葉状の腫瘍としてみられる．大きさは様々で，割面は灰白色調で粘液変性や囊胞状変化，出血，壊死がみられる．

b) 組織診断：細胞密度の高い腫瘍で，分化の低い卵円形から短紡錘形の細胞が錯綜する束状（**図 2**）または杉綾模様配列をとって増殖する．血管周皮腫様の組織構造がしばしばみられる．壊死，出血，慢性炎症細胞浸潤がよくみられ，石灰化を伴うこともある．腫瘍周辺部では既存の脂肪組織，筋組織を取り込んだ像がみられる．細胞の多形性は乏しく（**図 3**），膠原線維の多寡は症例によって異なる．細胞分裂像は多数みられる．免疫組織化学的には特に特徴的なマーカーは知られていない．

5 治療・予後

　局所侵襲性は強いが遠隔転移することはまれであり，手術による広範切除が標準的な治療である．腫瘍が大きく正常組織の犠牲が大きいと予想される場合には化学療法が併用されることもある．転移は 10％ 以下とされ，5年生存率も 84％ と良好である[3]．

　近年，乳児型線維肉腫において高率に検出される *NTRK* 融合遺伝子を標的とした TRK 阻害薬のラロトレクチニブが承認された．*NTRK* 融合遺伝子陽性腫瘍を対象としたラロトレクチニブの国際共同第 I / II 相試験（SCOUT 試験）において，乳児線維肉腫については 22例中，部分寛解（partial response：PR）以上の奏効率は100％，完全寛解（complete response：CR）も 32％ であったと報告されている[4]．まだ使用報告は少ないものの，その術前使用なども含めて乳児型線維肉腫の治療方針が今後大きく変わっていく可能性がある．

3. 乳児線維肉腫

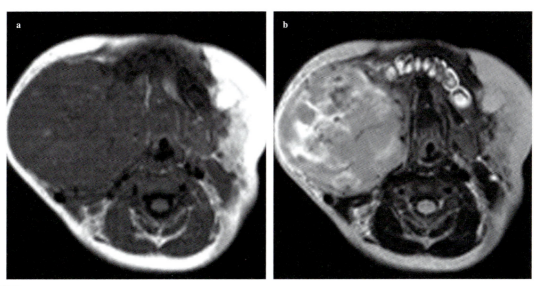

図1 頸部MRI （a）T1強調横断像．（b）T2強調横断像　境界明瞭な腫瘍で圧排性に増大．内部の信号は不均一である．

図2 紡錘形細胞の束状増殖

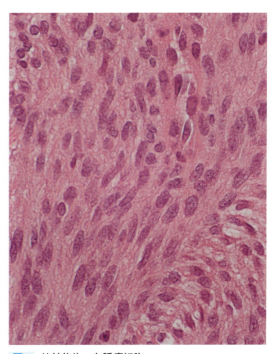

図3 比較的均一な腫瘍細胞

▶ 文　献
1) Chung EB, et al.: Infantile fibrosarcoma. Cancer 38: 729-739, 1976
2) Lee MJ, et al.: Congenital-infantile fibrosarcoma: magnetic resonance imaging findings. Can Assoc Radiol J 47: 121-125, 1996
3) Orbach D, et al.: Infantile fibrosarcoma: management based on the European experience. J Clin Oncol 28: 318-323, 2010
4) Laetsch TW, et al.: Larotrectinib for paediatric solid tumours harbouring NTRK gene fusions: phase 1 results from a multicentre, open-label, phase 1/2 study. Lancet Oncol 19: 705-714, 2018

第3章　軟部腫瘍　2 線維芽 / 筋線維芽細胞性腫瘍

C 中間性(rarely metastasizing)

4. 炎症性筋線維芽細胞性腫瘍(IMT)
Inflammatory myofibroblastic tumor　　　綾田善行・山元英崇 / 鷺山幸二 / 木村浩明

1 概　念

　線維芽細胞および筋線維芽細胞の特徴を有する紡錘形細胞がリンパ球や形質細胞，好酸球などの炎症細胞浸潤を伴いながら増殖する腫瘍で，まれに局所再発や遠隔転移をきたす．50～60%の症例で ALK の融合遺伝子が検出される．サブタイプとして類上皮炎症性筋線維芽細胞性肉腫(epithelioid inflammatory myofibroblastic sarcoma：EIMS)がある．

2 疫　学

　IMT は小児や若年成人を中心に幅広い年齢層に発生し，やや女性に多い．腸間膜や大網などの腹部軟部組織や，肺，縦隔，頭頸部，消化管，泌尿器などに好発する．まれに四肢体幹の軟部組織や中枢神経にも発生する．EIMS は主に腹腔内に発生し，よりアグレッシブな経過をたどる．

3 画像診断

a) 超音波：やや不均一な低エコーを呈する境界明瞭もしくは一部不明瞭な腫瘤として描出される[1]．ドプラエコーで血流上昇を認めることが多いとされる．

b) 単純 X 線写真，CT：非特異的な軟部腫瘤として描出され，中心部や辺縁部に石灰化を伴うことがある[2]．骨と接している場合には皮質の圧排像やびらんを認めることがある．

c) MRI：非特異的な信号を呈する円形もしくは分葉状の軟部腫瘤として描出される[2]．一般には T1 強調像で低信号，T2 強調像で高信号を呈するが，膠原線維の多い部位や石灰化の強い部位では T2 強調像で低信号が混在する(図 1a)．造影後は不均一な強い増強効果を呈することが多く，線維化の多い部位では漸増性の増強効果を示す．周囲に浮腫や炎症を伴う場合には T2 強調像で境界不明瞭な高信号や増強効果を呈する(図 1b 矢印)．

d) 画像上の鑑別診断：骨化性筋炎，増殖性筋炎，横紋筋肉腫，平滑筋肉腫．

4 病理診断

a) 肉眼像：様々な程度に粘液腫状の領域を含む灰白色

～黄白色調の境界明瞭な充実性病変を呈し，出血や壊死を伴うことがある．

b) 組織像：IMT は線維芽細胞および筋線維芽細胞を有する紡錘形細胞がリンパ球や炎症細胞浸潤を伴いながら増殖し，種々の程度に粘液腫状基質や膠原線維を伴う(図2)．基質と腫瘍細胞密度の程度で myxoid，hypercellular，hypocellular fibrous の 3 パターンに大別される．EIMS は類円形核と好酸性胞体を有する上皮様形態を示す腫瘍細胞の増殖が主体で，リンパ球や形質細胞の他に好中球も混在している(図 3)．免疫組織化学染色では，α-SMA や MSA，calponin，desmin が様々な程度に陽性となるが，h-caldesmon や myogenin は陰性である．ALK (約50%)，ROS1(5～10%)や NTRK3(5～10%)などの融合遺伝子が報告されており[3]，それぞれに対応する免疫組織化学染色が陽性となる．

5 治療・予後

　治療は，切除可能であれば外科的切除が基本となる．しかし局所浸潤性が高く，その再発率は発生部位にもよるが 15～25% と報告されている．遠隔転移は 5% 程度と報告されており，遠隔転移には ALK 融合遺伝子の有無や円型細胞の存在が関連するといわれている[4]．外科的切除が困難な症例には，化学療法や放射線治療が行われるが，標準的な治療プロトコルはまだ確立していない．化学療法に関してはステロイド療法・アントラサイクリンベース療法・ビンブラスチンベース療法が報告されており，最近は ALK 陽性の症例に対しては ALK 阻害薬の有効性が多く報告されている．予後に関しては 5 年OS が 95% 前後と報告されている[5,6]．

4. 炎症性筋線維芽細胞性腫瘍(IMT)

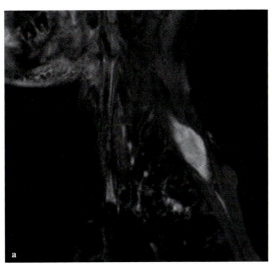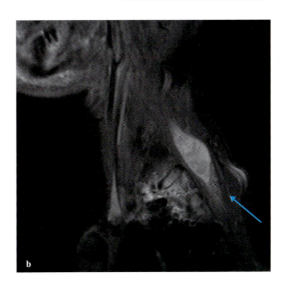

図1 50歳代の男性 後頸部腫瘤を自覚し受診した．
(a) 頸部MRI．脂肪抑制T2強調矢状断像．右肩甲挙筋内に上下方向に紡錘状に進展する腫瘤を認める．比較的強い高信号が主体だが，一部に低信号が混在している．
(b) 頸部MRI．造影後脂肪抑制T1強調矢状断像．全体的に強い増強効果を認める．腫瘍の周囲にも淡い境界不明瞭な増強効果が広がっている(矢印)．

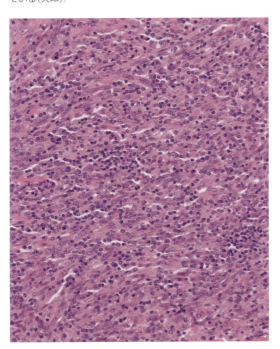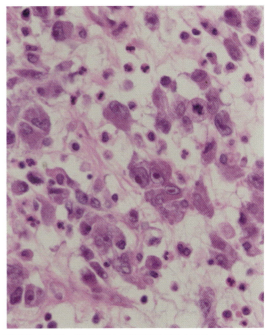

図2 IMT 軽度の異型を示す紡錘形細胞がリンパ球や形質細胞などの炎症細胞浸潤を伴いながら増殖する．

図3 EIMS 類円形核と好酸性細胞質を有する上皮様腫瘍細胞が好中球を含む炎症細胞浸潤を伴いながら増殖している．

▶ 文 献

1) Brown G, et al.: Inflammatory pseudotumours in children: CT and ultrasound appearances with histopathological correlation. Clin Radiol 50: 782-786, 1995
2) Zeng X, et al.: The Clinical and radiological characteristics of inflammatory myofibroblastic tumor occurring at unusual sites. BioMed Res Int: 5679634, 2018
3) Yamamoto H, et al.: ALK, ROS1 and NTRK3 gene rearrangements in inflammatory myofibroblastic tumours. Histopathology 69: 72-83, 2016
4) Casanova M, et al.: Inflammatory myofibroblastic tumor: The experience of the European pediatric Soft Tissue Sarcoma Study Group (EpSSG). Eur J Cancer 127: 123-129, 2020
5) Mossé YP, et al.: Targeting ALK with crizotinib in pediatric anaplastic large cell lymphoma and inflammatory myofibroblastic tumor: a children's oncology group study. J Clin Oncol 35: 3215-3221, 2017
6) Rich BS, et al.: Inflammatory myofibroblastic tumor: A multi-institutional study from the Pediatric Surgical Oncology Research Collaborative. Int J Cancer 151: 1059-1067, 2022

第3章　軟部腫瘍　**2** 線維芽 / 筋線維芽細胞性腫瘍

D 悪性腫瘍

I. 成人型線維肉腫 Adult fibrosarcoma

杉田真太朗 / 杉本英治 / 相羽久輝

1　概　念

　成人に発生する線維芽細胞性肉腫で，紡錘形細胞の杉綾模様配列と膠原線維の沈着を特徴とする．中高年齢者の四肢，体幹，頭頸部で深在性に発生し，しばしば転移を示す高悪性度腫瘍である．確定診断は除外診断にてなされるため，他の紡錘形細胞性腫瘍を十分に鑑別する必要がある．

2　疫　学

　除外診断によるため発生頻度は極めて低く，成人肉腫の 1% 未満である．中年から高齢者にかけて発生し，性差はみられない．四肢，体幹，頭頸部などで，筋肉内などの深部に好発する．有痛性あるいは無痛性の大きな腫瘤を形成する．隆起性皮膚線維肉腫，分化型脂肪肉腫などの悪性転化像として線維肉腫が出現することがある．

3　画像診断

　病変は筋肉内の粗大で充実性腫瘤として描出される．四肢の腫瘍は比較的小さく，後腹膜原発の腫瘍は大きい．MRI の T1 強調像では筋肉に近い低信号，T2 強調像では，膠原線維，粘液成分，出血や壊死の割合により，低から高信号を示す．境界は明瞭なことが多く，低信号の偽被膜で囲まれることがある．

　成人型線維肉腫では，腫瘍内出血により単なる血腫のようにみえることがあるが，筋肉内の突発的な出血をみた場合，腫瘍の存在を疑うべきである．このような例では，結節性，充実性成分を探すことが診断上重要で，造影 MRI や PET 検査が有用である．また，生検する場合には，増強効果を示す部位，あるいは PET で集積のある部位を生検すべきである．腫瘍内出血ではヘモジデリン沈着はなく，GRE 法(T2*強調像)により出血と区別することができる．低悪性度の線維肉腫では粘液腫状基質による信号変化を示す．

4　病理診断

a）肉眼像：比較的境界明瞭な灰白色調あるいは黄褐色調の大きな硬い腫瘤である．高悪性度例では，出血や壊死の領域を含んでいる．

b）組織像：単調な紡錘形細胞が細胞束を形成しつつ，密に増殖している．細胞束は相互に交錯し，特徴的な杉綾模様を形成する(図 1)．腫瘍細胞の核は先細り状で，クロマチンが増量している．核分裂像が観察されるが，多形性は目立たない(図 2)．細胞質は乏しく，双極性に突起を伸ばしている．また細胞間には膠原線維が沈着し，症例によって繊細な線維形成から硝子化線維まで様々である．粘液腫状基質に富むこともある．免疫組織化学染色では時に smooth muscle actin(SMA)や calponin が限局性に陽性となりうるが，線維肉腫に特異的な免疫組織化学的所見は知られていない．

　遺伝子学的に近年，融合遺伝子 *STRN3::NTRK3* の報告があり，*NTRK* 遺伝子再構成紡錘形細胞腫瘍との関連が示唆されている[1]．診断を確定するためには，線維腫症，他の線維芽細胞性肉腫，単相型滑膜肉腫，悪性末梢神経鞘腫瘍などを厳密に鑑別する必要がある．

5　治療・予後 [1〜4]

　成人型線維肉腫は除外診断が必須であり，真の成人型線維肉腫は非常にまれであるが，80% 以上は高悪性であり，5 年生存率は 50% 程度と報告されている．肺や骨が転移の好発部位である．組織学的悪性度・大きさ・深部発生などが予後因子とされている．手術では広範切除により，十分な切除縁を確保することが重要である．切除縁が陽性の場合，局所再発は 80% 程度である．放射線および化学療法に対する奏効率は低いが，周術期に使用されることもある．

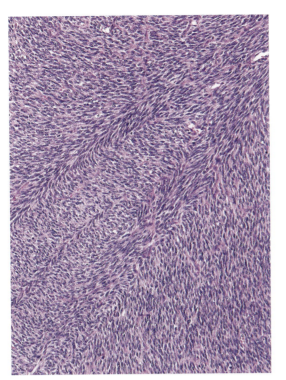

図1 **成人型線維肉腫** 紡錘形細胞が交錯する束状配列を示し,杉綾模様を呈している.

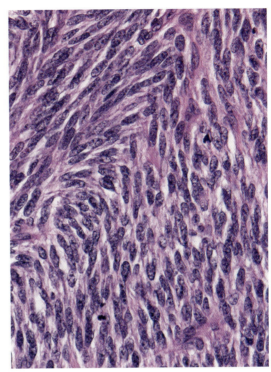

図2 **成人型線維肉腫** 核は先細り状で,クロマチンの増量と分裂像が認められる.

▶文 献

1) Yamazaki F, et al.: Novel NTRK3 fusions in fibrosarcomas of adults. Am J Surg Pathol 43: 523-530, 2019
2) Bahrami A, et al.: Adult-type fibrosarcoma: A reevaluation of 163 putative cases diagnosed at a single institution over a 48-year period. Am J Surg Pathol 34: 1504-1513, 2010
3) Augsburger D, et al.: Current diagnostics and treatment of fibrosarcoma-perspectives for future therapeutic targets and strategies. Oncotarget 8: 104638-104653, 2017
4) Scott SM, et al.: Soft tissue fibrosarcoma. A clinicopathologic study of 132 cases. Cancer 64: 925-931, 1989

第3章　軟部腫瘍　2 線維芽／筋線維芽細胞性腫瘍

D 悪性腫瘍

2. 粘液線維肉腫 myxofibrosarcoma

杉田真太朗／杉本英治／相羽久輝

1　概　念

　豊富な粘液産生を示す悪性線維芽細胞性腫瘍で，多形性を示す腫瘍細胞と曲線状の血管網が特徴である，かつては粘液型悪性線維性組織球腫と呼ばれていた．高齢者の四肢に好発し，半数以上が浅在性(真皮，皮下脂肪組織)に発生する．組織学的に幅広い悪性度を示す．

2　疫　学

　60〜80歳代の高齢者では発生頻度の高い腫瘍で，30歳未満の若年者や小児に生じることはまれである．やや男性優位を示す．四肢，肢帯が好発部位で，浅在性で真皮から皮下組織にかけて位置していることが多い．ゆっくり増大する無痛性腫瘤を形成する．

3　画像診断

a)　MRI：粘液線維肉腫(MFS)は高齢者の四肢に生じる比較的頻度の高い軟部腫瘍の1つである．半数から2/3は皮膚，皮下組織に生じ，残りは四肢の筋膜や筋肉内に生じる．粘液基質を主体とする腫瘍であり，MRIでは他の粘液基質を主体とする腫瘍と同じ信号強度を示す．T1強調像では筋肉よりも低信号を，T2強調像(水強調像)で著しい高信号を示すことが特徴である[1]．単なる嚢胞と確実に鑑別するには造影が必要で，造影により腫瘍の一部，あるいは全体が造影される．

　MFSは他の軟部腫瘍とは異なり，明瞭な円形ないし類円形の腫瘤ではなく，周囲の筋膜などに沿って，多方向に浸潤性増殖に増大するという特徴を示す例が多い(図1)．これはMRIでも，腫瘍から突出するtailとして描出される(tail sign)．この所見を術前に認識して，MFSの可能性を示すことは画像診断上重要である[2]．Kayaらは Tail sign を21例中17例(81%)に認めたとしている[3]．また，MRI上，腫瘤様にみえる場合にも組織学的には浸潤性増殖を示す．Lefkowitzらの読影実験によれば，他の粘液基質をもつ腫瘍と鑑別診断における tail sign の感度は66〜77%，特異度は79〜90%と報告している[1]．

　筋膜より表層にあるMFSは深部のMFSと比較すると，tail sign(tail-like pattern)の出現が有意に多い．tail sign は予後との関連があり，tail sign がある場合，ない

症例(solid pattern)との比較では，局所再発率と無病生存期間が悪い[4]．

b)　核医学：MFSでは，^{18}F-FDG が不均一ではあるが，強い集積を示した例が報告されている[5]．

c)　単純X線, 超音波, CT：画像所見についてのまとまった報告例はない．

4　病理診断

a)　肉眼像：粘液に富み，ゼラチン様の多結節状病巣として認められる．症例により線維性で硬い結節も混在している．周囲へ浸潤し，高悪性度腫瘍では壊死がみられることが多い．

b)　組織像：粘液線維肉腫は低悪性度から高悪性度まで幅広い組織所見を示す腫瘍である．いずれも粘液腫状基質に富む多結節性病変を形成し，異型性と多形性の目立つ腫瘍細胞の増殖と細長く曲線状の血管網が観察される．低悪性度腫瘍では，粘液が豊富で細胞密度は低く(図2)，紡錘形あるいは星形の腫瘍細胞が散在性に分布している．また細胞質に粘液空胞を入れた偽脂肪芽細胞も混在する．高悪性度腫瘍では，多形性の目立つ腫瘍細胞が密に増殖する領域が広くなり，壊死や出血巣が混在している(図3)．まれに上皮様細胞を主体とすることがある．免疫組織化学染色では時に smooth muscle actin(SMA)やCD34で部分的に陽性となりうるが，特異的な所見はない．染色体分析においては Grade 1 の腫瘍においても極めて複雑な核型異常を示す．

5　治療・予後 [6〜8]

　粘液線維肉腫は局所浸潤性が非常に高く，局所再発率は30〜40%と報告されている．局所再発は，組織学的悪性度に関係なく生じ，切除縁の計画が不適切な手術で高頻度である．しかし，熟練した外科医においても局所再発は生じうる．MRI像で腫瘍辺縁に tail sign を認めるものは，腫瘍が筋膜に沿って進展していることを示唆しているため，tail sign を含めた手術が必要と考えられる．また粘液線維肉腫に対して放射線療法と手術を組み合わせることにより，局所制御および生存率の向上に寄与する可能性が報告されている．低悪性度粘液線維肉腫には遠隔転移を生じないが，高悪性度粘液線維肉腫では20

2. 粘液線維肉腫

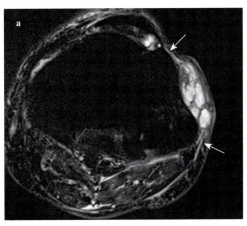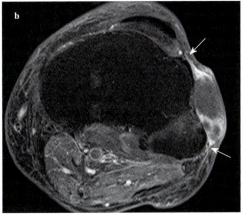

図1　80歳代の男性　左膝関節外側の腫瘤．(a)STIR像．(b)造影後脂肪抑制T1強調横断像．脛骨外側顆に接して，筋膜に沿って増大した扁平な腫瘤がある．STIR像で，内部は水に近い高信号を示している．造影後，外側支帯と筋膜に沿った腫瘍進展を示す造影効果がある(tail sign，矢印)．

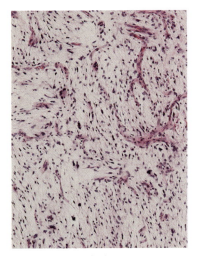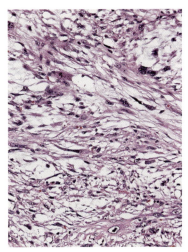

図2　低悪性度粘液線維肉腫　豊富な粘液の中に，散在性に分布する異型腫瘍細胞と曲線状の血管が認められる．

図3　高悪性度粘液線維肉腫　異型性と多形性の目立つ腫瘍細胞が密に増殖しているが，細胞間には粘液が沈着している．

～35％で遠隔転移が発生することが報告されている．遠隔転移の好発部位は，肺・骨であるが，リンパ節転移が生じることもある．腫瘍の大きさ・組織学的悪性度・切除縁・12か月以内の局所再発は生存の予測因子である．一方で，粘液様成分の割合と生存率が逆相関していることも報告されている．また，類上皮サブタイプは進行が早く，遠隔転移のリスクが高いことが報告されている．

▶ 文献

1) Lefkowitz RA, et al.: Myxofibrosarcoma: prevalence and diagnostic value of the "tail sign" on magnetic resonance imaging. Skeletal Radiol 42: 809-818, 2013
2) Waters B, et al.: Low-grade myxofibrosarcoma: CT and MRI patterns in recurrent disease. AJR. Am J Roentgenol 188: W193-198, 2007
3) Kaya M, et al.: MRI and histological evaluation of the infiltrative growth pattern of myxofibrosarcoma Skeletal radiol 37: 1085-1090, 2008
4) Ito K, et al.: F-18 FDG PET/CT imaging of bulky myxofibrosarcoma in chest wall. Clin Nucl Med 36: 212-213, 2011
5) Kikuta K, et al.: An analysis of factors related to the tail-like pattern of myxofibrosarcoma seen on MRI. Skeletal Radiol 44: 55-62, 2015
6) Manoso MW, et al.: Infiltrative MRI pattern and incomplete initial surgery compromise local control of myxofibrosarcoma. Clin Orthop Relat Res 450: 89-94, 2006
7) Boughzala-Bennadji R, et al.: Localized myxofibrosarcomas: roles of surgical margins and adjuvant radiation therapy. Int J Radiat Oncol Biol Phys 102: 399-406, 2018
8) Nascimento AF, et al.: Epithelioid variant of myxofibrosarcoma: expanding the clinicomorphologic spectrum of myxofibrosarcoma in a series of 17 cases. Am J Surg Pathol 31: 99-105, 2007

第3章 軟部腫瘍 **2** 線維芽 / 筋線維芽細胞性腫瘍

D 悪性腫瘍

3. 低悪性度線維粘液肉腫 Low-grade fibromyxoid sarcoma

岩崎　健 / 鷺山幸二 / 相羽久輝

1 概　念

異型に乏しい紡錘形細胞の増殖からなり，線維性領域と粘液性間質の目立つ線維芽細胞性の肉腫である．報告者にちなみ，Evans腫瘍とも呼ばれる．FUS::CREB3L2またはFUS::CREB3L1融合遺伝子を有する．

2 疫　学 [1]

若年成人での発生が多いが幅広い年齢に発生し，18歳未満の発生が全体の20%を占める．主に四肢近位側および体幹の筋膜下の発生が多いが，全身のあらゆる部位に発生しうる．5年後の再発率，転移率は10%以下と低いが，長期追跡を行うと半数近くに転移再発が起こる．

3 画像診断

a) 単純X線写真：非特異的な軟部組織腫瘤として描出される．石灰化や隣接する骨皮質の圧排像を認めることがある．

b) CT：膠原線維が主体の成分は筋と比較して等吸収，粘液基質が主体の成分は低吸収を呈する[2,3]．まれに石灰化もしくは異所性骨化を認める[2]（図1a 矢印）．

c) MRI：線維化が主体の成分ではT2強調像にて低信号（図1b 矢印），淡い増強効果を呈し，粘液基質が主体の成分ではT2強調像にて強い高信号（図1b ＊），不均一な遅延性の増強効果を呈する[2,3]．脳回状や結節状の増強効果を呈することがある[2]．

d) 画像上の鑑別診断：粘液線維肉腫，デスモイド線維腫症，結節性筋膜炎．

4 病理診断

a) 肉眼像：比較的境界明瞭な腫瘍で，割面は線維性で部分的に粘液様のところが認められる．大きさは，1cmから20cmを超えるものまである．

b) 組織像：膠原線維が多い領域と粘液様間質の領域からなり，両成分が明瞭に分かれる（図2）．腫瘍細胞は異型に乏しい紡錘形で（図3），束状配列もしくは渦巻き状配列を示し増殖する．有糸核分裂像は目立たない．約3割の症例で硝子化した膠原線維の周囲に上皮様細胞が配列したロゼット様の構造が認められる（図4）．少数例で，部分的に細胞の多形性，核異型，類上皮様形態を示す例や異所性骨化を示す．免疫組織化学染色では，MUC4とEMAが陽性となり，一部例ではα-SMAにも部分的に陽性を示す．90%の症例でFUS::CREB3L2融合遺伝子が認められる．一部の症例では，FUS::, EWSR1::/CREB3L1融合遺伝子を有する例もある．

5 治療・予後 [4~7]

低悪制度線維粘液肉腫の5年局所再発率は10%，遠隔転移率は5%程度と考えられるが，長期的には，約60%に局所再発が生じ，約40%が腫瘍死に至ると報告されている．Evansらは再発までの中央値は3.5年（最長15年），遠隔転移までの中央値は5年（最長45年）と報告している．組織学的な悪性度は，臨床経過には相関性はないと報告されているが，硬化性類上皮成分を有する場合や円形細胞成分がある場合は予後不良と考える．

▶ 文　献

1) WHO Classification of Tumours Editorial Board(ed): WHO Classification of Tumours, Soft Tissue and Bone Tumours. 5th ed., World Health Organization, 2020

2) Hwang S, et al.: Imaging features of low-grade fibromyxoid sarcoma (Evans tumor). Skeletal Radiol 41: 1263-1272, 2012

3) Sargar K, et al.: MRI and CT of Low-Grade Fibromyxoid Sarcoma in Children: A Report From Children's Oncology Group Study ARST0332. AJR Am J Roentgenol 205: 414-420, 2015

4) Billings SD, et al.: Superficial low-grade fibromyxoid sarcoma (Evans tumor): a clinicopathologic analysis of 19 cases with a unique observation in the pediatric population. Am J Surg Pathol 29: 204-210, 2005

5) Evans HL: Low-grade fibromyxoid sarcoma. A report of two metastasizing neoplasms having a deceptively benign appearance. Am J Clin Pathol 88: 615-619, 1987

6) Evans HL: Low-grade fibromyxoid sarcoma: a clinicopathologic study of 33 cases with long-term follow-up. Am J Surg Pathol 35: 1450-1462, 2011

7) Folpe AL, et al. Low-grade fibromyxoid sarcoma and hyalinizing spindle cell tumor with giant rosettes: a clinicopathologic study of 73 cases supporting their identity and assessing the impact of high-grade areas. Am J Surg Pathol 24: 1353-1360, 2000

3. 低悪性度線維粘液肉腫

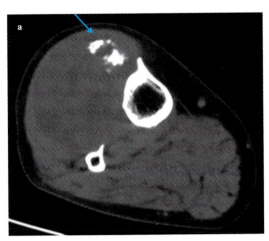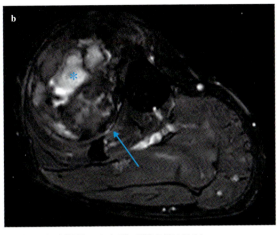

図1　60歳代の女性　16歳頃から右下腿に皮下腫瘤があったが症状ないため放置していたが，受診を勧められた．
(a)右下腿単純CT．右下腿前方の筋内に筋と比較して低吸収の成分と等吸収の成分が混在した腫瘤を認める．前方には粗大な石灰化(矢印)を伴っている．
(b)右下腿MRI　脂肪抑制T2強調横断像．線維化が主体の成分が低信号(矢印)，粘液基質が豊富な部位が高信号(＊)として描出されている．

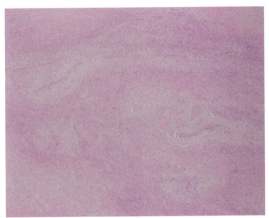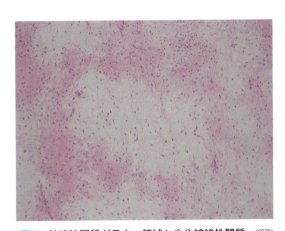

図2　膠原線維が多い領域と粘液様間質の領域からなり，両成分が明瞭に分かれる

図3　粘液性間質が目立つ領域とやや線維性間質　細胞異型の弱い紡錘形細胞が増殖する．

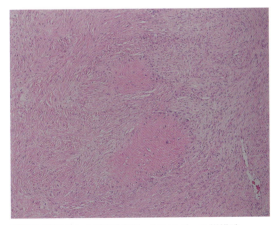

図4　硝子化した膠原線維によるロゼット様構造

第3章　軟部腫瘍　3 線維組織球性腫瘍

A 良性腫瘍

腱滑膜巨細胞腫 Tenosynovial giant cell tumor

山下享子 / 鈴木智大・江原　茂 / 武内章彦

1　概　念

主に関節包や滑液包，腱鞘を覆う滑膜から生じ，滑膜細胞への分化を示す腫瘍．腱鞘に由来するものが狭義の腱鞘巨細胞腫であり，関節など腱鞘以外の滑膜に発生したものは色素性絨毛結節性滑膜炎と呼ばれてきた．現在は，増殖形態により限局型とびまん型に大別され，腱鞘巨細胞腫の多くは限局型に，色素性絨毛結節性滑膜炎の多くはびまん型に分類される．びまん型，限局型とも，多くは COL6A3::CSF1 など CSF1 を含む融合遺伝子を有している．

2　疫　学

限局型は，主に手指の腱鞘あるいは指節間関節の滑膜から発生する．びまん型より頻度は高く，あらゆる年齢層にみられるものの，30〜50 歳代に多い．また女性に約 2 倍の頻度でみられる．びまん型は，膝や足首などの荷重関節に発生するものが多く，高頻度に関節外伸展を伴う．局所侵襲性が強く，再発率も高い．まれに関節内病変を伴わない場合もあり，その場合は大型関節周囲の滑液包から発生したと考えられている．若年成人に好発し，わずかに女性に多くみられる．悪性は非常にまれであり，その多くは 50〜60 歳代に発生する．

3　画像診断[1]

■腱鞘巨細胞腫

a) 単純 X 線写真，CT：石灰化や関節の異常を随伴しない．時に骨の pressure erosion を伴う．関節近傍の境界明瞭な溶骨性病変で，通常硬化縁を有する．

b) MRI：造影早期から強い増強効果を示す．T1 強調像では骨格筋と同等あるいは筋と脂肪の中間信号を示しやすく（図 1a），T2 強調像では筋と脂肪の中間信号を示しやすく（図 1b），低信号はヘモジデリン沈着や線維成分によると考えられている．腱鞘に沿ったヘモジデリン沈着は GRE（gradient echo）法による T2*強調像では低信号の拡大（blooming effect）を示す．

c) その他の画像所見：部位特異性が高く，画像診断は腫瘍の進展範囲の評価を役割とする．

d) 画像上の鑑別診断：線維性腫瘍（線維腫，デスモイ

ド型線維腫症，未分化多形肉腫，線維肉腫），腱黄色腫．

■色素性絨毛結節性滑膜炎

a) 単純 X 線写真，CT：関節内のびまん性色素性絨毛結節性滑膜炎に相当する病変で，膝や足関節などの大関節の近傍の比較的大きな腫瘤となりやすい．骨の erosion や関節裂隙の拡大を伴うことがある．

b) MRI：単結節状ないし多結節状を呈する．進展は腱鞘巨細胞腫に類似する[2]．内部の信号は T1 強調像・T2 強調像いずれも比較的低信号を示しやすい．ヘモジデリンを示す低信号が全ての撮像法で認められ，GRE 法による T2*強調像で著明な低信号を示す（図 2a，b）．造影 MRI で不均一・びまん性の造影増強効果を認める．

c) その他の画像所見：通常の腱鞘巨細胞腫に類似する．

d) 画像上の鑑別診断：多結節状増殖は本症に特徴的であるが，単結節状の場合は非特異的である．MR 信号では線維性腫瘍（線維腫，デスモイド型線維腫症，未分化多形肉腫，線維肉腫）が鑑別上問題となる．

4　病理診断

a) 肉眼像：限局型が通常 4 cm 以下で境界明瞭な腫瘤を形成するのに対し，びまん型は多くが 5 cm 以上で境界不明瞭であり，病変部の滑膜は絨毛状を呈する．割面ではいずれも，灰白色調領域と黄褐色調領域とが混在して認められる．

b) 組織像：単核細胞と破骨細胞型多核巨細胞が混在し，様々な程度の炎症細胞浸潤や線維化を伴って多彩な組織像を示す（図 3）．泡沫細胞やヘモジデリン含有組織球が目立つことも多い（図 4）．単核細胞には，やや大型で豊富な細胞質と偏在核を有する類円形細胞と，小型主体の組織球様細胞が含まれる（図 5）．前者が真の腫瘍細胞で，滑膜細胞に類似しており，時に細胞質の辺縁主体にヘモジデリン沈着がみられる（図 6）．2 核から多核の腫瘍細胞がみられる場合もある．破骨細胞型多核巨細胞の数は様々で，びまん型では限局型よりも少ない傾向にあり，まれにはほとんどみられない場合もある．核分裂像が散見されるが，通常悪性の指標とはならない．また大関節付近に発生するびまん型では，病変内にしばしば滑膜腔を思わせる裂隙が認められる．

免疫組織化学染色では，腫瘍細胞は滑膜細胞と同様に

clusterin が陽性で，desmin も一部にしばしば陽性となる．組織球様細胞は CD68 や CD163 が陽性である．

5 治療・予後

a) **限局型**：緩徐に発育するため疼痛や機能障害などな

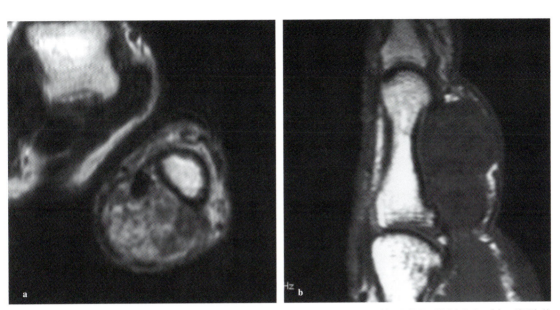

図1 56歳の男性 （a）T2強調横断像．腱鞘を取り囲んで低信号と高信号の混在した不均一な信号の腫瘤をみる．（b）T1強調矢状断像．筋と同等の信号を示す境界明瞭な病変で骨に接している．

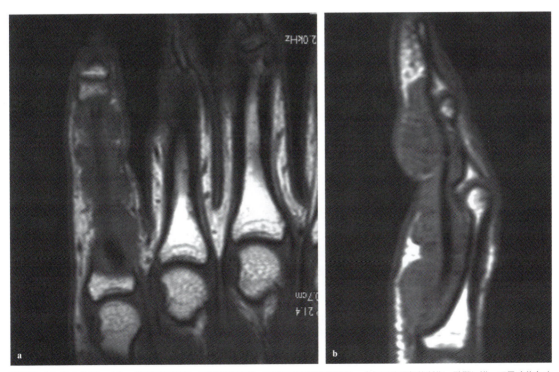

図2 13歳の女子 （a）T1強調冠状断像．屈筋腱鞘に沿って多房性結節を認める．（b）T1強調矢状断像．腱鞘に沿って長く分布する比較的低信号の境界明瞭な腫瘤がみられる．

第3章　軟部腫瘍

ければ wait-and-see policy も選択し得る．手術の場合は辺縁切除を行うが，4～30% が再発すると報告されている[3]．骨の中に浸潤している場合は掻爬を追加する．最も多い手指発生例は神経血管の損傷に注意するとともに伸筋腱や屈筋腱の癒着に注意が必要である．

b) びまん型：緩徐に発育するがびまん性に浸潤しており完全切除は難しいため手術のタイミングは十分に検討する必要がある．関節破壊がなく機能障害をきたしていなければ active surveillance も選択し得る．手術の場合は再発しやすく（40～60%）[3]，10年以上してから再発することもある．関節包や靱帯組織の周囲にびまん性に浸潤しており，切除の際はこれらを温存するように努めると腫瘍の取り残しが発生し，腫瘍切除を優先するとこれらを損傷し機能障害をきたすリスクがあり，意図的に可及的切除にとどめるか判断が難しい．術式は関節鏡視下腫瘍切除かオープンでの腫瘍切除かを再発率と術後の機能障害を考慮して選択する．膝関節は腫瘍の浸潤度によって前方関節鏡，後方オープンや前後方オープンを症例に

よって選択することが多く，股関節，足関節の病変についてはオープンの手術が多い．再発を繰り返し骨への浸潤が大きい時や二次性の関節症性変化を生じた場合は人工関節置換術が選択される．再発予防の放射線療法の有効性は確立されていない．まれに肺やリンパ節への転移や悪性転化の報告がある．悪性転化の半数は肺やリンパ節への転移もきたすとされている．近年，コロニー刺激因子（colony-stimulating factor-1：CSF-1）受容体阻害薬が開発され海外で承認されており，わが国への導入が期待されている[4]．また，わが国では非ステロイド性抗炎症薬（NSAIDs）の一種であるザルトプロフェンの有効性が見出され，医師主導治験が実施され，プラセボと比較し無増悪生存率に差はなかったものの関節機能が有意に改善された[5]．

本疾患は希少疾患で自然経過や治療経過がいまだ明らかにはなっていない．そのため前向きにみる試験が海外で多施設共同研究として実施中であり，治療指針が確立することが期待される．

▶ 文　献

1) Lee IS, et al.: Microscopy coil for preoperative MRI of small soft-tissue masses of the hand and foot: comparison with conventional surface coil. AJR Am J Roentgenol 191: W256-W263, 2008

2) Llauger J, et al.: Pigmented villonodular synovitis and giant cell tumors of the tendon sheath: radiologic and pathologic features. AJR Am J Roentgenol: 172: 1087-1091, 1999

3) WHO Classification of Tumours Editorial Board (ed): WHO Classification of Tumours, Soft Tissue and Bone Tumours. 5th ed., World Health Organization, 133-136, 2020

4) Tap WD, et al.: Pexidartinib versus placebo for advanced tenosynovial giant cell tumour (ENLIVEN): a randomised phase 3 trial. Lancet 394: 478-487, 2019

5) Takeuchi A, et al.: Randomized placebo-controlled double-blind phase II study of zaltoprofen for patients with diffuse-type and unresectable localized tenosynovial giant cell tumors: The REALIZE study. Front Oncol 12: 900010, 2022

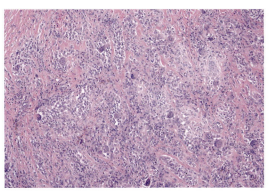

図3 **腱滑膜巨細胞腫** 線維化を伴って，多彩な細胞浸潤を認める．

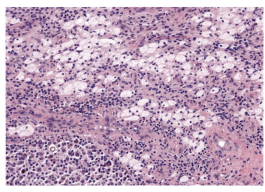

図4 **腱滑膜巨細胞腫** 泡沫細胞やヘモジデリン含有組織球の浸潤を伴う．

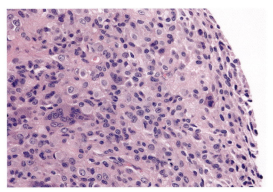

図5 **腱滑膜巨細胞腫** 単核細胞と破骨細胞型多核巨細胞が混在する病変で，偏在核を有する類円形細胞が真の腫瘍細胞である．

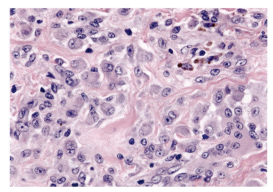

図6 **腱滑膜巨細胞腫** 類円形の腫瘍細胞では，細胞質の辺縁部主体にヘモジデリン沈着がみられる．ヘモジデリン含有組織球を伴う．

第3章　軟部腫瘍　4　血管腫瘍

A 良性腫瘍

血管腫（血管奇形）Superficial hemangioma（vascular malformations）

久岡正典 / 長田周治 / 木村浩明

1　概　念

血管内皮と周皮を主たる構成細胞とする血管形成性ないし増殖性の良性腫瘍あるいは腫瘍様病変（血管奇形を含む）である．

2　疫　学

軟部腫瘍の中では比較的頻度の高い病変で，先天性のものを含めあらゆる年齢層に認められるが，小児期にみつかることが多い．成人にみられるものは女性に頻度がやや高い．また，加齢とともに縮小するものもある．頭頸部や四肢の皮膚が好発部位であるが，時に四肢や躯幹などの筋肉内や，膝などの関節内にも発生する．

3　画像診断

血管腫（静脈奇形）は，分葉状や静脈瘤状，境界明瞭な孤立性から浸潤性まで様々な形態を呈する．しばしば10 cm を超える大きな腫瘍であり，筋肉内血管腫では周囲の筋肉との境界は不明瞭である．

a）単純X線写真，CT：静脈石（phlebolith．石灰化を伴う凝固した血栓）の同定は血管腫の診断の助けになる（図1a）．骨の変化として骨膜反応や皮質の変化の他に過成長がみられることがある．

b）MRI：T2強調像で海面状，囊胞状の血管腔に停滞した血液を反映して高信号を呈する（図1b，図1c）．液面形成をみることもある．点状，網状の低信号域は線維成分や早い血流，血栓，静脈石などを示す．脂肪抑制T2強調像で腫瘤と連続する正常または拡張した静脈を認める[1]．T1強調像では筋肉と等信号を呈し，辺縁に脂肪の高信号をみることがある（図1d）．

c）画像上の鑑別診断：血腫，高分化型脂肪肉腫など．

4　病理診断

a）肉眼像：血液を含んだ暗赤色から赤褐色の軟らかい結節ないし腫瘤，あるいは斑状の病変を形成する．周囲との境界はしばしば明瞭であり，大型のものは蜂巣状ないし海綿状の割面を呈する．筋肉内血管腫ではしばしば混在する脂肪組織により黄色調を示すことがある．

b）組織像：基本的に血管構造の過剰増殖からなる病変

であるが，構成される血管のサイズあるいは種類により毛細血管腫（capillary hemangioma），静脈性血管腫（venous hemangioma），海綿状血管腫（cavernous hemangioma），動静脈血管腫（arteriovenous hemangioma）などの亜型に分類される（図2）．また，炎症性間質を伴って上皮様内皮細胞からなる小血管が増生する類上皮血管腫（epithelioid hemangioma），紡錘形細胞の増生を伴う紡錘形細胞型血管腫（spindle cell hemangioma），腎の糸球体様の構造をとる糸球体様血管腫（glomeruloid hemangioma）などのように，内皮細胞の示す形態学的特徴によって分類される亜型も存在する（図3）．内皮細胞に軽度の核の腫大や核分裂像がみられる場合もあるが，原則的に異型性の程度は乏しく異常核分裂像は認められない．筋肉内血管腫では萎縮した骨格筋を分け入るように種々の形状や大きさの血管の増生がみられる（図4）．また脂肪組織やリンパ管の増生を伴うことも少なくない．滑膜血管腫は非薄化した滑膜により表層が覆われ，多くは海綿状血管腫の形態を示す（図5）．血管様構造には血栓や静脈石，血管内皮の乳頭状増生がみられることがある．免疫組織化学染色では多くの内皮細胞に factor VIII RA や CD 31，CD 34，ERG などの内皮細胞のマーカーが陽性となり，その周囲をしばしばα-smooth muscle actin 陽性の周皮細胞が取り巻く．

5　治療・予後 [2~4]

充実性脈管性腫瘍である乳児血管腫や房状血管腫は自然消退することもあるため，まずは経過観察を行う．しかしサイズが大きく機能的や整容的な問題がある場合は，プロプラノロール内服療法，ステロイド療法，手術療法，レーザー，圧迫療法などの導入を検討する．

毛細血管奇形では現在はパルス可変式色素レーザーによる色調改善を目的とした治療が第一選択となっている．病変残存や再燃に対しては外科的切除も考慮する．

静脈奇形に対しては，圧迫などの物理療法，薬剤による硬化療法，外科的切除，レーザー治療などの選択肢があり，症例に応じて選択する．硬化療法は内腔の存在する病変での有効率が高く低侵襲だが，病部部の完全消失は難しく複数回の治療を要することが多い．病変が限局していて完全切除が可能な場合は手術療法が望ましい．

血管腫（血管奇形）

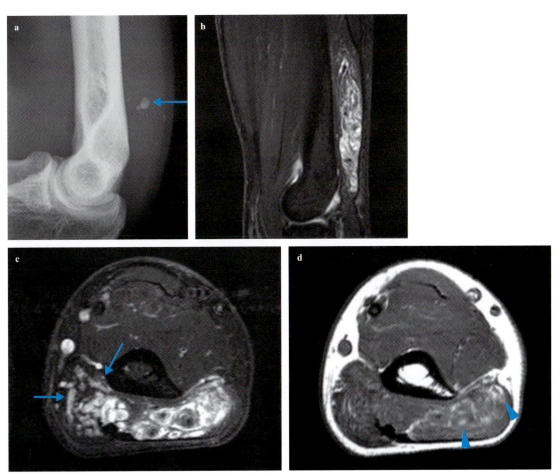

図1　60歳代の女性　左上腕伸側に腫瘍あり．(a)単純 X 線写真．円形の石灰化である静脈石を認める（→）．MRI 脂肪抑制 T2 強調矢状断像 (b) と MRI 脂肪抑制 T2 強調横断像 (c) で上腕三頭筋に境界不明瞭，内部不均一に高信号を呈する 10 cm の腫瘍を認める．内部に結節状や線状の低信号域を認め，血栓，静脈石，線維成分の存在が示唆される．周囲には拡張した静脈を散見する（c の矢印）．(d) MRI T1 強調横断像で腫瘍内に高信号を呈する脂肪成分を認める（矢頭）．

第3章　軟部腫瘍

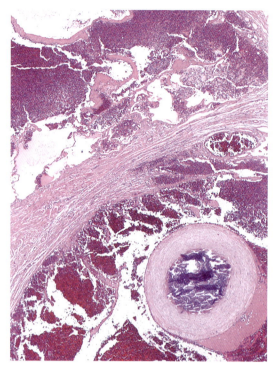

図2　静脈石を入れ拡張した薄壁性血管の増生からなる海綿状血管腫

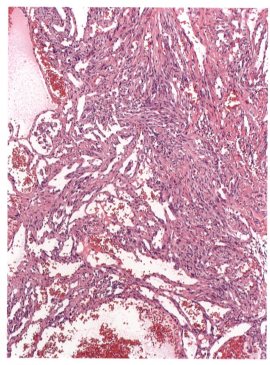

図3　紡錘形細胞型血管腫では拡張性血管とともに紡錘形細胞の増殖をみる

　関節内の静脈奇形である滑膜血管腫に対しては関節鏡下での掻爬術がよい適応とされる．粘膜面などの小さな病変に対してはレーザー治療も有効である．近年，mTOR阻害薬であるシロリムスの有効性が報告され，2024年にわが国でも保険適用となったところである．

　動静脈奇形に対する治療も圧迫などによる物理療法，血管内治療，外科的治療を部位や状況に応じて組み合わせることが必要である．血管内治療は，経カテーテル的あるいは経皮穿刺によりナイダスに塞栓物質や硬化剤を注入しシャント血流の減少や消失を図る．金属コイルによる流入動脈の塞栓は，側副路発達を促すため避けるべきである．外科的切除術は，限局性動静脈奇形では病変を完全に除去させることができるため根治性が高い．一方で広範囲に浸潤する巨大なびまん性病変では，多量の筋肉組織の切除や神経損傷によって大きな機能障害を残す恐れがあり，慎重に手術適応を検討する必要がある．供血動脈の近位で結紮のみを行うことは，側副路が発達しナイダス血流が残るため，避けるべきである．

　脈管奇形は局所的な体細胞遺伝子異常が病因の根底にあるため，根治は困難であることが多い．病変が大きいほど，病変の存在部位が広範囲であるほど，またびまん性浸潤性であるほど難治となり，適切な治療を適時行いながら健常な日常生活を維持していくことが治療の目標となる．四肢の病変では，病変が広範囲の場合は脚長差を認めたり，関節可動域制限を生じることもあるため，注意が必要である．

血管腫(血管奇形)

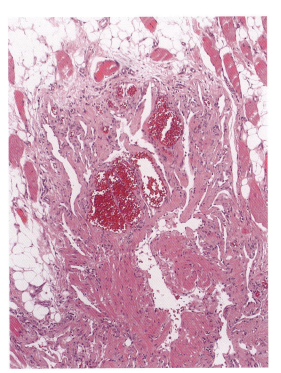 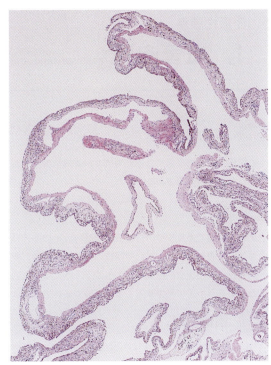

図4 筋肉内血管腫　成熟脂肪細胞を伴って大小の不規則な血管構造の増生をみる．

図5 滑膜血管腫　菲薄化した滑膜に覆われた拡張性血管がみられる．

▶ 文　献

1) Olivieri B, et al.: Low-flow vascular malformation pitfalls: from clinical examination to practical imaging evaluation― part 2, venous malformation mimickers. AJR Am J Roentgenol 206: 952-962, 2016
2) International Society for the Study of Vascular Anomalies(ISSVA)classification for vascular anomalies〔http://www.issva.org/〕
3) 令和2-4年度厚生労働科学研究費難治性疾患政策研究事業「難治性血管腫・脈管奇形・血管奇形・リンパ管腫・リンパ管腫症および関連疾患についての調査研究」班：血管腫・脈管奇形・血管奇形・リンパ管奇形・リンパ管腫症 診療ガイドライン 2022〔https://issvaa.jp/wp/wp-content/uploads/2023/03/80d9663d18f8cc93de83f4971e260d1c.pdf〕
4) Maruani A, et al.: Sirolimus(rapamycin)for slow-flow malformations in children: the observational-phase randomized clinical PERFORMUS trial. JAMA Dermatol 157: 1289-1298, 2021

第3章　軟部腫瘍　4　血管腫瘍

B 悪性腫瘍

I. 血管肉腫 angiosarcoma

久岡正典 / 岩間祐基 / 木村浩明

1　概　念

血管内皮細胞の形態や機能的特徴を示す異型細胞から構成される悪性腫瘍である.

2　疫　学

まれな肉腫でありやや男性に頻度が高い. その多くは高齢者の皮膚に発生し, 次いで四肢の深部軟部組織, 躯幹, 腹腔内, 後腹膜や縦隔などに生じる. 時に多発性のこともある. 小児に発生することは極めてまれである.

3　画像診断

a）単純X線写真, CT：皮下の境界不明瞭な軟部腫瘤として描出される. 浸潤性に発育し, 著明な増強効果を示す（図1, 2）.

b）MRI：皮下もしくは深部軟部組織に, T1強調像にて中等度信号を示し, T2強調像やSTIR像では高信号を示す腫瘤として認められる. 富血行性を反映し, 造影剤により著明な増強効果が認められ, 腫瘤の辺縁部には蛇行する血管が認められることがある. 浸潤性の発育を示すことや, 脂肪沈着をきたさない点が, 血管腫との鑑別となる. 内部の出血を反映して, T1強調像にて高信号を示すことがある. また, 液面形成を伴うことがある[1].

c）画像上の鑑別診断：血管腫, 類上皮血管内皮腫, 孤立性線維性腫瘍など.

4　病理診断

a）肉眼像：しばしば出血を伴う多結節状ないし斑状の病変で, 大きさは1〜15 cm程度である. 周囲との境界が明瞭なことも, または浸潤性で不明瞭なこともある.

b）組織像：多くは腫大した濃染性の核と好酸性で比較的豊富な細胞質を有する上皮様異型細胞が, 種々の程度に拡張し不規則かつ複雑に吻合する血管構造を形成しな

がら増殖し, 線維性間質や母組織の間を分け入るように広がり, 通常周皮細胞を欠いている（図3）. また, 血管の内腔に向かって腫瘍細胞が釘鋲状に突出したり, 低乳頭状に配列する像もしばしばみられる（図4）. 時に上皮様腫瘍細胞が充実性胞巣状ないし索状に配列し一見癌に類似した像や, 紡錘形腫瘍細胞の増殖が顕著で他の紡錘形細胞肉腫を模倣するような所見を伴うこともある. さらに, 皮膚や乳腺に発生するものの中には異型性が乏しく, 血管腫あるいは乳頭状内皮過形成に類似した高分化な病変がみられることがある. 免疫組織化学染色にて, 腫瘍細胞にはCD 31, CD 34, factor VIII-related antigen, D2-40, ERG, FLI1などの内皮細胞のマーカーが多少とも陽性となる.

5　治療・予後 [2〜4]

血管肉腫の治療は, 悪性度が高く進行性であることが多いため, 手術療法・化学療法・放射線治療を組み合わせた集学的治療が必要である. 患者の年齢, 腫瘍の大きさや部位, 単発性か多発性かなどを総合的に判断して決定すべきである.

限局性の場合は手術による広範切除が第一選択となるが, コンパートメント外への進展がある場合は放射線治療の併用が推奨されている. また限局性症例においては補助化学療法を追加することで有意に無病生存期間が改善したとの報告もあり, 年齢や全身状態も考慮して化学療法を併用することを検討すべきである. 切除・再建が不可能な場合や転移症例においては化学療法（±放射線治療）が行われることが多い. 化学療法としては, ①パクリタキセル, ②アントラサイクリンベース, ③ゲムシタビンベースのレジメンが推奨されている. 特に他の軟部肉腫と異なり血管肉腫はタキサンに対する感受性が高くパクリタキセルの有効性が証明されているのが特徴である. 他にもパゾパニブ・プロプラノロールなどの有効

▶ 文　献

1) Moukaddam H, et al.: MRI characteristics and classification of peripheral vascular malformations and tumors. Skeletal Radiol 38: 535-547, 2009

2) von Mehren M, et al.: Soft tissue sarcoma, version 2.2022, NCCN Clinical Practice Guidelines in Oncology. J Natl Compr Canc Netw 20: 815-833, 2022

3) Constantinidou A, et al.: Evaluation of the use and efficacy of（neo）adjuvant chemotherapy in angiosarcoma: a multicentre study. ESMO Open 5: e000787, 2020

4) Gronchi A, et al.: Soft tissue and visceral sarcomas: ESMO-EURACAN-GENTURIS Clinical Practice Guidelines for diagnosis, treatment and follow-up. Ann Oncol 32: 1348-1365, 2021

性も最近報告されている．

5年の全生存率は20%前後で，限局性で30〜40%，転移性で0〜10%と非常に予後は不良な疾患である．約半数が初診に転移があるとも報告されている．患者の年齢が高いこと，後腹膜発生，腫瘍サイズが大きいことは予後不良因子である．

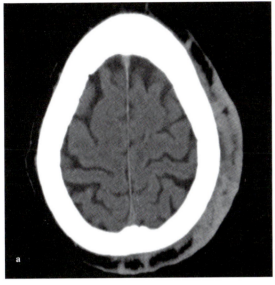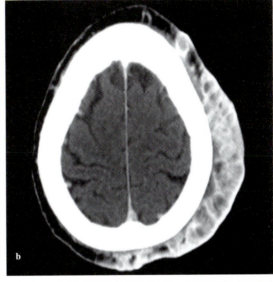

図1 **70歳代の女性** 頭部CT．(a)単純CT．(b)造影CT．左側頭部皮下に不整な軟部腫瘤が認められる．内部に著明な増強効果を示している（えだクリニック整形外科・リハビリテーション科 PICTORU いずも画像診断室 福庭栄治先生のご厚意による）．

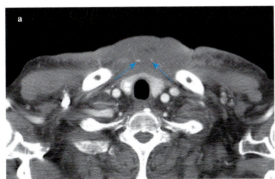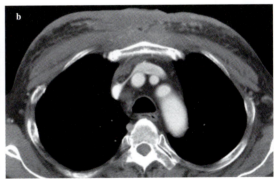

図2 **60歳代の男性** 造影CT．前胸部に著明な皮膚の肥厚を広範囲に認め，内部には不均一な増強効果が認められる．辺縁部には，拡張した血管が認められる（矢印）．

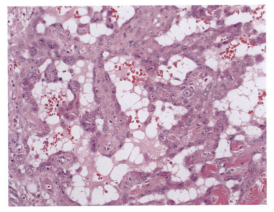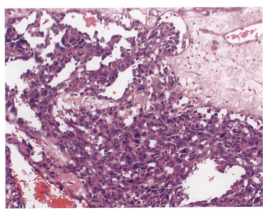

図3 上皮様の異型な内皮細胞に覆われ不規則に拡張する複雑な血管構造

図4 拡張性の血管内に乳頭状あるいは結節状に進展する異型細胞の集団

第3章 軟部腫瘍 **4** 血管腫瘍

B 悪性腫瘍

2. 類上皮血管内皮腫 Epithelioid hemangioendothelioma

杉田真太朗 / 木村浩明

1 概 念

類上皮様血管内皮細胞と粘液硝子間質からなる悪性の血管性腫瘍で，多くは融合遺伝子 *WWTR1::CAMTA1* を示す転座関連肉腫である[1]．一部の融合遺伝子 *YAP1::TFE3* を示す腫瘍では豊富な好酸性胞体をもつ類上皮様血管内皮細胞が明瞭な血管や胞巣を形成する．

2 疫 学

発症年齢は幅広いが成人に多く，小児にはまれである．融合遺伝子 *YAP1::TFE3* をもつ症例は融合遺伝子 *WWTR1::CAMTA1* をもつ症例よりも若年発生の傾向がある．全身の軟部組織，骨のほか，内臓(肺，肝臓)にも発生し，骨や内臓発生例は多発傾向にある．

3 病理診断

a) 肉眼像：白色調の硬い腫瘤を形成する．約半数は血管(通常は静脈)から発生し，血管壁で囲まれ，器質化血栓に類似した腫瘤を形成する．

b) 組織像：90%以上を占める融合遺伝子 *WWTR1::CAMTA1* を示す古典的類上皮血管内皮腫では核小体の目立たない円形核と好酸性胞体をもつ類上皮様血管内皮細胞が粘液硝子間質を伴い索状，小胞巣状に増殖する(図1)．赤血球を入れる細胞質内空胞がみられる．核異型は軽度で，核分裂像は少ない(図2)．一方，融合遺伝子 *YAP1::TFE3* を示す腫瘍では好酸性胞体の明瞭な腫瘍細胞のシート状，偽胞巣状増殖や血管腔形成がより目立つ[2]．免疫組織化学染色では血管内皮マーカー(CD31, CD34, ERG, FLI1)に陽性で，上皮マーカー(AE1/AE3 など)にも半数弱が陽性である．また，CAMTA1 やTFE3 の核陽性像も特徴的である．

4 治療・予後 [3~5]

非常にまれな腫瘍であるため標準的治療体系はまだ確立されていない．単発病変では広範切除が基本的な治療方針となる．根治切除が困難な場合は，化学療法や放射線療法が治療選択肢となるが，無症候性で進行が緩徐な場合は無治療経過観察も治療選択の1つとなりえる．放射線治療に関しては，根治切除が困難な場合の有効な治療選択肢である．また化学療法はドキソルビシンやゲムシタビンベースのレジメンが用いられることが多いが，これらの治療が生命予後の改善に寄与するかに関しては十分なエビデンスがないのが現状である．近年，シロリムス，パゾパニブ，ソラフェニブといった分子標的治療薬の有効性も報告されている．

軟部発生類上皮血管内皮腫はそのほとんどが単発性であるが，20～30%で遠隔転移をきたし，5年生存率は70～80%程度，10年生存率は60%程度と報告されている．腫瘍サイズ(3 cm以上)，有糸分裂(mitosis)数，多巣性，胸膜浸潤，リンパ節または遠隔転移などが予後と関連している．腫瘍サイズ(> 3 cm)と組織学的異型をパラメーターとした3段階のリスク評価システムが提唱されており，低リスク，中リスク，高リスクのグループに大幅に階層化し，5年生存率はそれぞれ100%，81.8%，16.9%であったと報告されている．

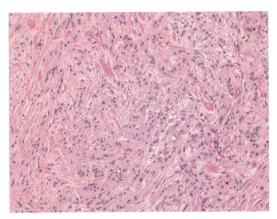 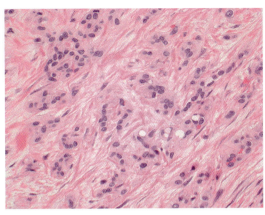

図1 円形核と好酸性胞体をもつ類上皮様血管内皮細胞が粘液硝子間質を伴い索状，小胞巣状に増殖する（国立がん研究センター中央病院病理診断科　吉田朗彦先生のご厚意による）

図2 腫瘍細胞の核異型は軽度で，核小体は目立たず，一部の腫瘍細胞は細胞質内空胞を示す（国立がん研究センター中央病院病理診断科　吉田朗彦先生のご厚意による）

▶ 文　献

1) Errani C, et al.: A novel *WWTR1-CAMTA1* gene fusion is a consistent abnormality in epithelioid hemangioendothelioma of different anatomic sites. Genes Chromosomes Cancer 50: 644-653, 2011
2) Dermawan JK, et al.: *YAP1-TFE3*-fused hemangioendothelioma: a multi-institutional clinicopathologic study of 24 genetically-confirmed cases. Mod Pathol 34: 2211-2221, 2021
3) Tsuchihashi K, et al.: Epithelioid hemangioendothelioma-its history, clinical features, molecular biology and current therapy. Jpn J Clin Oncol 54: 739-747, 2024
4) Folpe AL: Vascular tumors of intermediate malignancy: An update. Hum Pathol 114-128, 2024
5) Shibayama T, et al.: Clinicopathologic characterization of epithelioid hemangioendothelioma in a series of 62 cases: A proposal of risk stratification and identification of a synaptophysin-positive aggressive subset. Am J Surg Pathol 45: 616-626, 2021

第3章　軟部腫瘍　5 血管周皮細胞性腫瘍

A 良性腫瘍・中間型

I. グロームス腫瘍 Glomus tumor

久岡正典 / 長田周治 / 相羽久輝

1 概　念

動静脈吻合部における血管糸球(グロームス小体)の構成細胞に類似した平滑筋様の分化を示す細胞が血管周囲性に増殖する腫瘍(pericytic/perivascular tumor)で，そのほとんどは良性であるが，ごくまれに悪性型の報告もある．多発性のものは神経線維腫症1型との関連性が指摘されている[1]．

2 疫　学

若年成人から中年の四肢真皮深部から皮下，特に指の爪下部に発生することが多いが，まれに胃や肝，肺，骨，神経などの軟部以外の臓器に発生した例も報告されている．発生頻度に性差はないが，爪下発生の場合は女性により多くみられる．発作性の放散痛を伴うことが臨床上の特徴とされる．

3 画像診断

a) 単純X線写真，CT：隣接する骨に圧迫性侵食像を認めることがある．

b) MRI：腫瘍は境界明瞭で，形態は卵円形を呈する(図1a)．内部はT1強調像で低信号，T2強調像で高信号を呈し(図1b, c)，造影後T1強調像で強く均一に造影される(図1d)．ダイナミック造影またはMRアンギオグラフィでは，動脈相で腫瘍の一部が造影され，漸増的に全体的に強く造影される[2](図1e)．手全体を撮像範囲とする3D MRアンギオグラフィでは病変の同定や進展範囲，多発病変の有無の確認に有用である．

c) 画像上の鑑別点：ガングリオン，類上皮嚢腫，血管腫．

4 病理診断

a) 肉眼像：通常径1cm大までの周囲との境界の明瞭な小型の青色ないし赤色調結節を形成する．

b) 組織像：様々に拡張した薄壁性の小血管周囲に類円形から多角形の均一な小型の腫瘍細胞がシート状あるいは索状に配列する．腫瘍細胞は中心に位置する円形核と淡好酸性の細胞質を有し，細胞境界がしばしば明瞭である(図2)．間質には粘液腫状変化や硝子様硬化がみられることが多い．時に拡張性血管の豊富な血管腫類似の亜型(glomangioma)や(図3)，紡錘形の平滑筋細胞の増生を伴うもの(glomangiomyoma)，血管腫症に類似して病変がびまん性ないし多巣性に広がるまれな亜型(glomangiomatosis)も存在する．通常腫瘍細胞は異型性が目立たず核分裂像も乏しいが，それらが容易に認められる例や，異型核分裂像が観察される場合，あるいは腫瘍が大きく(径2cm大以上)深部あるいは内臓器に発生した場合は悪性型とみなされる．免疫組織化学染色ではα-smooth muscle actinやh-caldesmonが陽性であり，desminやCD 34は陰性である．

5 治療・予後 [3,4]

グロームス腫瘍は局所浸潤性が低いため，辺縁切除で治療可能で，再発率は10%程度である．指の爪下に発生したものは，爪床を丁寧に修復し，爪母の損傷を最小限に止めることが，爪の変形予防に重要である．一方で，悪性化した場合は非常に進行が早く，予後不良である．巨大腫瘍(2cm以上)・臓器発生・細胞異型などの特徴を有する場合は注意が必要である．

▶ 文　献

1) Brems H, et al.: Glomus tumors in neurofibromatosis type 1: genetic, functional, and clinical evidence of a novel association. Cancer Res 69: 7393-7401, 2009

2) Baek HJ, et al.: Subungual tumors: Clinicopathologic correlation with US and MR imaging findings. Radiographics 30:1621-1636, 2010

3) Luzar B, et al.: Cutaneous malignant glomus tumours: applicability of currently established malignancy criteria for tumours occurring in the skin. Pathology 50: 711-717, 2018

4) Lee IJ, et al.: Subungual glomus tumours of the hand: diagnosis and outcome of the transungual approach. J Hand Surg Eur Vol 34: 685-688, 2009

1. グロームス腫瘍

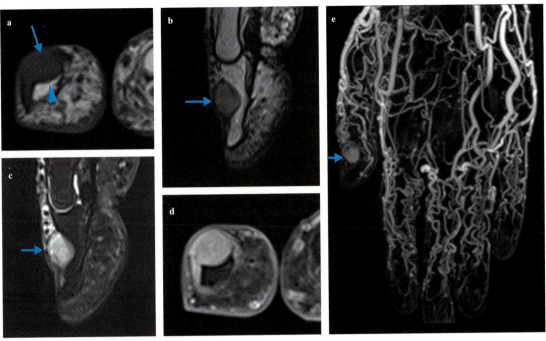

図1　40歳代の女性　左第1指の爪母に疼痛を伴う腫瘍あり.
(a)MRI T1 強調横断像. 左第1指の爪床部に低信号を呈する 8 mm の腫瘍を認める(矢印). 末節骨に圧迫性侵食像を認める(矢頭). MRI T2 強調矢状断像 (b)でやや高信号(矢印), MRI 脂肪抑制 T2 強調矢状断像 (c)で高信号を呈している(矢印). (d)MRI 造影後 T1 強調横断像で均一に強く造影されている. (e)3D MR アンギオグラフィ(MIP 像)の 2nd phase で, 強く造影される腫瘍を同定できる(矢印).

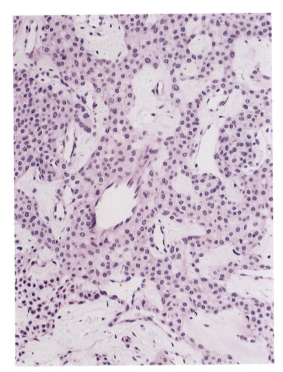

図2　小型の多角形細胞が薄壁性の小血管周囲にシート状あるいは索状に増殖する

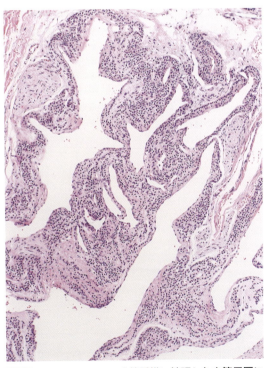

図3　Glomangioma. 血管腫様に拡張した血管周囲に増殖する腫瘍細胞

第3章 軟部腫瘍 5 血管周皮細胞性腫瘍

A 良性腫瘍・中間型

2. 血管平滑筋腫 Angioleiomyoma

岩村隆二・松山篤二 / 小黒草太 / 相羽久輝

1 概　念

分化した平滑筋細胞が多数の血管構造を伴って増殖する境界明瞭な良性腫瘍で，大部分が真皮や皮下に発生し，しばしば既存の血管壁からの移行が確認される．血管周皮細胞性腫瘍群に属し，同群の筋周皮腫やグロームス腫瘍との形態学的ならびに分子遺伝学的な連続性がある．

2 疫　学

好発年齢は40〜60歳代である．半数以上が下肢に発生し，次いで上肢に多く，頭頸部，体幹部にも生じる．下肢の発生例は女性に多いが，その他の部位ではやや男性に多い．後述する充実型は下肢に，静脈型は頭頸部に，海綿型は上肢に発生しやすい．約半数に痛みを伴う．

3 画像診断

a) 単純X線写真，CT：軟部腫瘤として描出される．石灰化がみられることがある．

b) MRI：T2強調像にて比較的均一な軽度高信号から高信号を示すが，不均一な低信号を示すこともあり非特異的な所見を示す（図1）．内部または辺縁に沿って血管（flow void）が描出されることが多く，腫瘍辺縁に偽被膜様のT2強調低信号rimを伴う．T1強調像では低信号を示し，比較的均一な増強効果を示すことが多い．

c) 画像上の鑑別診断：指趾皮下に発生する境界明瞭な腫瘤として，神経原性腫瘍，孤立性線維性腫瘍，滑膜肉腫，筋周皮腫などがあがる．

4 病理診断

a) 肉眼像：一般に2cm未満の境界明瞭な腫瘍である．

b) 組織像：好酸性胞体を有する異型に乏しい平滑筋細胞が種々の血管構造を伴って束状に増殖し，境界明瞭な結節を作る（図2，3）．血管構造に基づいて3亜型に分類され，スリット状の薄壁性血管を介在するものを充実型，厚い筋性血管を有するものを静脈型，拡張した血管腔を有するものを海綿型と称し，これらの像はしばしば混在する．時に石灰化や血栓形成，脂肪成分を伴う．部分的に筋周皮腫の像を伴うことがある．免疫組織化学的にsmooth muscle actinやh-caldesmonがびまん性に陽性だが，desminの発現は様々で陰性の場合もある[1]．筋周皮腫やグロームス腫瘍で同定されているPDGFRBやNOTCH3遺伝子の変異[2]，NOTCH2遺伝子の再構成が少数例で報告されている．

5 治療・予後

腫瘍は約半数程度で痛みがあるため，症状緩和のために切除の適応となることが多い．一般的には皮下・真皮内に発生し3cm以下であるため，切除は容易であることが多い．手術は辺縁切除で十分であり，外科的切除後に再発することはまれである．

▶ 文　献

1) Matsuyama A, et al.: Angioleiomyoma: a clinicopathologic and immunohistochemical reappraisal with special reference to the correlation with myopericytoma. Hum Pathol 38: 645-651, 2007

2) Iwamura R, et al.: PDGFRB and NOTCH3 mutations are detectable in a wider range of pericytic tumors, including myopericytomas, angioleiomyomas, glomus tumors, and their combined tumors. Mod Pathol 36: 100070, 2023

2. 血管平滑筋腫

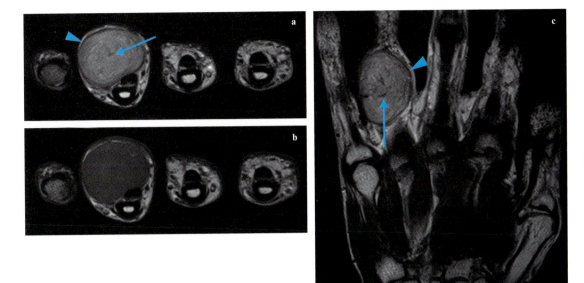

図1 50歳代の男性 (a)T2強調横断像．(b)T1強調横断像．(c)T2強調冠状断像．主訴：5年前より少しずつ増大する左手皮下腫瘤，強い圧痛がある．左第4指基節部掌側皮下に，T1強調像で低信号，T2強調像で高信号を示す36mm大の腫瘤性病変を認める．内部にflow voidがあり（矢印），辺縁には偽被膜と思われる線状の低信号（矢頭）を伴っている．造影後は全体に強い増強効果を示している（非掲載）．血管平滑筋腫を疑う所見である．

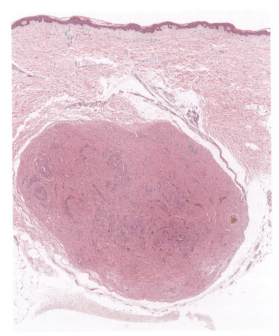

図2 血管平滑筋腫 真皮から皮下に位置する境界明瞭な結節を形成する．

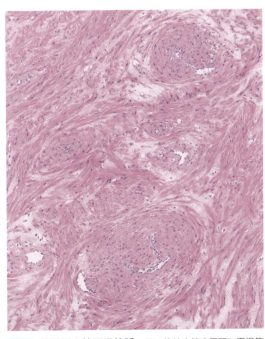

図3 静脈型血管平滑筋腫 厚い筋性血管の周囲に平滑筋細胞が束状に増殖する．

第3章　軟部腫瘍　6 平滑筋性腫瘍

A 悪性腫瘍

平滑筋肉腫（炎症型平滑筋肉腫を含む）Leiomyosarcoma

久岡正典 / 鈴木智大・江原　茂 / 三輪真嗣

1　概　念

平滑筋への分化形質を示す肉腫であるが，分化の程度は症例によって異なる．子宮や消化管などの臓器発生のものと形態学的特徴に違いはみられない．

2　疫　学

軟部肉腫全体の約5〜10%を占め，大半が成人，特に中高年に発生するが，まれに小児にもみられる．多くは後腹膜や骨盤腔内に発生し，次いで下大静脈などの中〜大型の血管壁との関係を有するもの，四肢などの外軟部組織に発生するもの，そしてまれに皮膚に生じるものがある．後腹膜や血管壁発生の腫瘍は女性に多いが，他の部位のものでは発生頻度に明らかな性差はみられない．

3　画像診断

a）単純X線写真，CT：未分化多形肉腫/悪性線維性組織球腫と同様に非特異的な画像所見を呈する．腫瘍の局在・関連する血管の評価と，転移の評価を行う．内部の出血・壊死・嚢胞状変化を反映して中心部が低吸収を示す[1]．

b）MRI：腫瘍の起源・辺縁や脈管の侵襲をより正確に評価する．脂肪信号を含まず，大きな深部病変は壊死に伴い不均一（図1），表層病変は小さく均一な傾向がある．血管内・外いずれにも存在しうるが，血管内に進展しやすく，T1強調像・T2強調像で筋と等信号を呈する（図2）．T2強調像での低信号は膠原線維やヘモジデリン沈着をみているとされる．

c）その他の画像所見：大きな原発巣や転移病変は辺縁に造影増強効果を示すが，小さな転移病変は均一である．肝転移は中心壊死を示す．

d）画像上の鑑別診断：概して非特異的であり，未分化多形肉腫，脂肪肉腫，滑膜肉腫，悪性末梢神経鞘腫瘍など軟部肉腫が含まれる．

4　病理診断

a）肉眼像：灰白色から褐色調で多くは径5〜10 cm大の腫瘍であり，割面では平滑筋腫でみられるような渦巻き状の構造を示すことや，出血や壊死，嚢胞状変化を伴う場合もある．後腹膜や腹腔内に生じたものはしばしば大型であり，近接する臓器を巻き込んで発育することが多い．

b）組織像：平滑筋細胞に類似し好酸性で細線維状の細胞質と，細長く両端が鈍あるいは両切りタバコ状の濃染性核を有する異型紡錘形細胞が主として束状に，あるいは渦巻き状に配列増殖する（図3）．多少とも多形細胞が混在するが，低分化な腫瘍により多く認められる傾向がある．また，細胞質の豊富な上皮様細胞が目立つ例（類上皮型平滑筋肉腫）もある（図4）．時に間質の粘液腫状変化や硝子様に硬化した豊富な膠原線維性基質，著明な炎症細胞浸潤がみられる（炎症型平滑筋肉腫）．通常核分裂像は高頻度に認められる．免疫組織化学染色ではα-SMAに加えdesminやh-caldesmonなどの平滑筋マーカーが少なくとも1つは陽性となるが，その程度や分布は症例によって異なる．また，cytokeratinやEMAが陽性となる例もある[2]．

5　治療・予後

手術による切除が基本であり，広範切除を行う．切除縁が不十分な場合には放射線治療を併用する．悪性度が高い腫瘍，遠隔転移をもつ場合はドキソルビシンやイホスファミドを含めた化学療法を検討する．また，トラベクテジン，エリブリンの有効性が示唆されており，second lineの治療選択肢となる[3,4]．16〜39%の患者で局所再発を生じ，特に後腹膜発生例で多い[5]．34%の患者で遠隔転移をきたし，転移臓器として肺が多く，そのほかには軟部組織，骨，肝に転移することがある[5]．5年生存率は64%，10年生存率は46%である[5]．予後不良因子として，60歳以上，脈管浸潤，深部発生，高悪性度，5 cm以上の腫瘍，不完全切除，などがあげられる[5]．後腹膜発生例では10 cm以上の切除不能な腫瘍であることが多い．

平滑筋肉腫（炎症型平滑筋肉腫を含む）

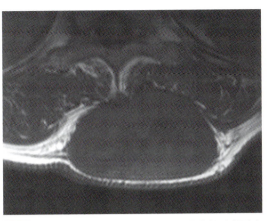

図1　60歳の女性　MRI T1強調横断像．腰背部ほぼ正中皮下に，周囲筋と比較して等から低信号を示す境界明瞭な腫瘤があり，深部の筋層を圧排している．

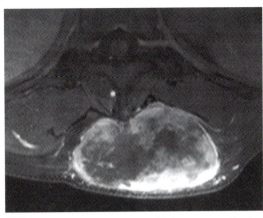

図2　60歳の女性（図1と同一症例）　造影後脂肪抑制T1強調横断像．辺縁の造影増強効果が著しい．周囲の脂肪組織への浸潤を認める．

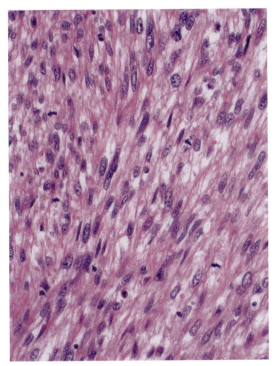

図3　両切りタバコ状の核と細線維状の細胞質を有する異型紡錘形細胞の束状増殖

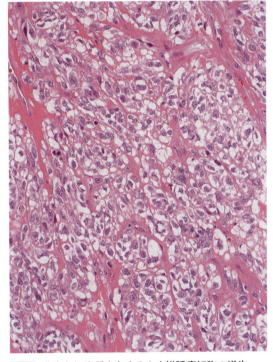

図4　豊富な細胞質を有する上皮様腫瘍細胞の増生

▶ 文　献

1) O'Sullivan PJ, et al.: Radiological imaging features of non-uterine leiomyosarcoma. Br J Radiol 81: 73-81, 2008
2) Iwata J, et al.: Immunohistochemical detection of cytokeratin and epithelial membrane antigen in leiomyosarcoma: a systemic study of 100 cases. Pathol Int 50: 7-14, 2000
3) Patel S, et al.: Overall survival and histology-specific subgroup analyses from a phase 3, randomized controlled study of trabectedin or dacarbazine in patients with advanced liposarcoma or leiomyosarcoma. Cancer 125: 2610-2620, 2019
4) Schöffski P, et al.: Eribulin versus dacarbazine in previously treated patients with advanced liposarcoma or leiomyosarcoma: a randomised, open-label, multicentre, phase 3 trial. Lancet 387: 1629-1637, 2016
5) Svarvar C, et al.: Clinical course of nonvisceral soft tissue leiomyosarcoma in 225 patients from the Scandinavian Sarcoma Group. Cancer 109: 282-291, 2007

第3章　軟部腫瘍　7 横紋筋性腫瘍

A 悪性腫瘍

横紋筋肉腫（胎児型横紋筋肉腫・胞巣型横紋筋肉腫・多形型横紋筋肉腫・紡錘形細胞型横紋筋肉腫）
Neurofibroma

孝橋賢一 / 三宅基隆 / 三輪真嗣

1 概　念

骨格筋への分化を示す悪性腫瘍で，WHO 第5版では胎児型，胞巣型，紡錘形細胞 / 硬化型，多形型，外胚葉性間葉腫の5つに分類されている．基本的に形態により分類されているが，分子生物学的にも異なる性質を有する．ただし，多形型は特異的な分子生物学的背景を有しておらず，形態的に大型の多形核を有する腫瘍細胞が増殖する亜型である．日本横紋筋肉腫研究グループでは The College of American Pathologists（CAP）分類に準拠した診断基準を採用しているため，小児期に発生したこのような特徴を有する腫瘍は多形型とはせず，退形成と分類する．

2 疫　学

横紋筋肉腫は小児期に発生する肉腫の中では最も頻度の高い腫瘍である．小児期に限れば，胎児型が 70～75% 占める．一方で，紡錘形細胞 / 硬化型は全横紋筋肉腫の 3～10% に過ぎない．

胎児型は，小児期，特に5歳以下の頭頸部や泌尿生殖器に好発する．胞巣型は，胎児型よりもやや年長の 10～25 歳に好発する．発生部位としては，四肢や頭頸部，傍脊椎領域，会陰部に多く認められる．紡錘形細胞 / 硬化型は小児から成人に至る幅広い年齢で認められ，頭頸部や四肢に好発する．特に小児では傍精巣領域に好発する．

3 画像診断

a) **CT**：単純 CT では筋と比べ低～等濃度を示し，造影効果は様々．石灰化はありえる．

b) **MRI**：内部の出血，壊死などの変性により内部信号は変化する．充実成分は，T1 強調像で筋と比較し低～等信号，T2 強調像で高信号を示し，低信号の隔壁様構造を含むこともある．造影後は不均一に造影される（図1～4）．

c) **FDG-PET**：原発巣および転移巣に強い集積を示すため，転移の検索に有用である．

4 病理診断

a) **肉眼像**：いずれの亜型も灰白色調の境界不明瞭な腫瘤を形成する．胎児型では半透明の色合いとなることがある．胞巣型および多形型では，出血壊死を伴う傾向が高い．紡錘形細胞 / 硬化型では，豊富な線維性間質を背景にやや硬い腫瘤を形成する．

b) **組織像**：胎児型では，粘液腫状間質を背景に種々の段階の横紋筋に分化した腫瘍細胞で構成される（図5）．胞巣型は，比較的均一な未分化円形細胞が胞巣状の血管線維性隔壁に沿うように列状に配列する（図6）．紡錘形細胞 / 硬化型では，紡錘形細胞の束状増殖，あるいは，血管に乏しい硝子間質を背景に未分化小円形細胞の小胞巣状増殖を認める（図7）．胎児型と鑑別が難しい症例も存在するが，紡錘形細胞成分が 80% 以上認められれば紡錘形細胞型とする．小児横紋筋肉腫における退形成は，周囲の腫瘍細胞の3倍以上の径をもつ大型クロマチン増量核を有し，しばしば異型核分裂像を呈するものと定義されている（図8）．多形型では，退形成の特徴を含む異型の強い様々な形態の腫瘍細胞より構成されるが，高齢者発生例をこのように分類することが妥当である．免疫組織化学染色では，myogenin あるいは MyoD1 発現を伴う．胞巣型では myogenin の陽性率が 80% を超えてくるが，胎児型では種々の分化段階の腫瘍細胞を反映して相対的に低くなる．*MyoD1* 変異を伴う硬化型では，myogenin がほとんど陽性とならず，MyoD1 の陽性率が高いことが多い．分子生物学的には，胞巣型の約 80% に *PAX3/7::FOXO1* 融合遺伝子を有する．紡錘形細胞 / 硬化型では，*MyoD1* 変異の他，*VGLL2/NCOA2/CITED2* 遺伝子再構成を伴うことが多い．特に骨内発生症例では，*EWSR1/FUS::TFCP2* 融合遺伝子を伴う．

5 治療・予後

横紋筋肉腫ではまず手術（広範切除）を行い，その後に化学療法，放射線療法を行う．手術により機能障害や整容面で著しい損失をきたす場合には手術は推奨されない．四肢，会陰・肛門周囲，膀胱，前立腺，傍髄膜，体幹，後腹膜は予後が不良である．また，胞巣型，多形型，紡錘形細胞 / 硬化型では予後が不良である．横紋筋肉腫

横紋筋肉腫

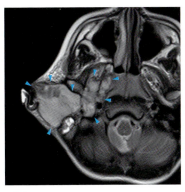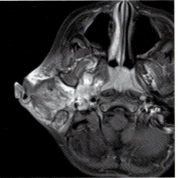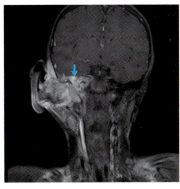

図1 5歳未満の男児(胎児型横紋筋肉腫) (a)MRI T2強調横断像.(b)MRI 造影後脂肪抑制 T1 強調横断像.(c)MRI 造影後脂肪抑制 T1 強調冠状断像.1か月の経過で急激に増大し外耳道に露頭するに至った腫瘤.T2 強調像で非出血部は比較的均一な高信号を示し,不均一な増強効果を伴っている.頭蓋内への浸潤を伴う(矢頭).

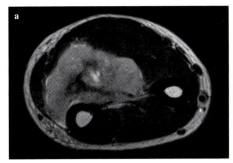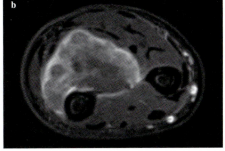

図2 10歳代の女性(胞巣型横紋筋肉腫) (a)MRI T2強調横断像.(b)MRI 造影後脂肪抑制 T1 強調横断像.左前腕深部に中心部に出血を伴う腫瘤を認め,T2 強調像で非出血部は比較的均一な高信号を示し,不均一な増強効果を伴っている.

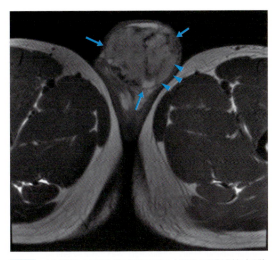

図3 10歳代の男性(紡錘形細胞/硬化型横紋筋肉腫)
MRI T2強調横断像.左傍精巣領域に高信号を示す腫瘤を認める(矢印).精巣(矢頭)とは離れている.

第3章 軟部腫瘍

259

第3章　軟部腫瘍

の治療では，発生部位，腫瘍の大きさ，転移の状態による治療前ステージ分類，切除断端，腫瘍の浸潤，腫瘍の遺残・転移，播種の状態による手術後グループ分類で患者を評価する．これらの結果をもとに，個々の患者を低リスクA，低リスクB，中間リスク，高リスクの4つのグループに分類し，このリスク分類から治療方針を検討する[1]．化学療法は，胎児型，胞巣型ではビンクリスチン（VCR），アクチノマイシンD（ACD），シクロホスファミド（CPA）の3剤併用療法（VAC療法）が標準的である．低リスク群ではビンクリスチンとアクチノマイシンDを組み合わせたVA療法やVAC療法を行う[2]．中間リスク群ではVAC療法を行う．高リスク群における標準的治療は確立されていないが，個々の患者の状態により化学療法，放射線療法を行う．また，多形型，紡錘形細胞/硬化型では標準的化学療法はないが，ドキソルビシンを含んだレジメンやVAC療法を行うことが多い[3]．5年無病生存率は，低リスク群89%，中間リスク群65%，高リスク群21%であり，5年生存率は，低リスク群96%，中間リスク群79%，高リスク群36%と報告されている[1]．再発後の横紋筋肉腫の治療としては，薬物療法としてカルボプラチン，エトポシド，イホスファミドを組み合わせたICE療法や，イリノテカン，ビノレルビンなどを用いる．

▶ 文　献

1) Spunt SL, et al.: A risk-based treatment strategy for non-rhabdomyosarcoma soft-tissue sarcomas in patients younger than 30 years（ARST0332）: a Children's Oncology Group prospective study. Lancet Oncol 21: 145-161, 2020

2) Walterhouse DO, et al.: Shorter-duration therapy using vincristine, dactinomycin, and lower-dose cyclophosphamide with or without radiotherapy for patients with newly diagnosed low-risk rhabdomyosarcoma: a report from the Soft Tissue Sarcoma Committee of the Children's Oncology Group. J Clin Oncol 32: 3547-3552, 2014

3) Yasui N, et al.: Clinicopathologic analysis of spindle cell/sclerosing rhabdomyosarcoma. Pediatr Blood Cancer 62: 1011-1016, 2015

横紋筋肉腫

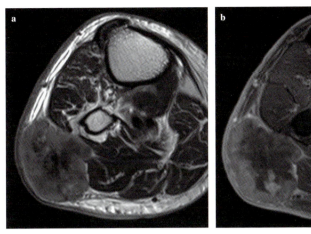

図4 80歳代の男性（多形型横紋筋肉腫） （a）MRI T2強調横断像．（b）MRI 造影後脂肪抑制 T1 強調横断像．
右下腿皮下に T2 強調像では低〜高信号の混在を示す腫瘤あり．T2 強調像での高信号領域は不均一に造影されている．

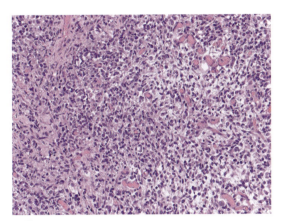

図5 胎児型横紋筋肉腫 小型円形ないし卵円形のクロマチン濃染核，好酸性の細胞質を有する腫瘍細胞の増殖を認める．

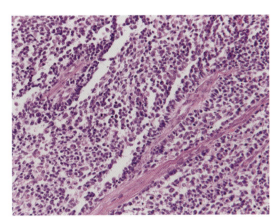

図6 胞巣型横紋筋肉腫 比較的均一な小型円形細胞が線維性隔壁に沿って列状に増殖している．

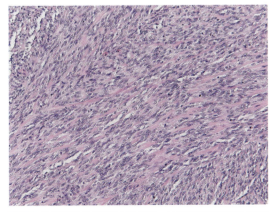

図7 紡錘形細胞型横紋筋肉腫 紡錘形の腫瘍細胞が膠原線維性間質を伴って束状に増殖している．

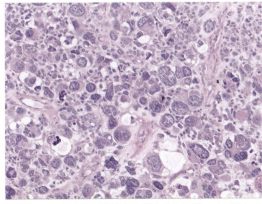

図8 退形成胎児型横紋筋肉腫（びまん型） 多形性に富む大型異型腫瘍細胞の増殖を認める．

第3章　軟部腫瘍　**8** 軟骨および骨形成性腫瘍

A 悪性腫瘍

骨外性骨肉腫 Extraskeletal osteosarcoma

久岡正典 / 岩間祐基 / 林　克洋

1　概　念

骨格との連続性なく軟部組織に原発し，腫瘍細胞が骨芽細胞の特徴，即ち骨形成能を示す悪性腫瘍であり，軟骨成分や線維芽細胞様細胞を伴うことがあってもその他の細胞や組織への分化は認められない．

2　疫　学

頻度は軟部肉腫の約1～2％とまれな腫瘍で，成人，特に40～60歳代に最も多い．男性が女性の約2倍と頻度が高く，身体のあらゆる場所に生じうるが，特に大腿や臀部，肩，躯幹，後腹膜などに発生しやすい．また，多くは深在性の病変である．本腫瘍の中には他の悪性腫瘍に対する放射線治療後にその照射部位の軟部組織に発生するものがある．

3　画像診断

a）単純X線写真：様々な石灰化のパターンを示すが，通常は粒状，砂状の石灰化を伴う軟部腫瘤として描出される．

b）CT：腫瘍内の石灰化の評価に有用である．石灰化のパターンは，全体に均一に認められる場合や限局性に認める場合など様々である（図1）．石灰化が明らかではなく，非特異的な軟部腫瘤として認められる場合もある．

c）MRI：偽被膜を伴う境界明瞭な分葉状の軟部腫瘤として認められる．腫瘍の実質成分は，T1強調像で低信号，T2強調像にて高信号を示し，内部に不均一な増強効果を示す．石灰化の部位はT1強調像，T2強調像でともに低信号を示す（図2）．また，内部に壊死や出血を伴うことが多く，T2強調像では複雑な信号を示す場合がある[1]．

d）画像上の鑑別診断：骨化性筋炎，腫瘍状石灰化，未分化多形肉腫，滑膜肉腫．

4　病理診断

a）肉眼像：大きさは平均8～10cm大で，周囲との境界の比較的明瞭な，あるいは浸潤性に発育する灰白色から褐色調の腫瘍であり，しばしば中央付近に石灰化ないし骨化した領域を伴う．また，内部に出血や壊死を伴うことも少なくない．

b）組織像：紡錘形から卵円形の異型細胞が，しばしば奇怪な大型核を有する異型巨細胞や破骨細胞様多核巨細胞を伴ってシート状あるいは緩やかな束状ないし渦巻き状に配列増殖し，病変のどこかに多少とも腫瘍性類骨や線維骨の形成を伴う（図3，4）．骨形成の目立つ例では，腫瘍の中心部でその程度がより著しくかつ成熟傾向がみられ，骨化性筋炎とは対照的な骨形成パターンを示す．また，異型な軟骨成分が豊富にみられるものや，異型小円形細胞の密な増殖からなるもの，血液を入れた拡張性血管様構造が目立つものなど，骨原発の骨肉腫の亜型における種々の形態学的特徴を骨外性骨肉腫でも認めうる．なお，脱分化型脂肪肉腫でも時に類似の組織像を示すことがあり，それとの鑑別を要する．

5　治療・予後

治療は，手術による完全な切除が基本である．化学療法に関しては，限局性の骨外性骨肉腫761例のシステマティックレビューでは，5年無病生存率は，手術＋化学療法群で47.9％，手術単独群で40.4％（$p = 0.479$）であり，化学療法の効果は限定的であり，ルーチン使用は避けるべきといっている[2]．また，別の266例の報告では，全体の5年全生存率は47％で，そのうち転移患者（27％）では27％であった．手術で完全摘出できた転移なし患者では，5年全生存率は51.4％，5年無病生存率は43％であった．121例（57.3％）が化学療法を受け，80例（37.9％）が放射線療法を受けた．骨肉腫型化学療法と軟部肉腫型化学療法（ドキソルビシン±イホスファミド）では，骨肉腫型化学療法に有利な傾向がみられた．患者の年齢，腫瘍の大きさ，断端，化学療法が予後因子となっていたとある[3]．

► **文　献**

1) Varma DG, et al.: MRI of extraskeletal osteosarcoma. J Comput Assist Tomogr 17: 414-417,1993
2) Tsukamoto S, et al.: The effect of adjuvant chemotherapy on localized extraskeletal osteosarcoma: a systematic review. Cancers（Basel）14: 2559, 2022
3) Longhi A, et al.: Extraskeletal osteosarcoma: A European Musculoskeletal Oncology Society study on 266 patients. Eur J Cancer 74: 9-16, 2017

骨外性骨肉腫

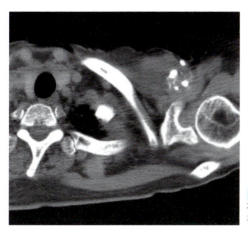

図1 **60歳代の女性** 胸部CT．乳癌術後．放射線照射後に右腋窩部に腫瘤の出現を認めた．腋窩部に粒状，斑状の石灰化を伴う軟部腫瘤が認められる．

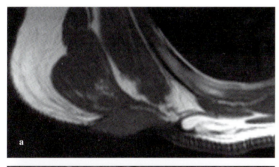
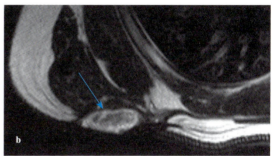
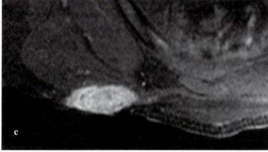

図2 **20歳代の男性** 胸部MRI．（a）T1強調横断像．（b）T2強調横断像．（c）造影後脂肪抑制T1強調横断像．右背部皮下に境界明瞭な楕円形腫瘤を認める．T2強調像では，内部の石灰化に一致して低信号域がみられる（矢印）．腫瘤全体に著明な増強効果を認める．

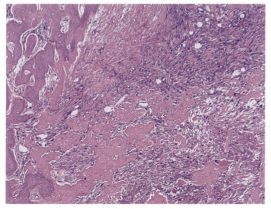

図3 腫瘍性線維骨および類骨の形成がみられる

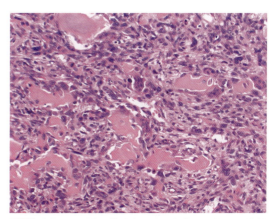

図4 類骨の周囲に増殖する異型な卵円形ないし紡錘形腫瘍細胞

第3章 軟部腫瘍 9 末梢神経腫瘍

A 良性腫瘍

I. 神経鞘腫 Neurilemoma / Schwannoma

小田義直 / 神島 保 / 林 克洋

1 概念

被膜を有し Schwann 細胞への分化を示す腫瘍細胞よりなる良性腫瘍である。神経線維腫が neurofibromatosis type 1（NF1）に随伴するのに対して神経鞘腫は neurofibromatosis type 2（NF2）に随伴する。NF2 に伴うものは頭蓋内前庭部神経や脊髄根神経に多発する[1]。神経線維腫と異なり悪性転化することはない。

2 疫学

全年齢に発生しうるが、30〜60 代に多い。性差はないが中枢神経に発生するものは女性に多く、放射線照射後のものは男性に多い。末梢神経に発生するものでは頭頸部および四肢の伸側に好発する。具体的には、神経根、頸部神経、交感神経、迷走神経、腓骨神経および尺骨神経に好発する。深部に発生したものでは後縦隔や後腹膜腔に巨大な腫瘤を形成する。

3 画像診断

a) 単純 X 線写真，CT：大きなものは非特異的軟部腫瘤として描出される。椎間孔レベルの神経根に発生すると圧迫骨侵食により椎間孔が拡大し，CT ではダンベル状の腫瘤を認める（図 1）。非造影 CT では，筋組織よりも低吸収を示す。陳旧型神経鞘腫（ancient schwannoma）ではまれに石灰化や骨化を伴う。

b) MRI：辺縁明瞭な紡錘形をした大きさ 5 cm 未満の腫瘤である。末梢神経は周囲が脂肪組織で囲まれるため，神経鞘腫や神経線維腫では表面に薄層の高信号を認める（split-fat sign あるいは fat-rim sign）[2]（図 2）。腫瘤の近位端と遠位端に末梢神経との連続を認めることがある（図 2，3）。典型的には神経鞘腫では神経が腫瘤の辺縁部に存在し，神経線維腫では神経が腫瘤の中心を貫通する。しかし，太い神経でなければその位置関係を評価することは難しい。侵された神経の支配筋に萎縮を認めることがある。

内部の信号は T1 強調像で筋と同等である。しばしば，T2 強調像で辺縁が高信号，中央が低信号を示し，標的徴候（target sign）として知られる（図 3）。これは，神経線維腫に特徴的とされていたが，神経鞘腫にもみられる所見である[3]。T2 強調像とプロトン密度強調像で，腫瘍内部に末梢神経の小束（bundle of fasciculi）に類似した多数の小輪状構造を認めた場合（fascicular sign）には，悪性末梢神経鞘腫瘍との鑑別に役立つ。陳旧型神経鞘腫や大きな腫瘤では，囊胞変性，出血，壊死などの二次性変化をきたすことが多い（図 4）。

造影剤により不規則な増強効果がみられるが，標的徴候のある症例では中央の低信号域がより強く増強される傾向をもつ。陳旧型神経鞘腫では線維性被膜などの末梢性造影像を認めることがある[4]。

c) 画像上の鑑別診断：神経線維腫，悪性末梢神経鞘腫瘍（MPNST），傍神経節腫，顆粒細胞腫，Morton 神経腫，外傷性神経腫。特に，陳旧型神経鞘腫と悪性末梢神経鞘腫瘍との鑑別は困難であり，通常は診断のため生検を要する[5]。なお，split-fat sign や被膜様造影像は非特異的所見であり，必ずしも良性の根拠とはならない[5]。

4 病理診断

a) 肉眼像：肉眼的に割面は白色ないし黄色調を呈し大部分は 5 cm 未満である。大きな腫瘤を形成したものでは囊胞形成や石灰化などの二次性の変性を伴う。

b) 組織像：組織学的には神経外膜よりなる線維性被膜を有する腫瘤で典型例では，細胞成分に富む Antoni A の部分と細胞成分に乏しい Antoni B の部分よりなる（図 5）。Antoni A の部分では紡錘形腫瘍細胞が束状に配列し，特徴的な核の柵状配列（nuclear palisading）を認める（図 6）。2 つの nuclear palisading がお互いに弓状に向き合ったものは verocay body と呼ばれ，神経鞘腫に特徴的な構造物である。Antoni B の部分では細胞数が少なく紡錘形腫瘍細胞は特定の配列傾向をもたず，まばらな膠原線維を伴う。核分裂を認めることはほとんどなく，細胞異型も通常はみられない。変性の強い神経鞘腫は陳旧型神経鞘腫とも呼ばれ，腫瘍細胞は核のクロマチンが濃染性となり多形性も伴うので他の多形性肉腫との鑑別が必要となることがある（図 7）。陳旧型神経鞘腫では間質の出血および硝子化，囊胞形成，血管周囲の硝子化などの二次性変化も伴っており特に血管周囲の硝子化は変性した神経鞘腫において診断的価値が高い（図 8）。免疫組織化学染色では腫瘍細胞は S-100 蛋白にびまん性に陽性とな

1. 神経鞘腫

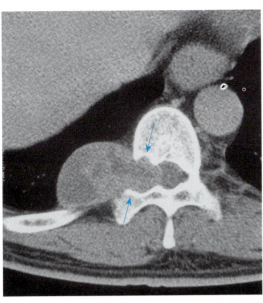

図1 46歳の男性 下位胸椎造影CT. 検診の胸部単純写真で傍椎体腫瘍を指摘された. T10-11右椎間孔に脊柱管内と傍椎体に広がるダンベル状の腫瘍を認める. 腫瘍による圧迫性骨侵食により椎間孔が開大している(矢印). 腫瘍内部は不均一な増強効果を示している.

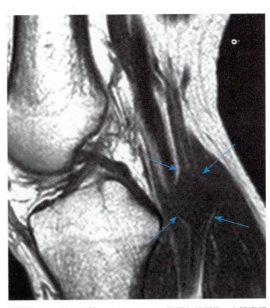

図2 35歳の男性 右膝MRI T1強調矢状断像. 右膝窩部の軟部腫瘤を自覚して来院した. 膝窩部を圧迫すると足背に放散痛を認める. 腫瘍内部は周囲の筋と同等の低信号を示すが, 腫瘍の表面に薄層の脂肪信号があり(fat-rim sign, 矢印), 筋間由来の腫瘍であることを示す.

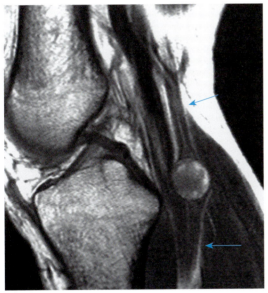

図3 35歳の男性(図2と同一症例) MRI T2強調矢状断像. 辺縁明瞭な軟部腫瘤を認め, 腫瘍の近位側と遠位側に脛骨神経が連続する(矢印). 辺縁部が高信号, 中央が低信号を示し, ほぼ標的状の信号パターンである.

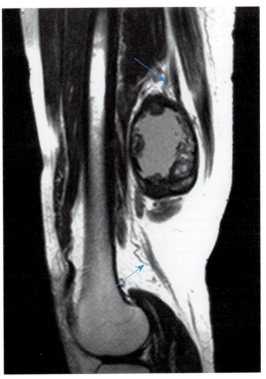

図4 66歳の女性 大腿部MRI T2強調矢状断像. 以前から気付いていた大腿部の軟部腫瘤の精査を希望して来院した. 辺縁明瞭な腫瘤を認める. 腫瘤の近位と遠位に脛骨神経を認める(矢印). 内部は囊胞変性が強く, 陳旧型神経鞘腫である.

第3章 軟部腫瘍

265

第 3 章　軟部腫瘍

る．その組織学的亜型として，富細胞型神経鞘腫(cellular schwannoma)，蔓状型神経鞘腫(plexiform schwannoma)およびメラニン色素を有する色素型神経鞘腫(melanotic schwannoma)がある．富細胞性神経鞘腫は細胞密度が高く悪性末梢神経鞘腫瘍との鑑別が問題となることがあるが，被膜の存在や血管周囲の硝子化など神経鞘腫としての組織像が観察される[1]．神経線維腫や神経周膜腫の組織像を伴うものがあり，hybrid nerve sheath tumors と呼ばれる[6]．

5　治療・予後

神経鞘腫の治療は，手術が基本であるが，疼痛やしびれなどの症状がない場合は経過観察でもよい．手術の際は，核出術が一般的であり，腫瘍を神経から慎重に剥離し，神経を損傷することなく安全に摘出する手技である．腫瘍が Schwann 細胞由来であるため，周囲の神経線維との境界が比較的明確であり，腫瘍は神経から剥離しやすい．腫瘍を皮膜で露出し，最も薄いと思われるところを神経刺激装置で運動枝がないことを確認の上，被膜に小切開を入れる．被膜はできるだけ剥き，神経線維の温存に務める．一般的に手術による神経障害が発生する確率は 10〜15% といわれている[7]．

神経鞘腫の再発は比較的まれであるとされている．完全に摘出された場合の再発率は 5% 以下と報告されている[8]．しかし，腫瘍が非常に大きい場合や，神経に密接している場合には，完全摘出が困難であり，部分的な摘出となることがある．また，神経根や神経叢など近位部に発生した神経鞘腫は核出術ができないことがあり，腫瘍内掻爬か，神経ごと切除となる．末梢神経でも，数珠状のものは癒着が強く核出できないことがある．また，切除の際，出血量が多いこともあり，注意が必要である．

鎖骨上窩の索状物に連続する腫瘤などで，神経鞘腫が鑑別にあがれば，索状物を神経として愛護的に扱うと思われるが，リンパ節などと思いこんで単純切除すると，不必要な神経麻痺を起こすことになるので，日々の診療で索状物に連続する腫瘤には神経鞘腫を鑑別に入れるよう注意しておく必要がある．

▶ 文　献

1) WHO Classification of Tumours Editorial Board(ed)：WHO Classification of Tumours, Soft Tissue and Bone Tumours. 5th ed., World Health Organization, 226-231, 2020
2) Pilavaki M, et al.: Imaging of peripheral nerve sheath tumors with pathologic correlation: pictorial review. Eur J Radiol 52: 229-239, 2004
3) Koga H, et al.: Definition of the target sign and its use for the diagnosis of schwannomas. Clin Orthop Relat Res 464: 224-229, 2007
4) Isobe K, et al.: Imaging of ancient schwannoma. AJR Am J Roentgenol 183: 331-336, 2004
5) Kwee RM, et al.: Calcified or ossified benign soft tissue lesions that may simulate malignancy. Skeletal Radiol 48: 1875-1890, 2019
6) WHO Classification of Tumours Editorial Board(ed)：WHO Classification of Tumours, Soft Tissue and Bone Tumours. 5th ed., World Health Organization, 252-253, 2020
7) Donner TR, et al.: Neural sheath tumors of major nerves. J Neurosurg 81: 362-373, 1994
8) Kim SM, et al.: Surgical outcome of schwannomas arising from major peripheral nerves in the lower limb. Int Orthop 36: 1721-1725, 2012

1. 神経鞘腫

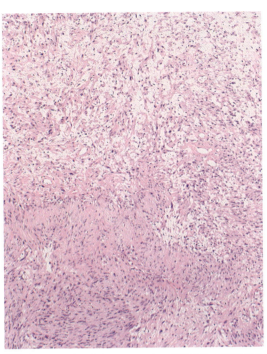

図5 細胞成分に富む Antoni A の部分（下）と細胞成分の少ない Antoni B の部分（上）

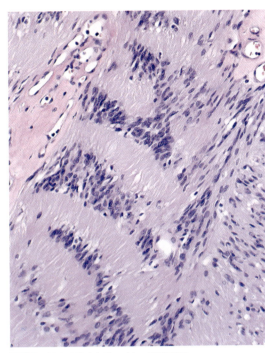

図6 紡錘形腫瘍細胞の核の棚状配列　Nuclear palisading.

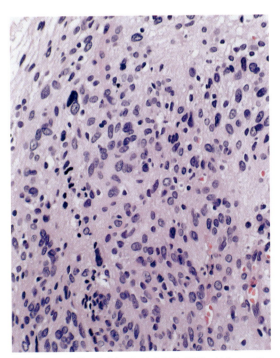

図7 変性を伴った例における細胞異型　核クロマチンの濃染性と核の多形性.

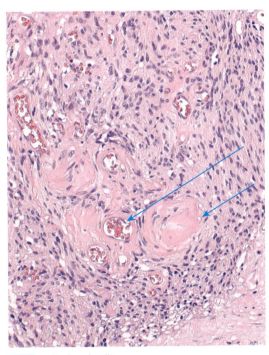

図8 血管壁の硝子化

第3章　軟部腫瘍　9 末梢神経腫瘍

A 良性腫瘍

2. 神経線維腫 Neurofibroma

綾田善行・山元英崇 / 三宅基隆 / 林　克洋

1 ▶ 概　念

代表的な良性末梢神経鞘腫瘍で，Schwann 細胞や神経周膜細胞様細胞，線維芽細胞，肥満細胞などの多様な細胞が混在している．多くは皮膚に散発的に生じるが，神経線維腫症 1 型(NF-1)患者では全身に多発する．

2 ▶ 疫　学

末梢神経腫瘍の中では神経鞘腫に次いで頻度の高い良性腫瘍である．広範な年齢層に発生し，性差はみられない．多くは散発的に皮膚に生じる孤立性腫瘍であるが，深部の神経や神経叢からも生じる．特に NF-1 患者の叢状型や神経内型の一部は悪性転化し，悪性末梢神経鞘腫瘍(MPNST)に移行することがある．

3 ▶ 画像診断

a) CT：境界が明瞭で低吸収域として描出されることが多く，隣接する骨に圧痕や変形を生じうる．

b) MRI：内部の粘液状基質や細胞成分，線維成分の割合を反映し，T1 強調像では筋肉と比較して低～等信号，T2 強調像では低～高信号の混在を示す(図 1, 2)．辺縁が高信号で中心が低信号の場合は target sign と呼ばれる．造影後は T2 強調像の低信号域に一致して造影効果を認めることが多い．限局型神経線維腫と神経鞘腫，叢状神経線維腫と叢状神経鞘腫は，画像上鑑別が難しいこともある．腫瘍と腫瘍周囲の筋肉を隔てる脂肪層が確認できる場合は split fat sign と呼ばれ，腫瘍の発生部位同定に役立つ．びまん性神経線維腫は境界明瞭な腫瘤というよりも，浸潤性ながら非破壊性に広がる異常信号域として認識される[1]．

神経鞘腫と異なり，神経線維腫は MPNST へ悪性化することがある．

4 ▶ 病理診断

a) 肉眼像：限局性皮膚型，びまん性皮膚型，神経内型，叢状型,びまん性軟部型の 5 つの肉眼的形態に区別される．

b) 組織像：波状の核を有する紡錘形細胞が繊細な膠原線維や粘液腫状基質を背景に疎に分布している(図 3)．

腫瘍内に皮膚付属器や脂肪織，骨格筋などが巻き込まれていることがある．神経鞘腫に伴いやすい硝子化血管や泡沫状組織球などの変性所見はみられない．免疫組織化学染色では多くの腫瘍細胞に S-100 蛋白や SOX10 が陽性となり，CD34 陽性の間質細胞も介在する．S-100 蛋白や SOX10 陽性の紡錘形細胞が CD34 陽性細胞と混在しながら疎に増殖する像を neurofibromatous architecture と称する(図 4)．これは富細胞性神経線維腫(cellular neurofibroma)，境界病変である atypical neurofibromatous neoplasm of uncertain biologic potential(ANNUBP)ならびに低悪性度 MPNST を区別する指標の 1 つに用いられる[2]．ANNUBP は核異型や細胞密度，neurofibromatous architecture の消失，核分裂像の増加の 4 項目のうち，少なくとも 2 つを満たすものとされる．

5 ▶ 治療・予後

神経線維腫の治療は，その部位，大きさ，症状の有無，腫瘍の成長速度などに依存する．無症状で増大が遅い神経線維腫は，定期的な観察のみでよい．特に NF-1 の患者では，多数の小さな神経線維腫を生じるため，すべての腫瘍に対して積極的な治療を行うのは現実的ではない．症状を引き起こす神経線維腫や，悪性の疑いがある場合には手術による切除が行われる．神経鞘腫のような核出術ができないことが多く，神経切除による機能障害など，常にメリット・デメリットを勘案して治療方針を決める必要がある．神経線維腫が極端に大きくなり，皮膚および皮下組織の著しい肥厚や垂れ下がりを伴う状態をびまん性蔓(つる)状神経線維腫(diffuse plexiform neurofibroma, pachydermatocele)といい，NF-1 の一部の患者でみられることがある．見た目の問題だけでなく，重度の機能障害を引き起こすことがあり，手術による切除が検討されるが，広範囲な切除が必要なため，再建手術が必要になることもある．また，腫瘍に切り込んで切除することになり，大量の出血を伴うことも多いので注意が必要である．

単発の神経線維腫が悪性化することは極めてまれであるが，NF-1 の患者では生涯で 1 割前後が悪性転化する可能性があり，定期的なフォローアップが推奨される．

2. 神経線維腫

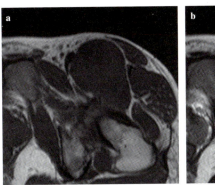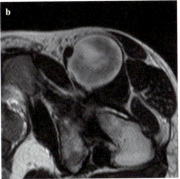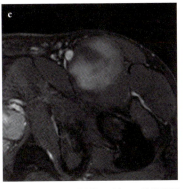

図1　20歳代の男性（左鼠径部，神経線維腫〈孤発例〉）　(a)MRI T1強調横断像．(b)MRI T2強調横断像．(c)MRI 造影後脂肪抑制 T1 強調横断像．
左鼠径部に境界明瞭な腫瘤を認める．T1 強調像では筋肉と同程度の信号強度，T2 強調像では高信号と低信号の混在を示し，造影後はT2 強調像での低信号領域が造影されている．

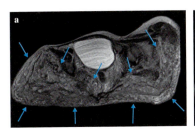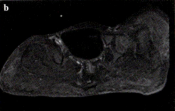

図2　10歳代の女性（neurofibromatosis type1）　(a)MRI T2強調横断像．(b)MRI 造影後脂肪抑制 T1 強調横断像．皮下から深部の軟部組織に分葉状，数珠状に増殖する腫瘤を多数認め，軟部組織はほぼ腫瘍に置換されている（矢印）．筋肉の著明な萎縮を伴う．病理学的にびまん性神経線維腫と蔓状神経線維腫の混在が認められた．画像上両者の区別は容易ではない．経過中，異時性に複数の MPNST を発生した．

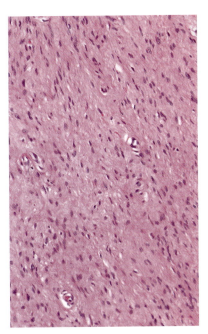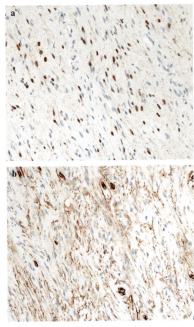

図3　神経線維腫　波状の核を有する紡錘形細胞が繊細な膠原線維を背景に疎に増殖している．

図4　神経線維腫　S100 蛋白陽性細胞(a)と CD34 陽性細胞(b)が混在する像を neurofibromatous architecture と称する．

▶ 文献

1) Hassell DS, et al.: Imaging appearance of diffuse neurofibroma. AJR Am J Roentgenol 190: 582-588, 2008
2) Miettinen MM, et al.: Histopathologic evaluation of atypical neurofibromatous tumors and their transformation into malignant peripheral nerve sheath tumor in patients with neurofibromatosis 1-a consensus overview. Hum Pathol 67: 1-10, 2017

第3章　軟部腫瘍　9 末梢神経腫瘍

A 良性腫瘍

3. 顆粒細胞腫 Granular cell tumor

綾田善行・山元英崇 / 三宅基隆 / 林　克洋

1 概　念

好酸性顆粒状の豊富な細胞質を有する細胞が充実性に増殖する腫瘍である．神経外胚葉分化を示す腫瘍で，免疫組織化学染色や電子顕微鏡所見などから神経鞘細胞（Schwann 細胞）が由来として推測されている．大部分は良性であるが，時に高異型や壊死，核分裂像を伴う悪性型も知られている．

2 疫　学

40〜60 歳代の成人女性に好発するが，どの年齢でも発生する可能性がある．好発臓器は頭頸部や体幹，四肢の深部真皮や皮下組織で，舌や乳腺，消化管，喉頭などに生じることもある．多くの症例は単発例であるが，約10% に多発例を認める．

3 画像診断

a) CT：非特異的な画像所見を示し造影効果は様々である．石灰化がありえる．

多くは良性であるが，組織学的に良悪の判断が困難な場合には遠隔転移の有無が臨床的に重要な情報となる．

b) MRI：T1 強調像では筋肉と同程度の信号強度を示し，時に軽度の高信号を示す．T2 強調像では筋肉と同程度の低信号を示すことが多いが，筋肉内発生の場合，腫瘍中心部の低信号を囲む高信号の縁取りがみられる場合があり，リンパ球浸潤や炎症を反映した所見と報告されている（図 1，2）．筋肉内発生例では腫瘍内に取り込まれた筋束が描出されることがあり，stripe sign として報告されている[1]．増強効果は様々であり，乳房発生例のdynamic MRI では，早期濃染後の wash out 例や，遅延濃染例の報告がある[2,3]．MRI 所見における良悪の鑑別点にはいくつかの提案があるが，組織学的所見が重要である．

c) FDG-PET：病変への FDG 集積例の報告がある．

4 病理診断

a) 肉眼像：通常，単発性で 5 cm 大までの黄白色調結節性病変として認められる．悪性型では 5 cm を超えることが多く，良性に比べ皮下や筋肉内といった深部組織に発生する．

b) 組織像：細胞境界が不明瞭な顆粒状の好酸性細胞質を有する腫瘍細胞が充実性や胞巣状に増殖する（図 3）．核は小型類円形で異型性は乏しい．核分裂像を伴うこともあるが，通常は目立たない．腫瘍内にしばしば小型の末梢神経が観察され，神経周囲に進展するような腫瘍細胞の増殖がみられることもある（図 4）．舌や食道などに生じた場合では腫瘍を覆う表層の扁平上皮が過形成を示すことが多い．免疫組織化学染色では，腫瘍細胞はS-100 蛋白や SOX10，nestin などが陽性となる．MiTFや TFE3 も多くの症例で核に陽性となる．HMB45 は陰性で，Melan-A はごくまれに部分的な陽性像を示す．悪性型では細胞異型が顕著となり，壊死や核分裂像が認められる．

5 治療・予後

小さい場合は切除生検または良性腫瘍として辺縁切除でよい．再発は 2〜5% と報告されている．大きい場合は生検で確定診断の後切除する．全体の 1% 前後で悪性顆粒細胞腫も報告されており，病理診断が大事である．

▶ 文　献

1) Kim ES, et al.: Intramuscular granular cell tumor: emphasizing the stripe sign. Skeletal Radiol 45: 147-152, 2016
2) Abbas E, et al.: Granular cell tumor of the breast detected on MRI screening. Breast J 19: 545-547, 2013
3) Abreu N, et al.: Granular cell tumor of the breast: correlations between imaging and pathology findings. Radiol Bras 53: 105-111, 2020

3. 顆粒細胞腫

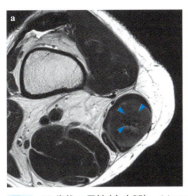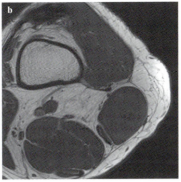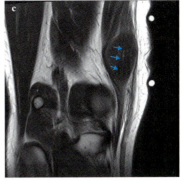

図1 40歳代の男性(右大腿) (a)MRI T2強調横断像. (b)MRI T1強調横断像. (c)MRI T2強調冠状断像.
縫工筋内に境界明瞭な腫瘍を認め, T1強調像では筋肉と同程度の信号強度を, T2強調像では筋肉より軽度高信号を示す. T2強調像では内部に筋と同程度の信号が混在しており(矢頭), 冠状断像では腫瘍内部を走行する筋線維と判断できる(stripe sign)(矢印).

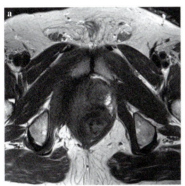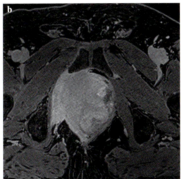

図2 50歳代の男性(会陰部)
(a)MRI T2強調横断像. (b)MRI 造影後脂肪抑制T1強調横断像.
会陰部右側に周囲の諸臓器と境界不明瞭な占拠性病変を認める. 造影後, 腫瘍と右内閉鎖筋, 右肛門挙筋, 直腸, 前立腺は一塊となって比較的均一な増強効果を認める. 病理組織学的に提唱されている組織学的悪性基準を満たさず経過観察されたが, 排便障害, 排尿困難, 疼痛など症状増悪を認めたため摘出術が施行された. 再発, 転移なく経過観察中.

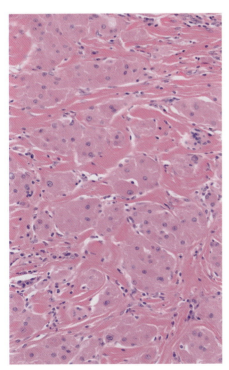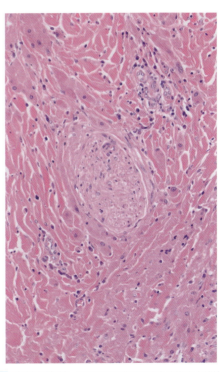

図3 顆粒細胞腫 顆粒状の好酸性細胞質を有する細胞が胞巣状に増殖しており, 細胞間に膠原線維の沈着がみられる.

図4 顆粒細胞腫 腫瘍内に取り残された小型の末梢神経が観察され, 神経周囲を腫瘍細胞が取り囲んでいる.

第3章　軟部腫瘍　9 末梢神経腫瘍

B 悪性腫瘍

悪性末梢神経鞘腫 Malignant peripheral nerve sheath tumor（MPNST）

綾田善行・山元英崇 / 三宅基隆 / 林　克洋

1 概　念

末梢神経や良性の末梢神経鞘腫瘍，神経線維腫症1型（NF-1）患者から発生することが多い悪性腫瘍である．成人の四肢や体幹などに好発する紡錘形細胞肉腫で，高悪性度で予後は不良である．

2 疫　学

通常20〜50歳を中心に幅広い年齢層に発生するが，小児に発生することはまれである．NF-1患者では散発例に比べ若年で発生することが多い．好発部位は体幹や四肢の近位部で，進行性に増大する腫瘤を形成し神経症状を伴うことがある．

3 画像診断

約半数がNF-1患者の神経線維腫から悪性転化する，特に叢状神経線維腫を有する場合，リスクが高いとされる．疼痛や知覚異常など神経症状を伴い増大する腫瘤として認識される場合が多い．被膜をもたない境界不明瞭な腫瘤で，しばしば出血や壊死が認められる．

a）CT：単純CTでは筋より低濃度を示す．出血や変性の程度で様々な所見を呈するが，造影後は充実成分が不均一に造影される．石灰化はありえる．

b）MRI：出血，壊死，周囲への浸潤を反映して，T1強調像で低〜高信号，T2強調像では低〜高信号と多彩な信号変化を示す．神経線維腫で認めたtarget signは消失する．神経との連続性の有無は他の肉腫との鑑別点となる（図1）．

c）FDG-PET：他の神経線維腫より集積が高く，鑑別に有用との報告がある[1]．

4 病理診断

a）肉眼像：神経との連続性をもって発生する場合が多い．多くは大きさが5cmを超える被膜を持たない灰白色調の腫瘤を呈し，内部にしばしば出血や壊死を認める．

b）組織像：MPNSTの組織像は多彩であるが，典型例では異型紡錘形細胞が束状に増殖し，細胞成分の疎密を示す（図2）．横紋筋分化を伴う悪性triton腫瘍や類上皮型などの亜型がある．NF-1では神経線維腫からMPNSTまで幅広いスペクトラムを示し，異型や核分裂像，壊死，neurofibromatous architectureの有無によって悪性度を分類する診断基準が策定されている[2]．免疫組織化学染色ではS-100蛋白やSOX10は陰性ないし部分的な陽性に限られることが多い．PRC2関連遺伝子（*EEZ, SUZ12*）の異常を反映するH3K27me3免疫組織化学染色も診断の補助となり，NF-1関連MPNSTの約半数，散発性や放射線関連MPNSTの大多数でH3K27me3の完全消失を認める（図3）．類上皮型MPNSTではH3K27me3の発現は保たれるが，SMARCB1/INI1の発現消失をしばしば認める．

5 治療・予後

治療の主軸は外科的切除である．完全切除が困難な場合も多く，術前や術後に放射線療法を併用することで局所制御を向上させる報告もある．予後は一般に不良であり，5年生存率は50％前後であり，後腹膜や体幹など十分なマージンを確保して切除できない部位では15％ともいわれる[3]．予後に影響を与える因子としては，体幹発生，腫瘍の大きさ，切除断端，病理学的所見（細胞異型度他），NF-1の合併などがある[4,5]．化学療法は，特に高リスク患者や転移が認められる場合に用いられ，ドキソルビシンやイホスファミドを含むレジメンが一般的である．近年，分子標的治療や免疫療法の研究が進展しており，新たな治療法の可能性が模索されている．

▶ 文　献

1）Geitenbeek RTJ, et al.: Diagnostic value of ¹⁸F-FDG PET-CT in detecting malignant peripheral nerve sheath tumors among adult and pediatric neurofibromatosis type 1 patients. J Neurooncol 156: 559-567, 2022

2）Miettinen MM, et al.: Histopathologic evaluation of atypical neurofibromatous tumors and their transformation into malignant peripheral nerve sheath tumor in patients with neurofibromatosis 1-a consensus overview. Hum Pathol 67:1-10, 2017

3）Enzinger FM, et al.: Malignant Tumors of the Peripheral Nerves. IWeiss SW, et al.（eds.）, Soft Tissue Tumors. 4th ed, 1209-1263, Mosby, 2001

4）Ducatman BS, et al.: Malignant peripheral nerve sheath tumors. A clinicopathologic study of 120 cases. Cancer 57: 2006-2021, 1986

5）Zou C, et al.: Clinical, pathological, and molecular variables predictive of malignant peripheral nerve sheath tumor outcome. Ann Surg 249: 1014-1022, 2009

悪性末梢神経鞘腫

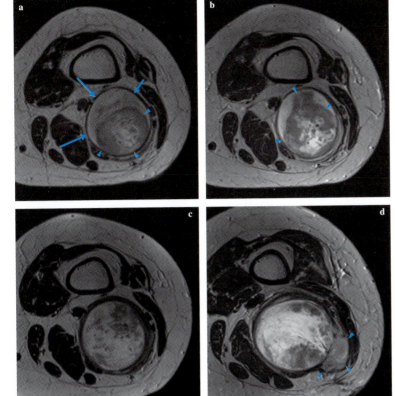

図1 40歳代の女性（左大腿MRI T2強調横断像） (a)3年前．(b)2年前．(c)1年前．(d)診断時．(a)〜(d)複数回の針生検や切開生検でMPNSTの診断に至らず慎重な経過観察が行われた．(a)target sign様の辺縁の高信号域（矢印）と内部信号がやや不均一な領域（矢頭）が混在している．(b)不均一な信号領域が増大している（矢頭）．(c)腫瘤内部は不均一な信号領域で占められている．(d)腫瘍全体が増大し，一部で周囲軟部組織への浸潤傾向を認める（矢頭）．摘出術が行われMPNSTと診断された．

第3章 軟部腫瘍

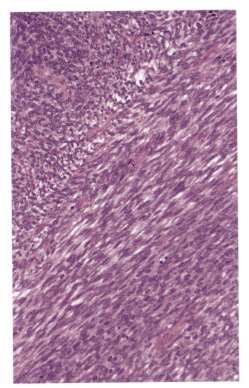

図2 MPNST 核の腫大した異型紡錘形細胞が束状を呈して高密度に増殖している．

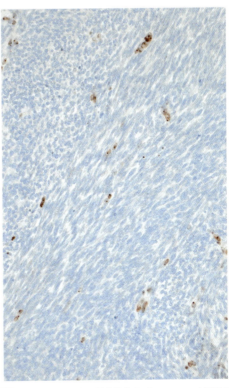

図3 MPNST 免疫組織化学染色でH3K27me3が腫瘍細胞には完全に消失している．

第3章　軟部腫瘍　10 分化不明の腫瘍

A 良性腫瘍

I. 筋肉内粘液腫 Intramuscular myxoma

元井　亨 / 長田周治 / 木村浩明

1　概　念

特徴の乏しい紡錘形細胞と粘液が豊富で血管が乏しい基質で構成される筋内発生の良性間葉系腫瘍である[1].

2　疫　学

中年成人，女性にやや多い．大腿，臀部，肩，上腕の筋内に好発し，径10 cm までの単発性の腫瘤を形成する．GNAS1 遺伝子の機能獲得性変異の結果生じる Mazabraud 症候群では線維性骨異形成と本腫瘍が合併し，多発することがある．

3　画像診断

a) 単純X線写真，CT：単純X線写真では筋と同等の濃度を呈し，石灰化はみられない．CT では境界明瞭で均一に低吸収を呈するため，嚢胞性病変と間違われることがある．造影では軽度増強される部分を認める．

b) MRI(図1)：典型的には腫瘍は境界明瞭，辺縁整で卵円形を呈する．腫瘍は T1 強調像で筋肉と等信号，T2 強調像で均一またはやや不均一に高信号を呈する．造影後 T1 強調像でびまん性または辺縁のみ軽度造影される．腫瘍の周囲には，T1 強調像で高信号を呈する筋萎縮に伴う薄い脂肪層(fat band)や頭尾方向の脂肪増生(fat cap sign)や，T2 強調像で高信号を呈する粘液成分の漏出による浮腫(peritumoral edema)を認める[2].

c) 画像上の鑑別診断：粘液型脂肪肉腫，骨外性粘液型軟骨肉腫，粘液線維肉腫など．

4　病理診断

肉眼的には筋内に 5〜10 cm 程度のゼラチン状，分葉状の腫瘤を形成し，境界は一見明瞭で周囲に圧排性であるが，一部でわずかに骨格筋が巻き込まれている(図2)．嚢胞状の変性を伴うことがある．組織学的には豊富な粘液基質中に異型の乏しい紡錘形細胞や星芒状細胞が疎らにみられ，毛細血管や繊細な膠原線維が疎らに介在する(図3)．紡錘形細胞の密度が高いことがあり，Cellular myxoma と呼ばれる．一方，本腫瘍では分裂像はほとんどなく，壊死はみられない．免疫組織化学染色では CD34 が陽性となるが，特異性は高くはない．低悪性度粘液線維肉腫との鑑別がしばしば問題となるが，現時点で両者鑑別可能な有効な免疫組織化学的マーカーはなく，核の異型性や多型性および屈曲蛇行血管の欠如などで粘液線維肉腫を除外せざるを得ない．

5　治療・予後 [1,3]

成長はゆっくりであり，手術は辺縁切除を行えば再発も 5% 以下と少ない．針生検での確定診断が難しく，悪性を含む他の粘液産生性腫瘍が否定できない場合は広範切除が必要となり，切除標本での診断で粘液腫と診断されることがある．

▶ 文　献

1) WHO Classification of Tumours Editorial Board (ed): WHO Classification of Tumours, Soft Tissue and Bone Tumours. 5th ed., World Health Organization, 261-263, 2020

2) Morán LM, et al.: Myxomas and myxoid liposarcomas of the extremities: our preliminary findings in conventional, perfusion, and diffusion magnetic resonance. Acta Radiol Open 11, 20584601221131481, 2022

3) Reiter A, et al.: Diagnostic and Therapeutic Pathways of Intramuscular Myxoma. Diagnostics (Basel)12: 1573, 2022

1. 筋肉内粘液腫

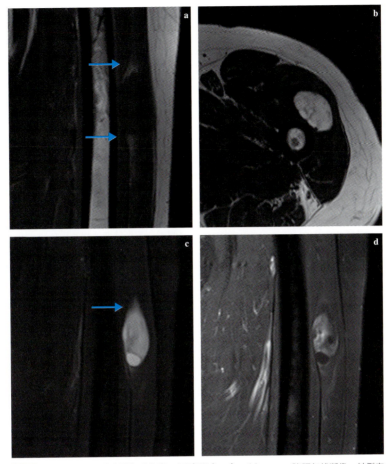

図1 左大腿部に腫瘤触知（疼痛，圧痛はない） (a)MRI T1強調矢状断像．外側広筋内に筋肉と等信号を呈する腫瘤を認める．頭尾方向の fat cap sign を認める（矢印）．(b) MRI T2強調横断像．(c)MRI 脂肪抑制 T2強調矢状断像．腫瘤は高信号を呈し，低信号の隔壁を伴っている．腫瘍の頭側に peritumoral edema を認める（cの矢印）．(d)MRI 造影後脂肪抑制 T1強調矢状断像．不均一に軽度造影効果を認める．

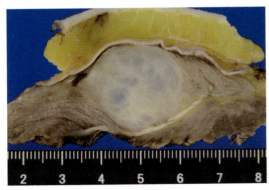

図2 筋内粘液腫の肉眼像 筋内にゼラチン状の腫瘤を形成する．筋肉との境界は若干不明瞭である．

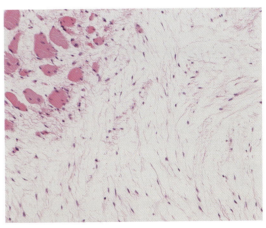

図3 筋内粘液腫の組織像 豊富な粘液基質を背景に異型性の乏しい紡錘形細胞が散在する．既存の骨格筋間に染みこむように広がる（左上部）．

第3章　軟部腫瘍　10 分化不明の腫瘍

A 良性腫瘍

2. リン酸塩尿性間葉系腫瘍 Phosphaturic mesenchymal tumor

小田義直 / 鈴木智大・江原　茂 / 林　克洋

1 概　念

　中高年の軟部組織に発生し長期間継続する骨軟化症の既往歴を有することが多く，過去に腫瘍原性骨軟化症として報告された症例の大部分はこの疾患概念に相当すると思われる[1]．腫瘍細胞の産生する FGF23 によって骨軟化症の症状が引き起こされる[1]．

2 疫　学

　まれな腫瘍であり，中高年に好発するが小児や若年者発生例の報告もある．通常は軟部組織に発生するが，まれに後腹膜，縦隔，骨発生例も報告されている．多彩な組織像を呈することから，本腫瘍が認識される前の過去には血管腫，血管周皮腫，巨細胞腫，骨芽細胞腫，骨肉腫など様々な診断名がつけられていた．

3 画像診断

a）単純X線写真：単純 X 線撮影では原因となる軟部腫瘍を捉えることは多くの場合できないが，骨軟化症による骨塩の減少や骨折を捉えることができる．偽骨折（Looser's zone）は骨折部に骨化しない類骨が増加し，そのための脆弱性により変形を伴う．骨盤や肋骨に多くみられる．

b）CT/MRI：原因となる腫瘍自体は CT や MRI で捉えることができる．まとまった画像所見の報告はないが，多くは概して非特異的所見を有する軟部腫瘍である（図1a, b）．従来頻度の高い発生部位は鼻腔とされていた．

c）その他の画像所見：腫瘍の局在は，核医学検査として ^{201}Tl，^{99m}Tc-MIBI，^{111}In-pentetreotide，FDG-PET や，全身 CT，全身 MRI 等の報告があるが，腫瘍サイズが小さいことが多く，検出は容易でない．病変の候補が特定できた場合には血清 FGF-23 の静脈サンプリングがより特異的である．

4 病理診断

組織像：極めて多彩な組織像を呈する．異型のほとんどない紡錘形あるいは星芒状細胞の増殖よりなり，間質の硝子化や汚れのようにみえる"smudgy"と形容される石灰化を伴うのが組織学的基本像である[1]（図2）．骨や軟骨組織に類似した石灰化巣もしばしば認める．よく発達した毛細血管網や，鹿の角様に拡張・分岐した血管あるいは海綿状血管腫に認められるような拡張した血管も認める．出血，ヘモジデリンの沈着および脂肪組織もしばしば認める所見である．出血巣や石灰化巣周囲に一致して多数の破骨細胞様多核巨細胞を認めることもある（図3）．異型腫瘍細胞よりなり，腫瘍壊死や多数の核分裂像を伴う悪性例も報告されているが，まれである．腫瘍細胞は免疫組織化学染色で CD56，ERG，FGFR1，SATB2 に陽性となる．最近特異的なキメラ遺伝子 *FN1::FGFR1* が検出される[2]．

5 治療・予後

　治療は早期診断と確実な切除が原則である．可能ならば広範切除が望ましい．再発を繰り返し，肺転移をきたす症例などもあり，初回治療が重要である．5 例の手術報告では，広範切除を行った 2 例では再発がなかったが，辺縁切除を行った 3 例で再発したと報告している[3]．特に，骨内発生の PMT を掻爬すると高率に再発をきたすといわれる．25 例の報告の内訳では 21 例が無病生存，4 例が有病生存で，そのうち 1 例は肺転移を伴った悪性 PMT であった[1]．腫瘍切除後には，骨軟化症による疼痛などは速やかに改善する．手術不能例では骨軟化症に対してビタミン D の投与が行われる．また，FGF23 に対するヒトモノクローナル IgG1 抗体であるブロスマブが開発され，腫瘍性骨軟化症にも使用されている[4]．

2. リン酸塩尿性間葉系腫瘍

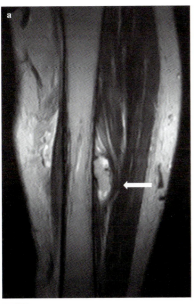
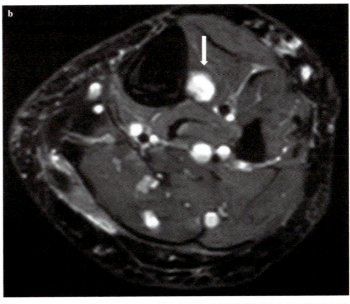

図1　68歳の女性　（a）左下腿 MRI T2 強調冠状断像．（b）左下腿造影後脂肪抑 T1 強調横断像．下腿軟部組織内に周囲構造を圧排する腫瘤を認める．T1 強調像では低信号で（非呈示）造影効果を認めた．（むろおか骨粗鬆症・整形外科クリニック　室岡玄洋先生のご厚意による）

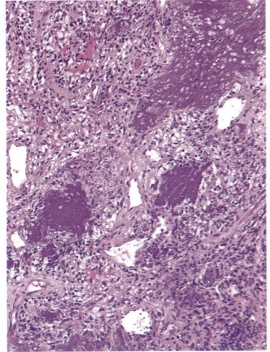
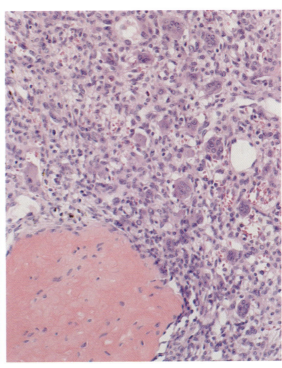

図2　異型のない短紡錘形細胞の増殖を認め，拡張した血管と間質の石灰化を伴う

図3　骨様の石灰化巣の周囲に多数の破骨細胞様多核巨細胞の集簇を認める

▶ **文　献**

1) Folpe AL, et al.: Most osteomalacia-associated mesenchymal tumors are a single histopathologic entity: an analysis of 32 cases and a comprehensive review of the literature. Am J Surg Pathol 28: 1-30, 2004
2) Lee JC, et al.: Identification of a novel FN1-FGFR1 genetic fusion as a frequent event in phosphaturic mesenchymal tumour. J Pathol 235: 539-545, 2015
3) Cameron K, et al.: The phosphaturic mesenchymal tumor: Why is definitive diagnosis and curative surgery often delayed? Clin Orthop Relat Res 471: 3618-3625, 2013
4) 浅井孝仁　他：当院におけるブロスマブ投与症例の検討．日本内分泌学会雑誌 99: 38-40, 2023

第3章 軟部腫瘍 10 分化不明の腫瘍

A 良性腫瘍

3. 血管周囲類上皮細胞腫瘍(PEComa)
Perivascular epithelioid cell tumor

山下享子 / 林 克洋

1 概 念

メラノサイトマーカーと平滑筋マーカーの両方を発現する上皮様細胞からなる腫瘍で, しばしば血管周囲性の細胞増生がみられる. 腎臓・肝臓などに発生する血管筋脂肪腫(AML)や, 肺・リンパ節などに発生するリンパ脈管筋腫症(LAM)は, PEComa の亜型と考えられている.

2 疫 学

発生年齢は幅広いが, 若年から中年の成人に好発し, 5倍以上の頻度で女性に多い. AML や LAM などの亜型を除く PEComa はまれな腫瘍で, ほとんどが散発性だが, 少数は結節性硬化症に関連して発生する. 子宮に多いが, 軟部, 消化管, 皮膚, 骨などにも認められる. 軟部組織では, 腹腔内を含む体幹部や四肢の深部に発生する.

3 病理診断

a) 肉眼像:大きさは様々だが, 通常は境界明瞭にみえる.

b) 組織像:典型的には, 淡好酸性から淡明な細胞質を有する上皮様の腫瘍細胞が, 薄壁性の細血管で胞巣状に仕切られるように増殖する(図1, 2). 胞巣の形態や大きさは様々で, 上皮様細胞と紡錘形細胞が混在する場合も多く, 紡錘形の腫瘍細胞増殖が広くみられる症例も少数存在する. 血管周囲で放射状に腫瘍細胞が配列する像

や, 腫瘍細胞が血管の内皮細胞直下まで分布する像など, 血管周囲性増殖を示唆する所見が通常認められる. 多核細胞や大型の奇怪な核を有する腫瘍細胞が混在する場合でも, 通常核分裂像は少ない. 一方, 異型や多形性が強く腫瘍壊死を伴い, 核分裂像の多い症例は, 悪性とされる. 免疫組織化学染色では, HMB45, Melan-A などのメラノサイトマーカーと, SMA, desmin, caldesmon などの平滑筋マーカーが陽性となる.

4 治療・予後

PEComa の治療は外科的切除が中心である. 大部分が良性病変で, 腫瘍が完全に切除可能な場合, 予後は比較的良好である. しかし, 切除が困難な場合や転移が存在する場合には, 悪性腫瘍として化学療法や放射線療法が考慮される. 近年は mTOR 阻害薬などの分子標的療法が有効であることも示されており, 新たな治療オプションとして注目されている. 軟部組織および婦人科領域のPEComa24人の調査では, 経過観察期間 10～84 か月(中央値 30 か月)で, 3例の局所再発と 5例の遠隔転移がみられた. 最終経過観察時, 2人(8%)が腫瘍死し, 4人(17%)が転移または切除不可能な病変を持ちながら生存し, 18人(75%)が無病生存であった. 予後は, 腫瘍の大きさ(8 cm 以上), 組織学的悪性度, 転移の有無などに依存する傾向があった[1].

▶ **文 献**

1) Folpe AL, et al.: Perivascular epithelioid cell neoplasms of soft tissue and gynecologic origin: a clinicopathologic study of 26 cases and review of the literature. Am J Surg Pathol 29: 1558-1575, 2005

3. 血管周囲類上皮細胞腫瘍（PEComa）

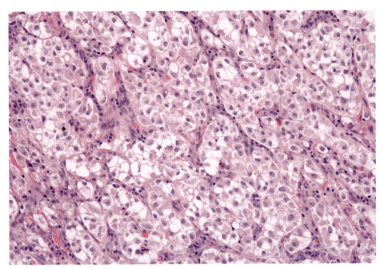

図1 血管周囲類上皮細胞腫瘍（PEComa） 上皮様の腫瘍細胞が，細い血管性間質で胞巣状に仕切られるように増殖する．

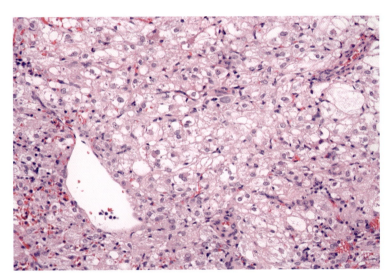

図2 血管周囲類上皮細胞腫瘍（PEComa） 薄壁性の細血管周囲に，細胞質の豊富な腫瘍細胞が，充実性に分布している．

第3章 軟部腫瘍 10 分化不明の腫瘍

B 悪性腫瘍

I. 滑膜肉腫 Synovial sarcoma

元井　亨 / 岩間祐基 / 三輪真嗣

1 概　念

　均一な紡錘形細胞の増殖する肉腫であるが，様々な程度の上皮性分化を示す．分子遺伝学的には融合遺伝子 *SS18::SSX1/2/4* より特徴づけられる[1]．名称に反して滑膜との腫瘍発生的な関係はない．

2 疫　学

　四肢の深部軟部組織に多いが，大関節近傍に好発する．また頭頸部など体幹部，まれには腎，肝，消化管などの実質臓器や中枢神経，末梢神経からも発生する．若年成人に好発するが，幅広い年齢にみられ，性差はない．融合遺伝子 *SS18::SSX1/2/4* 産物が腫瘍発生に関与している．

3 画像診断

a) 単純 X 線写真，CT：大関節周囲の深部軟部組織に，通常は非特異的な軟部腫瘤として認められる．名称から滑膜由来の腫瘍と解釈されやすいが，発生由来が不明であり，必ずしも関節近傍に発生するわけでないことに留意する必要がある．頸部，背部の深部軟部組織などにも発生する．頻度は高くないが，腫瘍内部に点状，斑状の石灰化を認める場合がある．内部には著明な造影効果が認められる．

b) MRI：通常は深部軟部組織内に，T1 強調像で低信号，T2 強調像で中等度～高信号を示す境界明瞭な類円形あるいは分葉状腫瘤として認められる．内部信号が均一な信号を示す場合は，良性腫瘍との鑑別が問題となることがある．進行すると浸潤性に発育し，関節内や骨への浸潤も認められる．また，腫瘍内の出血や壊死，嚢胞形成などにより多彩な画像所見を呈しうる．出血を反映して，腫瘍内に T1 強調像にて高信号を示す領域を認めたり，T2 強調像にて液面形成を伴うことがある（図 1）．充実部分には，強い造影効果を認める．

c) 画像上の鑑別診断：海綿状血管腫，神経鞘腫，石灰化を認める場合は，骨化性筋炎や腫瘍状石灰化など．

4 病理診断

　肉眼像は径 10 cm までの灰白色充実性，黄色，褐色の境界明瞭な腫瘤であり，多結節状のこともある．しばし

ば変性が強く，嚢胞状あるいは粗大な石灰化や骨化を伴う．組織型は大多数を占める単相（線維）型では多形性の乏しい卵円形核を有する短紡錘形腫瘍細胞が単調に増殖し，背景に血管周皮様あるいは鹿の角状の血管網を有する（図 2）．二相型は 1/3～1/4 を占め，紡錘形細胞に加え腺管形成やコード状配列を示す上皮成分が様々な割合で出現する（図 3）．低分化型はまれで，核異型や分裂像が増し壊死が強い．補助診断としてサイトケラチンなどの上皮性マーカーの発現を免疫組織化学染色で確認するが，RT-PCR 法や FISH 法による特異的融合遺伝子の検出が確定的である．近年は，抗 SS18-SSX 抗体を用いた免疫組織化学染色が代替検査法として定着している[2]．

5 治療・予後

　手術（広範切除），放射線療法，化学療法を行う．化学療法ではドキソルビシン，イホスファミドを用いるが，化学療法による生存率の改善については見解の一致が得られていない．また，再発や転移を生じた場合の second line の化学療法では，パゾパニブやトラベクテジンを用いることが多い[3]．局所再発率は 3 年で 9%，5 年で 11% であり，5 年生存率は 62～67% である[4,5]．予後不良因子として遠隔転移，腫瘍の大きさ，組織学的悪性度，不完全切除があげられる．また，融合遺伝子に関しては，*SS18::SSX2* 陽性例が *SS18::SSX1* 陽性例よりも予後がよい．

1. 滑膜肉腫

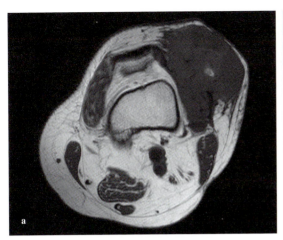 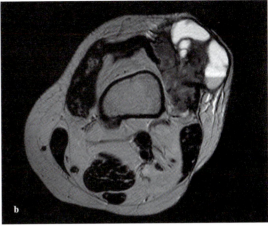

図1　**50歳代の男性**　右膝 MRI．(a)T1 強調横断像．(b)T2 強調横断像．T1 強調像にて，やや高信号を示す小領域を認め，出血と思われる．T2 強調像では，嚢胞状成分は T2 強調像にて著明な高信号を示し，液面形成も認められる．

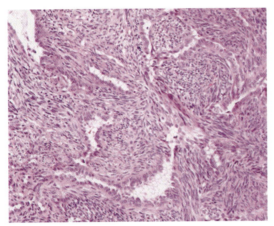 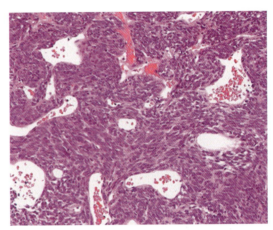

図2　**二相型滑膜肉腫の組織像**　明瞭な腺管を形成する上皮成分と紡錘形細胞細胞成分が混在している．

図3　**単相（線維）型滑膜肉腫の組織像**　短紡錘形の腫瘍細胞が単調に増殖し，介在血管は血管周皮腫様パターンをとる．

▶ 文　献

1) WHO Classification of Tumours Editorial Board (ed): WHO Classification of Tumours, Soft Tissue and Bone Tumours. 5th ed., World Health Organization, 290-293, 2020
2) Baranov E, et al.: A novel SS18-SSX fusion-specific antibody for the diagnosis of synovial sarcoma. Am J Surg Pathol 44: 922-933, 2020
3) Landuzzi L, et al.: Innovative breakthroughs for the treatment of advanced and metastatic synovial sarcoma. Cancers 15: 3887, 2023
4) Xu G, et al.: Efficacy of perioperative chemotherapy for synovial sarcoma: a retrospective analysis of a Nationwide database in Japan. BMC Cancer 21: 773, 2021
5) Sultan I, et al.: Comparing children and adults with synovial sarcoma in the Surveillance, Epidemiology, and End Results program, 1983 to 2005: an analysis of 1268 patients. Cancer 115: 3537-3547, 2009

第3章　軟部腫瘍　10 分化不明の腫瘍

B 悪性腫瘍

2. 類上皮肉腫 Epithelioid sarcoma

元井　亨 / 三宅基隆 / 三輪真嗣

1 概　念

　部分的あるいは全体が上皮様の細胞形態や免疫形質を示す悪性間葉系腫瘍である．四肢末梢側に好発し肉芽腫様増殖パターンをとる遠位型(古典型)と近位・体幹部に発生し大型の上皮様細胞が胞巣状・シート状に増殖する近位型(大細胞)の2種類がある[1]．

2 疫　学

　まれな高悪性度肉腫であり，遠位型は思春期，若年成人に多く，四肢末梢側の皮下組織に好発する．一方，近位型は発生年齢が若年～中年成人とやや高く，体幹部の深部軟部組織に好発する．いずれも男性にやや多い．

3 画像診断

　単結節あるいは多結節状の腫瘤として，手指，前腕，膝，下腿，会陰周囲，外陰部，臀部，骨盤腔，頭頸部などの真皮，皮下，深部軟部組織に発生する．出血，壊死，囊胞変性がしばしば認められる．

a) CT：隔壁様構造や充実成分は比較的よく造影される．石灰化を伴うことがある．局所再発や，リンパ節，皮膚などへの転移の危険性が高い．

b) MRI：大きさにかかわらず囊胞変性，出血を伴うことが多く，内部信号は多彩な所見を示す(図1)．充実成分はT1強調像で筋肉と等信号，T2強調像で等～高信号を示し，造影後は隔壁様構造や充実成分が比較的良好に造影される．周囲組織に反応性変化あるいは浸潤に伴う信号変化を伴う場合がある．

4 病理診断

a) 遠位型：単発性・多発性の真皮・皮下の境界不明瞭な結節を形成し，壊死や潰瘍形成を伴う．組織学的には小型～中型の上皮様の腫瘍細胞が炎症細胞浸潤や中心壊死を伴う肉芽腫様の結節を形成する(図2)．細胞質は豊富で好酸性，核異型や分裂像には乏しい．浸潤性が強くしばしば腱・腱膜に沿って進展する．

b) 近位型：単発性・多発性の境界不明瞭で大きな結節を形成し，白色充実性で出血や壊死を伴う．組織学的には大型の多稜形腫瘍細胞が増殖し，細胞質は豊富で好酸

性，核は水泡状で核小体が明瞭である(図3)．

　両者ともリンパ節転移しやすい．また免疫組織化学的にサイトケラチン，EMAなどの上皮性マーカーや半数でCD34の発現がある．またSMARCB1(INI1)の発現消失がほとんどの症例でみられ，診断マーカーとして用いられる[2]．

5 治療・予後

　治療としては手術(広範切除)，放射線治療，化学療法を行うが，放射線治療と化学療法の有効性については見解の一致が得られていない．化学療法を行う場合，ドキソルビシンを含むレジメンを用いることが多い．局所浸潤性が高く，患者の26～77%で局所再発を生じる[3,4]．また，45～50%の患者で遠隔転移をきたし，転移臓器としてリンパ節が48%，肺が25%と多く，そのほかに頭皮，骨，脳，肝などへ転移する[4]．5年生存率は50～68%である．予後不良因子として，高齢，男性，近位発生，深部発生，腫瘍の大きさ(5 cm以上)，腫瘍の再発があげられる[5]．

2. 類上皮肉腫

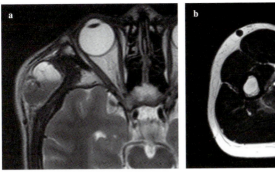
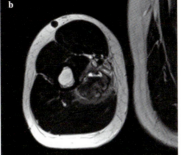
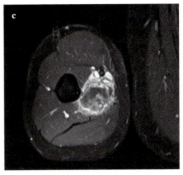
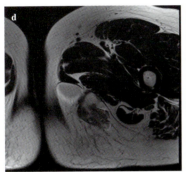
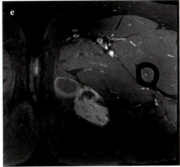

図1 様々な部位の類上皮肉腫 （a）10歳代の男性．MRI T2強調横断像．右側頭部皮下に囊胞変性と fluid-fluid level を伴う境界明瞭な腫瘤を認める．（b）20歳代の男性．MRI T2強調横断像．（c）20歳代の男性．MRI造影後脂肪抑制 T1強調横断像．右上腕深部に境界不鮮明な腫瘤を認める．外傷を契機に痛みを生じ発見された．内部は出血による信号変化が目立つ．辺縁の充実成分は周囲軟部組織に浸潤している．（d）30歳代の女性．MRI T2強調横断像．（e）30歳代の女性．MRI造影後脂肪抑制 T1強調横断像．左大腿内側皮下脂肪組織内に囊胞変性を伴う境界明瞭な多結節状腫瘤を認める．

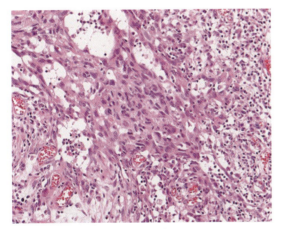

図2 遠位型類上皮肉腫の組織像 弱い結合性を示す多稜形あるいは紡錘形腫瘍細胞が炎症細胞浸潤を伴い増殖する．

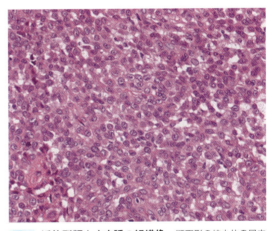

図3 近位型類上皮肉腫の組織像 類円形の核小体の目立つ核と好酸性細胞質を有する腫瘍細胞が密に増殖する．

文 献

1) WHO Classification of Tumours Editorial Board (ed): WHO Classification of Tumours, Soft Tissue and Bone Tumours. 5th ed., World Health Organization, 294-296, 2020
2) Hornick J, et al.: Loss of INI1 expression is characteristic of both conventional and proximal-type epithelioid sarcoma. Am J Surg Pathol 33: 542-550, 2009
3) Baratti D, et al.: Epithelioid sarcoma: prognostic factors and survival in a series of patients treated at a single institution. Ann Surg Oncol 14: 3542-3551, 2007
4) Chase DR, et al.: Epithelioid sarcoma. Diagnosis, prognostic indicators, and treatment. Am J Surg Pathol 9: 241-263, 1985
5) Guillou L, et al.: "Proximal-type" epithelioid sarcoma, a distinctive aggressive neoplasm showing rhabdoid features. Clinicopathologic, immunohistochemical, and ultrastructural study of a series. Am J Surg Pathol 21: 130-146, 1997

第 3 章 　軟部腫瘍　**10** 分化不明の腫瘍

B 悪性腫瘍

3. 胞巣状軟部肉腫 Alveolar soft part sarcoma

元井　亨 / 長田周治 / 三輪真嗣

1 概　念

　四肢の深部軟部組織に発生する，まれな分化方向不明腫瘍である．結合性の緩い上皮様腫瘍細胞が巣状に配列し，独特の胞巣状構造を呈する．分子遺伝学的には der (17)t(X;17)（p11.2;q25）に由来する融合遺伝子 *ASPSCR1::TFE3* を特徴とする[1]．

2 疫　学

　思春期，若年成人に好発し，女性にやや多い．四肢，特に下肢の深部軟部組織に多いが，小児例を中心に舌や眼窩など頭頸部領域に発生することもある．悪性度が高い難治性の肉腫であり，再発や遠隔転移をきたしやすい．特定の分子遺伝学的異常はほぼ全例でみられる．

3 画像診断

a) 単純X線写真，CT：まれに石灰化を認める．骨近傍に発生した場合には溶骨性骨浸潤がみられる場合もある．CT では境界が比較的明瞭な低吸収の軟部腫瘤として描出される．ダイナミック造影では早期相から強い造影効果を認め，早期静脈還流を認める．

b) MRI(図 1)：腫瘍の形体は類円形や紡錘形を呈し，辺縁は整から不整まで様々である．T1 強調像で筋肉より軽度高信号を呈することが多い．これは毛細血管レベルでの遅い血流が関係していると考察されている．T2 強調像で高信号を呈する．腫瘍の内部や辺縁，特に頭尾側に低信号の flow void を認める．ダイナミック造影では動脈相で腫瘍へ流入する栄養血管と早期流出静脈を認め，血流豊富な腫瘍として描出される．

c) 画像状の鑑別診断：動静脈奇形，孤立性線維性腫瘍などの flow void を伴う富血管性腫瘤が鑑別にあがる．

4 病理診断

　肉眼的には境界不明瞭な肉様の腫瘤でしばしば出血や壊死を伴う．組織学的には線維性に区画化された分葉状，胞巣状構造がみられ，胞巣間には類洞様の血管が発達している(図 2)．腫瘍細胞は大型で多稜形，細胞質が豊かで好酸性顆粒状であり，核は不整で明瞭な核小体を有する．胞巣の中心は変性によりしばしば空洞化する．細胞質内には特徴的な periodic acid schiff(PAS)染色陽性でジアスターゼ消化抵抗性の棒状あるいは偏菱形の結晶構造が出現するが，その確認は診断に有用である(図 3)．また特異的融合遺伝子 *ASPSCR1::TFE3* の存在は TFE3 染色の核内強陽性像として間接的に検出可能であり，診断マーカーとして用いられる．近年，一部の PEComa が同一の融合遺伝子を有することが明らかにされたため，組織像，免疫組織化学染色と合わせた鑑別診断が必要である[2]．

5 治療・予後

　治療として手術(広範切除)が中心となる．放射線療法や化学療法の感受性は低いが，切除縁が不十分，または切除不能な場合は放射線療法を行う．また，遠隔転移がある場合は化学療法を検討する．化学療法として，ドキソルビシン，ビンクリスチン，イホスファミド，アクチノマイシンD などの抗腫瘍薬を用いる．また，近年では胞巣状軟部肉腫におけるパゾパニブの有効性が示唆されており，切除不能例や遠隔転移例ではパゾパニブによる薬物療法を検討する[3]．また，浸潤性が高く，局所再発率は 11～50% である．初診時に 72% の患者で遠隔転移を認め，転移臓器として肺，骨，脳，肝が多い[4]．3年生存率は 86%，5 年生存率は 68% である[3]．予後因子として，年齢，腫瘍の大きさ，骨病変，遠隔転移があげられる[4,5]．

3. 胞巣状軟部肉腫

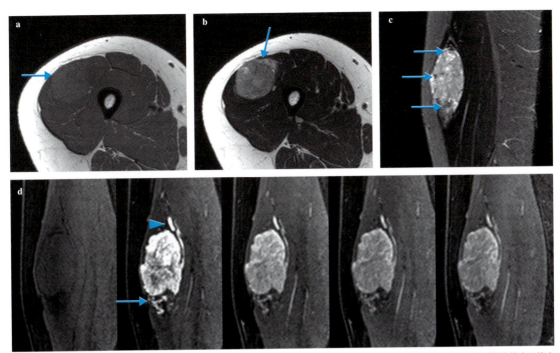

図1　20歳代の女性　3年前に右大腿部に腫瘤を自覚．徐々に増大してきた．(a) MRI T1 強調横断像．右大腿部外側広筋内に筋肉より高信号を呈する腫瘤を認める(矢印)．MRI T2 強調横断像(b)や脂肪抑制 T2 強調矢状断像(c)で，腫瘍はやや不均一に高信号を呈し，辺縁や内部に低信号の flow void を多数認める(矢印)．(d) ダイナミック造影 MRI．動脈相で腫瘍へ流入する栄養血管(矢印)と早期静脈灌流(矢頭)を認める．腫瘍は動脈相より強く造影され，その後やや washout されている．

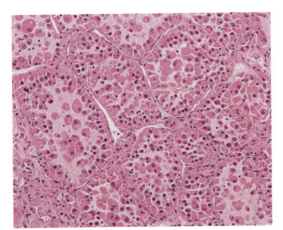

図2　胞巣状軟部肉腫の組織像　明瞭な胞巣形成を認め，豊富な好酸性細胞質を有する腫瘍細胞が増殖する．胞巣中心部では結合性の低下が著しく，空隙形成がある．

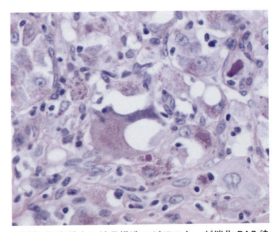

図3　細胞質内の結晶構造のジアスターゼ消化 PAS 染色像　腫瘍細胞の細胞質内には特徴的な結晶構造が出現し，針状や棍棒状のものもみられる．

▶文献

1) WHO Classification of Tumours Editorial Board (ed): WHO Classification of Tumours, Soft Tissue and Bone Tumours. 5th ed., World Health Organization, 297-299, 2020
2) Zhao M, et al.: PEComa with ASPSCR1::TFE3 fusion: expanding the molecular genetic spectrum of TFE3-rearranged PEComa with an emphasis on overlap with alveolar soft part sarcoma. Histopathology 84: 482-491, 2024
3) Fujiwara T, et al.: Alveolar soft part sarcoma: progress toward improvement in survival? A population-based study. BMC Cancer 22: 891, 2022
4) Fujiwara T, et al.: Advances in treatment of alveolar soft part sarcoma: an updated review. Jpn J Clin Oncol. 53: 1009-1018, 2023
5) Portera CA Jr, et al.: Alveolar soft part sarcoma: clinical course and patterns of metastasis in 70 patients treated at a single institution. Cancer 91: 585-591, 2001

第3章　軟部腫瘍　10 分化不明の腫瘍

B 悪性腫瘍

4. 明細胞肉腫 Clear cell sarcoma

久岡正典 / 岩間祐基 / 三輪真嗣

1 概 念

メラノサイトへの分化を示す軟部原発の肉腫であり，別名，軟部悪性黒色腫(malignant melanoma of soft parts)とも呼ばれるが，皮膚やその他臓器の悪性黒色腫とは異なる疾患単位である.

2 疫 学

軟部肉腫の約1%とまれな腫瘍で，その多くは若年成人の四肢深部，特に腱や筋膜を中心に発生する．やや女性に多い．まれに頭頸部や躯幹にも生じ，真皮や皮下に及ぶこともある．さらに，後腹膜や骨，神経根などに生じた症例の報告もまれにある.

3 画像診断

a) 単純X線写真，CT：関節周囲の深部軟部組織に，非特異的な軟部腫瘤として認められる.

b) MRI：下肢，特に足関節周囲に好発し，深在性で腱や筋膜と癒着していることが多い．MRIでは，境界明瞭な円形，楕円形の腫瘤として描出される．多くの場合T1強調像にて低信号を示すが，時に腫瘤内のメラニンを反映してT1強調像にて軽度高信号を示すことがあり，質的診断に役立つ場合がある(図1)．T2強調像ではメラニン，ヘモジデリン，線維成分などを反映し，種々の信号を示す．全体に中等度から高度の増強効果が認められる.

c) 画像上の鑑別診断：滑膜肉腫，腱鞘巨細胞腫，黄色腫.

4 病理診断

a) 肉眼像：多くは2〜6cm大と比較的小型の多結節状あるいは分葉状の病変で，しばしば筋膜や腱と強固に接着している．割面は黄白色調で出血や壊死を伴うこともある．また，メラニン産生が目立つものでは黒色調の領域がみられる.

b) 組織像：ほぼ均一な多角形から卵円形，あるいは短紡錘形の腫瘍細胞が，幅狭い線維性隔壁によって分画された胞巣状構造をとって増殖する(図2)．細胞質は淡明または弱好酸性で，しばしば明瞭な核小体を伴う胞状核がみられる．約半数の症例に複数の核を細胞辺縁に花冠

状に配した多核巨細胞が多少とも混在する(図3)．通常核分裂像は乏しいが，再発した病変では多形性や多くの核分裂像がみられる傾向がある．また，メラニン色素の産生・沈着がみられる例もある．免疫組織化学染色ではS-100に加え通常HMB45やMelan-A，MiTFなどのメラノーマのマーカーのいずれかが陽性となる．本腫瘍では特徴的な染色体転座t(12;22)(q13;q12)またはt(2;22)(q34;q12)とそれらに由来する融合遺伝子*EWSR1::ATF1*，*EWSR1::CREB1*が高頻度に存在する[1].

5 治療・予後

治療として手術(広範切除)が基本であり，追加治療として放射線治療や化学療法の併用を検討するが，放射線治療や化学療法の感受性は低い．転移臓器としては肺，所属リンパ節，骨が多く，5年生存率は46〜63%，10年生存率は36〜51%である[2〜4]．また，初回治療から10年以上経過してから再発や転移をきたす症例もあり，長期の経過観察が必要である．予後不良因子として，女性，深部発生，腫瘍の大きさ，遠隔転移，不完全切除があげられる[2,4].

4. 明細胞肉腫

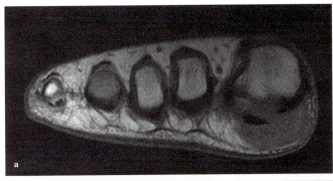
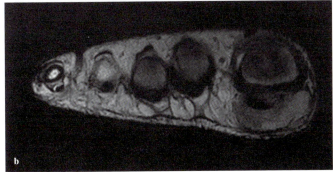
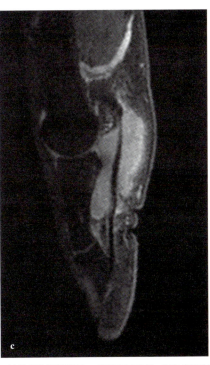

図1 **40歳代の男性** 足趾MRI．(a)T1強調冠状断像．(b)T2強調冠状断像．(c)造影後脂肪抑制T1強調矢状断像．母趾の足底側皮下に屈筋腱を取り巻くように腫瘤が認められる．T1強調像では，組織内のメラニンを反映し，やや高信号を示している．T2強調像でも不均一な高信号を示し，全体に著明な増強効果が認められる．

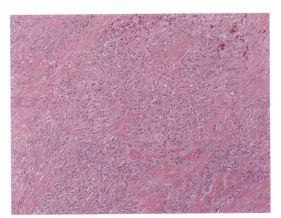
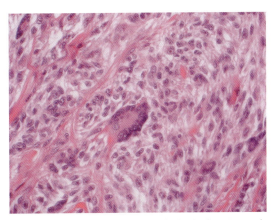

図2 茶褐色色素（メラニン）の沈着（図の右上方）を伴って腱組織内にみられる紡錘形細胞の増生

図3 小淡明な細胞質を有する紡錘形細胞に混じて多核巨細胞がみられる

▶ **文 献**

1) Hisaoka M, et al.: Clear cell sarcoma of soft tissue. A clinicopathologic, immunohistochemical, and molecular analysis of 33 cases. Am J Surg Pathol 32: 452-460, 2008
2) Kawai A, et al.: Clear cell sarcoma of tendons and aponeuroses: a study of 75 patients. Cancer 109: 109-116, 2007
3) Gonzaga MI, et al.: The epidemiology and survivorship of clear cell sarcoma: a National Cancer Database (NCDB) review. J Cancer Res Clin Oncol 144: 1711-1716, 2018
4) Li AB, et al.: Prognostic factors for survival in patients with clear cell sarcoma: an analysis of the Surveillance, Epidemiology, and End Results (SEER) Database. Med Sci Monit 25: 6950-6956, 2019

第3章　軟部腫瘍　10 分化不明の腫瘍

B 悪性腫瘍

5. 骨外性粘液型軟骨肉腫 Extraskeletal myxoid chondrosarcoma

久岡正典 / 三宅基隆 / 三輪真嗣

1 概　念

豊富な粘液腫状基質を伴って軟骨芽細胞様腫瘍細胞の網目状ないし索状配列からなる分葉状構造を特徴とする悪性軟部腫瘍である．なお，腫瘍細胞に明らかな軟骨への分化形質は認められず，目下，分化の不明な軟部腫瘍に分類されている．

2 疫　学

発生頻度は軟部肉腫の2～3%以下とかなりまれな腫瘍である．中年から初老期の成人，特に40～50歳代に好発し，やや男性に多い傾向がある．大腿などの四肢の近位部や躯幹の深部軟部組織に発生することが多いが，まれに四肢末端部や縦隔，後腹膜などの内軟部組織にも生じることがある[1]．

3 画像診断

分化が不明な腫瘍で，軟骨分化の証拠はない．肉眼的には，偽被膜を有する境界明瞭な腫瘍で，内部に豊富な粘液様基質を背景として，厚い線維性隔壁で区切られた多分葉状構造を呈する．

a) CT：単純CTでは，典型的には他の粘液状腫瘍と同様に水様の低濃度を示す．造影後の造影効果は様々である．

b) MRI：偽被膜で覆われた境界明瞭な腫瘤で，内部は厚い線維性隔壁により多分葉状構造を示す（図1，2）．豊富な粘液様基質を反映しT1強調像にて筋肉と比較して等～低信号，T2強調像にて水，軟骨様の高信号を示す．造影後は比較的均一に増強される場合や，隔壁様構造に沿った増強効果が目立つ場合や，その混在する場合など様々である．嚢胞変性や出血，壊死がよくみられる．

4 病理診断

a) 肉眼像：大きさは径5～10cmとやや大型の腫瘍のことが多く，周囲との境界の比較的明瞭な多結節状ないし分葉状の病変を形成する．割面は灰色ないし褐色調で豊富な粘液腫状基質のためにゼラチン様の概観を呈する．また，腫瘍内にはしばしば出血を伴う．

b) 組織像：濃染性核と好酸性細胞質を有するやや小型の短紡錘形ないし卵円形細胞が網目様あるいは索状，小集塊状に配列し，その周囲には豊富な粘液腫状基質がみられ，膠原線維性間質によって区画された分葉状構造を示す（図3，4）．一般に腫瘍細胞に多形性は目立たず，核分裂像も乏しいが，まれに上皮様細胞や多形細胞を伴って高細胞密度でかつ高度の異型性を示す場合もある．一見胎児期の幼弱な軟骨組織を模倣するが，明らかな軟骨組織は認められない．免疫組織化学染色では約1/3の例でS100蛋白が陽性となる．またsynaptophysinやINSM1などの神経性マーカーも陽性となることが少なくない．本腫瘍では特徴的な染色体転座t (9;22)(q 22;q 12)やt (9;17)(q 22;q 11)とそれらに基づく融合遺伝子 *EWSR1::NR4A3, TAF15::NR4A3* が高頻度に存在する．

5 治療・予後

治療は手術（広範切除）が基本であり，放射線治療や化学療法の感受性は低い．化学療法ではドキソルビシン，イホスファミドを用いることが多い[2]．緩徐に進行する腫瘍であり，5年生存率は94～100%，10年生存率は84～88%である．高い頻度で局所再発や遠隔転移をきたし，5年無病生存率は45～51%，10年無病生存率は20～36%であり，長期の経過観察が必要である[2]．セカンドライン以降の化学療法として，トラベクテジンやパゾパニブの有効性を示唆する報告がある[3,4]．

▶ 文　献

1) Hisaoka M, et al.: Extraskeletal myxoid chondrosarcoma: updated clinicopathological and molecular genetic characteristics. Pathol Int 55: 453-463, 2005

2) Paioli A, et al.: Extraskeletal myxoid chondrosarcoma with molecularly confirmed diagnosis: a multicenter retrospective study within the Italian Sarcoma Group. Ann Surg Oncol 28: 1142-1150, 2021

3) Morioka H, et al.: Results of sub-analysis of a phase 2 study on trabectedin treatment for extraskeletal myxoid chondrosarcoma and mesenchymal chondrosarcoma. BMC Cancer 16: 479, 2016

4) Stacchiotti S, et al.: Pazopanib for treatment of advanced extraskeletal myxoid chondrosarcoma: a multicentre, single-arm, phase 2 trial. Lancet Oncol 20: 1252-1262, 2019

5. 骨外性粘液型軟骨肉腫

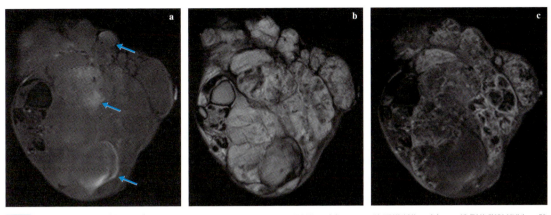

図1 80歳代の女性（右下腿） （a）MRI造影後脂肪抑制T1強調横断像，（b）MRI T2強調横断像，（c）MRI造影後脂肪抑制T1強調横断像．右下腿に多分葉状構造を示す腫瘤を認める．T1強調像では内部に出血後変化を伴う（aの矢印）．T2強調像では線維性隔壁により区分けされた分葉状構造が良好に描出されており，造影後は均一な増強効果を示す領域と隔壁様構造に沿った増強効果が目立つ領域が混在している．

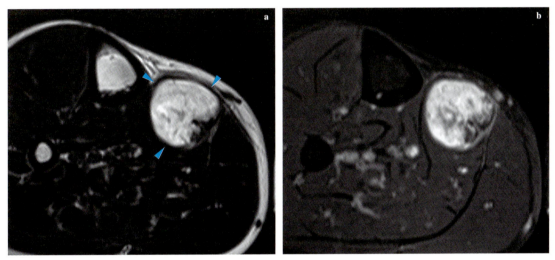

図2 50歳代の男性（右下腿） （a）MRI T2強調横断像，（b）MRI造影後脂肪抑制T1強調横断像．右下腿筋内に周囲との境界明瞭な類円型の腫瘤を認める．T2強調像で脂肪と同程度の高信号を示す（aの矢頭）．内部の隔壁様構造は図1の症例よりは目立たない．造影後は腫瘤全体が造影されている．粘液型脂肪肉腫など他の粘液に富む腫瘍との鑑別は難しい．

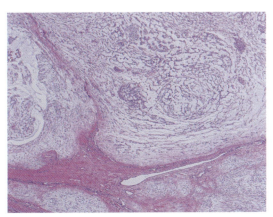

図3 豊富な粘液腫状の基質を伴う分葉状の構造

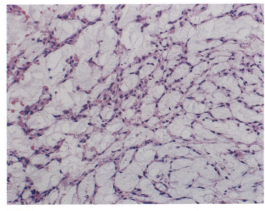

図4 小型の紡錘形ないし類円形細胞が網目状に配列する

289

第3章　軟部腫瘍　10 分化不明の腫瘍

B 悪性腫瘍

6. 未分化肉腫 Undifferentiated sarcoma

久岡正典 / 鈴木智大・江原　茂 / 三輪真嗣

1 概　念

今日の検索手法では特定の分化形質を捉えることのできない軟部肉腫のうち，かつての多形型悪性線維性組織球腫に相当するような奇怪な多核巨細胞を混じた軟部肉腫であり，脱分化型肉腫などの他の多形性肉腫を除外した上で診断がなされる．

2 疫　学

かつては成人において最も高頻度の軟部肉腫と想定されていたが，近年の免疫組織化学染色の普及とともに類似の多形性肉腫が除外され，今日では成人における軟部肉腫の 5% 以下の頻度と考えられている[1]．50～60 歳代に発生頻度が高く，約 2/3 の症例が男性である．多くは四肢の深部軟部組織に生じる．

3 画像診断

a）**単純 X 線写真，CT**：深部に発生する大きな不均一な腫瘤が多く，その所見は概して非特異的である．辺縁は比較的明瞭で分葉状形態をとることが多い．造影効果は不均一で造影に乏しい部分を含み，壊死や出血によって内部は変化する．

b）**MRI**：T1 強調像で筋肉と同等の低信号（図1），T2 強調像で不均一な高信号を示し（図2），分葉状で内部には低信号を示す隔壁様構造を認めることが多い．筋組織に沿って浸潤することが多く，内部の壊死や出血によって MRI 所見に変化をみる．辺縁は明瞭であるが偽被膜を伴うことがあっても，神経血管束，骨，関節など周囲の構造に浸潤する．通常周囲に浮腫ないし反応性変化を伴う．

c）**その他の画像所見**：MRI は術前の腫瘍の範囲の評価には有用であるが，画像検査で鑑別診断を行うことは困難である．

d）**画像上の鑑別診断**：非特異的な軟部腫瘍であり，粘液線維肉腫，粘液/円形細胞型脂肪肉腫，滑膜肉腫，線維肉腫，悪性末梢神経鞘腫瘍などの軟部肉腫が鑑別上問題となる．

4 病理診断

a）**肉眼像**：多結節状で比較的大型（径約 5～15 cm）の充実性灰白色調腫瘍で，周囲との境界は概して明瞭であるが，周囲組織に対して浸潤性のこともある．出血や壊死をしばしば伴う．

b）**組織像**：主として異型な紡錘形細胞ないし卵円形細胞が奇怪な大型核あるいは複数の核をもつ多形細胞を混じて特定の配列を示さずびまん性に，あるいは渦巻き状に配列増殖し，場所によって花むしろ状の配列パターンを示す（図3）．リンパ球を主とする炎症細胞浸潤が多少ともみられるが，好中球や泡沫細胞の浸潤が顕著な場合もある（図4）．また，多くの破骨細胞様巨細胞を伴う例もまれに存在する．免疫組織化学染色などで腫瘍細胞に線維芽細胞や筋線維芽細胞以外に特定の分化形質は認められない．なお，腫瘍内に明らかな粘液腫状基質を伴うものは，特定の分化が認められなくても粘液線維肉腫（myxofibrosarcoma）に分類される．染色体分析では，多くの複雑で多彩な染色体異常が認められる．

5 治療・予後

治療として手術（広範切除）が基本となるが，切除縁が不十分な症例，深部発生例では放射線治療の併用を検討する．組織学的に高悪性度の場合や，遠隔転移を有する症例，切除不能例ではドキソルビシンやイホスファミドを含むレジメンによる化学療法を検討する．5 年生存率は 56～63% であり，低悪性度では 5 年生存率は 80～100% であるが，高悪性度の場合は 30～60% であり，体幹部や後腹膜発生例ではさらに生存率は低下する．約 30% の患者で転移をきたし，転移臓器としては肺が最も多く，ほかに骨，リンパ節，脳，肝が多い．予後不良因子として，組織学的に高悪性度，深在性，60 歳以上，腫瘍の大きさ，遠隔転移，不完全切除があげられる．パゾパニブ，トラベクテジン，エリブリンの有効性が示唆されており，second line の化学療法としてこれらの薬物療法を検討する[2~4]．

6. 未分化肉腫

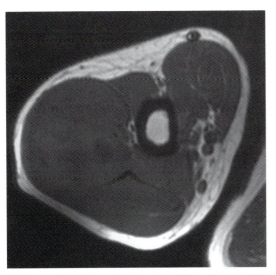

図1 45歳の男性　上腕部 T1 強調横断像．筋肉と同程度の低信号を示す．

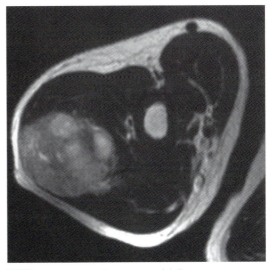

図2 45歳の男性（図1と同一症例）　上腕部 T2 強調横断像．不均一な高信号を示し内部に低信号領域を含む．周辺は偽被膜を形成し，境界は明瞭である．

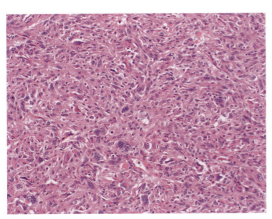

図3 多形細胞を混じて異型紡錘形細胞が花むしろ状に配列する

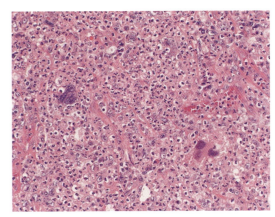

図4 好中球を主とする炎症細胞浸潤の著明な例

▶ 文　献

1) Dei Tos AP: Classification of pleomorphic sarcomas: where are we now? Histopathology 48: 51-62, 2006
2) Nakamura T, et al.: The clinical outcome of eribulin treatment in Japanese patients with advanced soft tissue sarcoma: a Tokai Musculoskeletal Oncology Consortium study. Clin Exp Metastasis 36: 343-350, 2019
3) Nakamura T, et al.: The clinical outcome of pazopanib treatment in Japanese patients with relapsed soft tissue sarcoma: A Japanese Musculoskeletal Oncology Group（JMOG）study. Cancer 122: 1408-1416, 2016
4) Kobayashi H, et al.: Efficacy and safety of trabectedin for patients with unresectable and relapsed soft-tissue sarcoma in Japan: A Japanese Musculoskeletal Oncology Group study. Cancer 126: 1253-1263, 2020

第3章　軟部腫瘍　**10** 分化不明の腫瘍

B 悪性腫瘍

7. *NTRK* 遺伝子再構成紡錘形細胞腫瘍
NTRK-rearranged spindle cell neoplasm

加藤雅大 / 神島　保 / 三輪真嗣

1　概　念

NTRK-rearranged spindle cell neoplasm（NTRK-RSCN）とは *NTRK* 融合遺伝子を有するまれな軟部腫瘍であり，WHO 分類骨軟部腫瘍第5版より掲載された．*NTRK1* の fusion が多いが，*NTRK2* や *NTRK3* の症例も存在し，fusion partner は多岐にわたる．なお，既知の腫瘍についても *NTRK* 融合遺伝子をもつものが複数報告されているが，本腫瘍は既知の腫瘍のいずれにも該当しないものを指す．

2　疫　学

まれな腫瘍であり，疾患概念としても新しいものであるため NTRK-RSCN としての報告例は現時点では少ない．主に四肢および体幹に生じ，表層・深部のいずれにも発生するとされる．性差はなく，主に 0～20 歳に発生するが中高齢にも生じうる．

3　画像診断

軟部発生 NTRK-RSCN の画像に関する論文はこれまで 10 例程度報告されているに過ぎないが[1~4]，比較的多くに共通する MRI 所見として，腫瘍は高度に血管性であり，腫瘍内または腫瘍周囲に流速の早い血流を示す flow void が観察される．また，びまん性の造影効果は高い細胞密度と臨床的に侵攻的な性質を示唆する．ただし，これらは他の悪性軟部腫瘍でもみられる非特異的な所見である．ヒアリン化した血管に関連する造影効果不良部を生検標的としないように留意すべきである[3]．浸潤傾向の有無については検討間で一致しておらず，この違いは腫瘍特性の異質性を反映している可能性がある．その他の所見として，筋膜に沿った進展を示唆する tail sign[2]，混合性の嚢胞性・充実性構造，出血を示唆する液面形成[3]が報告されている．

腫瘍内および周囲に顕著な flow void を伴う軟部腫瘍の鑑別診断として，胞巣状軟部肉腫，限局性線維性腫瘍，血管腫があげられる．

4　病理診断

均一な紡錘形細胞からなる腫瘍であり，組織像には多様性がある．代表的な組織像としては，異型に乏しい細胞が脂肪織に浸潤するように増殖する "Lipofibromatosis-like neural tumor" と呼ばれる像（図1）や，硝子化した血管を伴ってパターンレスに増殖し，時に細胞異型や壊死，核分裂像の増加を呈する "Peripheral nerve sheath tumor" と呼ばれる像（図2）があげられるが，両者の中間的な像も示しうる．免疫組織化学的には S100・CD34 が陽性，SOX10 が陰性を示すことが特徴である．腫瘍の希少さや組織像の多様さから診断に難渋しうるが，S100・CD34 がともに陽性を示すことや血管壁の硝子化が診断の一助となり得る．また，Pan-TRK 免疫組織化学染色も有用であるが，特異性が高くはない点や fusion partner によって染色部位が異なるという点で注意を要する．確定診断には FISH 法や遺伝子パネル検査にて融合遺伝子を確認することが望まれる．

5　治療・予後

治療として手術（広範切除）が基本となり，切除不能例，遠隔転移例では薬物療法の追加を検討する．NTRK-rearranged tumor の予後は組織学的悪性度によって異なる．浸潤性が高く，不十分な切除を行うと局所再発しやすい[5]．悪性度が低いものは遠隔転移を生じないが，悪性度が高いものでは肺など遠隔臓器への転移をきたす[5]．高悪性度の場合，遠隔転移を有する場合，切除不能な場合は TRK 阻害薬であるエヌトレクチニブとラロトレクチニブを用いた薬物療法を検討する[6,7]．

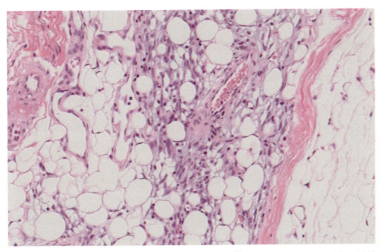

図1 Lipofibromatosis-like neural tumor の像　脂肪織に分け入るように紡錘形細胞が増生している．

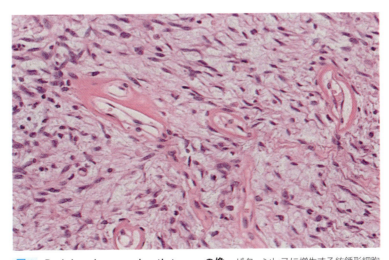

図2 Peripheral nerve sheath tumor の像　パターンレスに増生する紡錘形細胞がみられ，硝子化した血管が介在している．

▶ 文　献

1) Kobayashi H, et al.: Imaging findings of NTRK-rearranged spindle cell neoplasms: A case series. Mol Clin Oncol 18: 14, 2023
2) Overfield CJ, et al.: NTRK-rearranged spindle cell neoplasm of the lower extremity: radiologic-pathologic correlation. Skeletal Radiol 51: 1707-1713, 2022
3) Spano M, et al.: NTRK-rearranged spindle cell neoplasm: Initial observation of imaging appearance and clinicopathologic correlation.Clin Imaging 110: 110134, 2024
4) Takamiya A, et al.: Imaging characteristics of NTRK-rearranged spindle cell neoplasm of the soft tissue: A case report. J Orthop Sci 28: 6, 1580-1583, 2023
5) Agaram NP, et al.: Recurrent NTRK1 gene fusions define a novel subset of locally aggressive lipofibromatosis-like neural tumors. Am J Surg Pathol 40: 1407-1416, 2016
6) Drilon A, et al.: Efficacy of larotrectinib in TRK fusion-positive cancers in adults and children. N Engl J Med 378: 731-739, 2018
7) Doebele RC, et al.: Entrectinib in patients with advanced or metastatic NTRK fusion-positive solid tumours: integrated analysis of three phase 1-2 trials. Lancet Oncol 21: 271-282, 2020

第3章　軟部腫瘍　10 分化不明の腫瘍

B 悪性腫瘍

8. 線維形成性小円形細胞腫瘍
Desmoplastic small round cell tumor

山下享子 / 三輪真嗣

1 概　念

主として小円形の腫瘍細胞が，線維増生を伴って，胞巣状に増殖する悪性軟部腫瘍．*EWSR1::WT1* の融合遺伝子を特徴的に有しており，免疫組織化学染色では，複数の方向性の分化マーカーが陽性となる．

2 疫　学

幅広い年齢で発症するが，子供や若年成人に好発し，20歳代で最も頻度が高い．5倍近くの頻度で男性に多く発生する．大半は大型の腹部あるいは骨盤内腫瘤として発見されるが，通常実質臓器内に原発部位はみつからず，多数の腹膜播種を伴う．主訴は腹部膨満が多く，腹痛や便秘を伴う．他部位や臓器内発生も少数認められる．

3 病理診断

a) 肉眼像：充実性の大型分葉状腫瘤で，割面は白色から灰白色調を示し，嚢胞状変化や壊死領域を伴うこともある．

b) 組織像：主として小円形の腫瘍細胞が，著明に増生する線維性間質に囲まれて，胞巣状に増殖する（図1）．細胞形態は，上皮様あるいは紡錘形の場合もあり，胞巣は大小不同が著しい（図2）．しばしば中心壊死を伴い，嚢胞変性も時にみられる．通常腫瘍細胞の核は比較的均一だが，部分的に，まれにはより広い範囲で，核異型や多形性の目立つ大型細胞がみられることがある．また，一部に腺管やロゼット形成など上皮の特徴がみられる場合や，細胞質内に好酸性の封入体をもつラブドイド細胞がみられる場合もある（図3）．通常核小体は目立たないが，核分裂像は多い．免疫組織化学染色では，サイトケラチン，EMA，desmin が陽性で，C末端側を認識する抗体では，WT1 も陽性となる．

4 治療・予後

手術（広範切除），化学療法，放射線療法などの集学的治療を行うが，予後はきわめて不良であり，3年生存率は44%，5年生存率は15% である[1]．薬物療法としてシクロホスファミド，ドキソルビシン，ビンクリスチン，イホスファミド，アクチノマイシンD などを用いるが，化学療法に抵抗性を示すことが多い．腹腔内に播種をきたすことが多く，約90%の患者で診断時に腹膜播種を認める．また，約50%の患者で初診時に遠隔転移を認め，転移臓器としては肝，肺，骨が多い[1]．予後因子として，遠隔転移，化学療法の有効性，CD99 発現，根治的切除，放射線療法があげられる[1]．トラベクテジン，パゾパニブの有効性が示唆されており，再発や転移を生じた場合の second line の治療としてこれらの薬物療法を検討する[2,3]．

文　献

1) Hovsepyan S, et al.: Desmoplastic small round cell tumor: from state of the art to future clinical prospects. Expert Rev Anticancer Ther 23: 471-484, 2023
2) Menegaz BA, et al.: Clinical activity of pazopanib in patients with advanced desmoplastic small round cell tumor. Oncologist 23: 360-366, 2018
3) Palmerini E, et al.: Transcription regulators and ultra-rare and other rare translocation-related sarcomas treated with trabectedin: A proof of principle from a post-hoc analysis. Front Oncol 12: 1042479, 2022

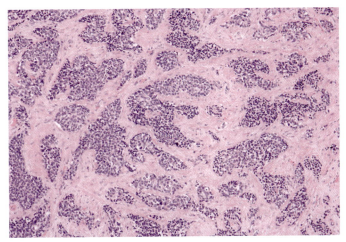

図1 **線維形成性小円形細胞腫瘍** 線維性間質内に,主として小円形細胞からなる大小の腫瘍細胞巣が分布する.

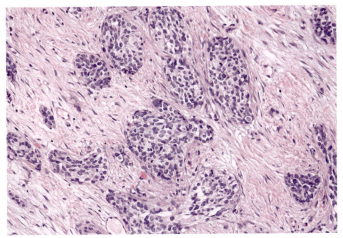

図2 **線維形成性小円形細胞腫瘍** 腫瘍細胞の形態は上皮様や紡錘形の場合もある.

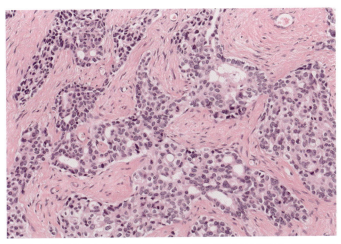

図3 **線維形成性小円形細胞腫瘍** 腫瘍細胞の形態が上皮様で,腺管様構造を形成することもある.

第3章 軟部腫瘍 11 その他

Ⅰ. ガングリオン Ganglion

田宮貞史 / 小橋由紋子 / 三輪真嗣

1 概 念

手関節の背側に多い，単房性もしくは多房性の囊胞状または粘液腫状病変である．変性に伴う線維芽細胞による粘液の過剰産生が原因と考えられている．同様の骨内病変や神経鞘内病変も知られる．

2 疫 学

20〜40歳代の女性に多い．手関節背側が多いが，手関節手掌側，手指，足の背側にも起こる．発生頻度は高く，手と手関節に起こる腫瘤性病変の半数以上を占める．

3 画像診断

a）単純X線写真：軟部腫脹として認められる．とりたてて特徴はない．

b）MRI：薄い壁を伴った均一な囊胞性腫瘤として認められる（図1）．靱帯や腱の近傍に存在する．関節外に存在することもある（図2）．しばしば多房性である．外傷を起こした関節の靱帯や腱の近傍に存在することが多い．内部に出血やデブリを伴わない．

c）画像上の鑑別診断：膝関節などでは滑液包との鑑別が必要．あとは囊胞性腫瘍としてアテロームやグロームス腫瘍など．

4 病理診断

a）肉眼像：2.5cm以下のものが多く，しばしば関節包や腱鞘と連続しているが，関節腔との連続はない．複数の囊胞がみられることも多い．発生初期では粘液腫との鑑別が困難な場合があるが，通常は厚い被膜を伴った囊胞状病変を認識可能である．その場合，ゼリー状の内容物がみられる．

b）組織診断：完成された囊胞の壁は，膠原線維が豊富（図3）で線維芽細胞を散在性に混じた結合組織からなり，周囲の結合組織に連続している．内腔を裏打ちする細胞はみられず（図4），炎症性変化もみられない．内容は細胞成分の乏しい粘液である．比較的小型の病変では，囊胞壁内腔面が浮腫状もしくは粘液腫状の粗な線維性組織として観察される．

5 治療・予後

無症状の場合には治療の必要はなく経過観察を行う．約58%で自然消退すると報告されている[1]．痛みなど症状がある場合には穿刺・吸引や手術（切除）を検討する．穿刺・吸引後の再発率は59%，切除後の再発率は6〜21%である[2]．

文 献

1）Suen M, et al.: Treatment of ganglion cysts. ISRN Orthop 2013: 940615, 2013
2）Head L, et al.: Wrist ganglion treatment: systematic review and meta-analysis. J Hand Surg Am 40: 546-553.e8, 2015

1. ガングリオン

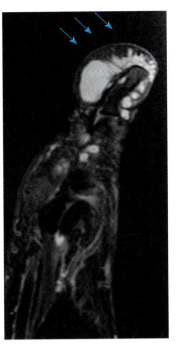

図1 30歳代の女性　脂肪抑制T2強調矢状断像．第1趾末節骨の周囲に多房性の腫瘤像を認める（矢印）．あたかも末節骨を取り囲むように存在している．充実性成分はなく，ガングリオンである．

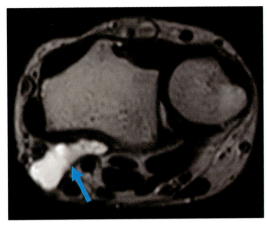

図2 18歳の女性　T2強調横断像．手関節の屈側から皮下脂肪組織まで及ぶ多房性の嚢胞性腫瘤を認める（矢印）．ガングリオンである．

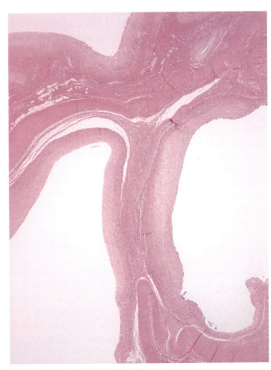

図3 線維性組織からなる嚢胞壁

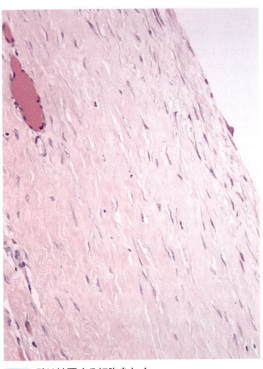

図4 壁は被覆する細胞を欠く

第3章　軟部腫瘍　11 その他

2. 腫瘍状石灰症 Tumoral calcinosis

田宮貞史 / 小橋由紋子 / 三輪真嗣

1 概　念

関節周囲の皮下にみられる結節状のカルシウム沈着である．カルシウム代謝異常は伴わない．多発傾向があり，家族性にみられることもある．*GALNT 3* 遺伝子，*FGF23* 遺伝子が関連するとの報告がある．慢性腎不全など基礎疾患があって，関節周囲に腫瘤状石灰沈着をきたすものとの混同は避けるべきである．

2 疫　学

20 歳くらいまでに発症することが多く，50 歳以降ではまれである．若年では男性に多いが高齢になるにつれ女性に多くなる．黒色人種に多いとされる．股関節周囲，肩，肘等に多い．若年者では多発する傾向がみられる．5〜15 cm 程度のものが多い[1,2]．

3 画像診断[3]

近年，異栄養性石灰化や転移性石灰化にも拡大して用いられることがあるが，これとは別のまれな家族性疾患である．

a) 単純X線写真：全身の関節周囲の軟部組織に石灰化を伴う粗大病変として認められる．石灰化の濃度は様々である．どこに出現してもよいが，肩関節，肘関節などに好発する．

b) CT：石灰化腫瘤として認められる．荷重部での石灰化濃度の優位な上昇をみたり，石灰化の液面形成をみる（図 1）．

c) MRI：無信号腫瘤として同定．その他腎不全がある場合は，アミロイドの沈着を股関節などにみる場合もある．

4 病理診断

a) 肉眼像：病変は，皮下の固い腫瘤で，被膜を欠き，周囲の筋組織や腱を巻き込む．この結節は線維性結合組織によって小区画に分けられており，石灰化物質，乳状液が充満する．

b) 組織診断：活動期と非活動期の 2 つの像が知られており，しばしば，1 つの病変に両者が混在する．活動期では中心の無構造物質もしくは顆粒状石灰化のみられる物質（図 2）と，それらを取り囲む多数の組織球，破骨細胞様多核巨細胞，線維芽細胞，慢性炎症細胞がみられる．非活動期では，密な線維性組織に取り囲まれた石灰化物，嚢胞状変化を伴った石灰化物（図 3）がみられるのみとなる．沈着物にはハイドロキシアパタイトを含む．

5 治療・予後

薬物療法としてビスホスホネート製剤，ステロイド，非ステロイド性抗炎症薬（NSAIDs）などが報告されているが，その効果は不明である．多くの場合，外科的治療の必要はないが，皮膚の自壊や感染の併発，著明な疼痛，神経の圧迫，関節可動域制限など，日常生活に支障が生じた場合には手術を考慮する．しかし，病変の再発や創部の遷延治癒など合併症の頻度が高く，手術適応については慎重に検討すべきである[4〜6]．

文　献

1) Slavin RE, et al.: Familial tumoral calcinosis. A clinical, histopathologic, and ultrastructural study with an analysis of its calcifying process and pathogenesis. Am J Surg Pathol 17: 788-802, 1993
2) Pakasa NM, et al.: Tumoral calcinosis: a clinicopathological study of 111 cases with emphasis on the earliest changes. Histopathology 31: 18-24, 1997
3) Olsen KM, et al.: Tumoral calcinosis: pearls, polemics, and alternative possibilities. Radiographics 26: 871-885, 2006
4) Ramnitz MS, et al.: Phenotypic and genotypic characterization and treatment of a cohort with familial tumoral calcinosis/hyperostosis-hyperphosphatemia syndrome. J Bone Miner Res 31: 1845-1854, 2016
5) Ichikawa S, et al.: Clinical variability of familial tumoral calcinosis caused by novel GALNT3 mutations. Am J Med Genet A 152A: 896-903, 2010
6) Carmichael KD, et al.: Familial tumoral calcinosis: a forty-year follow-up on one family. J Bone Joint Surg Am 91: 664-671, 2009

2. 腫瘤状石灰症

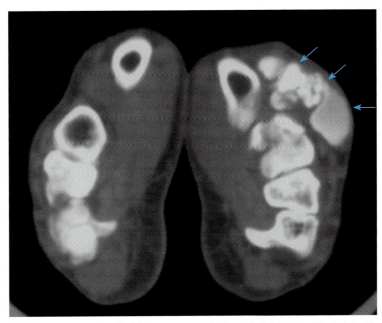

図1　**手関節に発生した症例**　手関節 CT．粗大石灰化が手根骨の背側に存在し，液面形成を呈する(矢印)．(メディカルスキャニング浜松町放射線科　福田国彦先生のご厚意による)

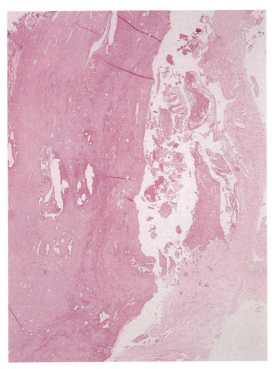

図2　腫瘤状の石灰化物

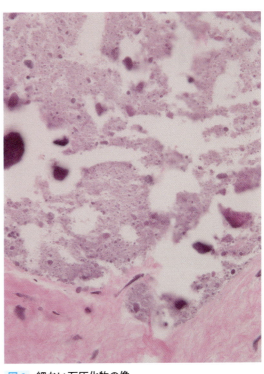

図3　細かい石灰化物の像

第3章　軟部腫瘍

第4章

骨軟部組織発生未分化小円形細胞肉腫

第4章　骨軟部組織発生未分化小円形細胞肉腫

I. Ewing 肉腫 Ewing sarcoma

小田義直 / 青木隆敏 / 相羽久輝

1　概　念

未分化小円形細胞の増殖よりなる骨腫瘍が 1921 年に James Ewing によって diffuse endothelioma of bone として報告され，以後この腫瘍は Ewing 肉腫と命名された[1]．その後，小円形細胞の増殖に加えてロゼット形成などの神経への分化が顕著な腫瘍が報告され未熟神経外胚葉性腫瘍(primitive neuroectodermal tumor：PNET)と呼ばれ，Ewing 肉腫とは別の範疇の腫瘍として取り扱われたことがあった[2]．現在では両者は臨床病理学的および分子遺伝学的に同一範疇の腫瘍であることが判明し両者を Ewing 肉腫と呼ぶ．同様な腫瘍は軟部組織にも発生する (骨外性 Ewing 肉腫)．

2　疫　学

小児および若年者の原発性悪性骨腫瘍の中では，骨肉腫に次いで多い．約 80% が 20 歳未満の小児や若年者に発生し，男児に多く認められる．骨腫瘍での中高年での発生はまれである．大長管骨の骨幹端部や骨幹部に好発し，大腿骨，脛骨，腓骨，上腕骨などが好発部位である．骨盤および肋骨にも発生頻度が高い．30 歳以上では軟部組織発生例の頻度が高くなる．Ewing 肉腫全体の 12% は軟部組織発生例であり，広範な解剖学的部位に認める[3]．

3　画像診断

■ Ewing 肉腫

a) 単純 X 線写真，CT：浸潤性が極めて高く，浸透状ないし虫食い状の骨破壊像を示す(図 1)．著明な骨膜反応を伴うことが多く，典型的には多層状・放射状の骨膜反応を呈する(図 2)．軟部組織浸潤をきたしていることが多く，大きな骨外軟部腫瘤を形成していても骨皮質の形態は比較的保たれる．まれに骨皮質表面の皿状侵食像(saucerization)を認めることもある．

b) MRI：周囲軟部組織や骨髄内の進展範囲の評価に優れている．病変は筋肉と比べて T1 強調像で等から軽度高信号，T2 強調像で高信号を示し，造影では不均一に増強されることが多い．病変の進展範囲の評価には脂肪抑制 T2 強調像，STIR 像，造影後脂肪抑制 T1 強調像な

どが役立つ．

c) 画像上の鑑別診断：骨肉腫，悪性リンパ腫，骨髄炎，神経芽細胞腫の骨転移，Langerhans 細胞組織球症，Ewing like sarcoma．

■ 骨外性 Ewing 肉腫

a) 単純 X 線写真，CT：非特異的な軟部腫瘤として認められ，内部は不均一に増強効果を呈する(図 3)．浸潤性に発育し，隣接する骨の破壊を認める．傍脊椎では，脊柱管内外にダンベル状に進展することもある[4]．

b) MRI：頭頸部や傍脊椎，四肢などの深部軟部組織に T1 強調像で低信号，T2 強調像にて中等度から高信号を示す非特異的な充実性腫瘤として描出される(図 4)．内部の出血，壊死などにより，不均一に造影される．浸潤性に発育し，皮膚に突出し，皮膚の肥厚を伴う場合がある[5]．

c) 画像上の鑑別診断：横紋筋肉腫，平滑筋肉腫，滑膜肉腫，未分化多形肉腫 / 悪性線維性組織球腫(MFH)．

4　病理診断

a) 肉眼像：褐色から灰白色を呈する非常に柔らかい組織で，膿瘍に似た外観を呈する．出血壊死を伴うことも多い．

b) 組織像：細胞質に乏しく，クロマチンが繊細な核を有する未分化小円形細胞がびまん性にシート状，分葉状に増殖するのが基本像である(図 5)．骨や軟骨などの基質の産生は認められない．出血，壊死を認めることも多い．神経への分化を示唆する腫瘍細胞によるロゼット形成が顕著で神経細線維を認めるものもある．ロゼットは神経芽細胞腫に認めるような中心部に神経細線維の芯を伴う Homer Wright rosette がほとんどであるが(図 6)，まれに網膜芽細胞腫に認められる中心部に管腔を伴う Flexner-Wintersteiner rosette を有するものもある．免疫組織化学染色では腫瘍細胞の細胞膜に CD 99 がびまん性に強陽性となり，NKX2.2(図 7)および PAX7 が核に陽性となる所見も特異性が高い[6]．分子遺伝学的には 85% の症例で特異融合遺伝子 EWSR1::FLI-1 を，10~15% の症例で融合遺伝子 EWSR1::ERG を FISH 法あるいは RT-PCR 法で検出することができ[3]，診断的価値が高い．

非定型的な円形細胞増殖からなる腫瘍は Ewing 様肉

1. Ewing 肉腫

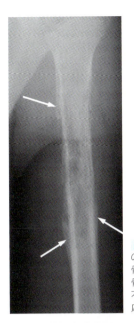

図1 8歳の男児 左上腕骨の単純X線写真正面像. 左上腕骨の近位骨幹端から骨幹に浸透状骨破壊像が認められる. 骨皮質の不規則な菲薄化と多層状の骨膜反応(矢印)を伴っている.

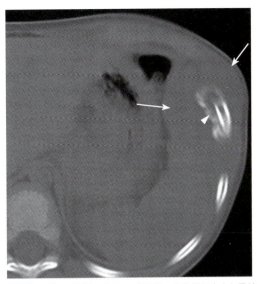

図2 2歳の男児 胸部CT横断像. 左肋骨に大きな骨外軟部腫瘤(矢印)と骨膜反応(矢頭)を伴う病変が認められる.

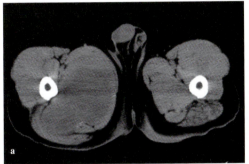
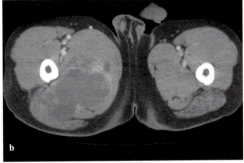

図3 60歳代の男性 大腿部CT. 単純CT(a), 造影CT(b). 右大腿内側部に筋肉とほぼ等吸収値を示し, 内部不均一に造影される腫瘤を認める.

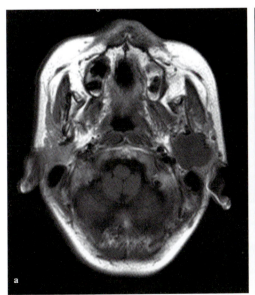
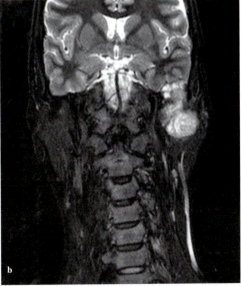

図4 20歳代の女性 頸部MRI. (a)T1強調横断像, (b)T2強調冠状断像. 左外耳道から耳下腺周囲にT1強調像で低信号を示す腫瘤を認める. T2強調像では不均一な高信号を示す. 頭側部では側頭骨の破壊を認める.

第4章 骨軟部組織発生未分化小円形細胞肉腫

第4章　骨軟部組織発生未分化小円形細胞肉腫

腫あるいは非定型的 Ewing 肉腫と呼ばれていたが，これらの中には CIC，BCOR 遺伝子異常が検出されるものがあり，後述の別範疇の腫瘍として Ewing 肉腫とは区別される．

5　治療・予後 [7~11]

初診時遠隔転移がない場合の5年生存率は65～70%程度であるが，遠隔転移がある場合は30%未満であると報告されている．遠隔転移がある場合や，術前化学療法で90%以上の病理学的壊死が得られない場合，脊椎・仙椎発生は予後不良であると考えられる．治療は，化学療法による全身治療と，手術・放射線治療を組みわせた局所療法が重要である．Ewing 肉腫は放射線感受性が高い腫瘍であるが，手術療法に比べ放射線単独療法は，低い局所制御率であることが報告されている．

Ewing 肉腫は，初診時限局性にみえても潜在的には微小転移を起こしている可能性が高いため，多剤併用化学療法は重要である．現在，ビンクリスチン(V)，ドキソルビシン(D)，アクチノマイシン(A)，シクロホスファミド(C)，イホスファミド(I)，エトポシド(E)などが有効と報告されている．Euro Ewing 2012 では欧州型の VI-DE-VAI と米国型の VDC-IE のレジメンが比較され，有効性・副作用の観点から米国型のレジメンの有用性が証明された．また Wormer らは VDC-IE による限局性 Ewing の化学療法の dose intensity therapy の有用性に関する比較試験を行い，3週間ごとのスケジュールに比較して，2週間ごとのスケジュールの有用性が報告された．

再発・増悪 Ewing 肉腫に対しては，本法ではイリノテカン＋テモゾロミド，トポテカン＋シクロホスファミド，ゲムシタビン＋ドセタキセル，ICE 療法(イホスファミド＋カルボプラチン＋エトポシド)を中心とした化学療法が行われているが，現在，欧州にて有効性に関する比較試験が行われている(rEECur 試験)．自家末梢血幹細胞移植の有用性に関しては，遠隔転移を有する Ewing 肉腫に対する強化療法や，再発高リスクの限局性 Ewing 肉腫に対して有用性が示唆されているが，副作用も強く一定の見解はない．また肺転移がある症例では，全肺照射の有効性が EICESS-92 試験の解析において示唆されているが，副作用の出現も考慮に入れて検討すべきである．

▶ 文　献

1) Ewing J: Diffuse endothelioma of bone. Proc NY Pathol Soc 21: 17-24, 1921
2) Schmidt D, et al.: Malignant peripheral neuroectodermal tumor and its necessary distinction from Ewing's sarcoma. A report from Kiel Pediatric Tumor Registry. Cancer 68: 2251-2259, 1991
3) WHO Classification of Tumours Editorial Board (ed): WHO Classification of Tumours, Soft Tissue and Bone Tumours. 5th ed., World Health Organization, 323-325, 2020
4) Harimaya K, et al.: Primitive neuroectodermal tumor and extraskeletal Ewing sarcoma arising primarily around the spinal column: report of four cases and review of the literature. Spine 28: E408-412, 2003
5) Bahk WJ, et al.: Primary cutaneous Ewing's sarcoma/primitive neuroectodermal tumor manifesting numerous small and huge ulcerated masses: its complete remission by chemotherapy and magnetic resonance imaging findings. Skeletal Radiol 39: 595-600, 2010
6) Yoshida A: Ewing and Ewing-like sarcomas: A morphological guide through genetically-defined entities. Pathol Int 73: 12-26, 2023
7) Womer RB, et al.: Randomized controlled trial of interval-compressed chemotherapy for the treatment of localized Ewing sarcoma: a report from the Children's Oncology Group. J Clin Oncol 30: 4148-4154, 2012
8) Brennan B, et al.: Comparison of two chemotherapy regimens in patients with newly diagnosed Ewing sarcoma (EE2012): an open-label, randomised, phase 3 trial. Lancet 400: 1513-1521, 2022
9) Bölling T, et al.: Whole lung irradiation in patients with exclusively pulmonary metastases of Ewing tumors. Toxicity analysis and treatment results of the EICESS-92 trial. Strahlenther Onkol 184: 193-197, 2008
10) Ladenstein R, et al.: Primary disseminated multifocal Ewing sarcoma: results of the Euro-EWING 99 trial. J Clin Oncol 28: 3284-3291, 2010
11) Whelan J, et al.: High-dose chemotherapy and blood autologous stem-cell rescue compared with standard chemotherapy in localized high-risk Ewing sarcoma: results of Euro-E.W.I.N.G.99 and Ewing-2008. J Clin Oncol 36: JCO2018782516, 2018

1. Ewing 肉腫

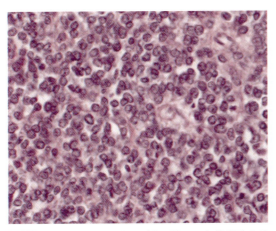

図5 未分化小円形細胞のびまん性シート状増殖よりなる古典的な Ewing 肉腫の像

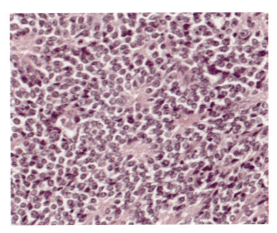

図6 Homer Wright rosette 形成を伴う例

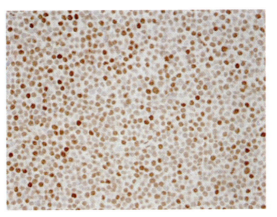

図7 NKX2.2 による免疫組織化学染色　核に陽性となる.

第4章　骨軟部組織発生未分化小円形細胞肉腫

2. Ewing like sarcoma(*EWSR1*-non-ETS 融合遺伝子を有する円形細胞肉腫・*CIC* 遺伝子再構成肉腫・*BCOR* 遺伝子異常を有する肉腫)

吉田朗彦 / 三宅基隆 / 相羽久輝

1 ▶ 概　念

Ewing 肉腫と組織像が類似するが，*EWSR1/FUS::ETS* をもたない肉腫群については Ewing-like sarcoma と括られることが多かったが，近年これは単一疾患ではなく，複数の腫瘍型からなることが判明した．WHO 分類では，*EWSR1::* 非 ETS 融合遺伝子を有する円形細胞肉腫(*EWSR1::NFATC2*，*EWSR1::PATZ1* など)，*CIC* 遺伝子再構成肉腫(*CIC::DUX4* など)，*BCOR* 遺伝子異常を有する肉腫(*BCOR::CCNB3*，*BCOR* 遺伝子内縦列重複〈BCOR-ITD〉など)の 3 つのグループに整理される．

2 ▶ 疫　学

EWSR1::NFATC2 肉腫は若年成人の骨や軟部に好発し，*EWSR1::PATZ1* 肉腫は成人の胸腹部軟部に好発する．*CIC* 再構成肉腫は若年成人の軟部に好発し，骨原発はまれである．*BCOR::CCNB3* 肉腫は 10 歳代男性の骨に好発し，*BCOR*-ITD 肉腫は乳児の軟部に好発する．

3 ▶ 画像診断

a) *CIC* 遺伝子再構成肉腫：ほとんどは *CIC::DUX4* を有する．Brady ら[1]によると壊死，腫瘍周囲の浮腫性変化，flow void，fluid-fluid level など認める(図 1)．

b) *BCOR* 遺伝子異常を有する肉腫：Sirisena ら[2]によると，単純 CT で筋肉と等濃度，造影後は不均一で強い増強効果を示し，MRI では T1 強調像で筋肉と同程度の信号強度，T2 強調像で不均一高信号を示し，強い増強効果を示す(図 2)．

4 ▶ 病理診断

EWSR1::NFATC2 肉腫は，線維性間質に均一な円形細胞が巣状，索状に増殖し，免疫組織化学染色では PAX7，NKX2.2，NKX3.1 がしばしば陽性となる．*EWSR1::PATZ1* 肉腫は，円形，紡錘形，類上皮細胞の混在からなり，MyoD1，S100，GFAP などの発現が認められる．*CIC* 遺伝子再構成肉腫(図 3)は，比較的均一で軽度大小不同のある円形細胞がびまん性に増殖し，類上皮細胞，紡錘形細胞，粘液変性を伴うことがある．免疫組織化学染色では ETV4 や WT1 染色が陽性となる．*BCOR* 遺伝子異常を有する肉腫では繊細な毛細血管を伴う背景に，均一な卵円形～紡錘形細胞が密に増殖し，免疫組織化学染色で BCOR が陽性となる．*BCOR::CCNB3* 肉腫(図 4)では加えて CCNB3 染色も陽性である．

5 ▶ 治療・予後

CIC 遺伝子再構成肉腫は遠隔転移を高率に生じ，5 年生存率は 20～40% 程度と報告されている[3]．Ewing 肉腫と同様の化学療法による治療が行われることが多いが，化学療法への感受性は高くなく，Ewing 肉腫に比べ予後不良であることが報告されている．術前化学療法による高い病理学的壊死を示した症例は約 30% であったと報告されている．

BCOR::CCNB3 肉腫は Ewing 肉腫と同等の生存率を示し，5 年生存率は 70～80% と報告されている[4]．Ewing 肉腫と同様の化学療法による治療が行われ，化学療法の効果は Ewing 肉腫と同等とされている．転移巣として，肺・骨に加えて内臓病変や軟部組織に転移が多いことが特徴である[4]．

EWSR1:: 非 ETS 融合遺伝子を有する円形細胞肉腫は極めて珍しい腫瘍であり，詳細な臨床経過の報告は少ない．*EWSR1::NFATC2* 肉腫や *FUS::NFATC2* 肉腫に対して Ewing 肉腫と同様の化学療法で治療された報告はあるが，化学療法に対して高い病理学的壊死を示したのは 15% 程度と報告されている[5]．また，*EWSR1::PATZ1* 肉腫は胸壁発生が多く，悪性度が高いと報告されている[6]．

2. Ewing like sarcoma

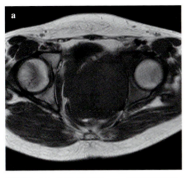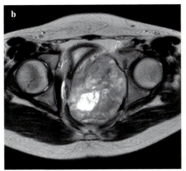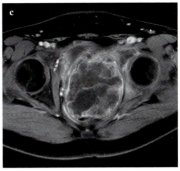

図1 10歳代の男性 *CIC* 再構成肉腫．(a)MRI T1 強調横断像．(b)MRI T2 強調横断像．(c)MRI 造影後脂肪抑制 T1 強調横断像．骨盤内を占める腫瘤を認める．T1 強調像では筋と同程度の信号強度を，T2 強調像では嚢胞変性を伴い，不均一で高信号な充実成分が拡がっている．増強効果は不均一．

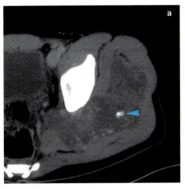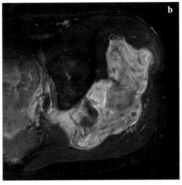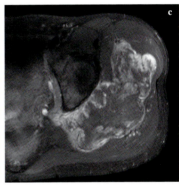

図2 10歳代の男性 *BCOR* 遺伝子異常を有する肉腫．(a)造影 CT．(b)MRI 造影後脂肪抑制 T2 強調横断像．(c)MRI 造影後脂肪抑制 T1 強調横断像．左臀部から一部骨盤内に至る腫瘤を認める．わずかに石灰化を認める(a の矢頭)．T2 強調像で内部は不均一な低〜高信号を示し，増強効果は不均一．

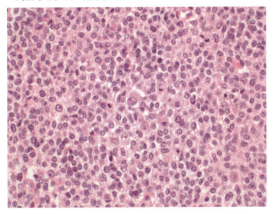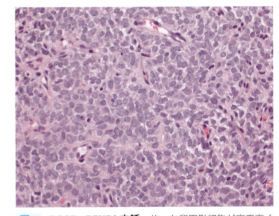

図3 *CIC* 遺伝子再構成肉腫 円形細胞がびまん性に増殖する．核には軽度の大小不同を伴う．

図4 *BCOR::CCNB3* 肉腫 均一な卵円形細胞が密度高く増殖する．背景には繊細な毛細血管がみられる．

文献

1) Brady EJ, et al.: Imaging features and clinical course of undifferentiated round cell sarcomas with CIC-DUX4 and BCOR-CCNB3 translocations. Skeletal Radiol 50: 521-529, 2021
2) Sirisena UDN, et al.: Imaging of bone and soft tissue BCOR-rearranged sarcoma. Skeletal Radiol 50: 1291-1301, 2021
3) Antonescu CR, et al.: Sarcomas with CIC-rearrangements are a distinct pathologic entity with aggressive outcome: a clinicopathologic and molecular study of 115 cases. Am J Surg Pathol 41: 941-949, 2017
4) Puls F, et al.: BCOR-CCNB3 (Ewing-like) sarcoma: a clinicopathologic analysis of 10 cases, in comparison with conventional Ewing sarcoma. Am J Surg Pathol 38: 1307-1318, 2014
5) Wang GY, et al.: EWSR1-NFATC2 translocation-associated sarcoma clinicopathologic findings in a rare aggressive primary bone or soft tissue tumor. Am J Surg Pathol 43: 1112-1122, 2019
6) Bridge JA, et al.: Clinical, pathological, and genomic features of EWSR1-PATZ1 fusion sarcoma. Mod Pathol 32: 1593-1604, 2019

第5章

骨軟部組織発生遺伝性腫瘍症候群

第 5 章　骨軟部組織発生遺伝性腫瘍症候群

I. 多発性軟骨腫症 Enchondromatosis

山口岳彦 / 稲岡　努 / 相羽久輝

1　概　念

　多数の内軟骨腫が生じる様々な病態を含み，Ollier 病・Maffucci 症候群が代表的である．Ollier 病は，軟骨内骨化不全により生じる骨系統疾患であり，片側上下肢に好発する．Maffucci 症候群は，Ollier 病に軟部の血管腫を合併した病態である．その他，手足の短管骨に限局する病態も知られている．

2　疫　学

　真の発症頻度は不明であるが，Ollier 病は人口 1 万人に 1 人発症するとされている．10 歳代までに発症する．性差はなく，単骨性の多発病変から全身の骨に病変を有するものまで様々で，四肢，特に手に発生することが多い．罹患骨はしばしば変形や短縮を生じる．多発病変が手足に限局する場合には悪性化のリスクは 15% 以下と低いが，長管骨に病変を有する症例では 40% 以上に二次性軟骨肉腫発生のリスクがあるとされ，Maffucci 症候群では悪性化の頻度はより高くなる．また，Ollier 病では髄膜腫や若年型顆粒膜細胞腫を，Maffucci 症候群では血管肉腫，星細胞腫，下垂体腺腫，若年型顆粒膜細胞腫などを合併することが知られている．

3　画像診断

a)　単純 X 線写真，CT：軟骨性石灰化を伴う多発性溶骨性病変で，長管骨では骨幹から骨幹端部に発生することが多い．骨端部には成長板が閉鎖するまでみられない．また，扁平骨にもみられる．中心性や偏在性と様々で膨隆性に発育し，外方へと突出する．強い骨変形や成長障害を伴う．Ollier 病(図 1)や Maffucci 症候群(図 2)では，片側性の分布がみられ，後者では軟部組織の血管腫を伴う．不整な石灰化，著明な骨皮質の破壊像や軟部腫瘤が

みられた場合では悪性化を疑う．
b)　MRI：軟骨成分を反映して T 2 強調像で高信号を示す．辺縁にのみ増強効果がみられる．内部に著明な増強効果を受ける腫瘤がみられた場合には，悪性化を考える．また，軟部組織に血管腫を伴う場合では T 2 強調像で高信号を示し，増強効果を伴う[1]．
c)　画像上の鑑別診断：単発性内軟骨腫，多骨性線維性骨異形成，軟骨肉腫，多発性骨肉腫症，メタコンドロマトーシス，メロレオストーシス，転移性骨腫瘍．

4　病理診断

a)　肉眼像：境界明瞭で透明感のある軟骨様腫瘤が骨内あるいは骨膜性にみられる．高度な病変では，著しい骨の膨隆や変形を示す．
b)　組織像：内軟骨腫に類似するが，より細胞密度が高く，やや核異型が強くみえることが多い(図 3)．悪性化を生じると，より細胞密度が高く核異型の目立つ分葉状腫瘍が隣接してみられる(図 4)．形態学的な異型軟骨腫瘍 / 軟骨肉腫 G1 との鑑別が困難なことが多く，臨床所見や画像所見を参考にした集学的な判断が求められる．Ollier 病や Muffucci 症候群には遺伝性背景がない．大部分の症例に IDH1 あるいは IDH2 遺伝子のヘテロ接合型体細胞変異を認める[2]．

5　治療・予後 [3~6]

　手術治療は単発性と同様に，病的骨折に対して掻爬＋骨接合術，骨格の変形に対して骨切りや骨延長術が考慮される．長期的には，5~50% に悪性化すると報告されており，持続的に腫瘍が増大している場合や，再増大を認めた場合は注意が必要である．多くは 40 歳代に発症するといわれているが，発生部位は悪性化に影響しないと報告されている．悪性化の多くは低悪性度の軟骨肉腫

▶ 文　献

1) Cohen EK, et al.: Hyaline cartilage-origin bone and soft-tissue neoplasms: MR appearance and histologic correlation. Radiology 167: 477-481, 1988
2) WHO Classification of Tumours Editorial Board（ed）: WHO Classification of Tumours, Soft Tissue and Bone Tumours. 5th ed., World Health Organization, 506-509, 2020
3) Verdegaal SH, et al.: Incidence, predictive factors, and prognosis of chondrosarcoma in patients with Ollier disease and Maffucci syndrome: an international multicenter study of 161 patients. Oncologist 16: 1771-1779, 2011
4) Pansuriya TC,et al.: Enchondromatosis: insights on the different subtypes. Int J Clin Exp Pathol 3: 557-569, 2010
5) Liu J,et al.: Bone sarcomas associated with Ollier's disease. Cancer 59: 1376-1385, 1987
6) Schwartz HS,et al.: The malignant potential of enchondromatosis. J Bone Joint Surg Am 69: 269-274, 1987

であるが，まれに脱分化型軟骨肉腫や骨肉腫が生ずることもある．また，悪性化の約25%は多発性である．Ollier病では悪性化の可能性が報告されており，指骨などの短骨に比べ長管骨や骨盤での発生が高いとされている．また，Maffucci症候群では，様々な癌腫（膵臓・肝臓癌など）や肉腫などの発生が報告されている．

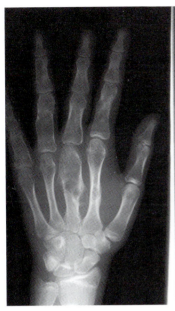
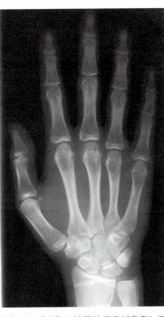

図1 **10歳の男子** 単純X線写真正面像．左手のみに溶骨性病変が多発している．特に左第3指は変形し，短縮している．Ollier病の所見と考えられる．

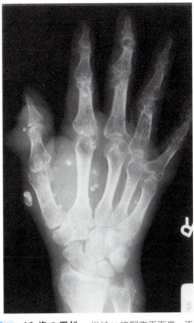

図2 **40歳の男性** 単純X線写真正面像．手指の骨を中心に溶骨性病変が多発し，一部では外方に突出している．第1，2中指骨周囲に軟部腫脹が見られ，大小不同の輪状の石灰化（静脈石）が多発し，血管腫と考えられる．Maffucci症候群の所見である．

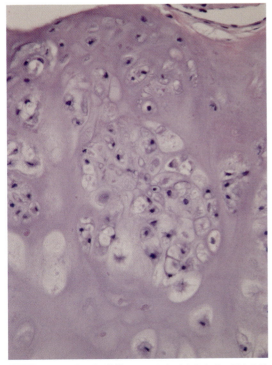

図3 **Ollier病の組織像** 細胞密度がやや高く，軽度の核の大小不同をみる．

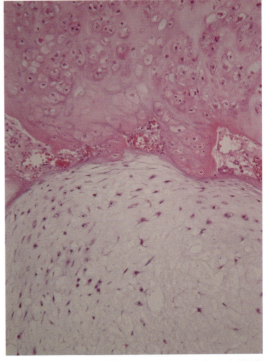

図4 **Ollier病の組織像** 軟骨肉腫へ悪性転化した多発性軟骨腫症例．写野下の軟骨肉腫は粘液性基質を有し，核はやや腫大している．

第5章　骨軟部組織発生遺伝性腫瘍症候群

2. 多発性骨軟骨腫症 Multiple osteochondromas

山口岳彦 / 稲岡　努 / 相羽久輝

1 概　念

常染色体顕性遺伝により骨軟骨腫が多発する疾患で，*EXT1* あるいは *EXT2* 遺伝子変異が関与している．成長とともに病変は増大し，骨の成長が止まるとともに病変の大きさも一定化する．連続する複数の遺伝子を欠損する contiguous gene deletion syndrome の一型と考えられている．multiple hereditary exostoses とも呼ばれる．

2 疫　学

年間約5万人に1人発症するとされ，しばしば家系内発生する[1]．男性にやや多く，膝関節近傍・大腿骨近位・上腕骨近位に好発する．多くは無症状であるが，しばしば罹患骨の変形や短縮を生じる．報告により頻度が異なるものの，0.5～20% の頻度で悪性化を生じる．骨端線閉鎖後に病変が増大し厚みが2cmを超える時には悪性化を考慮する．悪性化は異型軟骨腫瘍 / 通常型軟骨肉腫が多く，脱分化例も報告されている．

3 画像診断

a) **単純X線写真，CT**：全身にみられる多発性の骨性隆起性病変で，長管骨の骨幹端部より，ほぼ両側対称性に外方性に発育する（図1）．肋骨や肩甲骨，骨盤骨にも多発する．全身では骨の弯曲変形や成長障害を生じる．著しく不整な石灰化や軟部陰影を伴う場合には，悪性化を考慮する[2]（図2）．

b) **MRI**：多発性では単発性に比べ悪性化する頻度が高く，軟骨帽（cartilage cap）の厚さが2cm以上，軟骨帽内の不整な増強効果，巨大な軟部腫瘤を伴う場合には悪性化を疑う[3]．また，単発性と同様に病的骨折，周囲臓器との関係を評価する必要がある．

c) **その他の画像所見**：^{99m}Tc HMDP 骨シンチグラフィで，発育途中の病変は異常集積を示す．経過中の急激な異常集積の増加では悪性化を疑う．

d) **画像上の鑑別診断**：傍骨性骨肉腫，骨膜軟骨腫，軟骨肉腫，多発性骨肉腫症，メタコンドロマトーシス，メロレオストーシス，転移性骨腫瘍．

4 病理診断

a) **肉眼像**：大型で広基性の隆起性病変で，単発性骨軟骨腫に比べ大型で広基性あるいは無茎性であることが多い．表面に透明感のある青白色の軟骨帽を有する．骨梁間には通常黄色の脂肪髄がみられ，罹患骨骨髄と連続している．

b) **組織像**：組織像は単発性骨軟骨腫と同様である．8q24.11 上の *EXT1* 遺伝子あるいは 11p11.2 上の *EXT2* 遺伝子変異によるヘテロ接合体を先天的に有し，その後対立遺伝子が不活化されることにより発症すると考えられている．約65% が *EXT1* 遺伝子変異，約35% が *EXT2* 遺伝子変位によるとされる（図は単発性骨軟骨腫の項を参照）．

5 治療・予後 [4,5]

原則的には単発性と同様に切除は必ずしも必要ではないが，疼痛・審美的な理由，腫瘍に伴う関節の変形，脊髄および神経の圧迫，血管の圧迫・仮性動脈瘤などの合併症を踏まえて考慮される．単発性の骨軟骨腫に比べ，成長障害や変形が高度であり矯正術が必要となることが多い．また10～20% に軟骨肉腫（まれに骨肉腫や骨未分化多型肉腫）への悪性化が報告されており，急激な増大を認めた場合，生検を行うことが望ましい．特に悪性化の約80% は扁平骨からの発生といわれているので，骨盤や脊椎に病変を認めた場合は，定期的な画像フォローが望ましい．

関節変形に対する手術は，手関節・足関節に行われることが多い．手関節では，尺骨遠位部の病変により，尺骨の成長障害に起因する橈骨の変形および橈骨頭の脱臼が生ずることが多い．このため，橈骨頭の脱臼前に腫瘍の切除と尺骨の変形矯正・骨延長が望ましい．足関節では，腓骨遠位部の病変により，腓骨が弯曲することがあるが，小児期であれば腓骨の弯曲は自然矯正されることもある．変形が遺残した場合，矯正骨切り術なども考慮するべきである．

EXT1 遺伝子変異のほうが *EXT2* 遺伝子に比べてより変形や骨の短縮が高度であると報告されている．また男性のほうが女性に比べ，より変形が高度であるとされている．

2. 多発性骨軟骨腫症

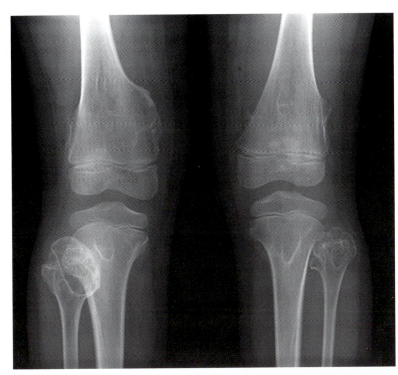

図1 6歳の女児　膝の単純X線写真正面像．両側大腿骨遠位骨幹端部に骨性の隆起性病変を認める．脛骨近位骨幹端部，腓骨近位端にも骨性の隆起性病変が多発している．両側対称性の分布を示している．

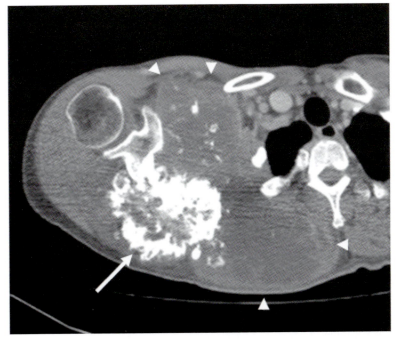

図2 40歳の男性　右肩の造影CT．右肩甲骨より著明な石灰化を伴う骨性の隆起性病変（矢印）を認める．その周囲には巨大な腫瘤性病変（矢頭）を認める．悪性転化をきたしたと考える．

▶ 文　献

1) WHO Classification of Tumours Editorial Board (ed): WHO Classification of Tumours, Soft Tissue and Bone Tumours. 5th ed., World Health Organization, 517-519, 2020
2) O'Neal LW, et al.: Chondrosarcoma of bone. Cancer 5: 551-577, 1952
3) Geirnaerdt MJ, et al.: Cartilaginous tumors: correlation of gadolinium-enhanced MR imaging and histopathologic findings. Radiology 186: 813-817, 1993
4) Matsubara H, et al.: Correction and lengthening for deformities of the forearm in multiple cartilaginous exostoses. J Orthop Sci 459-466, 2006
5) Jäger M, et al.: Clinical outcome and genotype in patients with hereditary multiple exostoses. J Orthop Res 25: 1541-1551, 2007

第5章　骨軟部組織発生遺伝性腫瘍症候群

3. Li-Fraumeni 症候群 Li-Fraumeni syndrome

戌亥章平 / 相羽久輝

1　概念

Li-Fraumeni 症候群(LFS)は家族性に癌を多発する遺伝症候群の1つで，癌抑制遺伝子である *TP53* の生殖細胞系列病的バリアントに起因し，常染色体顕性遺伝の形式をとる．*TP53* の病的バリアントにより診断されるが，*TP53* の病的バリアントを有していなくても，以下のような臨床診断基準に合致する場合も LFS と診断される．LFS の患者およびその家族は，多発の原発癌を生じるリスクを有するため，発症前の遺伝子検査や出生前診断などの遺伝カウンセリングを十分に考慮する必要があると考えられている．*TP53* の遺伝学的検査を受ける基準として Chompret 基準が広く用いられている(表1)[1]．

2　画像所見

各種腫瘍の画像所見について，本症以外の発生例と違いはない(図1～3)．

推奨されるサーベイランス：海外のガイドライン[2]を参考にして，日本でも2020年に「リー・フラウメニ症候群診療ガイドライン」[1]が作成された．ただし，人種によって癌罹患率が異なることが知られており，日本人に対して有用性が認められたサーベイランス体制が確立されていない現状がある．LFS では放射線照射により二次癌の発症リスクが高まることが危惧されているため，X線検査やCT，癌治療における放射線治療などは，他の方法で置き換えることができる場合には，可能な限り回避することが推奨される．そのため早期から全身MRIや超音波検査，内視鏡検査を含めたサーベイランス介入が提案されている．ただし，全身MRIに関しては有用性が示されているものの，疑陽性率の高さや過剰診療の増加が懸念されている．また，頻回な通院と過剰なサーベイランス，偽陽性に対する心配によって負担が増加したとの報告もある[3]．

3　治療・予後

LFS は癌抑制遺伝子である *TP53* の生殖細胞系列病的バリアントに起因し，高率に癌を発生する可能性のある病態である．このため男性で約75%，女性ではほぼ100%癌を発症するとされ，乳癌，骨肉腫，軟部肉腫，脳腫瘍，副腎皮質腫瘍(コア腫瘍)に注意が必要である．乳癌は閉経前の発症も多く，軟部肉腫は小児では横紋筋肉腫，成人では平滑筋肉腫が多いと報告されている．

LFS に対する特別な治療法はないが，癌発症のための一次予防として，禁煙や放射線被曝を避けることが重要である．また二次予防として，癌を早期発見することが重要であり，米国癌学会(American Association for Cancer Research：AACR)の推奨するサーベイランスとしては，全身評価や定期的な画像検査に加えて，リスク低減乳房切除術なども推奨されている(表2)[4]．

表1 Li-Fraumeni 症候群(LFS)の診断基準と Chompret の基準(文献1より)

古典的診断基準	(以下の全てを満たす) ・発端者が45歳未満で肉腫を発症 ・第1度近親者が45歳未満で癌を発症 ・第1度，第2度近親者が45歳未満で癌と診断，あるいは年齢を問わず肉腫を発症
Chompret の ***TP53* スクリーニ** **ング基準**	【家族歴】 (以下の全てを満たす) ・発端者が46歳未満でLFSコア腫瘍(乳癌，骨軟部肉腫，副腎皮質癌，脳腫瘍)に罹患 ・第1度あるいは第2度近親者の少なくとも1人が56歳未満でLFSコア腫瘍の既往を有する ・発端者が乳癌の場合は乳癌を発症した近親者を除外する 【多重癌】 ・発端者が多重癌(両側乳癌を除く)に罹患し，そのうち2種類はLFSコア腫瘍で，46歳未満で最初のLFSコア腫瘍を発症 【稀少癌】 ・副腎皮質癌，脈絡叢癌，退形成亜型横紋筋肉腫の患者 ・家族歴は問わない 【若年乳癌】 ・31歳以下の乳癌患者

3. Li-Fraumeni 症候群

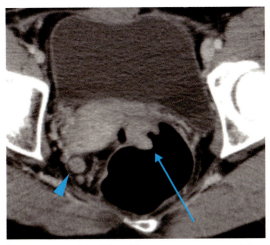

図1　30歳の女性（直腸癌）　造影CT横断像．10歳代に右大腿部の骨肉腫に対して手術されている（非掲載）．30歳代に直腸腫瘍の精査目的で撮影された造影CTにて，直腸に内腔に突出する腫瘤（矢印）と直腸傍リンパ節腫大（矢頭）．手術が行われ，直腸癌，直腸傍リンパ節転移の診断となった．

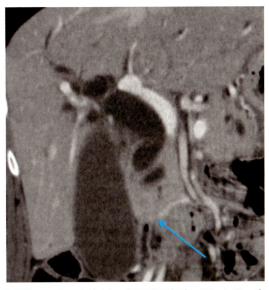

図2　30歳の女性（十二指腸乳頭部癌，図1と同一症例）　造影CT冠状断像．十二指腸乳頭部に腫瘤（矢印）を認め，上流の胆管の拡張を伴っている．手術が行われ，十二指腸乳頭部癌の診断となった．病歴からLi-Fraumeni症候群が疑われ，遺伝性家族性腫瘍外来でTP53遺伝学的検査を実施し，病的バリアントが検出され，Li-Fraumeni症候群と診断された．

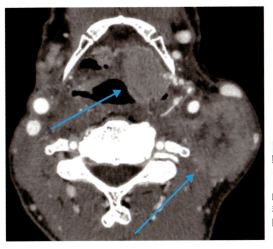

図3　60歳代の男性（左下咽頭癌，頸部リンパ節転移）　造影CT横断像．60歳代に早期胃癌に対して内視鏡的粘膜下層剥離術（ESD）が施行された．60歳代に多発食道癌に対して手術されている（非掲載）．左頸部腫瘤の精査目的で撮影された造影CTにて，左下咽頭側壁に腫瘍，左頸部に内部壊死を伴う境界不明瞭なリンパ節転移を認めた．手術が行われ，左下咽頭癌，左頸部リンパ節転移の診断となった．両親に若年での胃癌の既往があり，古典的診断基準にしたがってLi-Fraumeni症候群疑いと考えられた．

表2　Li-Fraumeni症候群のサーベイランス（文献4より）

小児	成人
全身評価：定期的な身体診察（血圧，成長曲線，男性化徴候の有無）と神経学的評価を3〜4か月おきに行う	全身評価：全体的な身体診察を6か月おきに行う
副腎皮質癌：腹部骨盤エコーもしくは血液検査（総テストステロン・デヒドロエピアンドロステロン・アンドロステジオン）を3〜4か月おきに行う	乳癌：乳房診察を6か月おき，乳房MRIを1年おきに行う．リスク低減乳房切除術を考慮する
脳腫瘍：脳MRIを1年おきに行う（初回は造影）	脳腫瘍：脳MRIを1年おきに行う（初回は造影）
骨軟部腫瘍：全身MRIを1年おきに行う	骨軟部腫瘍：全身MRI，腹部骨盤エコーを1年おきに行う
	消化管癌：上部・下部消化管内視鏡検査を2〜5年おきに行う
	悪性黒色腫：皮膚科的診察を1年おきに行う

▶文献

1) 小児遺伝性腫瘍研究班ガイドライン作成委員会：リー・フラウメニ症候群診療ガイドライン2019年度版．ver. 1.1, 2020
2) Daly MB, et al.: Genetic/Familial High-Risk Assessment: Breast, Ovarian, and Pancreatic, Version 2.2021, NCCN Clinical Practice Guidelines in Oncology. J Natl Compr Canc Netw 19: 77-102, 2021
3) McBride KA, et al.: Psychosocial morbidity in TP53 mutation carriers: is whole-body cancer screening beneficial? Fam Cancer 16: 423-432, 2017
4) 日本遺伝性腫瘍学会：リー・フラウメニ症候群〔https://jsht-info.jp/general_public/abouts/li-fraumeni/〕

4. McCune-Albright 症候群 McCune-Albright syndrome

戌亥章平 / 相羽久輝

1 概　念

　McCune-Albright 症候群は，受容体活性化 GTP 結合蛋白質のαサブユニットをコードする *GNAS* 遺伝子の体細胞モザイク活性化によって引き起こされる腫瘍性疾患で，線維性骨異形成症，思春期早発症，皮膚カフェオレ斑の典型的な 3 徴を含む，内分泌および非内分泌症状の幅広いスペクトルを呈する疾患である(表)[1].

2 画像所見 [2]

a) 単純 X 線写真，CT：すりガラス状，溶骨性，硬化性，囊胞性，膨張性など多彩な所見を呈し，経時的にその特徴が変化する(図1)．病的骨折をきたさない限り骨膜反応はみられない．病的骨折や著しい変形を起こさない限り基本的には無症状であり，偶発的に発見されることも多い．頭蓋・顔面発生では，眼球突出，神経症状，顔面変形などをきたす．

b) 骨シンチグラフィ：病変は集積亢進を示すことが多い．多発性病変では全身の病変の分布を調べるのに有用である(図2).

c) MRI：骨基質が多いと T1 強調像でも T2 強調像でも低信号を示し，診断しやすい(図3，4)．一方，線維組織が多いと T1 強調像で等信号・T2 強調像で高信号を示し，囊胞があると T1 強調像で低信号・T2 強調像で高信号を示す．T2 強調像で高信号を示す場合は炎症や腫瘍を鑑別にあげる必要がある．

d) その他の異常：下垂体ホルモン分泌異常を伴う症例では，下垂体腺腫が認められることもある．

3 予後・治療

　McCune-Albright 症候群は，骨病変として線維性骨異形成症を生ずることが多く，出生後徐々に頭蓋骨・大腿骨・骨盤等に左右非対称の骨病変を呈する．特に頭蓋骨や顔面の病変では，頭部 CT にて変形を評価することが有用である．

　血液検査では FGF23 高値・低リン血症を認めるため，適切な血清リン値・尿中カルシウムに保つことが重要である．また成長ホルモン過剰に対してソマトスタチンアナログを使用することで，骨病変の変形の進行を穏やかにすることも重要である．

　生命予後は良好であるが，様々な臓器に病変が生じることがあるため，症状に合わせた対処療法が有用である．また線維性骨異形成症を生じた骨病変が悪性化する可能性や，女性では乳癌のリスクが上昇すると報告されているため，長期的なフォローアップが必要と報告されている．

表　診断基準(文献 1 より)

診断基準 1	以下の 3 主徴を有する 皮膚カフェオレ斑，線維性骨異形成症，ゴナドトロピン非依存性思春期早発症
診断基準 2	診断基準 1 の疑いがあり，他の内分泌腺でホルモン産生過剰症(下垂体成長ホルモン，副腎糖質コルチコイド，副甲状腺ホルモン，甲状腺ホルモン過剰症など)を認める
診断基準 3	皮膚・骨・性腺の組織，ホルモン過剰産生を認める内分泌組織において Gs αをコードする遺伝子(*GNAS* 遺伝子)に活性型変異を認める
診断確実例	以下のいずれか，または両方を認めた場合 ・診断基準 1 の 3 徴の 2 項目以上を有する ・診断基準 3 の遺伝子変異を認める
疑い例	診断確実例には当てはまらないが，以下の場合は McCune-Albright 症候群が強く疑われ，暫定的な臨床的診断は可能である．さらに精査・経過観察を進める ・診断基準 1 の 3 徴の 1 項目を有する ・診断基準 2 を認める

▶ 文　献

1) 小児慢性特定疾病情報センター：診断の手引き　マッキューン・オルブライト(McCune-Albright)症候群 [https://www.shouman.jp/disease/instructions/05_41_090/]

2) Bousson V, et al.: Fibrous dysplasia and McCune-Albright syndrome: imaging for positive and differential diagnoses, prognosis, and follow-up guidelines. Eur J Radiol 83: 1828-1842, 2014

4. McCune-Albright 症候群

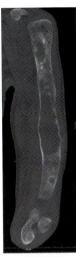

図1 52歳の女性（頭蓋骨の線維性骨異形成，図2と同一症例） 非造影CT冠状断像．左上腕骨全体に膨張性で，溶骨性・硬化性変化が混在した病変が認められ，変形をきたしている．近位部や中央部では囊胞変性がみられ，接する骨皮質の菲薄化と断裂をきたしている．骨膜反応は認められない．病変は橈尺骨近位部にも認められる．長管骨に存在する細長い病変は線維性骨異形成に特徴的である．骨シンチグラフィ（図2）との対比では，溶骨性病変は低集積，すりガラス吸収値や硬化性変化は高集積を示す．

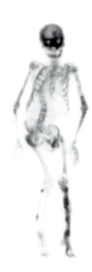

図2 52歳の女性（全身の線維性骨異形成） ^{99m}Tc-MDPシンチグラフィ正面像．頭蓋骨，顔面骨，下顎骨，左右上腕骨，左前腕骨近位部，胸肋骨，脊椎，骨盤骨，左大腿骨，左脛腓骨，右腓骨，左足関節に膨隆と集積亢進と膨隆が認められる．左上腕骨や左脛骨には部分的な集積低下が認められ，CT（図1）でみられる囊胞変性に一致する．左右上腕骨，脊椎，骨盤骨，左脛腓骨には変形が認められ，右に凸の脊椎側弯をきたしている．

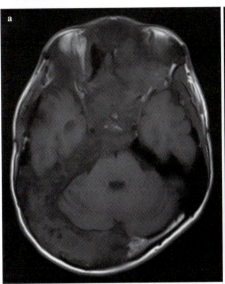

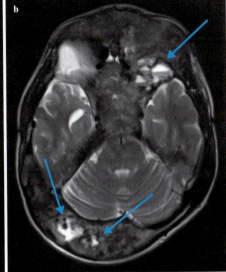

図3 19歳の男性（頭蓋骨の線維性骨異形成） (a) 頭部MRI T1強調横断像．(b) 頭部MRI T2強調横断像．右側頭骨，右後頭骨，斜台，蝶形骨，顔面骨に膨隆と不均一な性状の腫瘤性病変を認める．T1強調像(a)では大脳白質と低〜等信号，T2強調像(b)では大脳白質と低〜高信を示す．T2強調像(b)では囊胞変性（矢印）がみられ，左蝶形骨大翼の囊胞内には出血と思われる液面形成もみられる．

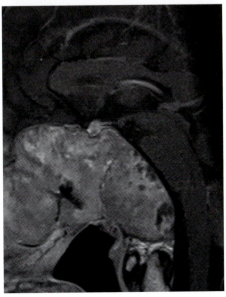

図4 19歳の男性（下垂体腺腫，図3と同一症例） MRI造影後脂肪抑制T1強調矢状断像．下垂体から上方に突出する増強性結節がみられる．斜台部は不均一に膨隆し，内部には囊胞変性も認められる．

第5章 骨軟部組織発生遺伝性腫瘍症候群

317

第 5 章 　骨軟部組織発生遺伝性腫瘍症候群

5. 神経線維腫症 1 型 Neurofibromatosis type 1

戌亥章平 / 相羽久輝

1 　概　念

　神経線維腫症 1 型は，17 番染色体長腕(17q11.2)に位置する遺伝子であるニューロフィブロミンの変異により引き起こされる常染色体顕性遺伝疾患である．ニューロフィブロミンは Ras 蛋白の機能を制御して細胞増殖や細胞死を抑制するとされている．神経線維腫症 1 型は，カフェオレ斑と神経線維腫を主徴とし，骨，眼，神経系などに多彩な症候を呈する母斑症であり，わが国では以下の診断基準が用いられている(表)[1]．

2 　画像所見

a) **脳実質の T2 強調像高信号病変**：基底核(特に淡蒼球)に好発し，視床，脳幹，小脳などにもみられるが，大脳半球ではまれである(図 1)．T2 強調像で高信号を示し，T1 強調像では普通は低信号を示すが，淡蒼球では高信号を示すことがある．通常は mass effect はなく，増強効果も示さない[2]．

b) **視神経膠腫**：視神経～視交叉に T2 強調像で高信号の腫脹がみられ，増強効果を示すことが多いが，視索～視放線の病変はしばしば増強効果を示さないことが知られている[3](図 2, 3)．

c) **蔓状神経線維腫**：神経の長軸に沿いながら複数の分節にまたがって多結節状や蔓状に発育する神経鞘腫である[4](図 4)．

d) **悪性末梢神経鞘腫瘍(MPNST)**：拡散制限の有無が感度・特異度ともに高い(図 5)．他に分葉状の形態，辺縁の不整，周囲の浮腫，壊死を含めた不均一な信号，血流増加などがある．target sign がみられる場合は良性の可能性が高い[5]．

表　診断基準(文献 1 より一部改変)

1)遺伝学的診断基準
NF1 遺伝子の病因となる変異が同定されれば，神経線維腫症 1 型と診断する．ただし，その判定(特にミスセンス変異)においては専門科の意見を参考にする．わが国で行われた次世代シーケンサーを用いた変異の同定率は 90% 以上と報告されているが，遺伝子検査で変異が同定されなくとも神経線維腫症 1 型を否定するわけではなく，その診断に臨床的診断基準を用いることに何ら影響を及ぼさないことに留意する．

2)臨床的診断基準
①　6 個以上のカフェオレ斑
②　2 個以上の神経線維腫(皮膚の神経線維腫や神経の神経線維腫など)，またはびまん性神経線維腫
③　腋窩あるいは鼠径部の雀卵斑様色素斑(freckling)
④　視神経膠腫(optic glioma)
⑤　2 個以上の虹彩小結節(Lisch nodule)
⑥　特徴的な骨病変の存在(脊柱・胸郭の変形，四肢骨の変形，頭蓋骨・顔面骨の骨欠損)
⑦　家系内(第一度近親者)に同症
7 項目中 2 項目以上で神経線維腫症 1 型と診断する．

3)その他の参考所見
①　大型の褐色斑
②　有毛性褐青色斑
③　若年性黄色肉芽腫
④　貧血母斑
⑤　脳脊髄腫瘍
⑥　Unidentified bright object(UBO)
⑦　消化管間質腫瘍(Gastrointestinal stromal tumor：GIST)
⑧　褐色細胞腫
⑨　悪性末梢神経鞘腫瘍
⑩　限局性学習症(学習障害)・注意欠如多動症・自閉スペクトラム症

5. 神経線維腫症 1 型

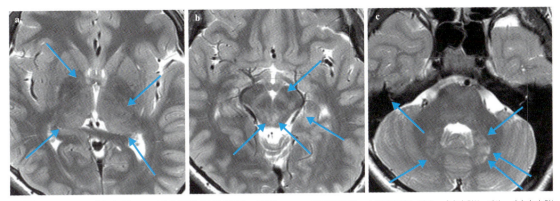

図1　8歳の男児（脳実質のT2強調像高信号病変）　頭部 MRI T2 強調横断像．(a) 基底核レベル．(b) 中脳レベル．(c) 中小脳脚レベル．右淡蒼球，両側視床，中脳左側，中脳正中部，両側小脳白質に斑状の高信号域を認める．mass effect は認められない．

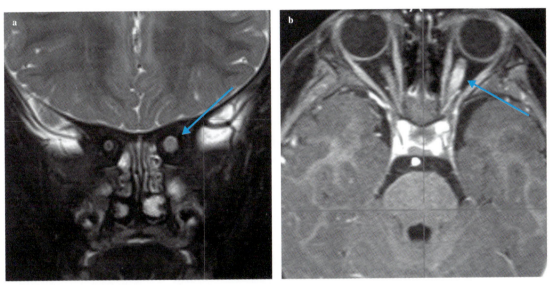

図2　3歳の女児（視神経膠腫）　視神経の MRI．(a) STIR 冠状断像．(b) 造影後脂肪抑制 T1 強調横断像．左視神経は腫大しており，STIR 像での高信号と増強効果を示す．

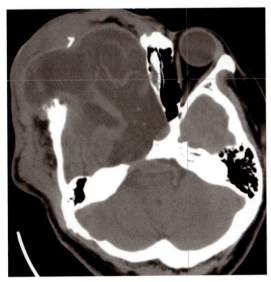

図3　35歳の女性（蝶形骨大翼の形成不全と脳瘤）　非造影 CT．右蝶形骨大翼に形成不全があり，欠損部から右前頭葉・右側頭葉の脳実質および髄膜が脳脊髄液を伴って頭蓋外に脱出している．頭蓋外に脱出した脳実質の一部は液状化と萎縮をきたしている．右顔面部周囲にはびまん性神経鞘腫を疑う皮膚～皮下の軟部濃度病変を認める．

第 5 章 骨軟部組織発生遺伝性腫瘍症候群

3 治療・予後 [6,7]

　神経線維腫症 1 型の患者は健常人と比べて 3.2 倍死亡率が高いことがフィンランドのデータベースの解析から報告されており，悪性腫瘍の発生・心血管障害に留意すべきである．悪性腫瘍の一生涯にわたるリスクは 60% 程度と報告されており，MPNST の発生は 15% 程度と報告されている．女性の場合は乳癌の発症リスクが高いと報告されている．

　現在，MEK1/2 阻害薬であるセルメチニブが切除困難な叢状神経線維腫症を有する 3～18 歳の患者に対して適応となっており，70% 程度の患者に縮小効果を認め，症状改善に有用であったと報告されている．一方で，消化器症状や皮膚炎・爪周囲炎，心機能低下などの副作用が報告されており，副作用マネージメントが可能な施設で治療を受けることが望ましいと考えられる．

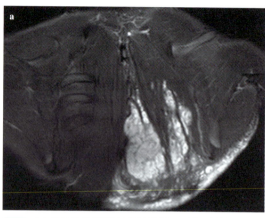 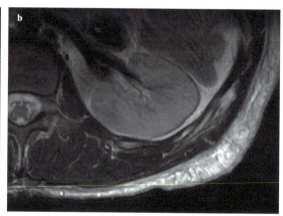

図 4　14 歳の男子（蔓状神経線維腫，びまん性神経線維腫）　(a)背部 MRI T2 強調冠状断像（蔓状神経線維腫）．左背部の神経に沿って，境界明瞭な結節の集簇を認め，いくつかの結節の中央部は低信号，辺縁部は高信号を示す target sign を示している．(b) MRI T2 強調横断像（びまん性神経線維腫）．左背部の皮膚〜皮下に境界不明瞭に浸潤性に広がる扁平な腫瘤を認める．

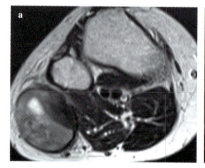 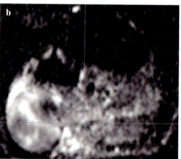 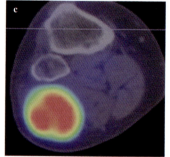

図 5　42 歳の男性（悪性末梢神経鞘腫）　(a)下腿部 MRI T2 強調横断像．(b)MRI 拡散強調横断像 ADC マップ．(c)F18-FDG-PET．右下腿部外側皮下に総腓骨神経に沿って皮膜を有する境界明瞭な腫瘤があり，充実部は T2 強調像で筋と等〜軽度高信号を示す．内部には囊胞変性も認められる．T2 強調像での充実部は ADC 値の低下と F18-FDG-PET での強い集積亢進を示す．

▶ 文　献

1) 日本皮膚科学会神経線維腫症 1 型診療ガイドライン改定委員会：神経線維腫症 1 型（レックリングハウゼン病）診療ガイドライン 2018．日本皮膚科学会雑誌 128: 17-34, 2018
2) Griffiths PD, et al.: Neurofibromatosis bright objects in children with neurofibromatosis type 1: a proliferative potential? Pediatrics 104: e49, 1999
3) Vézina G, et al.: Neuroimaging of phakomatoses: overview and advances. Pediatr Radiol 45(Suppl 3): 433-442, 2015
4) Van Meerbeeck SFL, et al.: Whole body MR imaging in neurofibromatosis type 1. Eur J Radiol 69: 236-242, 2009
5) Wilson MP, et al.: Diagnostic accuracy of MRI for the detection of malignant peripheral nerve sheath tumors: a systematic review and meta-analysis. AJR Am J Roentgenol 217: 31-39, 2021
6) Uusitalo Elina, et al.: Incidence and mortality of neurofibromatosis: a total population study in Finland. J Invest Dermatol 135: 904-906, 2015
7) Gross AM, et al.: Selumetinib in children with inoperable plexiform neurofibromas. N Engl J Med 382: 1430-1442, 2020

索　引

和　文

あ

悪性 triton 腫瘍　272
悪性化　94, 312
悪性線維性組織球腫　176
悪性軟部腫瘍取扱い規約第 4 版　74
悪性末梢神経鞘腫瘍　268, 272, 318
悪性リンパ腫　182
アダマンチノーマ　174
アテローム　296
アミロイド　298
アメーバの仮足様の進展　160
アルゴンレーザー　138
泡状細胞　160
安定　65

い

異栄養性石灰化　8, 12
異型脂肪腫様腫瘍　200

う

薄い被膜状　112
打ち抜き像　180

え・お

液体窒素　106, 138
液面形成　148
炎症性筋線維芽細胞性腫瘍　232
横紋筋肉腫　56, 230, 258

か

拡散強調像　20
核出術　72
核の柵状配列　264
隔壁様構造　188
隔膜状の濃染　112
化生性骨形成　12
滑膜骨軟骨腫症　104
滑膜肉腫　280
硝子軟骨　105
顆粒細胞腫　270
眼外胚葉症候群　150
ガングリオン　296

き

患肢温存手術　69, 72
関節鏡視下切除術　118
関節遊離体　104
完全奏効　65
間葉性軟骨肉腫　112
緩和照射　62

偽骨折　276
偽脂肪芽細胞　236
急性期有害反応　62
局所破壊性の腫瘍　74
筋線維腫症　230
筋肉内粘液腫　274

く

クライオサージェリー　118
グロームス腫瘍　252, 296

け

経皮的なエタノール注入療法　142
血管拡張型骨肉腫　124
血管奇形　244
血管筋脂肪腫　278
血管脂肪腫　198
血管腫　142, 230
血管周囲性増殖　278
血管周囲類上皮細胞腫瘍　278
血管周皮腫　112
血管腫　244
血管腫症　142
血管肉腫　146, 248
血管平滑筋腫　254
結晶構造　284
結節性筋膜炎　208
腱滑膜巨細胞腫　240
限局型　196
腱鞘巨細胞腫　240
腱鞘線維腫　214
原則禁忌　15
原発性悪性骨腫瘍診療ガイドライン
2022　74

こ

高悪性度非円形細胞肉腫　58

広基性　94
膠原線維　138
高分化型脂肪肉腫　200
骨 Paget 病　186
骨外性骨肉腫　262
骨外性粘液型軟骨肉腫　288
骨外軟部組織腫瘍　6
骨芽細胞腫　120
骨化性筋炎　210
骨巨細胞腫　154, 176
骨形質細胞腫　180
骨形成性の基質石灰化　122
骨腫瘍切除術　69
骨腫瘍掻爬術　69
骨シンチグラフィ　29, 41
骨髄腫　180
骨髄シンチグラフィ　41
骨線維性異形成　170
骨内異型軟骨腫瘍　106
骨内ガングリオン　188
骨内脂肪腫　172
骨内軟骨肉腫　106, 108
骨軟化症　276
骨軟骨腫　94
骨軟部組織発生遺伝性腫瘍症候群
74
骨軟部発生未分化小円形細胞肉腫
74
骨肉腫　56, 124
骨肉腫型化学療法　262
骨平滑筋肉腫　178
骨膜性骨肉腫　130
骨膜性軟骨腫　90
骨膜切除　102
骨膜反応　3
骨未分化多形肉腫　140
孤立性線維性腫瘍　228
コロニー刺激因子　242
根治照射　61

さ

坐骨恥骨結合　52
皿状侵食(像)　90, 302

し

自家処理骨移植　108
磁化率強調像　20
色素性絨毛結節性滑膜炎　240
指趾線維骨化偽腫瘍　210
思春期早発症　316
視神経膠腫　318
脂肪芽細胞　196
脂肪芽腫　196
脂肪腫　192, 200
脂肪髄　22
周術期照射　62
重粒子線　127
重粒子線治療　60
樹枝状脂肪腫　194
手掌線維腫症　218
腫瘍基質の石灰化　8
腫瘍状石灰症　298
腫瘍シンチグラフィ　44
腫瘍辺縁切除術　69
小細胞型骨肉腫　124
照射後の二次性骨肉腫　132
静脈石　244
静脈相　36
上腕骨顆上突起　47
シロリムス　246
神経鞘腫　264
神経線維腫　268
神経線維腫症1型　150, 268, 272, 318
進行　64, 65
人工関節置換術　105
腎性全身性線維症　21
浸透状骨破壊　3

す

髄内高分化型骨肉腫　122
杉綾模様パターン　140
スピクラ　5, 124, 136
スピクラ状骨膜反応　130
すりガラス状病変　166

せ

成人型線維肉腫　234
脊索腫　160
石灰化　262, 280
切断術　69
切離断術　73
セルメチニブ　320
ゼロエコー時間MRI　21
線維形成性小円形細胞腫瘍　294

線維形成性線維芽腫　216
線維性骨　166
線維性骨異形成　132, 166
線維性骨異形成症　316
線維肉腫　140
先行病変　8
前立腺特異的膜抗原　33

そ

造影MRI　21
爪下外骨腫　100
早期静脈還流　284
造血髄　22, 55
爪甲剥離　100
掻爬術　92
ゾーン現象　210
足底線維腫症　218

た

胎児型横紋筋肉腫　258
高い腫瘍遺伝子変異量　59
多形型横紋筋肉腫　258
多形型脂肪肉腫　206
多巣性　146
脱分化型脂肪肉腫　202
脱分化型脊索腫　160
脱分化型軟骨肉腫　116
脱分化型傍骨性骨肉腫　128
多発性骨軟骨腫症　312
多発性骨病変　8
多発性軟骨腫症　310
多発性病変　146
単純性骨嚢腫　164
弾性線維腫　212
単相(線維)型　280
ダンベル状の腫瘍　264
淡明細胞型軟骨肉腫　110

ち

地図状骨破壊　3
地図状の溶骨性病変　110
長管骨骨端部　96
超短エコー時間MRI　21
治療効果判定　32

つ

椎体隅角解離　50
通常型骨肉腫　124, 136
通常型脊索腫　160
通常型軟骨肉腫　116

て

低悪性度線維粘液肉腫　238
低悪性度中心型骨肉腫　122
低悪性度粘液線維肉腫　274
低分化脊索腫　160
デスモイド型線維腫症　222
デノスマブ　156
デュアルエネルギーCT　13
転移性骨腫瘍　29

と

動脈相　36
動脈瘤様骨嚢腫　148, 154
動脈瘤様骨嚢腫変化　96, 110

な

内骨膜侵食　5
内軟骨腫　92
軟骨芽細胞型骨肉腫　130
軟骨芽細胞腫　96, 98
軟骨基質の石灰化　8
軟骨下嚢胞　188
軟骨性石灰化　92
軟骨粘液線維腫　98
軟骨帽　23, 94, 312
軟骨様脊索腫　160
軟部悪性黒色腫　286
軟部腫瘍診療ガイドライン2020(改訂第3版)　16
軟部組織の石灰化と骨化　17

に

二次性骨肉腫　132
二相型　280
日本臨床主要研究グループ　56
乳児線維肉腫　230

ね

粘液型脂肪肉腫　204
粘液線維肉腫　236
粘液様基質　204, 208

は

ハイドロキシアパタイト　298
晩期有害反応　63
反応性骨形成　2

ひ

非骨化性線維腫　53, 150
皮質菲薄化　122
非進行　64

ヒストン 3.3 遺伝子　83
ビスホスホネート　186
羊飼いの杖変形　166
皮膚カフェオレ斑　316
びまん型　196
びまん性滑膜脂肪腫　195
びまん性蔓状神経線維腫　268
表在性高悪性度骨肉腫　136
病的骨折　6, 92
標的徴候　264

ふ
フィブリン血栓　198
フェノール　106
フォトンカウンティング CT　13
部分奏効　65

へ
平滑筋肉腫　256
ヘモジデリン　24, 154
変形性関節症　188
扁平椎　184

ほ
傍骨性骨軟骨異形増生　100, 102, 128
傍骨性骨肉腫　128
放射線照射に関連した骨肉腫　132
放射線治療　60
放射線被曝　14
紡錘形細胞型横紋筋肉腫　258
胞巣型横紋筋肉腫　258
胞巣状軟部肉腫　284
ポップコーン　106

ま
まれに転移する腫瘍　74
蔓状神経線維腫　318

み・む
見かけの拡散係数　20, 198, 206
水強調像　20
未分化多形肉腫　176
未分化肉腫　290
虫食状骨破壊　3

め・も
明細胞肉腫　286
メラニン　286
免疫組織化学染色　82
毛細管相　36

ゆ・よ
有茎性　94
陽光状　5
陽子線　60, 127
ヨード造影剤の危険性　14
ヨード造影剤の禁忌　15

ら
ラジオ波焼灼術　118
ラロトレクチニブ　230

り
隆起性皮膚線維肉腫　226
粒子線治療　60
良性脊索細胞腫　158
良性線維性組織球腫　150
リン酸塩尿性間葉系腫瘍　276
リンパ管腫　230
リンパ脈管筋腫症　278

る
類腱線維腫　138
類骨基質の石灰化　9
類骨骨腫　118
類上皮炎症性筋線維芽細胞性肉腫　232
類上皮血管腫　142
類上皮血管内皮腫　144, 250
類上皮血管肉腫　146
類上皮肉腫　282
類上皮様血管内皮細胞　250

欧文

A
active stage　164
adamantinoma　174
ADC（apparent diffusion coefficient）198, 206, 222
adult fibrosarcoma　234
ALK 融合遺伝子　232
alveolar soft part sarcoma　284
AML（angiomyolipoma）　278
An Arbor 分類　182
aneurysmal bone cyst　148
angioleiomyoma　254
angiolipoma　198
angiomatosis　142
angiosarcoma　146, 248

ANNUBP
ANNUBP（atypical neurofibromatous neoplasm of uncertain biologic potential）　268
Antoni A　264
Antoni B　264
apophysis　96
ASPSCR1::TFE3　284
atypical cartilaginous tumour　106
atypical lipomatous tumor　200

B
BCOR::CCNB3　306
BCOR-ITD　306
BCOR 遺伝子　74
BCOR 遺伝子異常を有する肉腫　306
BCOR 遺伝子内縦列重複　306
benign fibrous histiocytoma　150
blooming　214
blooming effect　240
blue bone　102
BNCT（benign notochordal cell tumor）158
Bone-RADS（Bone Reporting and Data System）　2
Bone-RADS スコアリングシステム　2
bowing　170
BPOP（bizarre parosteal osteochondromatous proliferation）100, 102, 128
brachyury　158, 160
BRAF V600E 変異　184
broad fascial contact　208

C
Calve 扁平椎　184
cartilage cap　23, 94, 312
CD 1a　184
CD34　274
CDH11::USP6 融合遺伝子　148
CDK4　122, 128
CDK4　202
cellular angiolipoma　198
cellular myxoma　274
cementoblastoma　120
chondroblastoma　96
chondroid chordoma　160
chondroid matrix　112
chondroid-type enhancement　108, 112

chondromyxoid fibroma　98
chondrosarcoma　106, 108
chordoma　160
chordoma periphericum　160
CIC::DUX4　306
CIC 遺伝子　74
CIC 遺伝子再構成肉腫　306
clear cell chondrosarcoma　110
clear cell sarcoma　286
Codman 三角　5, 124, 130
COL1A1::USP6 融合遺伝子　210
contiguous gene deletion syndrome　312
conventional chordoma　160
conventional osteosarcoma　124
corduroy appearance　142
CR(complete response)　65
cryosurgery　118
CSF-1(colony-stimulating factor-1)　242
cytokeratin　170

D

decortication　102
DECT(dual-energy CT)　13
dedifferentiated chondrosarcoma　116
dedifferentiated chordoma　160
dedifferentiated liposarcoma　202
dedifferentiated parosteal osteosarcoma　128
desmoid-type fibromatosis　222
desmoplastic fibroblastoma　216
desmoplastic fibroma　138
desmoplastic small round cell tumor　294
DFSP(dermatofibrosarcoma protuberans)　226
diffuse plexiform neurofibroma, pachydermatocele　268
diffuse synovial lipoma　195
double density sign　118
doughnut sign　148
DWI(diffusion-weighted image)　20
dystrophic calcification　8, 12

E

ECOG(Eastern Cooperative Oncology Group)　58
EHE(epithelioid hemangioendothelioma)　144

EIMS(epithelioid inflammatory myofibroblastic sarcoma)　232
elastofibroma　212
en bloc 切除　120
encasement pattern　92
enchondroma　92
enchondromatosis　310
endosteal scalloping　108
epiphysis　96
epitheliod osteoblastoma　120
epithelioid angiosarcoma　146
epithelioid hemangioendothelioma　144, 250
epithelioid hemangioma　142
epithelioid sarcoma　282
ETV6::NTRK3 融合遺伝子　230
Evans 腫瘍　238
Ewing like sarcoma　306
Ewing sarcoma　302
Ewing 肉腫　56, 112, 302
EWSR1::ATF1　286
EWSR1::CREB1　286
EWSR1::NFATC2　306
EWSR1::NFATC2 融合遺伝子　164
EWSR1::PATZ1　306
EWSR1::PATZ1 肉腫　306
EWSR1::WT1　294
EWSR1:: 非 ETS 融合遺伝子を有する円形細胞肉腫　306
EXT1 遺伝子　94, 312
EXT2 遺伝子　94, 312
extra-osseous soft tissue mass　6
extraskeletal myxoid chondrosarcoma　288
extraskeletal osteosarcoma　262

F

fallen fragment sign　164
FAPI(fibroblast-activation-protein inhibitors)　33
fascial tail sign　218, 222
fat band　274
fat cap sign　274
fat-rim sign　264
fat saturation 法　172
FDG-PET　29
FGF23　276, 316
FGF23 遺伝子　298
Fibroma of tendon sheath　214
fibro-osseous pseudotumor of the digits　210

fibrosarcoma　140
fibrous dysplasia　166
fish-mouth incision　100
flow void　284, 292
FN1 遺伝子　104
FOSB 遺伝子　120
FOSL1　216
FOS 遺伝子　118, 120
FUS::CREB3L1　238
FUS::CREB3L2　238

G

GALNT 3 遺伝子　298
ganglion　296
Giant cell tumor of bone　154
glomus tumor　252
GNAS 1 遺伝子　170
GNAS 遺伝子　168
granular cell tumor　270

H

H3.3 遺伝子　83
H3.3 G34W 遺伝子　156
H3F3B K36M　96
H3K27me3　84, 272
hemangioma of bone　142
herringbone pattern　140
HEY1::NCOA2 融合遺伝子　112
high-grade surface osteosarcoma　136
Hodgkin リンパ腫　182
Homer Wright rosette　302
humerus supracondylar process　47
hybrid nerve sheath tumors　266
hyperostosis frontalis interna　47

I

IDH1 遺伝子　92, 96, 106, 108, 110, 112, 116, 310
IDH2 遺伝子　92, 96, 106, 108, 110, 112, 116, 310
IDH 遺伝子　90
IMT(inflammatory myofibroblastic tumor)　232
infantile fibrosarcoma　230
inflammatory　200
intramuscular angioma　198
intramuscular myxoma　274
intraosseous ganglion　188
ischio-pubic synchondrosis　52
ivory vertebra　182
ivory vertebral body　186

J

Jaffe-Campanacci 症候群　150
JCOG（Japan Clinical Oncology
　　Group）　56

L

LAM（lymphangioleiomyomatosis）
　　278
Langerhans cell histiocytosis　184
Langerhans 細胞組織球症　184
Langerin　184
leiomyosarcoma　178, 256
Li-Fraumeni syndrome　314
Li-Fraumeni 症候群　314
lipoblastoma　196
lipoblastomatosis　196
lipoma　192
lipoma-like　200
lipoma of bone　172
locally aggressive　74
looser's zone　276
low-grade central osteosarcoma　122
low-grade fibromyxoid sarcoma　238
Lugano 分類　182

M

Maffucci 症候群　310
malignant lymphoma　182
malignant melanoma of soft parts　286
McCune-Albright syndrome　166, 316
McCune-Albright 症候群　166, 316
MDM2　122, 128
MDM2　202
mesenchymal chondrosarcoma　112
metaplastic bone　12
Meyerding の分類　220
MFH（malignant fibrous histiocytoma）
　　176
Milgram 分類　104
Mohs micrographic surgery　226
MPNST（malignant peripheral nerve
　　sheath tumor）　268, 272, 318
MRA（MR angiography）　20
MR hydrography　20
MR 血管撮影　20
mTOR 阻害薬　246
multifocal　146
multiple osteochondromas　312
myositis ossificans　210
myxofibrosarcoma　236
myxoid liposarcoma　204

N

NAB2::STAT6 融合遺伝子　228
neurilemoma　264
neurofibroma　268
neurofibromatosis type 1　318
neurofibromatous architecture　268
NF-1　150, 268, 272
nidus　118
NKX2.2　112, 302
NKX3.1　112
nodular fasciitis　208
non-ossifying fibroma　150
non-PD（non-progressive disease）　64
NSF（nephrogenic systemic fibrosis）
　　21
NTRK-rearranged spindle cell
　　neoplasm　292
NTRK-RSCN（NTRK-rearranged
　　spindle cell neoplasm）　292
NTRK 遺伝子　234
NTRK 遺伝子再構成紡錘形細胞腫瘍
　　74, 292
nuclear palisading　264

O

oculoectodermal syndrome　150
OFD-like adamantinoma　174
OFD（osteofibrous dysplasia）　174
Ollier 病　310
osteoblastoma　120
osteochondroma　94
osteofibrous dysplasia　170
osteoid osteoma　118
osteosarcoms　124
os terminale　50

P

Paget osteosarcoma　132
Paget's disease of bone　186
Paget 病　132
Paget 病に続発する骨肉腫　132
palmar fibromatosis　218
parosteal osteosarcoma　128
pathological fracture　6
PAX3/7::FOXO1　258
PCD-CT（photon-counting detector
　　CT）　13
PD（progressive disease）　64, 65
PEComa（perivascular epithelioid cell
　　tumor）　278
pedunculated type　94

periosteal chondroma　90
periosteal osteosarcoma　130
peritumoral edema　274
phlebolith　244
phosphaturic mesenchymal tumor　276
physaliphorous cell　160
picture frame appearance　186
plantar fibromatosis　218
plasma cell myeloma　180
plasmacytoma of bone　180
pleomorphic liposarcoma　206
POEMS 症候群　180
polka-dot appearance　142
poorly differentiated chordoma　160
PR（partial response）　65
pseudocyst　47
pseudopodia appearance　160
PSMA（prostate specific membrane
　　antigen）　33
punched out lesion　180

R

radiation-associated osteosarcoma
　　132
rarely metastasizing　74
reversed zoning　12
rising bubble sign　164
round cell　204

S

saucerization　90, 302
scalloping　5
schwannoma　264
Schwann 細胞　266, 270
sclerosing　200
SD（stable disease）　65
secondary osteosarcoma　132
sessile type　94
shepherd's crook deformity　166
simple bone cyst　164
skip lesion　170
small cell osteosarcoma　124
SMARCB1（INI1）　86, 282
SMARCB1 遺伝子　160
soap-bubble appearance　180
solitary fibrous tumor　228
soup-bubble appearance　150
spicula　124
spiculated　5
spindle cell lipoma　198
split-fat sign　264

325

SS18::SSX1/2/4　280
STAT6　228
stripe sign　270
STRN3::NTRK3　234
subungual exostosis　100
sunburst　5
superficial hemangioma（vascular malformations）　244
SWI（susceptibility-weighted imaging）　20
synovial chondromatosis　104
synovial sarcoma　280

T

T1 強調像　19
T2 強調像　19
T2* 強調像　19
tail-like pattern　236
tail sign　236
target sign　264, 272

telangiectatic osteosarcoma　124
tenosynovial giant cell tumor　240
tentacle-like projection　226
TMB-High　59
TP53　116, 314
tumoral calcinosis　298

U

undifferentiated pleomorphic sarcoma　176
undifferentiated sarcoma　290
UPS（undifferentiated pleomorphic sarcoma）　176
USP6 遺伝子　148, 208, 214
UTE MRI　21

V

VAC 療法　260
verocay body　264
vertebra plana　184

W

well-differentiated intramedullary osteosarcoma　122
well-differentiated liposarcoma　200
WHO 分類　74, 96, 108, 120, 124, 126, 148, 152, 229, 292, 306
WWTR1::CAMTA1　250

Y・Z

YAP1::TFE3　250
zone phenomenon　210
zoning phenomenon　12
ZTE MRI　21

数 字

2 核細胞　106, 108
3D MR アンギオグラフィ　252

- **JCOPY** 〈出版者著作権管理機構 委託出版物〉
  本書の無断複写は著作権法上での例外を除き禁じられています.
  複写される場合は, そのつど事前に, 出版者著作権管理機構
  （電話 03-5244-5088, FAX03-5244-5089, e-mail：info@jcopy.or.jp）
  の許諾を得てください.
- 本書を無断で複製（複写・スキャン・デジタルデータ化を含みます）する行為は, 著作権法上での限られた例外（「私的使用のための複製」など）を除き禁じられています. 大学・病院・企業などにおいて内部的に業務上使用する目的で上記行為を行うことも, 私的使用には該当せず違法です. また, 私的使用のためであっても, 代行業者等の第三者に依頼して上記行為を行うことは違法です.

骨・軟部腫瘍 －臨床・画像・病理－
改訂第3版

ISBN978-4-7878-2675-6

2025 年 4 月 24 日　改訂第 3 版第 1 刷発行

2011 年 1 月 11 日　初版第 1 刷発行
2015 年 9 月 20 日　改訂第 2 版第 1 刷発行

編　集　者	小田義直, 神島　保, 木村浩明
発　行　者	藤実正太
発　行　所	株式会社 診断と治療社
	〒 100-0014　東京都千代田区永田町 2-14-2　山王グランドビル 4 階
	TEL：03-3580-2750（編集）　03-3580-2770（営業）
	FAX：03-3580-2776
	E-mail：hen@shindan.co.jp（編集）
	eigyobu@shindan.co.jp（営業）
	URL：https://www.shindan.co.jp/
表紙デザイン	株式会社 オセロ
印刷・製本	日本ハイコム 株式会社

© 株式会社 診断と治療社, 2025. Printed in Japan.
乱丁・落丁の場合はお取り替えいたします.

[検印省略]